公共卫生应急处置

（案例版）

耿兴义　刘仲　崔永学　王加坤　主编

山东大学出版社
SHANDONG UNIVERSITY PRESS
·济南·

图书在版编目(CIP)数据

公共卫生应急处置:案例版 / 耿兴义等主编.—
济南:山东大学出版社,2024.2
ISBN 978-7-5607-8165-5

Ⅰ.①公… Ⅱ.①耿… Ⅲ.①公共卫生－突发事件－
卫生管理－研究 Ⅳ.①R199.2

中国国家版本馆 CIP 数据核字(2024)第 021996 号

策划编辑　徐　翔
责任编辑　蔡梦阳
封面设计　王秋忆

公共卫生应急处置(案例版)
GONGGONG WEISHENG YINGJI CHUZHI(ANLIBAN)

出版发行	山东大学出版社
社　　址	山东省济南市山大南路 20 号
邮政编码	250100
发行热线	(0531)88363008
经　　销	新华书店
印　　刷	济南乾丰云印刷科技有限公司
规　　格	787 毫米×1092 毫米　1/16
	23.5 印张　570 千字
版　　次	2024 年 2 月第 1 版
印　　次	2024 年 2 月第 1 次印刷
定　　价	98.00 元

《公共卫生应急处置(案例版)》
编委会

前　言

　　基层疾控机构是我国公共卫生体系中的重要组成部分,承担着应对突发公共卫生事件、防控传染病、监测疫情、开展健康教育等多项任务。面对突发公共卫生事件,基层疾控机构需要快速响应、科学处置,确保公众的生命安全和健康。

　　本书在吸取编委会成员以往应对突发公共卫生事件经验的基础上,结合卫生应急工作实际,将基层疾控机构在突发公共卫生事件处置方面的成功案例汇集成册,并依据处置原则分类添加应急预案与处置要点,以期能够为相关从业人员提供实践经验和参考,最大限度地减少突发公共卫生事件对公众健康造成的危害,保障公众身心健康与生命安全。本书个别外文单词或字母缩写暂无正式中文译名,为避免讹误,未翻译为中文。

　　由于编者经验不足、水平有限,本书难免存在疏漏之处,热切希望广大公共卫生专业技术专家、学者和卫生应急处置一线工作人员给予批评指正,在此深表感谢!

编　者

2024 年 1 月

目　录

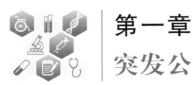# 第一章
突发公共卫生事件概述

突发公共卫生事件是指突然发生造成或者可能造成社会公众健康严重损害的重大传染病疫情、群体性不明原因疾病、重大食物和职业中毒，以及其他严重影响公众健康的事件。

根据定义，从发生原因上来分，突发公共卫生事件通常可分为以下几种：

（1）物理因素超过健康阈值或有毒、有害化学因素污染造成的个体或群体中毒，出现个体健康危害或死亡。

（2）生物病原体经空气、体液、接触等途径传播所致传染性疾病暴发或病原体食源性污染导致的食物中毒事件。

（3）自然灾害如地震、火山爆发、泥石流、台风、洪涝等的突然袭击或意外事故引起的死亡。

（4）不明原因引起的群体性发病或死亡。

从日常工作职责来说，疾病预防控制中心主要负责前两类突发公共卫生事件的处置工作。因此，本书也主要按照前两类事件进行分类汇编。

第一节　突发公共卫生事件的分级标准

根据突发公共卫生事件的性质、危害程度、涉及范围，突发公共卫生事件划分为特别重大（Ⅰ级）、重大（Ⅱ级）、较大（Ⅲ级）和一般（Ⅳ级）四级。

一、特别重大公共卫生事件（Ⅰ级）

有下列情形之一的为特别重大突发公共卫生事件（Ⅰ级）：

（1）肺鼠疫、肺炭疽在大、中城市发生并存在扩散趋势，或肺鼠疫、肺炭疽疫情波及2个以上省份，并有进一步扩散趋势。

（2）发生传染性非典型肺炎、人感染高致病性禽流感病例，并有扩散趋势。

（3）涉及多个省份的群体性不明原因疾病，并有扩散趋势。

（4）发生新传染病或我国尚未发现的传染病的发生或传入，并有扩散趋势，或发现我国已消灭的传染病重新流行。

（5）发生烈性病菌株、毒株、致病因子等丢失事件。

（6）周边以及与我国通航的国家和地区发生特大传染病疫情,并出现输入性病例,严重危及我国公共卫生安全的事件。

（7）国务院卫生行政部门认定的其他特别重大突发公共卫生事件。

二、重大突发公共卫生事件（Ⅱ级）

有下列情形之一的为重大突发公共卫生事件（Ⅱ级）:

（1）在1个县（市）行政区域内,1个平均潜伏期内（6天）发生5例以上肺鼠疫、肺炭疽病例,或者相关联的疫情波及2个以上的县（市）。

（2）发生传染性非典型肺炎、人感染高致病性禽流感疑似病例。

（3）腺鼠疫发生流行,在1个市（地）行政区域内,1个平均潜伏期内多点连续发病20例以上,或流行范围波及2个以上市（地）。

（4）霍乱在1个市（地）行政区域内流行,1周内发病30例以上,或波及2个以上市（地）,有扩散趋势。

（5）乙类、丙类传染病波及2个以上县（市）,1周内发病水平超过前5年同期平均发病水平2倍以上。

（6）我国尚未发现的传染病的发生或传入,尚未造成扩散。

（7）发生群体性不明原因疾病,扩散到县（市）以外的地区。

（8）发生重大医源性感染事件。

（9）预防接种或群体性预防性服药出现人员死亡。

（10）一次食物中毒人数超过100人并出现死亡病例,或出现10例以上死亡病例。

（11）一次发生急性职业中毒50人以上,或死亡5人以上。

（12）境内外隐匿运输、邮寄烈性生物病原体、生物毒素造成我国境内人员感染或死亡的。

（13）省级以上人民政府卫生行政部门认定的其他重大突发公共卫生事件。

三、较大突发公共卫生事件（Ⅲ级）

有下列情形之一的为较大突发公共卫生事件（Ⅲ级）:

（1）发生肺鼠疫、肺炭疽病例,1个平均潜伏期内病例数未超过5例,流行范围在1个县（市）行政区域以内。

（2）腺鼠疫发生流行,在1个县（市）行政区域内,1个平均潜伏期内连续发病10例以上,或波及2个以上县（市）。

（3）霍乱在一个县（市）行政区域内发生,1周内发病10~29例或波及2个以上县（市）,或在市（地）级以上城市的市区首次发生。

（4）1周内在1个县（市）行政区域内,乙、丙类传染病发病水平超过前5年同期平均发病水平1倍以上。

（5）在1个县（市）行政区域内发现群体性不明原因疾病。

（6）一次食物中毒人数超过100人,或出现死亡病例。

（7）预防接种或群体性预防性服药出现群体心因性反应或不良反应。

（8）一次发生急性职业中毒10~49人,或死亡4人以下。

（9）市（地）级以上人民政府卫生行政部门认定的其他较大突发公共卫生事件。

四、一般突发公共卫生事件（Ⅳ级）

有下列情形之一的为一般突发公共卫生事件（Ⅳ级）：
（1）腺鼠疫在一个县（市）行政区域内发生，一个平均潜伏期内病例数未超过10例。
（2）霍乱在一个县（市）行政区域内发生，1周内发病9例以下。
（3）一次食物中毒人数30～99人，未出现死亡病例。
（4）一次发生急性职业中毒9人以下，未出现死亡病例。
（5）县级以上人民政府卫生行政部门认定的其他一般突发公共卫生事件。

第二节　突发公共卫生事件处置原则

突发公共卫生事件应急工作应当遵循预防为主、常备不懈的方针，贯彻统一领导、分级负责、依法规范、措施果断、依靠科学、加强合作的原则。

一是预防为主、常备不懈。提高全社会对突发公共卫生事件的防范意识，落实各项防范措施，做好人员、技术、物资和设备的应急储备工作。对各类可能引发突发公共卫生事件的情况要及时进行分析、预警，做到早发现、早报告、早处理。

二是统一领导、分级负责。根据突发公共卫生事件的范围、性质和危害程度，对突发公共卫生事件实行分级管理。各级人民政府负责突发公共卫生事件应急处理的统一领导和指挥，各有关部门按照预案规定，在各自的职责范围内做好突发公共卫生事件应急处理的有关工作。

三是依法规范、措施果断。地方各级人民政府和卫生行政部门要按照相关法律、法规和规章的规定，完善突发公共卫生事件应急体系，建立健全系统、规范的突发公共卫生事件应急处理工作制度，对突发公共卫生事件和可能发生的公共卫生事件进行快速反应，及时、有效地开展监测、报告和处理工作。

四是依靠科学、加强合作。突发公共卫生事件应急工作要充分尊重和依靠科学，要重视开展防范和处理突发公共卫生事件的科研和培训，为突发公共卫生事件应急处理提供科技保障。各有关部门和单位要通力合作、共享资源，有效应对突发公共卫生事件，要广泛组织、动员公众参与突发公共卫生事件的应急处理。

第三节　突发公共卫生事件管理体系

一、应急组织体系及职责

（一）应急指挥机构

卫健委依照职责和相关预案的规定，在国务院统一领导下，负责组织、协调全国突发公共卫生事件应急处理工作，并根据突发公共卫生事件应急处理工作的实际需要，提出成立全国突发公共卫生事件应急指挥部。

地方各级人民政府卫生行政部门依照职责和相关预案的规定，在本级人民政府统一领导下，负责组织、协调本行政区域内突发公共卫生事件应急处理工作，并根据突发公共卫生事件应急处理工作的实际需要，向本级人民政府提出成立地方突发公共卫生事件应急指挥部的建议。

各级人民政府根据本级人民政府卫生行政部门的建议和实际工作需要，决定是否成立国家和地方应急指挥部。

地方各级人民政府及有关部门和单位要按照属地管理的原则，切实做好本行政区域内突发公共卫生事件应急处理工作。

（二）应急指挥机构职责

1.全国突发公共卫生事件应急指挥部的组成和职责

全国突发公共卫生事件应急指挥部负责对特别重大突发公共卫生事件的统一领导、统一指挥，以及负责做出处理突发公共卫生事件的重大决策。指挥部成员单位根据突发公共卫生事件的性质和应急处理的需要确定。

2.省级突发公共卫生事件应急指挥部的组成和职责

省级突发公共卫生事件应急指挥部由省级人民政府有关部门组成，实行属地管理的原则，负责对本行政区域内突发公共卫生事件应急处理的协调和指挥，做出处理本行政区域内突发公共卫生事件的决策，决定要采取的措施。

（三）日常管理机构

国务院卫生行政部门设立卫生应急办公室（突发公共卫生事件应急指挥中心），负责全国突发公共卫生事件应急处理的日常管理工作。

各省、自治区、直辖市人民政府卫生行政部门及军队、武警系统要参照国务院卫生行政部门突发公共卫生事件日常管理机构的设置及职责，结合各自实际情况，指定突发公共卫生事件的日常管理机构，负责本行政区域或本系统内突发公共卫生事件应急的协调、管理工作。

各市（地）级、县级卫生行政部门要指定机构负责本行政区域内突发公共卫生事件应急的日常管理工作。

（四）专家咨询委员会

国务院卫生行政部门和省级卫生行政部门负责组建突发公共卫生事件专家咨询委员会。

市（地）级和县级卫生行政部门可根据本行政区域内突发公共卫生事件应急工作需要，组建突发公共卫生事件应急处理专家咨询委员会。

（五）应急处理专业技术机构

医疗机构、疾病预防控制机构、卫生监督机构、出入境检验检疫机构是突发公共卫生事件应急处理的专业技术机构。其应急处理专业技术机构要结合本单位职责开展专业技术人员处理突发公共卫生事件的能力培训，提高快速应对能力和技术水平，在发生突发公共卫生事件时，要服从卫生行政部门的统一指挥和安排，开展应急处理工作。

二、突发公共卫生事件的监测、预警与报告

（一）监 测

国家建立统一的突发公共卫生事件监测、预警与报告网络体系。各级医疗、疾病预防控制、卫生监督和出入境检验检疫机构负责开展突发公共卫生事件的日常监测工作。

省级人民政府卫生行政部门要按照国家统一规定和要求，结合实际，组织开展重点传染病和突发公共卫生事件的主动监测。

国务院卫生行政部门和地方各级人民政府卫生行政部门要加强对监测工作的管理和监督，保证监测质量。

（二）预 警

各级人民政府卫生行政部门根据医疗机构、疾病预防控制机构、卫生监督机构提供的监测信息，按照突发公共卫生事件的发生、发展规律和特点，及时分析其对公众身心健康的危害程度和可能的发展趋势，并及时做出预警。

（三）报 告

任何单位和个人都有权向国务院卫生行政部门和地方各级人民政府及其有关部门报告突发公共卫生事件及其隐患，也有权向上级政府部门举报不履行或者不按照规定履行突发公共卫生事件应急处理职责的部门、单位及个人。

县级以上各级人民政府卫生行政部门指定的突发公共卫生事件监测机构、各级各类医疗卫生机构、卫生行政部门、县级以上地方人民政府和检验检疫机构、食品药品监督管理机构、环境保护监测机构、教育机构等有关单位为突发公共卫生事件的责任报告单位。执行职务的各级各类医疗卫生机构的医疗卫生人员、个体开业医生为突发公共卫生事件的责任报告人。

突发公共卫生事件责任报告单位要按照有关规定及时、准确地报告突发公共卫生事件及其处置情况。

三、突发公共卫生事件的应急反应和终止

（一）应急反应原则

发生突发公共卫生事件时，事发地的县级、市（地）级、省级人民政府及其有关部门按照分级响应的原则，进行相应级别应急反应。同时，要遵循突发公共卫生事件发生发展的客观规律，结合实际情况和预防控制工作的需要，及时调整预警和反应级别，以有效控制事件，减少危害和影响。要根据不同类别突发公共卫生事件的性质和特点，注重分析事件的发展趋势，对事态和影响不断扩大的事件，应及时升级预警和反应级别；对范围局限、不会进一步扩散的事件，应相应降低反应级别，及时撤销预警。

国务院有关部门和地方各级人民政府及有关部门对在学校、区域性或全国性重要活动期间等发生的突发公共卫生事件，要高度重视，可相应提高报告和反应级别，确保迅速、有效控制突发公共卫生事件，维护社会稳定。

突发公共卫生事件应急处理要采取边调查、边处理、边抢救、边核实的方式，以有效措

施控制事态发展。

事发地之外的地方各级人民政府卫生行政部门接到突发公共卫生事件情况通报后，要及时通知相应的医疗卫生机构，组织进行应急处理所需的人员与物资准备，采取必要的预防控制措施，防止突发公共卫生事件在本行政区域内发生，并服从上一级人民政府卫生行政部门的统一指挥和调度，支援突发公共卫生事件发生地区的应急处理工作。

（二）应急反应措施

1.各级人民政府

（1）组织协调有关部门参与突发公共卫生事件的处理。

（2）根据突发公共卫生事件处理需要，调集本行政区域内各类人员、物资、交通工具和相关设施、设备参加应急处理工作。涉及危险化学品管理和运输安全的，有关部门要严格执行相关规定，防止事故发生。

（3）划定控制区域：甲类、乙类传染病暴发、流行时，县级以上地方人民政府报经上一级地方人民政府决定，可以宣布疫区范围；经省、自治区、直辖市人民政府决定，可以对本行政区域内甲类传染病疫区实施封锁；封锁大、中城市的疫区或者封锁跨省（区、市）的疫区，以及封锁疫区导致中断干线交通或者封锁国境时，应由国务院决定。对重大食物中毒和职业中毒事故，应根据污染食品扩散和职业危害因素波及的范围，划定控制区域。

（4）疫情控制措施：当地人民政府可以在本行政区域内采取限制或者停止集市、集会、影剧院演出，以及其他人群聚集的活动；停工、停业、停课；封闭或者封存被传染病病原体污染的公共饮用水源、食品以及相关物品等紧急措施；临时征用房屋、交通工具以及相关设施和设备。

（5）流动人口管理：对流动人口采取预防工作，落实控制措施，对传染病患者、疑似患者采取就地隔离、就地观察、就地治疗的措施，对密切接触者根据情况采取集中或居家医学观察。

（6）实施交通卫生检疫：组织铁路、公路、民航、质检等部门在交通站点和出入境口岸设置临时交通卫生检疫站，对出入境、进出疫区和运行中的交通工具及其乘运人员和物资、宿主动物进行检疫查验，对患者、疑似患者及其密切接触者实施临时隔离、留验和向地方卫生行政部门指定的机构移交。

（7）信息发布：突发公共卫生事件发生后，有关部门要按照有关规定做好信息发布工作，信息发布要及时、主动、准确、实事求是，正确引导舆论，注重社会效果。

（8）开展群防群治：街道、乡（镇）以及居委会、村委会协助卫生行政部门和其他部门、医疗机构，做好疫情信息的收集、报告、人员分散隔离及公共卫生措施的实施工作。

（9）维护社会稳定：组织有关部门保障商品供应，平抑物价，防止哄抢；严厉打击造谣传谣、哄抬物价、囤积居奇、制假售假等违法犯罪和扰乱社会治安的行为。

2.卫生行政部门

（1）组织医疗机构、疾病预防控制机构和卫生监督机构开展突发公共卫生事件的调查与处理。

（2）组织突发公共卫生事件专家咨询委员会对突发公共卫生事件进行评估，提出启动突发公共卫生事件应急处理的级别。

（3）应急控制措施：根据需要组织开展应急疫苗接种、预防服药。

（4）督导检查：国务院卫生行政部门组织对全国或重点地区的突发公共卫生事件应急处理工作进行督导和检查。省、市（地）以及县级卫生行政部门负责对本行政区域内的应急处理工作进行督察和指导。

（5）发布信息与通报：国务院卫生行政部门或经授权的省、自治区、直辖市人民政府卫生行政部门及时向社会发布突发公共卫生事件的信息或公告。国务院卫生行政部门及时向国务院各有关部门和各省、自治区、直辖市卫生行政部门以及军队有关部门通报突发公共卫生事件情况。对涉及跨境的疫情线索，由国务院卫生行政部门向有关国家和地区通报情况。

（6）制定技术标准和规范：国务院卫生行政部门对新发现的突发传染病、不明原因的群体性疾病、重大中毒事件，组织力量制定技术标准和规范，及时组织全国培训。地方各级卫生行政部门开展相应的培训工作。

（7）普及卫生知识：针对事件性质，有针对性地开展卫生知识宣教，提高公众健康意识和自我防护能力，消除公众心理障碍，开展心理危机干预工作。

（8）进行事件评估：组织专家对突发公共卫生事件的处理情况进行综合评估，包括事件概况、现场调查处理概况、患者救治情况、所采取的措施、效果评价等。

3.医疗机构

（1）开展患者接诊、收治和转运工作，实行重症和普通患者分开管理，对疑似患者及时排除或确诊。

（2）协助疾控机构人员开展标本的采集、流行病学调查工作。

（3）做好医院内现场控制、消毒隔离、个人防护、医疗垃圾和污水处理工作，防止院内交叉感染和污染。

（4）做好传染病和中毒患者的报告。对因突发公共卫生事件而引起身体伤害的患者，任何医疗机构不得拒绝接诊。

（5）对群体性不明原因疾病和新发传染病做好病例分析与总结，积累诊断治疗的经验。对重大中毒事件按照现场救援、患者转运、后续治疗相结合的原则进行处置。

（6）开展科研与国际交流。开展与突发事件相关的诊断试剂、药品、防护用品等方面的研究。开展国际合作，加快病源查寻和病因诊断。

4.疾病预防控制机构

（1）突发公共卫生事件信息报告：国家、省、市（地）、县级疾控机构应做好突发公共卫生事件的信息收集、报告与分析工作。

（2）开展流行病学调查：疾控机构人员到达现场后，尽快制订流行病学调查计划和方案，地方专业技术人员按照计划和方案，对突发事件累及人群的发病情况、分布特点进行调查分析，提出并实施有针对性的预防控制措施；对传染病患者、疑似患者、病原携带者及其密切接触者进行追踪调查，查明传播链，并向相关地方疾病预防控制机构通报情况。

（3）实验室检测：中国疾病预防控制中心和省级疾病预防控制机构指定的专业技术机构在地方专业机构的配合下，按有关技术规范采集足量、足够的标本，分送省级和国家应急处理功能网络实验室检测，查找致病原因。

（4）开展科研与国际交流：开展与突发事件相关的诊断试剂、疫苗、消毒方法、医疗卫生防护用品等方面的研究。开展国际合作,加快病源查寻和病因诊断。

(5)制定技术标准和规范:中国疾病预防控制中心协助卫生行政部门制定全国新发现的突发传染病、不明原因的群体性疾病、重大中毒事件的技术标准和规范。

(6)开展技术培训:中国疾病预防控制中心具体负责全国省级疾病预防控制中心突发公共卫生事件应急处理专业技术人员的应急培训。各省级疾病预防控制中心负责县级以上疾病预防控制机构专业技术人员的培训工作。

5.卫生监督机构

(1)在卫生行政部门的领导下,开展对医疗机构、疾病预防控制机构突发公共卫生事件应急处理各项措施落实情况的督导、检查。

(2)围绕突发公共卫生事件应急处理工作,开展食品卫生、环境卫生、职业卫生等的卫生监督和执法稽查。

(3)协助卫生行政部门依据《突发公共卫生事件应急条例》和有关法律、法规,调查处理突发公共卫生事件应急工作中的违法行为。

6.出入境检验检疫机构

(1)突发公共卫生事件发生时,调动出入境检验检疫机构技术力量,配合当地卫生行政部门做好口岸的应急处理工作。

(2)及时上报口岸突发公共卫生事件信息和情况变化。

7.非事件发生地区的应急反应措施

未发生突发公共卫生事件的地区应根据其他地区发生事件的性质、特点、发生区域和发展趋势,分析本地区受波及的可能性和程度,重点做好以下工作:

(1)密切保持与事件发生地区的联系,及时获取相关信息。

(2)组织做好本行政区域应急处理所需的人员与物资准备。

(3)加强相关疾病与健康监测和报告工作,必要时建立专门报告制度。

(4)开展重点人群、重点场所和重点环节的监测和预防控制工作,防患于未然。

(5)开展防治知识宣传和健康教育,提高公众自我保护意识和能力。

(6)根据上级人民政府及有关部门的决定,开展交通卫生检疫等。

8.突发公共卫生事件的分级反应

特别重大突发公共卫生事件应急处理工作由国务院或国务院卫生行政部门和有关部门组织实施,开展突发公共卫生事件的医疗卫生应急、信息发布、宣传教育、科研攻关、国际交流与合作、应急物资与设备的调集、后勤保障以及督导检查等工作。国务院可根据突发公共卫生事件性质和应急处置工作,成立全国突发公共卫生事件应急处理指挥部,协调指挥应急处置工作。事发地省级人民政府应按照国务院或国务院有关部门的统一部署,结合本地区实际情况,组织协调市(地)、县(市)人民政府开展突发公共卫生事件的应急处理工作。

特别重大级别以下的突发公共卫生事件应急处理工作由地方各级人民政府负责组织实施。超出本级应急处置能力时,地方各级人民政府要及时报请上级人民政府和有关部门提供指导和支持。

(三)突发公共卫生事件应急反应的终止

突发公共卫生事件应急反应的终止需符合以下条件:突发公共卫生事件隐患或相关

危险因素消除,或末例传染病病例发生后经过最长潜伏期无新的病例出现。

特别重大突发公共卫生事件由国务院卫生行政部门组织有关专家进行分析论证,提出终止应急反应的建议,报国务院或全国突发公共卫生事件应急指挥部批准后实施。

特别重大以下突发公共卫生事件由地方各级人民政府卫生行政部门组织专家进行分析论证,提出终止应急反应的建议,报本级人民政府批准后实施,并向上一级人民政府卫生行政部门报告。

上级人民政府卫生行政部门要根据下级人民政府卫生行政部门的请求,及时组织专家对突发公共卫生事件应急反应的终止的分析论证提供技术指导和支持。

1.后期评估

突发公共卫生事件结束后,各级卫生行政部门应在本级人民政府的领导下,组织有关人员对突发公共卫生事件的处理情况进行评估。评估内容主要包括事件概况、现场调查处理概况、患者救治情况、所采取措施的效果评价、应急处理过程中存在的问题和取得的经验及改进建议。评估报告上报本级人民政府和上一级人民政府卫生行政部门。

2.奖励

县级以上人民政府人事部门和卫生行政部门对参加突发公共卫生事件应急处理做出贡献的先进集体和个人进行联合表彰。民政部门对在突发公共卫生事件应急处理工作中英勇献身的人员,按有关规定追认为烈士。

3.责任

对在突发公共卫生事件的预防、报告、调查、控制和处理过程中,有玩忽职守、失职、渎职等行为的,依据《突发公共卫生事件应急条例》及有关法律法规追究当事人的责任。

4.抚恤和补助

地方各级人民政府要组织有关部门对因参与应急处理工作致病、致残、死亡的人员,按照国家有关规定,给予相应的补助和抚恤。对参加应急处理一线工作的专业技术人员应根据工作需要制定合理的补助标准,给予补助。

5.征用物资、劳务的补偿

突发公共卫生事件应急工作结束后,地方各级人民政府应组织有关部门对应急处理期间紧急调集、征用有关单位、企业、个人的物资和劳务进行合理评估,给予补偿。

四、突发公共卫生事件应急处置的保障

突发公共卫生事件应急处理应坚持预防为主,平战结合,国务院有关部门、地方各级人民政府和卫生行政部门应加强突发公共卫生事件的组织建设,组织开展突发公共卫生事件的监测和预警工作,加强突发公共卫生事件应急处理队伍建设和技术研究,建立健全国家统一的突发公共卫生事件预防控制体系,保证突发公共卫生事件应急处理工作的顺利开展。

(一)技术保障

1.信息系统

国家建立突发公共卫生事件应急决策指挥系统的信息、技术平台,承担突发公共卫生事件及相关信息收集、处理、分析、发布和传递等工作,采取分级负责的方式实施;要在充

分利用现有资源的基础上建设医疗救治信息网络,实现卫生行政部门、医疗救治机构与疾病预防控制机构之间的信息共享。

2.疾病预防控制体系

国家建立统一的疾病预防控制体系。各省(区、市)、市(地)、县(市)要加快疾病预防控制机构和基层预防保健组织建设,强化医疗卫生机构疾病预防控制的责任;建立功能完善、反应迅速、运转协调的突发公共卫生事件应急机制;健全覆盖城乡、灵敏高效、快速畅通的疫情信息网络;改善疾病预防控制机构基础设施和实验室设备条件;加强疾病控制专业队伍建设,提高流行病学调查、现场处置和实验室检测检验能力。

3.应急医疗救治体系

按照"中央指导、地方负责、统筹兼顾、平战结合、因地制宜、合理布局"的原则,逐步在全国范围内建成包括急救机构、传染病救治机构和化学中毒与核辐射救治基地在内的,符合国情、覆盖城乡、功能完善、反应灵敏、运转协调、持续发展的医疗救治体系。

4.卫生执法监督体系

国家建立统一的卫生执法监督体系。各级卫生行政部门要明确职能,落实责任,规范执法监督行为,加强卫生执法监督队伍建设;对卫生监督人员实行资格准入制度和在岗培训制度,全面提高卫生执法监督的能力和水平。

5.应急卫生救治队伍

各级人民政府卫生行政部门按照"平战结合、因地制宜,分类管理、分级负责,统一管理、协调运转"的原则建立突发公共卫生事件应急救治队伍,并加强管理和培训。

6.演练

各级人民政府卫生行政部门要按照"统一规划、分类实施、分级负责、突出重点、适应需求"的原则,采取定期和不定期相结合的形式,组织开展针对突发公共卫生事件的应急演练。

7.科研和国际交流

国家有计划地开展应对突发公共卫生事件相关的防治科学研究,包括现场流行病学调查方法、实验室病因检测技术、药物治疗、疫苗和应急反应装备、中医药及中西医结合防治等,尤其是开展新发、罕见传染病快速诊断方法、诊断试剂以及相关的疫苗研究,做到技术上有所储备。同时,开展应对突发公共卫生事件应急处理技术的国际交流与合作,引进国外的先进技术、装备和方法,提高我国应对突发公共卫生事件的整体水平。

(二)物资、经费保障

1.物资储备

各级人民政府要建立处理突发公共卫生事件的物资和生产能力储备。发生突发公共卫生事件时,应根据应急处理工作需要调用储备物资,卫生应急储备物资使用后要及时补充。

2.经费保障

国务院有关部门和地方各级人民政府应保障突发公共卫生事件应急基础设施项目建设经费,按规定落实对突发公共卫生事件应急处理专业技术机构的财政补助政策和突发公共卫生事件应急处理经费;应根据需要对边远贫困地区突发公共卫生事件应急工作给予经费支持；应积极通过国际、国内等多渠道筹集资金，用于突发公共卫生事件应急处理工作。

（三）通信与交通保障

各级应急医疗卫生救治队伍要根据实际工作需要配备通信设备和交通工具。

（四）法律保障

国务院有关部门应根据突发公共卫生事件应急处理过程中出现的新问题、新情况，加强调查研究，起草和制定并不断完善应对突发公共卫生事件的法律、法规和规章制度，形成科学、完整的突发公共卫生事件应急法律和规章体系。

国务院有关部门和地方各级人民政府及有关部门要严格执行《突发公共卫生事件应急条例》等的规定，根据相关预案要求，严格履行职责，实行责任制。对履行职责不力，造成工作损失的，要追究有关当事人的责任。

（五）社会公众的宣传教育

县级以上人民政府要组织有关部门利用广播、影视、报刊、互联网、手册等多种形式对社会公众广泛开展突发公共卫生事件应急知识的普及教育，宣传卫生科普知识，指导群众以科学的行为和方式对待突发公共卫生事件；要充分发挥有关社会团体在普及卫生应急知识和卫生科普知识方面的作用。

第四节　突发公共卫生事件处置期间的法律责任

一是县级以上地方人民政府及其卫生行政主管部门未依照《突发公共卫生事件应急条例》的规定履行报告职责，对突发公共卫生事件隐瞒、缓报、谎报或者授意他人隐瞒、缓报、谎报的，对政府主要领导人及其卫生行政主管部门主要负责人，依法给予降级或者撤职的行政处分；造成传染病传播、流行或者对社会公众健康造成其他严重危害后果的，依法给予开除的行政处分；构成犯罪的，依法追究刑事责任。

二是国务院有关部门、县级以上地方人民政府及其有关部门未依照《突发公共卫生事件应急条例》的规定，完成突发公共卫生事件应急处理所需要的设施、设备、药品和医疗器械等物资的生产、供应、运输和储备的，对政府主要领导人和政府部门主要负责人依法给予降级或者撤职的行政处分；造成传染病传播、流行或者对社会公众健康造成其他严重危害后果的，依法给予开除的行政处分；构成犯罪的，依法追究刑事责任。

三是突发公共卫生事件发生后，县级以上地方人民政府及其有关部门对上级人民政府有关部门的调查不予配合，或者采取其他方式阻碍、干涉调查的，对政府主要领导人和政府部门主要负责人依法给予降级或者撤职的行政处分；构成犯罪的，依法追究刑事责任。

四是县级以上各级人民政府卫生行政主管部门和其他有关部门在突发公共卫生事件调查、控制、医疗救治工作中玩忽职守、失职、渎职的，由本级人民政府或者上级人民政府有关部门责令改正、通报批评、给予警告；对主要负责人、负有责任的主管人员和其他责任人员依法给予降级、撤职的行政处分；造成传染病传播、流行或者对社会公众健康造成其他严重危害后果的，依法给予开除的行政处分；构成犯罪的，依法追究刑事责任。

五是县级以上各级人民政府有关部门拒不履行应急处理职责的，由同级人民政府或者上级人民政府有关部门责令改正、通报批评、给予警告；对主要负责人、负有责任的主管人员和其他责任人员依法给予降级、撤职的行政处分；造成传染病传播、流行或者对社会公众健康造成其他严重危害后果的，依法给予开除的行政处分；构成犯罪的，依法追究刑事责任。

六是医疗卫生机构有下列行为之一的，由卫生行政主管部门责令改正、通报批评、给予警告；情节严重的，吊销《医疗机构执业许可证》；对主要负责人、负有责任的主管人员和其他直接责任人员依法给予降级或者撤职的纪律处分；造成传染病传播、流行或者对社会公众健康造成其他严重危害后果，构成犯罪的，依法追究刑事责任：

(1)未履行报告职责，隐瞒、缓报或者谎报的。

(2)未及时采取控制措施的。

(3)未履行突发公共卫生事件监测职责的。

(4)拒绝接诊患者的。

(5)拒不服从突发公共卫生事件应急处理指挥部调度的。

七是在突发公共卫生事件应急处理工作中，有关单位和个人未履行报告职责，隐瞒、缓报或者谎报，阻碍突发公共卫生事件应急处理工作人员履行职务，拒绝国务院卫生行政主管部门或者其他有关部门指定的专业技术机构进入突发公共卫生事件现场，或者不配合调查、采样、技术分析和检验的，对有关责任人员依法给予行政处分或者纪律处分；触犯《中华人民共和国治安管理处罚法》，构成违反治安管理行为的，由公安机关依法予以处罚；构成犯罪的，依法追究刑事责任。

八是在突发公共卫生事件发生期间，散布谣言、哄抬物价、欺骗消费者、扰乱社会秩序、市场秩序的，由公安机关或者工商行政管理部门依法给予行政处罚；构成犯罪的，依法追究刑事责任。

第五节　现行突发、预警信息报告工作规范

一、突发公共卫生事件报告范围与标准[《国家突发公共卫生事件相关信息报告管理工作规范(试行)》]

(一)传染病

(1)鼠疫：发现1例及以上鼠疫病例。

(2)霍乱：发现1例及以上霍乱病例。

(3)传染性非典型肺炎：发现1例及以上传染性非典型肺炎病例患者或疑似患者。

(4)人感染高致病性禽流感：发现1例及以上人感染高致病性禽流感病例。

(5)炭疽：发生1例及以上肺炭疽病例；或1周内，同一学校、幼儿园、自然村寨、社区、建筑工地等集体单位发生3例及以上皮肤炭疽或肠炭疽病例或1例及以上职业性炭疽病例。

(6)甲肝/戊肝：1周内，同一学校、幼儿园、自然村寨、社区、建筑工地等集体单位发生

5例及以上甲肝/戊肝病例。

（7）伤寒（副伤寒）：1周内，同一学校、幼儿园、自然村寨、社区、建筑工地等集体单位发生5例及以上伤寒（副伤寒）病例，或出现2例及以上死亡。

（8）细菌性和阿米巴性痢疾：3天内，同一学校、幼儿园、自然村寨、社区、建筑工地等集体单位发生10例及以上细菌性和阿米巴性痢疾病例，或出现2例及以上死亡。

（9）麻疹：1周内，同一学校、幼儿园、自然村寨、社区、建筑工地等集体单位发生10例及以上麻疹病例。

（10）风疹：1周内，同一学校、幼儿园、自然村寨、社区等集体单位发生10例及以上风疹病例。

（11）流行性脑脊髓膜炎（流脑）：3天内，同一学校、幼儿园、自然村寨、社区、建筑工地等集体单位发生3例及以上流脑病例，或者有2例及以上死亡。

（12）登革热：1周内，一个县（市、区）发生5例及以上登革热病例；或首次发现病例。

（13）流行性出血热：1周内，同一自然村寨、社区、建筑工地、学校等集体单位发生5例（高发地区10例）及以上流行性出血热病例，或者死亡1例及以上。

（14）钩端螺旋体病：1周内，同一自然村寨、建筑工地等集体单位发生5例及以上钩端螺旋体病病例，或者死亡1例及以上。

（15）流行性乙型脑炎：1周内，同一乡镇、街道等发生5例及以上乙脑病例，或者死亡1例及以上。

（16）疟疾：以行政村为单位，1个月内，发现5例（高发地区10例）及以上当地感染的病例；或在近3年内无当地感染病例报告的乡镇，以行政村为单位，1个月内发现5例及以上当地感染的病例；在恶性疟流行地区，以乡（镇）为单位，1个月内发现2例及以上恶性疟死亡病例；在非恶性疟流行地区，出现输入性恶性疟继发感染病例。

（17）血吸虫病：在未控制地区，以行政村为单位，2周内发生急性血吸虫病病例10例及以上，或在同一感染地点1周内连续发生急性血吸虫病病例5例及以上；在传播控制地区，以行政村为单位，2周内发生急性血吸虫病5例及以上，或在同一感染地点1周内连续发生急性血吸虫病病例3例及以上；在传播阻断地区或非流行区，发现当地感染的病人、病畜或感染性钉螺。

（18）流感：1周内，在同一学校、幼儿园或其他集体单位发生30例及以上流感样病例，或5例及以上因流感样症状住院病例，或发生1例及以上流感样病例死亡。

（19）流行性腮腺炎：1周内，同一学校、幼儿园等集体单位中发生10例及以上流行性腮腺炎病例。

（20）感染性腹泻（除霍乱、痢疾、伤寒和副伤寒以外）：1周内，同一学校、幼儿园、自然村寨、社区、建筑工地等集体单位中发生20例及以上感染性腹泻病例，或死亡1例及以上。

（21）猩红热：1周内，同一学校、幼儿园等集体单位中，发生10例及以上猩红热病例。

（22）水痘：1周内，同一学校、幼儿园等集体单位中，发生10例及以上水痘病例。

（23）输血性乙肝、丙肝、人类免疫缺陷病毒（HIV）：医疗机构、采供血机构发生3例及以上输血性乙肝、丙肝病例或疑似病例或HIV感染。

（24）新发或再发传染病：发现本县（区）从未发生过的传染病或发生本县近5年从未

报告的或国家宣布已消灭的传染病。

（25）不明原因肺炎：发现不明原因肺炎病例。1周内，在同一学校、幼儿园或其他集体单位发生30例及以上流感样病例。

（二）食物中毒

（1）一次食物中毒人数30人及以上或死亡1人及以上。

（2）学校、幼儿园、建筑工地等集体单位发生食物中毒，一次中毒人数5人及以上或死亡1人及以上。

（3）地区性或全国性重要活动期间发生食物中毒，一次中毒人数5人及以上或死亡1人及以上。

（三）职业中毒

发生急性职业中毒10人及以上或者死亡1人及以上的。

（四）其他中毒

出现食物中毒、职业中毒以外的急性中毒病例3例及以上的事件。

（五）环境因素事件

发生环境因素改变所致的急性病例3例及以上。

（六）意外辐射照射事件

出现意外辐射照射人员1例及以上。

（七）传染病菌、毒种丢失

发生鼠疫、炭疽、非典、艾滋病、霍乱、脊灰等菌毒种丢失事件。

（八）预防接种和预防服药群体性不良反应

（1）群体性预防接种反应：一个预防接种单位一次预防接种活动中出现群体性疑似异常反应，或发生死亡。

（2）群体预防性服药反应：一个预防服药点一次预防服药活动中出现不良反应（或心因性反应）10例及以上，或死亡1例及以上。

（九）医源性感染事件

医源性、实验室和医院感染暴发。

（十）群体性不明原因疾病

2周内，一个医疗机构或同一自然村寨、社区、建筑工地、学校等集体单位发生有相同临床症状的不明原因疾病3例及以上。

（十一）各级人民政府卫生行政部门认定的其他突发公共卫生事件

凡涉及以上的重大传染病疫情或突发公共卫生事件，医院医生和个人立即报院领导办公室，有责任报告人或联系人务必在2小时内报告到卫生行政部门或疾病预防控制中心。

二、传染病自动预警信息系统

(一)单病例预警

报告 1 例即发出预警信号,即实时预警——甲类或按照甲类管理的疾病、较为罕见或重点关注的疾病。

预警病种:鼠疫、霍乱、传染性非典型肺炎、脊髓灰质炎、人感染高致病性禽流感、肺炭疽、白喉、丝虫病、不明原因肺炎、麻疹(单病例、死亡)、肺结核(教师、学生,3~24 岁)、手足口病(重症、死亡)、人感染 H7N9 禽流感、疟疾、血吸虫病、登革热、黑热病、人感染猪链球菌、埃博拉出血热、寨卡病毒病、中东呼吸综合征(MERS)、新型冠状病毒感染。

(二)时间序列预警

易引起暴发或流行的传染病采用时间序列预警。

(1)采用移动百分位数法的疾病(17 种):甲肝、戊肝、出血热、乙脑、登革热、痢疾、伤寒和副伤寒、流脑、猩红热、钩体病、流感、流腮、风疹、急性出血性结膜炎、斑疹伤寒、其他感染性腹泻、水痘。

(2)采用累积和控制图法 EARS-C3 的疾病(1 种):手足口病。

手足口病于 2008 年 5 月成为法定报告传染病,基线长度不足 3 年(2010 年年初),移动百分位数法不适用。美国 CDC 早期异常报告系统(EARS)采用了基于短期基线数据的三种方法 C1、C2 和 C3。

(3)其他衍生方法(2 种):

疟疾:聚集性疫情预警(同一乡镇 30 天内 2 例)。

丙肝:聚集性疫情预警(分别与最近 3 年周平均报告数及上周报告数进行比较)。

注意:丙肝预警方法是基于时间模型的预警方法,其以县(区)为单位,每周一运算一次,将每周报告数分别与最近 3 年周平均报告数及上周报告数进行比较,当达到阈值时,预警系统即发出预警信号。

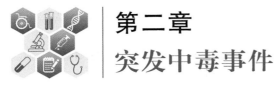

第二章
突发中毒事件

突发中毒事件的定义为：在短时间内，毒物通过一定方式作用于特定人群造成的群发性健康影响事件。其中毒物是指在一定条件下（接触方式、接触途径、进入体内数量），影响机体代谢过程，引起机体暂时或永久的器质性或功能性异常状态的外来物质，主要为食品、化学品或劳动过程中接触的有毒有害物质。中毒是指机体受毒物作用后出现的疾病状态。发生、发展过程及患者的临床表现相似的突发中度事件可统称为同类事件。

发生突发中毒事件时，在一定时间内，处于毒物扩散区域范围内，并可能受到毒物危害或影响的人员称为暴露者。在事件发生初期，如果难以判定是否有明确的毒物接触史、是否有不适症状和异常体征的人员也应归为暴露者。一起突发中毒事件中暴露者数量的总和称为暴露人数。

第一节　突发中毒事件管理

一、突发中毒事件分级

根据突发中毒事件危害程度和涉及范围等因素，将突发中毒事件分为特别重大（Ⅰ级）、重大（Ⅱ级）、较大（Ⅲ级）和一般（Ⅳ级）突发中毒事件四级。食物中毒及急性职业中毒事件按照《国家突发公共卫生事件应急预案》的分级标准执行。

（一）特别重大突发中毒事件（Ⅰ级）

有下列情形之一的为特别重大突发中毒事件：

（1）一起突发中毒事件，中毒人数在100人及以上且死亡10人及以上；或死亡30人及以上。

（2）在1个县（市）级行政区域24小时内出现2起及以上可能存在联系的同类中毒事件时，累计中毒人数100人及以上且死亡10人及以上；或累计死亡30人及以上。

（3）全国2个及以上省（自治区、直辖市）发生同类重大突发中毒事件（Ⅱ级），并有证据表明这些事件原因存在明确联系。

（4）国务院及其卫生行政部门认定的其他情形。

（二）重大突发中毒事件（Ⅱ级）

有下列情形之一的为重大突发中毒事件：

(1)一起突发中毒事件暴露人数 2000 人及以上。

(2)一起突发中毒事件,中毒人数在 100 人及以上且死亡 2~9 人,或死亡 10~29 人。

(3)在 1 个县(市)级行政区域 24 小时内出现 2 起及以上可能存在联系的同类中毒事件时,累计中毒人数 100 人及以上且死亡 2~9 人,或累计死亡 10~29 人。

(4)全省 2 个及以上市(地)级区域内发生同类较大突发中毒事件(Ⅲ级),并有证据表明这些事件原因存在明确联系。

(5)省级及以上人民政府及其卫生行政部门认定的其他情形。

(三)较大突发中毒事件(Ⅲ级)

有下列情形之一的为较大突发中毒事件:

(1)一起突发中毒事件暴露人数 1000~1999 人。

(2)一起突发中毒事件,中毒人数在 100 人及以上且死亡 1 人,或死亡 3~9 人。

(3)在 1 个县(市)级行政区域 24 小时内出现 2 起及以上可能存在联系的同类中毒事件时,累计中毒人数 100 人及以上且死亡 1 人,或累计死亡 3~9 人。

(4)全市(地)2 个及以上县(市)、区发生同类一般突发中毒事件(Ⅳ级),并有证据表明这些事件原因存在明确联系。

(5)市(地)级及以上人民政府及其卫生行政部门认定的其他情形。

(四)一般突发中毒事件(Ⅳ级)

有下列情形之一的为一般突发中毒事件:

(1)一起突发中毒事件暴露人数 50~999 人。

(2)一起突发中毒事件,中毒人数在 10 人及以上且无人员死亡,或死亡 1~2 人。

(3)在 1 个县(市)级行政区域 24 小时内出现 2 起及以上可能存在联系的同类中毒事件时,累计中毒人数 10 人及以上且无人员死亡,或死亡 1~2 人。

(4)县(市)级及以上人民政府及其卫生行政部门认定的其他情形。

二、突发中毒事件监测、报告与风险评估

(一)突发中毒事件监测

各级卫生行政部门指定医疗卫生机构开展突发中毒事件的监测工作,建立并不断完善中毒实时监测分析系统,组织辖区医疗卫生机构开展突发中毒事件涉及的中毒患者相关信息的收集、整理、分析和报告等工作;组织开展针对特定中毒或人群的强化监测工作;组织同级中毒救治基地(或指定救治机构)和疾病预防控制机构开展毒物、突发中毒事件及其中毒病例的实时监测和数据分析工作。

(二)突发中毒事件报告

突发中毒事件的责任报告单位、责任报告人、报告时限和程序、网络直报均按照《国家突发公共卫生事件应急预案》执行。

突发中毒事件报告分为首次报告、进程报告和结案报告,应当根据事件的严重程度、事态发展和控制情况及时报告事件进程。

首次报告内容包括突发中毒事件的初步信息,应当说明信息来源、危害源、危害范围

及程度、事件性质和人群健康影响的初步判定等，也要报告已经采取和准备采取的控制措施等内容。

进程报告内容包括事件危害进展、新的证据、采取的措施、控制效果、对事件危害的预测、计划采取的措施和需要帮助的建议等。进程报告在事件发生的初期每天报告，对事件的重大进展、采取的重要措施等重要内容应当随时口头及书面报告。重大及特别重大的突发中毒事件至少每日进行进程报告。

结案报告内容包括事件发生原因、毒物种类和数量、波及范围、接触人群、接触方式、中毒人员情况、现场处理措施及效果、医院内处理情况等，还要对事件原因和应急响应进行总结，提出建议。结案报告应当在应急响应终止后 7 日内呈交。

（三）突发中毒事件风险评估

县级及以上人民政府卫生行政部门应当组织专家，开展毒物及突发中毒事件对公众健康危害的风险评估，为政府相关部门开展中毒预警和制定防控对策提供参考。发生突发中毒事件或发现可能造成突发中毒事件的因素后，根据有毒物质种类、数量、状态、波及范围、接触人群以及人群中毒症状等，及时开展动态评估，提出预防和控制建议。

第二节　食物中毒事件

一、概述

食物中毒事件通常是指因食用了含有毒、有害化学物质或存在致病能力病原体的食品，并且影响严重的群体性中毒事件，主要分为化学性中毒和生物性中毒两类。

食物中毒事件处置分类中不包含可能引起传染性疾病的病原体。如在调查处置时发现，引起食物中毒的食品涉及传染性疾病的，应当按照《中华人民共和国传染病防治法》的有关规定采取相应措施，并在突发公共卫生事件上报系统中按照传染病类型分类上报。详见本书第三章。

县级及以上疾病预防控制机构及相关机构承担食品中毒事件流行病学调查职责，需对造成或可能造成人体健康损害的食品中毒事件开展流行病学调查工作。

食物中毒事件处置的任务是通过开展现场流行病学调查、食品卫生学调查和实验室检验工作，调查事件有关人群的健康损害情况、流行病学特征及其影响因素，调查事件有关的食品及致病因子、污染原因，做出事件调查结论，提出预防和控制事件的建议，并向同级卫生行政部门（或政府确立的承担组织查处事故的部门）提出事件调查报告，为同级卫生行政部门（或政府确立的承担组织查处事故的部门）判定事件性质和事件发生原因提供科学依据。

食物中毒事件应急响应处置流程如图 2-1 所示。

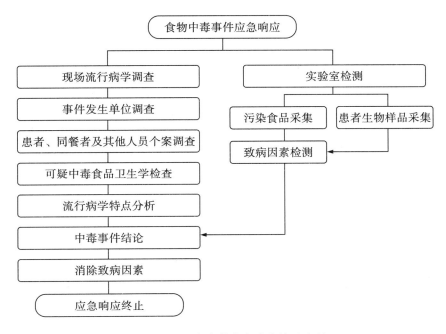

图 2-1　食物中毒事件应急响应处置流程

二、食物中毒事件处置案例

案例❶　一起淡玫红鹅膏菌中毒事件处置报告

1.概述

2011 年 8 月 25～26 日,甲市传染病医院陆续收治 7 名从戊市中心医院转来的毒蕈中毒病例。甲市疾病预防控制中心接报后,迅疾启动应急响应展开调查,最终确定病例所食毒蕈为淡玫红鹅膏菌。该菌是甲省内首次发现品种,其引起的中毒事件国内尚未见报道。7 名病例经全力救治后,其中 4 人痊愈,3 人死亡。

2.流行病学调查

2011 年 8 月 21 日晚 6 时许,7 名病例(5 名男性,2 名女性,均来自外省,22～24 岁)在甲省戊市某小区共同食用了采自某景区某水库附近的野生鲜蘑菇约 2 kg,平均每人进食量约 300 g,其中 2 人进食量较少且未喝汤。22 日凌晨,7 人陆续出现中毒症状,平均潜伏期约 12 h,发病时间集中,发病率 100%,2 人症状相对较轻。病例在当地医院进行输液治疗后症状无明显改善,于 23 日收入戊市中心医院重症监护室(ICU)。8 月 25～26 日,因当地诊疗条件有限,7 名病例转入甲市传染病医院治疗。同期,甲市疾病预防控制中心介入调查。8 月 28 日,根据病例描述,6 名疾控专业人员赶赴戊市蘑菇生长地点进行样品采集和现场调查。调查显示,该地点位于某景区,物种丰富、植被良好,在连日阴雨、天气转晴之后,气温高,湿度大,大型真菌生长旺盛,菌类多、数量大;现场采集 50 余份可疑蘑菇,经病例确认筛选出所食蘑菇后,2 名甲市疾控专业人员携带样品赴甲省科学院微生物研究所进行菌种形态学、基因学鉴定及毒性成分测定。9 月 1 日,引起中毒的毒蕈被鉴定为淡玫红鹅膏菌。

3.临床调查及救治

22 日发病时，患者主要表现为恶心、呕吐、腹痛等胃肠炎症状；23 日开始，病情迅速恶化，出现极度乏力、严重肝功能损害并多脏器损伤表现；转入甲市传染病医院时，7 人均表现为急性肝功能衰竭，其中 4 人出现昏迷、躁动症状，伴有严重的凝血功能障碍，出现肝性脑病，病情危重。临床检验结果显示，病例谷丙转氨酶（ALT）最高达 10 667 U/L，谷草转氨酶（AST）最高达 10 885 U/L，凝血酶原活动度最低为 0。医院在保肝、解毒、抗炎、营养支持、预防出血等常规治疗手段基础上，给予分子吸附再循环系统（MARS）人工肝、血浆置换治疗。8 月 27～29 日，3 名病例相继死亡。9 月 10～19 日，其余 4 名病例陆续康复出院。

4.蘑菇样品鉴定

（1）形态学鉴定：菌盖直径 4～10 cm，凸镜形至平展形，白色，中部有时具淡玫瑰红色，中间具小突起；菌肉白色；菌褶白色，较密。菌柄长 8～18 cm，粗 0.5～1.5 cm，近圆柱形或略向上收细，白至近白色，具丝状鳞片，基部膨大，近球形；菌环生于菌柄顶部或近顶部，薄，膜质，白色；菌托较厚，肉质，内外表面白色。担子棒状，30～45 μm×9～11 μm；担孢子 6.5～8.0 μm×6.0～7.5 μm，球形至近球形，少数广椭圆形，无色，透明薄壁，光滑，侧生小尖细小。

（2）分子生物学鉴定：提取送检样品 DNA，经内源转录间隔区（ITS）扩增测序后，在美国国家生物技术信息中心（GenBank）基因库中比对，结果显示该样品与编号为 FJ176735 的淡玫红鹅膏菌（amanita pallidorosea P. Zhang & Zhu L. Yang）序列相似性为 100%。

（3）毒素测定：高效液相色谱法（HPLC）测定样品提取物，结果显示该菌至少含 5 种鹅膏毒环肽（鹅膏毒肽 2 种、鬼笔毒肽 3 种），其干样 α-鹅膏毒肽（α-amanitin）的含量为 3827 μg/g。

5.讨论

7 名病例有共同进食野生毒蘑菇史，发病时间集中且症状相似，病情严重程度与进食蘑菇量相关，该事件可以定性为淡玫红鹅膏菌引起的食物中毒。淡玫红鹅膏菌是我国 2010 年新报道的一种剧毒菌，致死率极高，分布于我国湖南、重庆、吉林等地。其外观形态与致命鹅膏相似，含有的鹅膏毒环肽类毒素化学性质稳定，耐高温，易溶于水，一般烹饪加工不会被破坏，毒性是氰化物的数十倍（LD$_{50}$为 0.1 mg/kg），直接侵犯人体细胞核，与 RNA 聚合酶 II 结合，导致 RNA 及蛋白合成停止，迅速损坏肝、肾等内脏器官。检测结果显示，其 α-鹅膏毒肽高达 3827 μg/g，超过致命鹅膏含量，是导致人员死亡的直接原因。

这是甲市历史上首次处置毒蕈中毒事件，事件的发展、应对和追踪始终处于可控状态，中毒致死原因彻底查明，为食物中毒事件处置提供了许多可供借鉴的成功经验。事件中 7 名病例均系外省务工人员，经济承受能力较差，如果没有政府部门的介入，将难以保证病因追踪的彻底和治疗的维持。卫生行政部门高效有序的应急机制，使得疾病控制部门和医疗救治单位在明确分工的基础上密切配合，保证了资源调配的及时性和可及性，取得了良好效果。尤其是事件发生后，甲市疾控中心依靠长期的应急能力建设，迅速启动预案，在中国疾控中心、甲省疾控中心均没有鉴定能力的情况下，通过技术外联，短时间内确定了中毒事件"元凶"，为临床救治方案的确定和调整提供了科学的依据。

误食有毒野生蘑菇是造成此次中毒事件的原因。文献报道，甲省内有野生菌类

255 种,其中有毒真菌约 40 种,蘑菇中毒事件时有发生。毒蘑菇和食用菌没有明显的识别标志,辨认难度大,易引起误食,应从以下几个方面做好防控工作:

(1)掌握各地区野生毒蘑菇的种类、数量、生长规律及周边环境情况,为制定流行病学防控策略提供科学依据。

(2)全面综合分析当地人口分布、生活习惯、菌种分布和气象资料,建立风险预警机制。

(3)充分利用社区及农村卫生服务中心的"防控网底"作用,重点做好农村地区和外来务工人群宣教工作,提高宣传的针对性和持续性,使群众建立野生蘑菇不能随意食用的意识。

(4)提升应急处置能力。食品安全事件原因繁杂,影响因素多,处置难度大,在《中华人民共和国食品安全法》赋予疾控机构食品安全处置相关职能后,疾控机构应主动拓展监测业务,提高毒物检测能力,以适应职能要求。

编者注

蘑菇又名"蕈"或"菌子"。我国目前野生菌有 500 多种,其中 400 多种经过高温或特殊处理后可食用,30 多种毒性极强,无法通过高温解除毒性,误食可导致死亡。毒蘑菇与可食用蘑菇形态相似,难以区分,因此蘑菇中毒的主要原因为误食有毒蘑菇。蘑菇中毒的患者临床表现极其复杂,发病率及病死率高,其毒理学机制更为复杂,约 95% 的毒蘑菇中毒不能明确其毒素。

1.毒蘑菇的毒理学机制

常见毒蘑菇种类为鹅膏菌属、牛肝菌属、裸盖菇属、丝膜菌属、鹿花菌属、杯伞属、鬼伞属、类脐菇属、红菇属等。根据毒蘑菇中毒素种类的不同,可分为鹅膏肽类毒素、鹅膏毒蝇碱、色胺类毒素、鹿花菌素、异恶唑类衍生物、鬼伞毒素和奥来毒素七类;根据中毒时患者的临床表现,又可分为肝损害型、肾衰竭型、神经中毒型、肠胃炎型、溶血型五种中毒类型。

(1)鹅膏肽类毒素是最常引发中毒事件的一类,又可细分为鹅膏毒肽(amatoxins)、鬼笔毒肽(phallotoxins)和毒伞肽(virotoxins)三类,鹅膏毒肽中 α-鹅膏毒肽和 β-鹅膏毒肽是致死的主要毒素成分。此类毒素化学性质稳定,耐高温、耐酸碱,不易酶降解,一般的烹饪方式不能破坏。鹅膏毒肽的作用:①其与核糖核酸聚合酶Ⅱ(ribonucleic acid polymerase Ⅱ,RNAP Ⅱ)结合,抑制 mRNA 生成,导致蛋白质合成障碍致细胞凋亡;②激活 p53 通路,使其向线粒体转移并促进细胞色素 C 释放,导致抗凋亡因子 Bcl-2 水平降低、促凋亡因子免抗人单克隆抗体(Bax)水平升高及含半胱氨酸的天冬氨酸蛋白水解酶(caspase)家族相关因子的改变,最终引发细胞凋亡。鬼笔毒肽和毒伞肽可与肌动蛋白结合,稳定肌动蛋白丝,防止微丝解聚,干扰细胞骨架正常结构,降低细胞膜功能,损害肝细胞的内质网膜。

含鹅膏肽类毒素蘑菇中毒临床表现分为潜伏期、急性胃肠炎期、假愈期和暴发性肝功能衰竭期四个阶段,肝脏是中毒的主要靶器官,肝衰竭是主要死因。如未及时治疗,中毒 5~8 小时后可因肝衰竭死亡。

(2)鹅膏毒蝇碱属于神经毒素,主要作用于副交感神经系统,是一种无色无味的生物碱,作用机理类似于乙酰胆碱。它具有致幻作用,也可导致心跳减慢、视力模糊、瞳孔缩小、流汗、呕吐等临床症状,中毒严重者可出现呼吸困难。

（3）色胺类毒素属于致幻类神经毒素，包括光盖伞素（裸盖伞素）、光盖伞辛、蟾蜍素等，可引起交感神经兴奋。其中蟾蜍素可导致明显的色彩幻视，但基本不损害中枢神经系统。该类毒素潜伏时间较短，一般为 15～120 分钟，不小心误食后会出现头昏眼花、血压升高、视力不清、幻视、幻听等症状。

（4）异恶唑衍生物作用于中枢神经系统，主要成分为鹅膏蕈氨酸、白蘑氨酸、异鹅膏氨酸和异鹅膏胺。其可引起幻觉、行动不稳、精神错乱、瞳孔放大、心跳过速等症状。

（5）鹿花菌素进食后水解为甲基联胺化合物，会刺激人体黏膜，破坏红细胞，具有极强的溶血性。其潜伏期通常为 6～12 小时，之后患者会出现恶心、呕吐、腹痛、头痛等症状。由于红细胞被迅速破坏，24～48 小时内会出现溶血症状，中毒严重者会因肝脏严重受损及心脏衰竭而死亡。

（6）鬼伞素单独对人体无毒性，但其能抑制乙醛脱氢酶活性，使乙醛氧化为醋酸盐，影响酒精正常代谢。如果患者在进食该类毒蘑菇 2～3 小时内饮用酒精制品，会出现心跳加速、头晕恶心、呼吸困难等症状。

（7）奥来毒素主要存在于丝膜菌属蘑菇中，潜伏时间长、作用缓慢但可以致死。其主要通过影响细胞代谢，破坏人体肾功能，最终导致患者死亡。患者初期症状表现为厌食、呕吐、腹痛、腹泻、突然发冷、发抖、嗜睡、痉挛等症状，后期会出现蛋白尿、血尿，快速发展为急性肾亏或肾衰竭。

2.毒蘑菇的识别检测方法

（1）化学显色法：适用于野外对蘑菇的初步鉴定。浓盐酸环境下肉桂醛与鹅膏毒肽反应显深紫色，而鬼笔毒肽呈浅蓝色。奥来毒素能与 0.5 mol/L 盐酸中 3% $FeCl_3 \cdot 6H_2O$ 发生黑色反应。

（2）层析法：多用于蘑菇毒素的分离和纯化。纸层析法可快速检测 0.1 g 鲜菇组织中的毒素，硅胶薄层色谱法可分离检测 α-鹅膏毒肽、β-鹅膏毒肽、γ-鹅膏毒肽，高效薄层层析法可快速灵敏检测粗提取液中鹅膏毒素含量（检出限 50 ng）。

（3）比色法：色胺类毒素具有吲哚环，会与对-二甲基氨基苯甲醛（DMAB）发生颜色反应。

（4）HPLC：反相 HPLC 可同时检测蘑菇中 8 种鹅膏毒肽和鬼笔毒肽，每种毒素检出限 10 ng/mL；同时，其也广泛用于患者体液的毒素检测。

（5）液相色谱-质谱联用法（LC-MS）：可用于定性检测毒蘑菇、患者体液中的多种肽类毒素，检出限可达 1 ng/mL。

（6）放射性免疫法：利用同位素标记与未标记的抗原同抗体发生竞争性抑制反应的检测方法，可 2～3 小时内快速测定中毒患者体液中的鹅膏肽类毒素，检测最低浓度 3 ng/mL。胶体金快速免疫层析法可在 10 分钟内完成样品中的鹅膏毒素检测。α-鹅膏毒肽单克隆抗体间接竞争检测法（IC-ELISA）检测限为 2.8 μg/kg。

（7）傅立叶变换红外光谱法：根据傅立叶变换红外光谱图特征峰位和吸收强度比来区分不同种类蘑菇，利用 1800～750 cm^{-1} 之间光谱差异来鉴别不同属鹅膏真菌，1800～1100 cm^{-1} 区间差谱技术可以用来鉴定同属下不同种的真菌。

（8）分子印迹法（MIT）：有超高的稳定性，可以用于生物传感器，样本无须预处理。

3.毒蘑菇中毒后的治疗药物

毒蕈中毒临床表现多样,目前尚无针对毒蕈中毒的特效解毒剂。相关部门需要加强科普宣传力度,提高大众对毒蘑菇的鉴别能力,防止发生误采和误食的中毒事件发生。一旦中毒,可能有效的治疗药物包括:

(1)胃肠道吸收抑制剂:吸附胃肠内毒素或增加胃肠蠕动、促使毒物排泄,缩短毒素停留时间,抑制毒素吸收,减少毒素肠肝循环,常用药物有活性炭及乳果糖、山梨醇等。对鹅膏肽类毒素应早期、尽快应用活性炭,中毒1小时内口服最佳,但对于昏迷、肠梗阻等患者不推荐使用。

(2)肝细胞摄取抑制剂:水飞蓟宾可抑制肝细胞膜的OATP1B3和NTCP对鹅膏毒素的摄取;青霉素G作为OATP1B3转运体抑制剂,大剂量时能阻止肝细胞对于鹅膏肽类毒素的摄取,但可致不良反应。

(3)抗氧化剂:鹅膏肽类毒素可致肝细胞内的超氧化物歧化酶及过氧化氢酶的活性降低,大量细胞氧化应激导致肝细胞损伤。N-乙酰半胱氨酸、西咪替丁等可用于抗氧化治疗。

(4)RNAP Ⅱ结合抑制剂:多黏菌素B(polymyxin B,Pol B)等可用于抑制RNAP Ⅱ的结合能力。

案例❷　M县一起家庭聚集性中毒事件处置

1.背景

2021年7月24日9时,M县疾控中心报告,M县人民医院当日凌晨6时左右收治5例以呕吐、腹痛为主要表现的病例,其中1例入院时生命体征已消失,另4例在诊疗观察中。经初步了解,这是一起家庭聚集发病,病例的发病时间和症状接近,提示可能存在危险因素的共同暴露。为进一步了解事件详细情况和进展,并查明事件发生原因以防扩散,市疾控中心立即派出调查组前往现场开展流行病学调查及居住环境调查。

经初步调查:本次事件共涉及7人,为亲属关系,包括指示病例(已死亡)、外祖父1人、姨母1人、表弟(妹)4人。病例发病以恶心、呕吐、腹痛和腹泻症状为主。接报时指示病例已死亡,其余4例经检查诊治,健康状态暂时良好;2例成人病例未到M县人民医院就诊。

2.信息收集

为进一步探究病因,防止遗漏病例,调查组通过公安、村委等询问收集两村因呕吐、腹痛就诊的病例;并访谈M县人民医院、乡镇卫生室搜集相关疾病发病情况,对病例及其家属进行病例相关情况调查。在7月22~24日期间,A镇A村、B村,B镇C村、D村出现恶心、呕吐、腹痛、腹泻等症状之一者均作为疑似病例进行调查。

现有病例以呕吐、阵发性腹部绞痛为主,无发热,具体如表2-1所示。临床检验结果:指示病例入院时生命体征已消失,故仅采血未做其他检查;2例成人病例中,1例在村卫生室就诊取药自服后症状好转未入院,1例仅有头晕、轻度恶心,因症状较轻未就诊。另4例儿童病例因频繁呕吐、腹痛经拨打"120"就诊于M县人民医院。心电图、降钙素原、肝功能、肾功能、电解质、凝血四项、血常规+C反应蛋白(CRP)、血型、胆碱酯酶等检查未见明显异常,给予氯化钠注射液、奥美拉唑、5%的葡萄糖、维生素C、胃复安、15%氯化钾等对症支持治疗。

在 1 例儿童病例死亡,2 例成人已好转,4 例儿童病例生命体征暂无明显异常后,家属为求进一步诊疗,要求转某省级二院。

表 2-1 病例临床症状(N＝7 人)

症状	人数	比例/%
呕吐	7	100.00
腹痛	7	100.00
恶心	3	42.86
腹泻	3	42.86
厌油	1	14.29
头晕	1	14.29

本次聚集事件中的发病病例均为 M 县某某镇某某村康某的家庭成员或亲属,病例男女比例 1∶1.33(3∶4),具体如表 2-2 所示。

表 2-2 病例基本情况

病例	性别	年龄	目前情况	与指示病例关系
病例 1	女	13 岁	死亡	指示病例
病例 2	男	57 岁	好转	姥爷
病例 3	男	8 岁	转院	表弟
病例 4	男	6 岁	转院	表弟
病例 5	女	8 岁	转院	表妹
病例 6	女	10 岁	转院	表妹
病例 7	女	34 岁	未就诊	姨妈

3.流行病学调查

指示病例陈某,女,13 岁,A 镇 A 村人。父母在外市打工,奶奶及弟弟一家五口常年在外市。此次暑假跟随奶奶回 M 县,在姥姥家居住已 2 周。7 月 23 日上午 10:00,在其姥姥家使用 22 日晚剩饭(室温放置,未冷藏存放)自制蛋炒饭,因嫌油腻仅食用少许。姥爷中午回家后食用剩余蛋炒饭,自制的黄瓜炒鸡蛋及啤酒 1 瓶。指示病例 10:00 左右骑电动车独自前往西边 C 村奶奶家,曾食用面条和菜饼,因嫌面条咸,过水后食用,并在下午与外村同学相约玩耍,共同进食小卖部汽水、零食(同餐同学自述无异常)。23 日下午约 18:00 返回某某镇某某村姥姥家,晚饭同姥姥、小姨和 4 个表弟妹共用,因不舒服仅食用一个辣鸭头和半个馒头(姥爷因不舒服未就餐)。晚饭后 20:00～21:00 呕吐 1 次,呕吐后症状缓解,和姥姥、小姨及 4 个表弟妹共同食用雪糕,后又呕吐数次,呕吐物均为流质。7 月 24 日 5:00 许,起床告知家人仍有不适,前往村卫生室。村卫生室医生建议其前往县级医院就诊。家属拨打"120"后自行开车前往 M 县人民医院,在某某镇某某 2 村附近转至"120"急救车。据接诊医生介绍,急救车在该村接到病例时,病例已经无生命体征,随即在急救车上插管并抢救。6:03,"120"急救车到达县医院急诊科。

指示病例发病时间为 23 日 20:00 左右,末例发病时间为 24 日 6:00 左右。以病例有症状之前最后一次离家或家中进食时间作为可疑暴露时间,进行潜伏期推断,潜伏期中位数为约 9 小时。各病例的具体情况如表 2-3、表 2-4 所示。

表 2-3　病例发病、潜伏期及就诊时间分布情况

病例	潜伏期	发病时间	就诊时间	就诊地点
指示病例	长期多次暴露	7 月 23 日 20:00	7 月 24 日 6:03	县人民医院
病例 2	5 小时	7 月 23 日 17:00	7 月 23 日 21:00	村卫生室
病例 3	9 小时	7 月 24 日 03:00	7 月 24 日 6:30	县人民医院
病例 4	8 小时	7 月 24 日 02:00	7 月 24 日 6:30	县人民医院
病例 5	12 小时	7 月 24 日 06:00	7 月 24 日 6:30	县人民医院
病例 6	8 小时	7 月 24 日 02:00	7 月 24 日 6:30	县人民医院
病例 7	10 小时	7 月 24 日 04:00	未就诊	未就诊

表 2-4　病例 23 日就餐情况

日期	共同就餐人员	共同就餐食物
上午	指示病例	蛋炒饭
中午	指示病例	面条、菜饼、汽水
中午	病例 2	蛋炒饭、黄瓜炒鸡蛋、啤酒
下午	指示病例、病例 3～7	炸鸡腿、炸鸭肉、鸭头、馒头,紫薯馅、豆沙馅卡通包
加餐	指示病例、病例 3～6	雪糕

4.环境危害因素调查

经考察病例居住家庭环境为农村院落,有自来水供应,家属自述烧开饮用。未发现饮用水方面存在可能的污染环节。

食品加工方面,蛋炒饭为指示病例制作,使用鸡蛋与 22 日晚餐剩饭,加工过程可能存在油不热的情况。食用油日常使用,询问近期无更换食盐,家中无化工职业人员,不存在亚硝酸盐误食可能。晚饭食用的炸鸡腿、炸鸭肉、鸭头等熟食为 7 月 15 日购买,一直放在冰箱,本次食用前用油复炸至热透;同食的紫薯馅、豆沙馅卡通包购买时间在 7 月 15 日之前,本次食用前在锅中蒸热。所进食雪糕(品牌未知),姥姥自述当晚也曾一同食用,无不适。共同就餐食物加工工艺流程未发现明显的污染环节。

病例共同居住生活环境为乡村平排房,卧室、客厅、厨房与储粮间相邻,且共用封闭式走廊。储粮近 5～6 日使用磷化铝熏仓防虫,储粮间门内可见大量散在的磷化铝,疾控调查员进入走廊时即闻及刺鼻性气味。储粮间门窗紧闭,但门缝处有粮食溢出,窗口玻璃破碎,用木板遮挡。经考察发现排房所有房间均吊顶,相对分割,家属自述所有房间吊顶之上均贯通,方便人员在施工或装修时通过。客厅空调为水制冷,无室外机。23 日晚指示病例、病例 3、病例 4、病例 5、病例 6 及病例 7 在客厅打地铺,并闭门关窗开空调。病例2 和姥姥在西卧室居住。家庭房间布局如图 2-2 所示。

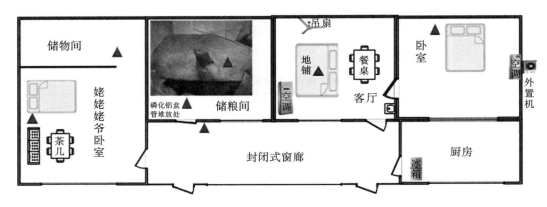

图 2-2　家庭房间布局（三角形表示采样点）

5.样品采集及实验室检验

M 县疾控和市疾控共采集 4 份病例呕吐物标本，1 份病例粪便标本，10 份食物标本（鸭头 2 份、鸭肉 2 份、馒头 2 份、卡通包 2 份、冰糕 2 份）；7 月 25 日补充采集居住环境磷化氢（H_3P）标本 7 份送检。

转至某省级二院病例血、尿送检结果显示：未检测到亚硝酸盐，未检测到敌敌畏、乐果等有机磷类农药，未检测到镇静安眠类、抗癫痫类及其他常见药物。6 份环境标本经钼酸铵分光光度法检测，均为 H_3P 阳性，具体如表 2-5 所示。

表 2-5　居住环境 H_3P 测定结果

	吸光度/Abs	采样时长/min	空气流速/(L/min)	毒物浓度/(mg/m³)	最高容许浓度(MAC)/(mg/m³)
6 m×2 m 走廊	0.017	15	1	NA	
地铺	0.048	30	1	0.05	
西屋内间	0.063	15	1	0.17	
东屋	0.095	30	1	0.15	0.3
西屋	0.363	30	1	0.66	
粮仓	1.359	15	1	5.16	
粮仓	2.152	30	1	4.11	

注：NA 为不适用。

6.调查结果

经初步调查，未发现该起呕吐、腹痛聚集性发病有明显的共同暴露餐次和食品，结合现场环境磷化铝大量使用和走廊溢出刺鼻气味，不同居室采集的环境标本均检出 H_3P，初步怀疑为磷化氢空气暴露导致中毒。

7.总结

（1）与公安机关密切联系协调相关机构，及时对死者与其他病例血样进行磷化氢代谢产物检测,是查明真实死亡与患病原因的关键。

(2)提醒该家庭加强居室通风,建议今后可将储粮处与居住房间从空间上分开距离,采取磷化铝熏蒸时注意防护,注意磷化铝及残余物清理,是简易实用的预防措施。国内成人和儿童磷化铝中毒屡有报道,建议 M 县加强对居民的职业环境卫生健康安全宣教,提高居民对包含磷化铝在内的有毒农药产品等的毒害作用及防护认知;同时,建议有关部门加强农药管理和新型产品研发,减少和限制高毒农药应用。

(3)建议 M 县人民医院及发病乡镇卫生院、村卫生室加强腹泻门诊等的规范管理,同时密切关注辖区内呕吐、腹痛、腹泻等发病情况,有异常情况及时上报,对及时规范调查处置、减少死亡至关重要。

8.不足与经验教训

(1)25 日前往病例家中时,病例家属情绪不稳定、配合度低。24 日调查后,病例家中已将储粮间粮堆上所有磷化铝药包捡除,装到塑料袋放置院内露天区域,同时将储粮间走廊所有门窗开放通风。因此,尽管现场采样时关闭门窗、打开空调尽量模拟中毒现场,但已无法还原 23~24 日场景。现场磷化氢气体浓度可能无法满足检出要求。

(2)病例姥姥在外做零工,每日 5:00~6:00 出门且 17:00~18:00 返回,白天不在家中。23 日夜间与病例 2 共住西卧室(无空调),夜间开窗开风扇,可能因此中毒较轻。23 日17:00~18:00,病例 3、病例 4、病例 5、病例 6 到达病例 2 家中,5 人和指示病例及姥姥共同用餐,当晚均在客厅开风扇和空调打地铺。除指示病例死亡外,其余均出现不同程度呕吐和腹痛,病例 7 仅头晕、恶心。指示病例父母在外打工,暑假放假后已在姥姥家居住两周,熏仓暴露 5~6 天。中间是否存在反复暴露、卫生习惯导致误食等难以确定。

编者注

本案例作为食物中毒事件开始应急处置,但实际较大可能为吸入中毒。磷化氢是杀虫剂磷化铝的有效成分,吸入、口服、皮肤和黏膜暴露后都会被人体迅速吸收。进入体内的磷化氢会抑制细胞色素氧化酶(亚铁细胞色素 c:氧气氧化还原酶),使血液中血红蛋白转化为高铁血红蛋白,破坏线粒体,影响机体氧化磷酸化,破坏细胞膜和细胞核,造成机体多器官损害。由于缺乏特效解毒剂,医院及时救治后中毒致死率仍然很高。

短时吸入高浓度磷化氢气体(或误服磷化物)可引起急性磷化氢中毒,是以神经系统、呼吸系统损害为主的全身性疾病。数分钟即可出现严重中毒症状,但个别潜伏期可达48 小时。急性磷化氢中毒的患者主要表现为头晕、头痛、乏力、恶心、呕吐、食欲减退、咳嗽、胸闷,并有咽干、腹痛及腹泻等,心电图 ST-T 改变或肝功能异常,重度中毒时还可有昏迷、抽搐、肺水肿、休克、心肌损害及肝、肾损害等,主要危险期在 1~3 天内。

儿童对磷化氢中毒更为敏感,中毒后果更严重。暴露在相同的磷化氢环境中,同住的成年人仅为轻微呕吐症状甚至无症状,儿童却可能造成死亡。中毒者都是儿童的情况下,年龄较小的儿童后果更为严重。本次案例中的死亡者可能在相对封闭的磷化氢环境(夜间卧室)中低浓度反复暴露,出现腹痛、呕吐症状。白天离开室内外出活动后,症状有所缓解,但其返回家中室内再次暴露后,导致病情加重乃至死亡。其他病例或为成年人,或暴露时间较短,未引起严重后果。

多个研究发现,家庭磷化氢中毒事件中,因暴露浓度大多相对较低,且多非直接暴露,吸入中毒较隐蔽，易误诊为食物中毒；且呈现暴露时间长、多次暴露、年龄易感性等特点，若不能及时脱离磷化氢暴露环境，多会导致年龄小的儿童死亡。

国家粮食局发布的《粮库安全生产守则》中规定，使用磷化氢空仓杀虫、粮食熏蒸及散气期间，应在距离粮仓至少 20 m 处设置安全警示标识和警戒线；使用非磷化氢空仓杀虫及散气期间，应在仓门设置安全警示标识，并加强值班人员巡查。本案例中，即是由于粮仓与住宅相连，且存在隐蔽的空气流通通道导致的中毒事件。此前也有磷化氢透过有孔洞的墙壁、天花板泄露到隔壁房间、相邻楼层的案例，甚至有的案例中磷化氢通过空的下水管道传输到了相隔较远的房屋。

建议相关部门定期督导宣传，采用磷化氢杀虫的粮仓应与住宅保持至少 20 m 以上的安全距离，坚决杜绝在住宅区使用磷化铝进行粮食熏蒸杀虫操作。

与生物性食物中毒相比，化学中毒潜伏期一般较短：亚硝酸盐中毒潜伏期一般为 1～3 小时，最短可至 10 分钟；砷中毒潜伏期仅为十几分钟至数小时；有机磷农药潜伏期一般在 2 小时以内，浓度高可立即发病；锌中毒潜伏期为数分钟至 1 小时。相对来说化学中毒被发现得更快、更容易确定病因，但病死率较高、预后较差，一旦发病常伴有人体器官实质性损害。因此，有关部门更应该积极预防化学中毒，平时更重视消除健康隐患，杜绝中毒事件发生。

第三节 职业性中毒、化学品泄漏事件

一、概述

职业性中毒是指企业员工在工作场所、生产过程中、接触到有毒有害化学物质引起机体功能性损伤或器质性伤害，甚至危及生命。

化学品泄漏是指在化学品的生产、运输、储存、使用和废弃处置过程中，由于各种不可控原因或错误操作引起化学品从其安全储存运输位置逸出，导致周边环境污染，影响或危害公众健康。

在突发公共卫生事件实际处置过程中，职业性中毒与化学品泄漏的发生原因与中毒情况较为类似，处置原则及流程也比较接近。

中毒途径主要为呼吸道，其次为皮肤、黏膜，消化道可能性相对较小。有些化学物质可通过完整的皮肤屏障，直接进入人体吸收，隐蔽性较大，危害性也更大。

二、分级及响应

（一）职业中毒事件应急响应

突发职业中毒事件发生后应立即通知相应级别卫生行政部门。重大、较大和一般事件分别由省、市（地）和县卫生行政部门在同级人民政府的统一领导和指挥下，负责卫生应急响应。必要时，可以向同级人民政府提出成立应急指挥部的建议。

相应级别卫生行政部门应立即组织应急救治队伍和调查人员进行医疗救治、现场调查等措施；并组织领域专家组对中毒事件调查核实、确认及综合评估后，提出应急处理工作建议。上级卫生行政部门对应急处置工作进行督导和技术支持。

为了有效控制事件,减少危害和影响,负责评估的专家组应根据中毒事件的发展趋势和影响范围,结合实际情况和预防控制工作的需要,及时向响应的卫生行政部门和上级卫生行政部门报告,及时调整响应级别和响应部门。如事故现场已进行控制,但中毒人数或死亡人数增加导致响应级别可能改变时,也应及时上报上级卫生行政部门决定是否调整。如中毒事件可能对周边居民和环境造成影响时,应按化学物泄漏事件进行应急响应。

(二)化学品泄漏事件的分级

1.特别重大突发化学品泄漏事件(Ⅰ级)

凡符合下列情形之一的,为特别重大突发化学品泄漏事件:

(1)因化学品泄漏污染直接导致30人以上死亡或100人以上中毒或重伤的。

(2)因化学品泄漏污染疏散、转移人员5万人以上的。

(3)因化学品泄漏污染造成直接经济损失1亿元以上的。

(4)因化学品泄漏污染造成区域生态功能丧失或该区域国家重点保护物种灭绝的。

(5)因化学品泄漏污染造成市级以上城市集中式饮用水水源地取水中断的。

(6)造成重大跨国境影响的境内突发化学品泄漏事件。

2.重大突发化学品泄漏事件(Ⅱ级)

凡符合下列情形之一的,为重大突发化学品泄漏事件:

(1)因化学品泄漏污染直接导致10人以上、30人以下死亡或50人以上、100人以下中毒或重伤的。

(2)因化学品泄漏污染疏散、转移人员1万人以上、5万人以下的。

(3)因化学品泄漏污染造成直接经济损失2000万元以上、1亿元以下的。

(4)因化学品泄漏污染造成区域生态功能部分丧失或该区域国家重点保护野生动植物种群大批死亡的。

(5)因化学品泄漏污染造成县级城市集中式饮用水水源地取水中断的。

(6)造成跨省级行政区域影响的突发化学品泄漏事件。

3.较大突发化学品泄漏事件(Ⅲ级)

凡符合下列情形之一的,为较大突发化学品泄漏事件:

(1)因化学品泄漏污染直接导致3人以上、10人以下死亡或10人以上、50人以下中毒或重伤的。

(2)因化学品泄漏污染疏散、转移人员5000人以上、1万人以下的。

(3)因化学品泄漏污染造成直接经济损失500万元以上、2000万元以下的。

(4)因化学品泄漏污染造成国家重点保护的动植物物种受到破坏的。

(5)因化学品泄漏污染造成乡镇集中式饮用水水源地取水中断的。

(6)造成跨设区的市级行政区域影响的突发化学品泄漏事件。

4.一般突发化学品泄漏事件(Ⅳ级)

(1)因化学品泄漏污染直接导致3人以下死亡或10人以下中毒或重伤的。

(2)因化学品泄漏污染疏散、转移人员5000人以下的。

(3)因化学品泄漏污染造成直接经济损失500万元以下的。

（4）因化学品泄漏污染造成跨县级行政区域纠纷，引起一般性群体影响的。

（5）对环境造成一定影响，尚未达到较大突发化学品泄漏事件级别的。

（三）化学品泄漏事件应急响应

（1）事发单位按照本单位突发事件应急预案启动应急响应，迅速组织抢救遇险人员，防止事故危害扩大，维护现场秩序。控制危险源，出现易燃易爆等物质泄漏时及时采取污染防治措施，防止发生次生、衍生灾害和危害扩大，控制污染物进入环境的途径，尽量降低对周边环境的影响。

（2）如泄漏事件涉及周边居民，事发地人民政府立即进行宣传动员，组织群众开展自救和互救，协助维护社会秩序。按照上级人民政府指令开展突发事件应对工作，根据污染源特性及时采取措施控制或切断污染源，全力控制事件态势，控制污染物进入周边居住环境的途径，避免污染物扩散，严防二次污染和次生、衍生灾害发生及危害扩大。

（3）国家级卫生行政部门负责特别重大（Ⅰ级）突发化学品泄漏事件的医疗卫生应急救援响应，省级卫生行政部门负责重大（Ⅰ级）突发化学品泄漏事件的医疗卫生应急救援响应，市级卫生行政部门负责较大（Ⅲ级）突发化学品泄漏事件的医疗卫生应急救援响应，县级卫生行政部门负责一般（Ⅳ级）突发化学品泄漏事件的医疗卫生应急救援响应。

三、职业性中毒、化学品泄漏处置流程（图 2-3）

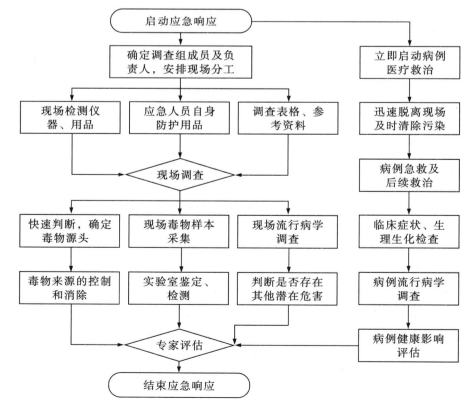

图 2-3　职业性中毒、化学品泄漏处置流程

四、职业性中毒、化学品泄漏事件处置案例

案例①　一起急性砷化氢中毒事故处置

2009年12月,疾控中心接报称甲市某个体鞭炮厂原料仓库发生一起4人急性中毒事故。中心立即启动应急响应,组织专家及职业卫生专业人员前往现场处置。

1.背景

当日9时许,甲市某个体鞭炮厂原料仓库因用电线路严重老化引发火灾,仓库工人使用自来水进行灭火操作。约30分钟后大火被扑灭,有4名工人进入仓库清理废弃物。约3个半小时后,有2名工人首先出现头痛、恶心、呕吐等中毒症状,另外2人随后也出现了类似症状。4人先后被送往医院进行治疗,并上报疾控中心进行现场调查和检测。

2.现场调查及检测

经现场调查:火灾前该原料仓库(面积约35 m²,无窗户,无通风设施)存有雄黄及部分生活杂物,且4名中毒者均为农民工,上岗前未经过职业卫生防护培训。火灾发生后,工人将明火扑灭,其中4人未佩戴个人防护用品即进入仓库进行现场清理工作,持续约40分钟。火灾发生后约8小时,中心派出的职业卫生专业人员对仓库内空气进行采样并检测,发现砷化氢浓度为0.04 mg/m³,高于国家标准规定的最高容许浓度0.03 mg/m³。

3.临床资料与治疗情况

中毒发生约7小时后,4例病例(均为男性)进行了临床检查和实验室检查:4例病例年龄28~44岁,均有头痛、头晕、腰痛、巩膜黄染的临床表现,其中发热2例,呕吐3例。4例病例尿液均呈酱油样,尿蛋白及尿红细胞阳性,血红蛋白结果均偏低,谷丙转氨酶升高。尿素氮升高2例,肌酐升高2例。经市职业病专家会诊,确诊为急性砷化氢中毒(轻度)。临床上给予糖皮质激素地塞米松15~20 mg/d,低分子右旋糖酐静脉滴注扩充血容量,5%碳酸氢钠250 mL/d碱化尿液,氨苄西林5 g/d,能量合剂及葡醛内酯等保护治疗。入院当日均给予血液透析,2名较重病例每日进行血液透析,溶血控制后使用二巯丙醇驱砷。

入院后第二周所有病例头晕、头痛、呕吐、腰痛、巩膜黄染、酱油样尿等症状消失,尿蛋白、尿红细胞,总胆红素恢复正常。第三周时两人肌酐、血红蛋白均恢复正常。第五周时其余两人谷丙转氨酶、尿素氮、肌酐、血红蛋白恢复正常。4名病例均未发现后遗症。

4.讨论

砷化氢为无色气体,具有无明显刺激性的大蒜样臭味,为强溶血性毒物。其主要经呼吸道进入人体,可随血液循环分布全身,其中95%以上的砷化氢会与血红蛋白结合,并形成血红蛋白过氧化物,危害人体的中枢神经系统和实质器官。

轻度砷化氢中毒的症状主要为急性血管内溶血,临床表现包括畏寒、发热、头痛、乏力、腰背酸痛、酱油色尿、巩膜皮肤黄染等,也可出现外周血血红蛋白、尿潜血实验异常。本次中毒事件的4名病例临床表现均符合轻度砷化氢中毒的诊断。

导致本次中毒事故的主要原因是用人单位和工人缺乏对砷化氢的毒性认识,因而采取了错误的灭火方式,在灭火过程中雄黄遇水产生砷化氢,导致中毒事故。厂负责人未经审批私自生产鞭炮,缺乏必要的法律法规及卫生防护意识,从厂房选址、原料堆放到生产

过程、成品堆放都不符合安全生产的要求,对生产过程中的职业危害认识不足,从而造成本次事故的发生。

编者注

雄黄是一种复杂的硫化物类矿物,又名"石黄""鸡冠石"等,属于传统矿物类中药,在我国古代应用广泛,具有解毒杀虫、燥湿祛痰、截疟的功效。其成分存在多种复合硫化物,主要成分为 As_4S_4(部分文献写成 As_2S_2),存在两种异构体。其本身不溶于水,不会与水反应,燃烧时会与氧气反应生成三氧化二砷(As_2O_3)和二氧化硫(SO_2)。

在工业中,有色金属冶炼、化工企业处理含砷矿物时,含有砷的物料在酸性环境下的反应槽内有可能产生砷化氢气体。本次事故处置时未进行酸性环境检测,不能判断砷化氢气体是否由事故现场的雄黄原料产生,或雄黄内是否存在其他含砷矿物;事故现场也可能存在其他可能产生砷化氢气体的原料。事故处置人员追查到存在砷化物后即下结论由其产生砷化氢略显证据不足,现场尚可能存在其他安全隐患未进行消除。

建议以后进行中毒事故处置时,能够更细心、更缜密、更慎重,并更为准确地还原事故真相,才能为其他企业提供借鉴,消除可能的安全隐患,防止类似事故再次发生。

案例❷ 某公司换热站一起窒息性气体中毒事件处置

1. 背景

2007 年 9 月,疾控中心接辖区内某区疾病预防控制中心报告:某公司发生一起疑似急性一氧化碳中毒事件,中毒 3 人。中心接到报告后立即向市卫生行政部门报告,按上级领导指示启动该事件应急处置。

2. 组织调度

中心调查组首先前往市人民医院急救中心对中毒人员情况进行了初步调查,随后赶赴该公司换热站对该事件的发生经过及中毒现场进行调查。经市卫生行政部门统筹调度,市疾病预防控制中心、市卫生监督所、市人民医院等有关单位密切协作、各负其责,采取了以下预防控制措施:

(1)立即对现场进行封闭,设立警戒线,防止中毒事故的进一步发生。

(2)医疗机构全力进行中毒患者救治工作,各有关单位密切关注事件态势发展,必要时对事件进行重新定级,并启动相应的应急响应措施。

(3)市卫生监督部门按照相关规定进一步查明中毒事故原因,对事件发生单位在职业卫生方面存在的违法违规问题进行查处。

3. 现场调查

经调查该公司换热站有一处热水供水系统,从 6:00 至 11:00,为其公司某楼栋提供热水供给。平时有 5 名工作人员日常值班,每天晚上留一人值班,主要从事冬季供暖、供水及管道维修等工作。

事故当日 8:05 左右,换热站职工宋某某(以下代称职工甲)、查某某(以下代称职工乙)二人对换热池水箱进行清理。职工甲负责下池进行清理,职工乙负责监护和放水,职工甲进入池内 2 分钟左右即晕倒,职工乙立即呼叫救人,并到办公室通知值班吴经理、毕经理、职工段某某(以下代称经理甲、经理乙、职工丙)。3 人立即(约 3 分钟)到现场进行抢救,经理甲先进入池内将职工甲托起,但不能举起,经理乙又下到池内由2人共同将职工甲举起,由职工丙拉出热水池,并立即进行人工呼吸。经理甲托出职工甲后立即晕倒,经理乙在试图搀扶经理甲时也晕倒在池内。池外的人立即用塑料盆向池内扇风,同时用电风扇向池内吹风。8:10左右公司其他人员赶到,用湿毛巾捂住口鼻进入池内把经理甲、经理乙两人救出,8:30左右将中毒三人送市急救中心进行抢救。职工甲、经理乙二人经抢救后病情好转,于17天后出院;经理甲在医院急救中心一直使用呼吸机维持呼吸,于约3个月后某凌晨救治无效死亡。

4.中毒原因分析

换热池水箱为一约3.23 m×2.18 m×2.14 m的长方体铁制容器,水箱顶部有一直径约46 cm的圆形口,平时加盖封口。在水箱南部连有水管与生活用蒸汽管道。水箱内的水用蒸汽打热后为22号楼供应生活用热水,水箱每星期定期进行清理,从未发生过窒息或中毒事件。此次事件发生后,市卫生行政部门高度重视,立即组织有关专家对现场进行调查取证。由于现场遭到破坏,对水箱中可疑窒息性气体进行采样检测,未检出有害气体,现场调查未发现有窒息性气体发生源。在抢救过程中,医院聘请省内有关专家进行会诊,怀疑为窒息性气体中毒,中毒气体不明。

通过调查,综合分析各种资料,此次中毒事件为不明原因急性窒息性气体中毒事件。经市卫生行政部门组织专家认定,此次中毒事件为较大突发公共卫生事件。

5.处置情况

为防止类似事故的发生提出,处置人员提出以下控制措施建议:

(1)该公司应立即对本单位所有管道进行检修,排查隐患,杜绝"跑、冒、滴、漏"。

(2)加强对工作场所密闭空间的管理措施,对密闭空间存在的危害进行彻底排查,制定工作场所密闭空间职业安全卫生操作规程,严格按照操作规程进行作业。

(3)在全公司立即开展职业卫生安全宣传教育和培训工作,提高职工的自我防范意识和能力。

(4)各有毒有害作业场所应当加强通风排毒措施,安装各类有害气体报警装置,并定期检测有毒有害物质的浓度。

(5)组织接触职业病危害因素的职工进行职业健康查体,及早发现职业禁忌证患者及疑似职业病患者,保护职工健康。

编者注

国家标准《二次供水设施卫生规范》(GB 17051—1997)中5.1条目规定:饮用水箱或蓄水池应专用,不得渗漏,设置在建筑物内的水箱其顶部与屋顶的距离应大于80 cm,水箱应有相应的透气管和罩,入孔位置和大小要满足水箱内部清洗消毒工作的需要,入孔或水箱入口应有盖(或门),并高出水箱面5 cm以上,并有上锁装置,水箱内外应设有爬梯。水箱必须安装在有排水条件的底盘上,泄水管应设在水箱的底部,溢水管与泄水管均不得与下水管道直接连通,水箱的材质和内壁涂料应无毒无害,不影响水的感观性状。水箱的容积设计不得超过用户48小时的用水量。

本次事件处置中,二次供水水箱设置不规范,导致工人在清洁作业时处于密闭空间,是本次事故的主因。建议卫生监督部门加大监督力度,杜绝此类事件的发生。

窒息性气体中毒具有突发性、快速性和高度致命性的特点,根据中毒机制的不同可将窒息性气体大致分为三类:①单纯窒息性气体,如氮气、氩气、二氧化碳、甲烷、丙烷、笑气等;②血液窒息性气体,如一氧化碳等;③细胞窒息性气体,如硫化氢、氰化氢等。单纯窒息性气体多在空气中正常存在,以吸入方式进入体内,组织间气体交换的时间极短,临床症状基本表现为缺氧。因此,单纯窒息性气体中毒事件中通常难以确定中毒气体。氩气呼气试验中,第20次呼气时氩气浓度已至检测极限。该类事件最有价值的生物检材应是肺组织,其次为脑组织和心血管。

此次事故现场处置时未检测到有害气体,患者体内也未检出具体毒物。笔者推测可能为单纯窒息性气体中毒。文献检索发现既往有两起清洁水箱中毒事件,一起为工人携带汽油机设备进入水箱作业,燃烧产生二氧化碳中毒;另一起为对水箱进行氮气吹扫作业时,氮气中毒导致,但与本次事件均不类似。本次事件较大可能为工人在水箱排空后较短时间内进入清洁,由于氧气不溶于水,水箱也无专用通气管道,未有足够时间进行气体交换,导致窒息事件发生。

建议以后进行类似中毒事件处置时,能够进行更细致的调查,如现场未检测到有害物质,也要详细记录患者的生理、生化指标以及常规实验室检查记录等,以备查考。重大事故或条件允许时,或可协调患者家属及公安部门进行尸检,明确中毒原因。对中毒事件现场应根据国家法律、法规、标准的规定,采取有针对性的改进措施。

案例 ③ 一起防空洞内因施工作业及后续救援导致一氧化碳中毒事件的处置

2015年6月,甲市疾病预防控制中心接到甲市某某医院报告,当天下午急诊接诊了多名窒息性气体中毒病例,全部为防空洞内暴露人员,临床初步诊断为缺氧性脑病。为明确事件的性质、影响范围与严重程度、发生原因,甲市疾病预防控制中心流行病学调查组立即开展了调查。

1. 事件背景

2015年6月某日上午,3名男性工人(A、B、C)在甲市A区某某泉附近的一个防空洞内实施水渠清理作业。3名工人于8:00左右陆续进入洞内并到达防空洞左侧分支水源处(距离洞口约300 m),之后在水源处安装了一台柴油机泵(柴油机泵负责将水引出洞外);9:00,工人将柴油机泵开启运行。柴油机泵运行期间,两名工人B、C负责清理水渠,工人A负责从洞外运送柴油。自柴油机泵运行1小时后,两名工人B、C均自觉身体不适,出现了头晕、头疼等症状;此刻工人A正从洞外运送柴油归来,工人B和工人C多次呼叫工人A均未见有应答,二人立刻向洞外方向行走30 m后发现工人A已经晕倒在地;工人B和工人C立即对A进行了持续约5分钟的呼唤和简单抢救后,工人A仍无反应。工人B立刻返回水源处关闭运行的柴油机泵,工人C负责看护工人A,随后与工人B一同撤离至洞外并报警。甲市A区消防中队接到报警后,立即派遣3个分队的48名消防队员陆续赶赴现场实施搜救防空洞内晕倒的工人A。按照执行搜救任务的时间顺序,赶赴现场进入防空洞的消防分队依次为第4分队第1组(8人)、第12分队(8人)、第4分队第2组(8人)、第8分队(9人)。搜救同时,甲市急救中心救治人员也赶赴现场实施中毒人员的洞外医疗救治。

2.病例定义和调查方法

临床诊断病例:在甲市 A 区某某泉附近的防空洞内,作业工人和实施救援任务的消防队员中出现头晕、头痛、恶心、呕吐、胸闷中任意两项及以上症状者。

确诊病例:作业工人和实施救援任务的消防队员中,其临床血气分析结果显示总血红蛋白中的一氧化碳血红蛋白(以下简称为"碳氧血红蛋白")比例超过 10% 者。

病例搜索:通过查询甲市急救中心的急救记录、访谈已就诊病例和消防大队负责人搜索病例。

流行病学调查方法:通过查询病例的急诊就诊记录和住院病案,搜集病例的基本情况、临床特征以及治疗情况信息。基本情况信息包括病例的年龄、性别、职业。临床特征信息包括发病时的临床症状与体征,急诊救治时间以及血细胞和血气检查结果,入院时的基础生理指标、血生化、血离子检查和神经系统、肺部、心脏、颅脑的辅助检查结果。

其中,血细胞检查内容包括中性粒细胞(%)、白细胞(10^9/L)、淋巴细胞(%)、嗜酸性粒细胞(%)、嗜碱性粒细胞(%)、血红蛋白(g/L)、红细胞分布宽度(%)、血小板(10^9/L)8 项指标;血气检查指标为碳氧血红蛋白比例(COHb)(%);基础生理指标包括腋下体温(℃)、脉搏(次/分)、呼吸频率(次/分)、血压(mmHg);血生化检查内容包括总蛋白(g/L)、白蛋白(g/L)、球蛋白(g/L)、肌酸激酶(IU/L)、乳酸脱氢酶(IU/L)、谷草转氨酶(IU/L)、谷丙转氨酶(IU/L)、碱性磷酸酶(IU/L)、胆碱酯酶(IU/L)、总胆红素(μmol/L)、直接胆红素(μmol/L)、间接胆红素(μmol/L)12 项指标;血离子检查内容包括钠(mmol/L)、氯(mmol/L)、钾(mmol/L)、钙(mmol/L)、磷(mmol/L)、CO_2(mmol/L)6 项指标;神经系统检查内容包括生理反射、四肢肌张力、双侧巴宾斯基(Babinski)征、对光反应 4 项指标;肺部检查为肺部听诊;心脏检查包括心电图和心脏听诊;颅脑检查为颅脑 CT 扫描。

通过访谈病例搜集工人和消防队员在防空洞内的暴露情况和个体呼吸防护措施的采取情况,其中暴露情况包括暴露方式、暴露频次和居留时间等信息。

3.现场调查与检测

现场调查组成员当日对防控洞内的环境进行了现场调查。分别在洞口和距离洞口 30 cm、50 cm、70 cm、100 cm 处的隧道内 5 个地点进行了空气中一氧化碳、二氧化碳和硫化氢等窒息性气体的浓度检测。每个地点重复检测 3 次,取平均值作为该地点的检测结果。

使用的检测设备及其分析方法为:美国 Interscan 4140-199.9m 型手持便携式红外线法一氧化碳气体检测仪;北京天跃环保科技有限公司 TY-9800A 型红外线法手持便携式二氧化碳气体检测仪;硫化氢采样使用 QC-2B 型大气采样器(生产单位:北京市劳动保护科学研究所),采样流量为 1.0 L/min,采集空气样品体积为 30 L,实验室分析采用目视比色法。

4.病例调查结果

共搜索到 17 名病例,均为男性。3 名防空洞内作业工人均为确诊病例,年龄分别为 42、45、57 岁。其余 14 名病例为执行救援任务的消防队员,其中 1 例为确诊病例;病例年龄中位数为 25 岁(范围值:19～35 岁)。48 名消防队员中有 33 人进入防空洞内实施救援,洞内暴露者罹患率为 42%(14/33),其中第 4 分队罹患率为 44%(7/16),第 12 分队罹患率为 88%(7/8)，第 8 分队中有 9 人进入洞内实施搜救，但均无人发病。

（1）病例临床特征

17 例病例均为急诊住院病例，其中 1 例为重症病例（工人 A），无死亡病例。17 例病例入院诊断均为缺氧性脑病，住院期间采用了低浓度吸氧、促神经功能恢复药物、高压氧舱和补充电解质等措施治疗。事件发生后第 12～14 日期间，14 名临床诊断病例均已无明显不适，陆续出院。3 例确诊病例也已脱离危险，2 人无明显不适并出院，1 人（重症病例）出现迟发型脑病，已回家康复治疗。

17 例病例中，出现头疼（82%）、头晕（82%）、恶心（71%）症状的比例较高，如表 2-6 所示。病例急诊就诊时，有头疼头晕症状者其持续时间均在 4 小时以上，有呕吐者其呕吐次数在 3 次及以上，5 例病例出现意识模糊，1 例病例为重度昏迷。

表 2-6　17 例病例的临床症状与体征（N＝17）

临床症状	N	%	临床症状	N	%
头疼	14	82	意识模糊	5	29
头晕	14	82	四肢无力	4	24
恶心	12	71	手足发麻	3	18
呕吐	6	35	四肢抽搐	1	6
胸闷	5	29	重度昏迷	1	6

急诊就诊时 17 例病例血细胞检查和 4 例确诊病例的血气分析结果如表 2-7 所示：14 例（82%）病例血细胞检查结果异常，其中 4 例（100%）确诊病例全部异常，77%（10/13）的临床诊断病例异常；急诊血细胞检查指标中以淋巴细胞降低（53%）、中性粒细胞升高（47%）、白细胞升高（41%）为主要异常指标；4 例病例急诊血气分析结果提示有 3 例病例碳氧血红蛋白比例超 10%，并在 20% 以上，最高值达 33.10%。

表 2-7　急诊就诊时血细胞检查和 3 例确诊病例血气分析检查结果

项　目	p 平均值（最小，最大）	下降（%，n）	升高（%，n）	参考值
血细胞检查（N＝17）				
中性粒细胞/%	72.1(52.0～89.1)	—	47(8)	40.0～75.0
白细胞/(10^9/L)	9.06(4.50～15.42)	—	41(7)	3.50～9.50
淋巴细胞/%	20.65(4.70～32.90)	53(9)	—	20.00～50.00
嗜酸性粒细胞/%	0.72(0～2.30)	35(6)	—	0.40～8.00
嗜碱性粒细胞/%	0.29(0～1.00)	6(1)	—	0.10～1.00
红细胞分布宽度/%	11.79(10.96～12.30)	24(4)	—	11.60～14.60
血红蛋白/(g/L)	147(138～160)	—	—	130～175
血小板/(10^9/L)	211(131～329)	—	—	125～350

续表

项　目	p 平均值(最小,最大)	下降(%,n)	升高(%,n)	参考值
血气分析($N=4$)				
碳氧血红蛋白比例/%	22.43(2.80~33.10)	—	75(3)	0.50~1.50

注:n 为异常人数。

17 例病例入院时基础生理指标、血生化、血离子检查结果如表 2-8 所示:7 例(41%)病例基础生理指标检查结果异常,1 例为脉搏、呼吸、血压同时异常,3 例为脉搏和血压同时异常,2 例仅血压异常,1 例仅脉搏异常;血生化检测结果提示,所有病例生化检测结果均异常,以总蛋白降低(82%)、白蛋白降低(59%)、肌酸激酶升高(59%)、谷草转氨酶异常(47%)为主要异常指标;6 项血离子检查结果显示,有 13 例(76%)病例血离子检测结果异常,以 CO_2 升高(65%)、磷离子异常(35%)、钠离子降低(24%)、氯离子降低(18%)为主要异常指标。

表 2-8　17 例病例入院时基础生理指标、血生化、血离子检查结果

项　目	平均值(最小,最大)	下降(%,n)	升高(%,n)	参考值
基础生理指标				
体温/℃	36.6(36.0~37.5)	—	—	36.0~37.5
脉搏/(次/分)	72(52~103)	24(4)	6(1)	60~100
呼吸/(次/分)	18(15~20)	6(1)	—	16~20
血压/mmHg	—	18(3)	18(3)	
收缩压	—		6(1)	90~140 mmHg
舒张压	—	18(3)	6(1)	60~90 mmHg
收缩压和舒张压	—		6(1)	
血生化检查				
总蛋白/(g/L)	61.0(55.6~73.4)	82(14)	—	65.0~85.0
白蛋白/(g/L)	40.0(36.5~45.3)	59(10)	—	40.0~55.0
球蛋白/(g/L)	21.0(16.6~28.1)	41(7)	—	20.0~40.0
肌酸激酶/(IU/L)	272.3(61.0~750.0)	—	59(10)	24.0~194.0
乳酸脱氢酶/(IU/L)	213.0(157.0~316.0)		24(4)	90.0~245.0
谷草转氨酶/(IU/L)	22.2(11.0~71.8)	35(6)	12(2)	15.0~40.0
谷丙转氨酶/(IU/L)	23.2(8.8~72.3)	6(1)	12(2)	9.0~50.0
碱性磷酸酶/(IU/L)	63.0(37.0~104.0)	12(2)	—	40.0~130.0
胆碱酯酶/(IU/L)	6783(3949.0~9272.0)	6(1)	—	4000.0~13000.0
总胆红素/(μmol/L)	16.5(7.7~31.1)	—	29(5)	3.4~20.5

续表

项　目	平均值（最小，最大）	下降（%，n）	升高（%，n）	参考值
直接胆红素/(μmol/L)	7.2(3.9～12.7)	—	41(7)	0～6.8
间接胆红素/(μmol/L)	9.2(3.8～18.7)	—	24(4)	3.4～13.7
血离子检查				
钠/(mmol/L)	138(110.00～145.00)	24(4)	—	137.00～147.00
氯/(mmol/L)	101.5(96.00～105.00)	18(3)	—	99.00～110.00
钾/(mmol/L)	3.9(2.40～4.70)	12(2)	—	3.50～5.50
钙/(mmol/L)	2.13(0.99～2.40)	12(2)	—	2.10～2.60
磷/(mmol/L)	1.1(0.40～1.50)	12(2)	24(4)	0.72～1.34
CO_2/(mmol/L)	28.6(23.00～33.10)	—	65(11)	19.00～29.00

注：n 为异常人数。

17 例病例入院时临床辅助检查结果如表 2-9 所示：神经系统检查结果提示 4 例（24%）异常，其中 1 例重症者（工人 A）同时出现了生理反射减退、四肢肌张力降低、双侧 Babinski 征阳性和对光反应迟钝，2 例病例（2 名临床诊断病例）仅出现生理反射减退，1 例病例仅出现四肢肌张力降低（工人 B）；肺部听诊检查发现 3 例（工人 A 和 2 名临床诊断病例）异常，均出现了呼吸音粗，其中 1 例还闻及痰鸣音（工人 A）；心脏检查异常者 7 例（41%），其中心电图异常伴心脏听诊心律不齐者 3 例（工人 C，2 名临床诊断病例）、仅心电图异常者 2 例（工人 A，1 名临床诊断病例）、心脏听诊仅心音低钝者 2 例（2 名临床诊断病例）；2 例确诊病例颅脑 CT 检查发现 1 例病例（工人 A）提示为双侧大脑皮质下白质及内囊出现对称性低密度区。

表 2-9　17 例病例入院时临床辅助检查结果

项　目	人数	百分比
神经系统检查	4	24%
生理反射减退	3	18%
四肢肌张力降低	2	12%
双侧 Babinski 征（＋）	1	6%
对光反应迟钝	1	6%
肺部检查	3	18%
呼吸音粗	3	18%
痰鸣音	1	6%
心脏检查	7	41%
心电图异常*	5	29%
心脏听诊心律不齐	3	18%

项　目	人数	百分比
心脏听诊心音低钝	2	12%
脑部颅脑 CT 检查异常(n＝2)	1	50%

＊注:心电图异常包括:1 例表现为窦性心律不齐;1 例表现为窦性心动过缓伴不齐;1 例表现为房性心动过速、心肌前壁梗死、ST 中度压低、T 波异常(侧壁心肌缺血);1 例表现为快速室率房颤伴室内差异传导或室内早搏、心肌后壁下壁心肌梗死、ST 显著压低(心内膜下心肌损伤);1 例重症病例表现为快速室率房颤伴室内差异传导或室内早搏、下壁心肌梗死 ST 显著压低(心内膜下心肌损伤)。

(2)工人和消防队员防空洞内暴露情况

1)工人防空洞内暴露情况

事件发生现场示意图和 3 名工人防空洞内居留情况的时间序列分析结果提示:3 名工人均于 6 月 2 日早 8:00 陆续进入防空洞内实施作业,9:00 柴油机泵被开启运行,1 个小时后两名工人(B、C)发病,随后工人 A 在返回洞内途中晕倒。10:25 工人 B 和工人 C 逃离至洞外寻求救助,10:40 消防队员开始搜救工人 A,11:20 工人 B 和 C 被送往医院救治,14:50 工人 A 被成功救出并送往医院救治。自柴油机泵运行后,工人 B 和 C 累计在洞内居留时间为 85 分钟,工人 A 累计在洞内居留时间约为 350 分钟。

2)消防队员防空洞内暴露情况

48 名消防队员中,有 33 名消防队员参与了防空洞内的病例搜救工作,15 名消防队员负责防空洞外的搜救保障和病例救治工作。33 名消防队员按照每小组 4 人、经 10 批次接力搜救才将工人 A 成功救出,其中,26 名消防队员进入洞内实施 1 次搜救,7 人实施了 2 次及以上的搜救。第 4 分队第 1 组的 8 名消防队员作为首批搜救人员到达现场,负责搜索和将昏迷的工人 A 固定至担架上,部分队员在防空洞内居留时间较长(1 个小时左右),随后第 12 分队(8 人)、第 4 分队第 2 组(8 人)和第 8 分队(24 人)先后赶赴现场接替执行搜救任务。

33 名消防队员执行防空洞内搜救任务过程中,其洞内居留时间中位数为 30 分钟(范围值:20～100 分钟),其中 23 人洞内居留时间小于 30 分钟,7 人洞内居留时间为 30～60 分钟,3 人居留时间超过 1 小时。

(3)工人与消防队员防空洞内个体呼吸防护措施采取情况

病例访谈得知:3 名工人在防空洞内作业时均未采取任何个体呼吸防护措施;33 名执行防空洞内搜救任务的消防队员在搜救过程中,有佩戴过个体空气呼吸器,但最先赶赴救援现场的前两批救援队伍(第 4 分队的第 1 组和第 12 分队)配备的空气呼吸器数量有限,在防空洞内执行搜救任务时需要 2 名消防队员共用 1 台空气呼吸器。第一批的 8 名消防队员在执行搜救任务过程中还轮流将空气呼吸器换给工人 A 佩戴。每台空气呼吸器的氧气供给量为 2.5 kg,能够持续供氧约 1 小时。

(4)事件原因判定

1)病例临床特征提示病例中毒原因为吸入一氧化碳导致

综合分析 17 例病例的临床表现、临床诊断结果与治疗效果,病例临床表现以缺氧性脑病、碳氧血红蛋白比例显著升高为主要特征,同时 1 例重症者出现迟发型脑病,病例经高压氧舱吸氧治疗有效，提示病例中毒原因为吸入窒息性气体一氧化碳导致。

2）病例暴露特征提示病例中毒原因为暴露于防空洞内密闭空间的缺氧环境导致

防空洞本身属于密闭空间，在洞内深处安装柴油机泵并使其运行1小时后，加剧了防空洞内缺氧环境的恶化，同时还可产生大量的不完全燃烧产物一氧化碳和二氧化碳。17例病例在发病前均有过防空洞内缺氧环境下的较长时间暴露，其中3例工人病例在发病前有防空洞内缺氧环境下长达1小时左右的中等劳动强度施工作业暴露，并且在施工作业过程中未采取任何个体呼吸防护措施；14例消防队员病例均为前两批执行救援任务的队员，由于防空洞较深，洞内救援条件恶劣，在搜救过程中2名队员共用1台空气呼吸器，同时还将空气呼吸器佩戴给工人A使用，导致队员出现了不同程度上的防空洞内缺氧环境下的暴露。综上分析，本起事件原因为工人和消防队员暴露于防空洞内密闭空间的缺氧环境导致，吸入高浓度的柴油机泵燃烧释放的不完全燃烧产物一氧化碳是其中毒主要原因。

（5）病例发病、病情严重程度与暴露强度关联性分析

33名消防队员进入防空洞内实施搜救的次数与发病的关联性分析结果如表2-10所示：进入防空洞实施搜救次数在2次及以上者的消防队员其发病风险显著高于实施1次搜救者，同时搜救次数的差异对于发病风险的影响具有统计学意义（$\chi^2 = 6.85$，$p < 0.05$）。

表2-10　33名消防队员进入防空洞内的搜救次数与发病的关联性分析

搜救次数	发病	健康	发病率	危险度（RR，95%CI）
1	8	18	31%	—
2	4	1	80%	2.6（1.3~5.4）
4	2	0	100%	3.3（1.8~5.8）

表2-11为33名消防队员在防空洞内的居留时间与发病的关联性分析结果，提示：在防空洞内居留时间超过30分钟以上者其发病风险显著高于少于30分钟的暴露者，同时在防控洞内居留时间越长其发病风险也越高，差异具有统计学意义（$\chi^2 = 13.22$，$p < 0.05$）。

表2-11　33名消防队员在防空洞内累计居留时间与发病的关联性分析

暴露时间	发病	健康	合计	发病率	危险度（RR，95%CI）
0~30分钟	5	18	23	22%	—
31~60分钟	6	1	7	86%	3.9（1.7~9.1）
超过60分钟	3	0	3	100%	4.6（2.1~10.0）

17例病例在防空洞内居留时间与病情严重程度的关联性分析结果如表2-12所示：病例病情严重程度中位数为2分（范围值：0~7分），在防空洞内居留时间超过60分钟以上者全部为病情严重者，其风险显著高于居留时间在60分钟以内者（RR = 5.5，95%CI：

1.6～19.3),提示病例病情严重程度与其在防空洞内居留时间差异具有统计学意义。

表 2-12　17 例病例在防空洞内居留时间与病情严重程度的关联性分析

暴露时间	≥3 分	<3 分	合计	百分比	危险度(RR,95%CI)
≤60 分钟	9	2	11	18%	—
>60 分钟	0	6	6	100%	5.5(1.6～19.3)

5.现场调查结果

(1)防空洞现场环境调查

现场调查组对防空洞及其洞内环境进行实地调查:事发防空洞位于某某泉便民取水点东 100 m 南侧,为一狭长隧道,共有左右两个分支,洞内环境属于密闭空间。当晚,进一步的病例访谈得知,进入防空洞后首先为一条约 100 m 的直行隧道,此处洞内宽度约 1 m,高度约 2 m。之后,出现左右两个分支,左侧分支狭长,一直延长至山体内部,具体长度不详,右侧分支较短(约为 100 m),在其中段处洞内顶部有一个通风口,左、右侧分支隧道内的宽度和高度也约为 1 m 和 2 m。工人施工作业地点位于左侧分支,从柴油机泵安装处至防空洞左右分支处的距离约为 200 m,工人 A 晕倒处距离防空洞左右分支处约为 170 m。工人清理的水渠长度约为 100 m、宽度约为 30 cm,水渠清理施工作业导致洞内左侧分支的路面泥泞。事件发生现场示意图如图 2-4 所示。

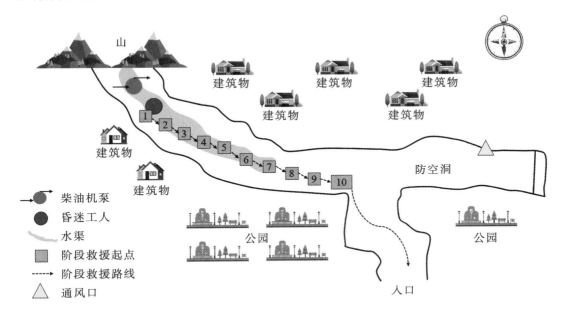

图 2-4　防空洞内一氧化碳中毒事件发生现场示意图

(2)防空洞内窒息性气体检测

6 月 3 日 9 时 30 分,流行病学调查组再次赶赴事件发生现场,对防空洞内空气中一氧化碳、二氧化碳、硫化氢的浓度进行检测。防空洞口实时环境平均气温为 24 ℃,相对湿度为 86%。防空洞洞口和距离洞口 30 m、50 m、70 m、100 m 处隧道内 5 个检测地点的气体检测结果如表 2-13 所示：洞内不同地点空气中的一氧化碳和二氧化碳实时浓度均显著高于洞口浓度，洞内一氧化碳平均浓度（6.9 PPM）是洞口（1.1 PPM）的 6.3 倍（范围值：5.6～6.6 倍），洞内二氧化碳平均浓度（1211 PPM）是洞口（463 PPM）的 2.6 倍（范围值：2.1～3.6 倍），同时随距离洞口越深，洞内空气中的一氧化碳和二氧化碳浓度也逐渐升高。在洞口和距离洞口 70 m 处的空气中均未检测出硫化氢气体。

表 2-13　防空洞内不同地点的窒息性气体检测结果

检测地点	一氧化碳（PPM）	二氧化碳（PPM）	硫化氢/（mg/m³）
防空洞洞口	1.1	463	未检出
距离洞口 30 m	7.2	996	—
距离洞口 50 m	7.0	952	—
距离洞口 70 m	6.2	1245	未检出
距离洞口 100 m	7.3	1652	—

6.局限性

对本起事件病例中毒发生现场的环境暴露测量及其与病例发生、发展的关联性评估中，还存在一定的局限性：

（1）对事件发生 24 小时后防空洞口及其洞内不同地点处的空气中一氧化碳浓度进行了检测，但仍无法准确估计病例发生中毒时一氧化碳的实时外暴露浓度。

（2）对暴露者体内一氧化碳的内暴露情况通过测量其防空洞内暴露频次和居留时间进行了估计，同时对 4 例病例进行了血液中碳氧血红蛋白比例的测定，但上述结果仅能从一定程度上反映暴露者体内一氧化碳的累积吸入浓度。

（3）搜集病例防空洞内暴露和发病信息时存在回忆性偏倚，故评估病例暴露程度与其发病、疾病严重程度的关联性时有一定的不确定性。

7.结论及风险研判

通过病例访谈、病例临床特征及实验室检查结果分析和事件现场环境卫生学调查，判定本起事件是一起因密闭空间内缺氧环境作业和后续救援导致的一氧化碳中毒事件。通过采取低浓度吸氧、促神经功能恢复药物和高压氧舱等针对性治疗，所有病例全部好转。本起事件发生原因为安全作业意识缺乏、未采取有效个人防护措施导致。通过现场调查与及时处置，全部暴露人员均已脱离现场中毒环境，同时产生一氧化碳气体的柴油机装置已关闭并移出现场。目前，防空洞洞口已进行封闭管理，同时设置了警示标识，无关人员禁止进入。本起中毒事件已得到基本控制，所有中毒人员均得到了有效救治，除 1 名重度中毒者，其余人员均已痊愈出院。

一氧化碳是一种无色无味气体，中毒后可引起组织缺氧，细胞损伤，乃至死亡。其易在汽油、柴油等化石燃料不完全燃烧的密闭环境下产生，短期暴露于此种高浓度缺氧环境或者长期暴露于低浓度缺氧环境均可引起一氧化碳中毒。急性中毒后，患者可出现头痛、恶心、头晕、昏厥、癫痫、昏迷等症状，还可表现出心动过速、呼吸急促、皮肤发绀、休克、心脏骤停等体征，严重者尚可出现认知和行为改变等神经系统后遗症。本起事件中，17 例病例入院时临床特征与一氧化碳中毒临床表现一致,以出现头疼(82%)、头晕(82%)、恶心(71%)症状为主,部分病例的脉搏、血压、心电图、神经系统、颅脑CT等检查也显示异常,尚有1例重度昏迷者后期发展为迟发性脑病。既往报道提示,一氧化碳中毒病例血清学指标也可出现异常,比如血流变指标降低、血液标志物碳氧血红蛋白比例出现显著升高。本期事件中,4例确诊病例的一氧化碳血液标志物——碳氧血红蛋白比例全部超标,结合暴露史,1例为轻度中毒,3例为中度中毒。此外,结果也发现部分病例血细胞、白细胞和中性粒细胞数增高,乳酸脱氢酶和肌酸激酶活性增加。

(1)密闭空间导致的职业性一氧化碳中毒事件

本起事件发生在防空洞内,属于密闭空间缺氧环境,由于在洞内较深处持续开展柴油机泵作业,导致大量一氧化碳气体产生,加剧了洞内的缺氧环境。3名作业工人在无任何防护措施的情况下,较长时间持续吸入高浓度的一氧化碳后,立刻出现了中毒症状,1人出现昏迷。既往报道过类似密闭空间缺氧环境作业缺少呼吸防护措施导致的一氧化碳中毒事件,中毒原因多为吸入缺氧环境下的不完全燃烧产物一氧化碳导致。

(2)救援行为导致的中毒事件风险

本起事件中发现参与现场救援的消防人员中,前两批执行救援任务的14名消防队员也出现了不同程度的一氧化碳中毒。经调查发现,是由于防空洞较深,洞内救援条件恶劣,搜救过程中2名队员需要共用1台空气呼吸器,同时还将空气呼吸器轮流给工人A使用,导致队员出现了不同程度的一氧化碳中毒。既往参与事件救援的人员中出现中毒情况的也有报道,其原因多为现场救援时个人防护措施准备不充分或者未采取相应防护导致。

8.控制措施与建议

33名进入防空洞实施救援的消防队员中,14人出现一氧化碳中毒,洞内暴露与发病、疾病严重程度的相关性分析提示:防控洞内搜救次数、搜救时间与发病风险均存在具有统计学意义的剂量反应关系;17例病例防空洞内居留时间与病情严重程度的相关性也存在统计学意义;其具体时间序列如图2-5所示。事件发生24小时后防空洞内一氧化碳和二氧化碳监测结果也提示,洞内缺氧环境严重,尤其是一氧化碳浓度显著高于洞口。洞内暴露时间越长,出现中毒以及中毒严重的可能性越大,再次提示缺氧环境下作业加强个人防护的重要性。

为此,结合调查发现及管理要求,应加强对从业工人、消防人员安全培训及健康教育,包括对职业人群暴露于密闭空间、缺氧环境下的个体防护健康安全培训,同时提出对全市范围内目前现有的防空洞场所进行集中管理建议,相关部门应定期巡查巡视,并安排经培训合格后的专人在采取有效个人防护的情况下进行水渠清理,对于公众通过警示标识告知,防止无关人员闯入。

名称	队	发病	事先准备	时间序列	救援次数	暴露分钟	获得急救时间
工人A	—	—	搬运工具	柴油发电机运行85分钟；救援工人A315分钟；从外向内运送柴油；昏迷	—	350	15:20
工人B	—	—	安装柴油机泵	从外向内运送柴油；从外向内运送清水渠；发病	—	85	11:20
工人C	—	—	安装柴油机泵	清水渠；发病	—	85	11:20
消防员1	4	1		救援工人A	1	60	12:10
消防员2	4	1		救援工人A	1	60	12:10
消防员3	4	0			1	30	—
消防员4	4	0			1	30	—
消防员5	4	1			4	100	14:35
消防员6	4	1			4	100	14:35
消防员7	4	1			1	60	12:10
消防员8	4	1			2	80	14:35
消防员9	4	1			2	40	14:35
消防员10	4	0			1	20	—
消防员11~14	4	0			1	20	—
消防员15~16	4	0			1	20	—
消防员17	12	1		关闭机泵	1	30	12:20
消防员18	12	1		陪同工人A	1	30	12:20
消防员19	12	1		撤离与求救	1	30	12:20
消防员20	12	1		撤离与求救	1	30	12:20
消防员21	12	1			2	40	14:55
消防员22	12	1			1	20	12:40
消防员23	12	1			2	40	14:55
消防员24	12	0			2	40	—
消防员25~28	8	0			1	20	—
消防员29	8	0			1	20	—
消防员30~33	8	0			1	20	—
消防员34~48	8	0		洞外救援	—	—	—
时间				8:00 9:00 10:00 10:05 10:10 10:25 10:40 11:40 12:10 12:30 12:50 13:10 13:30 11:40 11:40 11:40		住院治疗	

图2-5 3名工人施工作业和48名消防队员执行搜救任务时间序列

编者注

未正常使用的防空洞缺乏有效的通风系统,是相当危险的密闭空间,可能存在多种有害气体且难以排出。本次救援案例中,工人对作业环境的风险认识不足,雇主对工人的安全培训不足,直接导致了事故的发生。本次案例处置中,由于防护不足,救援人员也出现了一定的身体损害,这对以后的工作有一定的警示作用。处置类似案例时,救援人员首先应在自身防护充足的前提下,尽快将患者撤离有害环境,防止对患者的进一步危害;其次,应尽量查明有害因素,防止后续其他人员中毒。

第四节　非职业性一氧化碳中毒

非职业性一氧化碳中毒多为炭火、煤气原料的火锅店集体用餐时,或家庭燃煤、燃气、炭火取暖、做饭时通风不畅导致。由于一氧化碳中毒通常发现时间较晚,发现异常时首发患者一般已经中毒较深,可能出现昏迷甚至死亡的严重后果;且大脑缺氧的患者预后较差,常有严重后遗症,更应引起监管部门和医疗卫生机构的广泛重视。

一、非职业性一氧化碳中毒事件应急预案[资料来源:《非职业性一氧化碳中毒事件应急预案》(卫应急发〔2016〕335 号)]

1　总则

1.1　目的

为有效预防和及时控制非职业性一氧化碳中毒事件,指导和规范非职业性一氧化碳中毒事件的应急处理工作,最大程度地减少中毒事件的发生和造成的危害,保障公众身体健康与生命安全,维护社会稳定,制定本预案。

1.2　编制依据

《突发公共卫生事件应急条例》。

《国家突发公共事件总体应急预案》。

《国家突发公共卫生事件应急预案》。

《国家突发公共事件医疗卫生救援预案》。

《突发公共卫生事件与传染病疫情监测信息报告管理办法》等有关法律法规和规章。

1.3　事件分级

根据非职业性一氧化碳中毒事件的危害程度和涉及范围,将非职业性一氧化碳中毒事件划分为 4 级。发生非职业性一氧化碳中毒,达不到Ⅳ级标准的,原则上不列入突发公共事件范畴。

Ⅰ级:有下列情形之一的为Ⅰ级:

(1)在 24 小时内,1 个县级行政区划单位范围内出现一氧化碳中毒人数 100 人(含100 人)以上,并出现死亡病例;或死亡 15 人(含 15 人)以上。

(2)在 24 小时内,1 个地区级行政区划单位发生以下情况:

a.在其范围内出现一氧化碳中毒人数 300 人(含 300 人)以上,并出现死亡病例;或死亡 25 人(含 25 人)以上。

b.在其所辖的 8 个及以上(或全部)的县级行政区划单位范围内发生Ⅳ级及以上非职业性一氧化碳中毒事件。

(3)在 24 小时内,1 个省级行政区划单位发生以下情况:

a.在其范围内出现一氧化碳中毒人数 500 人(含 500 人)以上,并出现死亡病例;或死亡 35 人(含 35 人)以上。

b.在其所辖的 16 个及以上的县级行政区划单位范围内发生Ⅳ级及以上非职业性一氧化碳中毒事件。

c.在其所辖的 4 个及以上(或全部)的地区级行政区划单位范围内发生Ⅲ级及以上非职业性一氧化碳中毒事件。

(4)在 24 小时内,全国发生以下情况:

a.一氧化碳中毒人数 1000 人(含 1000 人)以上,并出现死亡病例;或死亡 50 人(含 50 人)以上。

b.30 个及以上的县级行政区划单位范围内发生Ⅳ级及以上非职业性一氧化碳中毒事件。

c.8 个及以上的地区级行政区划单位范围内发生Ⅲ级及以上非职业性一氧化碳中毒事件。

d.2 个及以上省级行政区划单位范围内发生Ⅱ级及以上非职业性一氧化碳中毒事件。

(5)国务院卫生行政部门认定的其他情形。

Ⅱ级:有下列情形之一的为Ⅱ级:

(1)在 24 小时内,1 个县级行政区划单位范围内出现一氧化碳中毒人数 60～99 人,并出现死亡病例;或死亡 10～14 人。

(2)在 24 小时内,1 个地区级行政区划单位发生以下情况:

a.在其范围内出现一氧化碳中毒人数 150～299 人,并出现死亡病例;或死亡 15～24 人。

b.在其所辖的 4 个及以上(或全部)的县级行政区划单位范围内发生Ⅳ级及以上非职业性一氧化碳中毒事件。

(3)在 24 小时内,1 个省级行政区划单位发生以下情况:

a.在其范围内出现一氧化碳中毒人数 300～499 人,并出现死亡病例;或死亡 25～34 人。

b.在其所辖的 8 个及以上的县级行政区划单位范围内发生Ⅳ级及以上非职业性一氧化碳中毒事件。

c.在其所辖的 2 个及以上的地区级行政区划单位范围内发生Ⅲ级及以上非职业性一氧化碳中毒事件。

(4)省级及以上人民政府卫生行政部门认定的其他情形。

Ⅲ级:有下列情形之一的为Ⅲ级:

(1)在 24 小时内,1 个县级行政区划单位范围内出现一氧化碳中毒人数 30～59 人,并出现死亡病例;或死亡 6～9 人。

(2)在 24 小时内,1 个地区级行政区划单位发生以下情况:

a.在其范围内出现一氧化碳中毒人数 60～149 人,并出现死亡病例;或死亡 10～

14 人。

b.在其所辖的 2 个及以上的县级行政区划单位范围内发生Ⅳ级及以上非职业性一氧化碳中毒事件。

(3)地区级及以上人民政府卫生行政部门认定的其他情形。

Ⅳ级:有下列情形之一的为Ⅳ级:

(1)在 24 小时内,1 个县级行政区划单位范围内出现一氧化碳中毒人数 10～29 人,或死亡 3～5 人。

(2)县级及以上人民政府卫生行政部门认定的其他情形。

1.4　工作原则

1.4.1　以人为本　预防为主

大力开展防控一氧化碳中毒知识的宣传教育,提高公众对一氧化碳中毒事件的防范意识和自救、互救能力,广泛组织、动员公众参与一氧化碳中毒事件预防控制工作。对可能引发非职业性一氧化碳中毒事件的情况及时进行分析、预警,保障公众的身体健康和生命安全。

1.4.2　统一领导　分级负责

卫计委会同国务院相关部门制定本预案。非职业性一氧化碳中毒事件防控和应急处理按照"条块结合,以块为主,分级管理,分级响应"的原则,由各级人民政府负责非职业性一氧化碳中毒事件应急处理的统一领导和指挥,重点依靠城市社区和农村基层组织开展相关工作,各有关部门按照预案规定,在各自的职责范围内做好非职业性一氧化碳中毒事件应急处理的有关工作。

1.4.3　加强协调　信息共享

各级人民政府指挥协调相关部门,及时通报信息,实现信息共享,共同研究分析非职业性一氧化碳中毒事件的发生原因和影响因素。对非职业性一氧化碳中毒及时、有效地开展监测、报告。对可能发生的中毒事件协调气象、卫生、城建、公安、环保等部门组织实施预警提示,对已经发生的中毒事件协调联动,积极处置。

1.4.4　反应及时　处置有效

加强应急反应机制建设,做好人力、物力、财力、技术的保障工作,不断提高应急能力,迅速、及时、有效地应对非职业性一氧化碳中毒事件。

1.5　适用范围

本预案主要适用于非职业性一氧化碳中毒事件的应急工作。公众在日常生活中发生的,由天然气、液化气、二氧化碳、硫化氢等可以致使人体缺氧窒息的气体所造成的中毒事件,可参照本预案组织开展应急工作。

2　监测、报告和预警

2.1　监测与报告

各级气象部门负责开展天气气候变化情况监测,在出现特定的天气气候条件时,及时向当地人民政府和卫生部门通报,提醒注意防范一氧化碳中毒事件的发生。

各级人民政府可根据实际工作需要,按照国家统一规定和要求,组织公安、卫生、气象等相关部门开展非职业性一氧化碳中毒事件的主动监测。

任何单位和个人都有权向国务院卫生行政部门和地方各级人民政府及其卫生部门报

告非职业性一氧化碳中毒情况及其隐患,也有权向上级政府部门举报不履行或者不按照规定履行非职业性一氧化碳中毒事件应急处理职责的部门、单位及个人。

2.1.1 责任报告单位和责任报告人

2.1.1.1 责任报告单位

2.1.1.2.1 非职业性一氧化碳中毒患者责任报告单位

县级以上各级人民政府卫生行政部门指定的非职业性一氧化碳中毒事件监测报告机构;各级各类医疗卫生机构。

2.1.1.2.2 非职业性一氧化碳中毒事件责任报告单位

县级及以上卫生行政部门为责任报告主体;地方各级人民政府负责向上一级人民政府报告。

2.1.1.2 责任报告人

2.1.1.2.1 非职业性一氧化碳中毒患者责任报告人

县级以上各级人民政府卫生行政部门指定的非职业性一氧化碳中毒事件监测报告机构人员、各级各类医疗卫生机构的医疗卫生人员、个体开业医生。

2.1.1.2.2 非职业性一氧化碳中毒事件责任报告人

卫生行政部门人员(可授权县级及以上疾控机构人员报告)。

2.1.2 报告时限和程序

县级以上各级人民政府卫生行政部门指定的非职业性一氧化碳中毒事件监测报告机构人员、各级各类医疗卫生机构的医疗卫生人员、个体开业医生发现非职业性一氧化碳中毒患者,应当在2小时内尽快向所在地区县级疾病预防控制机构报告。

县级疾病预防控制机构做好信息的核实、汇总和分析工作,当发现非职业性一氧化碳中毒情况已经构成事件可能,应当在2小时内尽快向所在地区县级人民政府卫生行政部门报告。

接到非职业性一氧化碳中毒事件信息报告的卫生行政部门应当在2小时内尽快向本级人民政府报告,同时向上级人民政府卫生行政部门报告,并应立即组织医疗救治,进行现场调查确认,及时采取措施,随时报告事态进展情况。

地方各级人民政府应在接到报告后2小时内尽快向上一级人民政府报告。

对可能造成重大社会影响的非职业性一氧化碳中毒事件,省级以下地方人民政府卫生行政部门可直接上报国务院卫生行政部门;省级人民政府卫生行政部门在接到报告后的1小时内,向国务院卫生行政部门报告;国务院卫生行政部门接到报告后应当立即向国务院报告。

2.1.3 报告内容

非职业性一氧化碳中毒事件报告分为首次报告、进程报告和结案报告,要根据事件严重程度、事态发展和控制情况及时报告事件进程。

首次报告未经调查确认的非职业性一氧化碳中毒事件相关信息,应说明信息来源、危害范围的初步判定和拟采取的措施。

经调查确认的非职业性一氧化碳中毒事件应包括波及范围、危害程度、流行病学分布、事态评估、控制措施等内容。

2.1.4 非职业性一氧化碳中毒事件网络直报

医疗机构和乡（镇）卫生院可直接通过网络直报系统报告非职业性一氧化碳中毒患者，提高信息报告的及时性。县级以上各级疾病预防控制机构接收到报告信息后，应逐级及时审核信息、确保信息的准确性，并汇总统计、分析，按照有关规定报告本级人民政府卫生行政部门。各级卫生行政部门应及时审核事件报告信息的准确性。

2.1.5 非职业性一氧化碳中毒事件报告系统示意图

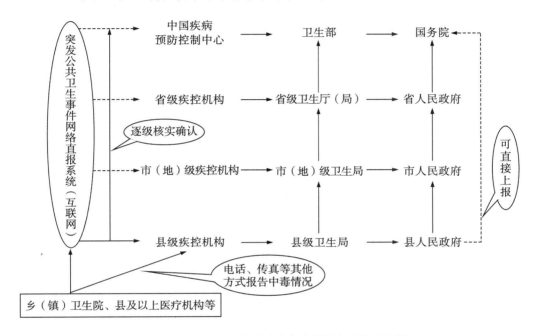

图 2-6 非职业性一氧化碳中毒事件报告系统示意图

2.2 预警

当地气象部门会同卫生部门，综合卫生、气象和环境等相关的监测信息，结合当地地理和建筑结构特点，按照非职业性一氧化碳中毒事件发生规律，分析非职业性一氧化碳中毒事件发生的可能性，提出预警建议，并提请当地人民政府发布预警提示。

3 应急响应

3.1 分级响应机制

3.1.1 应急响应原则

发生非职业性一氧化碳中毒事件时，事发地的县级、市（地）级、省级人民政府及其有关部门按照分级响应的原则，做出相应级别应急反应。同时，要根据实际情况及事件发展趋势，及时调整应急反应级别，以有效控制事件，减少危害和影响。

非职业性一氧化碳中毒事件应急处理要做好现场应急处置人员的安全防护，并防止可能发生的爆炸事件；现场处理采取边抢救、边调查、边核实、边开展宣传教育的方式，以有效措施控制事态发展。同时注意加强与媒体沟通，按国家规定做好信息发布工作，做到及时、主动、准确和有序。

3.1.2 应急响应启动与终止的提出

Ⅰ级：由卫计委组织有关专家进行分析论证，提出启动或终止Ⅰ级应急响应的建议，报国务院批准后实施。

Ⅱ级：由省（自治区、直辖市）人民政府卫生行政部门组织有关专家进行分析论证，提出启动或终止Ⅱ级应急响应的建议，报省级人民政府批准后实施，并向国务院卫生行政部门报告。

Ⅲ级：由地区（地级市、自治州、盟）级人民政府卫生行政部门组织有关专家进行分析论证，提出启动或终止Ⅲ级应急响应的建议，报地级人民政府批准后实施，并向上一级人民政府卫生行政部门报告。

Ⅳ级：由县（市辖区、县级市、自治县、旗、自治旗）级人民政府卫生行政部门组织有关专家进行分析论证，提出启动或终止Ⅳ级应急响应的建议，报县级人民政府批准后实施，并向上一级人民政府卫生行政部门报告。

3.1.3 应急响应措施

当非职业性一氧化碳中毒事件应急响应程序启动后，省级及省级以下人民政府、有关部门、有关机构要根据事件的不同分级，相对应地科学、迅速、有效地采取应急响应措施，以保障公众身体健康与生命安全，维护社会稳定。

3.1.3.1 省级及省级以下人民政府

省级人民政府在Ⅰ级、Ⅱ级，省级以下人民政府在Ⅲ级、Ⅳ级非职业性一氧化碳中毒事件应急响应程序启动后，应加强组织领导，积极组织协调有关部门参与非职业性一氧化碳中毒事件的处理。根据非职业性一氧化碳中毒事件应急处理需要，调集本行政区域内各类人员、物资、交通工具和相关设施、设备参加应急处理工作。及时、主动、准确地在本行政区域内发布相关信息，正确引导舆论。有效地开展群防群控，提醒公众预防一氧化碳中毒，维护社会稳定。

3.1.3.2 卫生行政部门

一氧化碳中毒事件应急响应程序启动后，卫生行政部门组织专家对中毒事件进行研究和评估，提出启动非职业性一氧化碳中毒事件应急处理级别的建议。组织医疗机构、疾病预防控制机构和卫生监督机构开展非职业性一氧化碳中毒患者的报告和救治，并在当地政府领导下协助开展有关调查与处理工作。

国务院卫生行政部门根据具体情况，及时向国务院各有关部门通报事件情况。

各级卫生行政部门有针对性地开展一氧化碳中毒防控宣传教育工作，提高公众自救、互救的意识和能力；组织专家对中毒事件的处理情况进行综合评估，包括事件概况、患者救治情况、现场调查处理概况、所采取的措施、效果评价等。

3.1.3.3 气象部门

非职业性一氧化碳中毒事件发生时，各级气象部门负责监视天气气候变化情况，分析未来气象条件的可能影响，及时向当地人民政府和有关部门通报，并为中毒事件应急处理提供气象保障服务。

3.1.3.4 环保部门

非职业性一氧化碳中毒事件发生时，负责监测当地的空气环境状况，并向当地人民政府提供监测信息，为中毒事件提出应急处置建议。

3.1.3.5 公安部门

负责维护非职业性一氧化碳中毒事件现场的治安秩序,查处中毒事件中涉及的违法犯罪行为,在党委、政府的统一领导下,协助卫生主管部门依法妥善处置与中毒事件有关的突发事件。

3.1.3.6 建设部门

非职业性一氧化碳中毒事件发生时,负责对中毒患者居住场所进行研究,提出安全取暖、防止一氧化碳中毒等改进的意见。

3.1.3.7 新闻宣传管理部门

根据《非职业性一氧化碳中毒事件应急预案》启动后的统一工作部署,积极协助人民政府或卫生部门及时发布信息;协调指导新闻媒体及时、准确地报道事件的应急处理情况,正确引导舆论;加强网上信息发布的管理和引导,跟踪境内外舆情,及时对错误言论进行澄清;加强防控知识、健康教育的宣传普及,提高公众对一氧化碳中毒事件的防范意识和自救、互救能力。

3.1.3.8 教育部门

与卫生行政部门密切配合,组织实施各类学校的非职业性一氧化碳中毒事件防控措施,防止事件在学校内发生,做好在校学生、教职工的宣传教育和自我防护工作。

3.1.3.9 民政部门

负责对特困群众提供必要的生活救助和医疗救助。协助做好死亡人员的火化和其他善后工作。

3.1.3.10 信息产业部门

负责组织、协调基础电信运营企业为突发公共卫生事件应急处理提供通信保障工作。

3.1.3.11 医疗机构

参考救治标准和规范开展患者院前救治、接诊、收治和转运工作,实行重症和普通患者分开管理。做好中毒患者的报告。协助卫生行政部门开展一氧化碳现场救治培训工作。组织开展对因非职业性一氧化碳中毒事件而引起身体伤害的患者进行救治,任何医疗机构不得拒绝接诊。

3.1.3.12 疾病预防控制机构和职业病防治机构

国家、省、市(地)、县级疾控机构和职业病防治机构做好非职业性一氧化碳中毒事件的信息收集、报告与分析工作。疾控机构和职业病防治机构人员到达现场后,尽快制定流行病学调查计划和方案,组织开展对突发事件累及人群的发病情况、分布特点进行调查分析,结合气象等部门提供的资料,提出并实施有针对性的预防控制措施。协助卫生行政部门制订技术标准和规范。

3.1.3.13 卫生监督机构

在卫生行政部门的领导下,开展对医疗机构、疾病预防控制机构非职业性一氧化碳中毒事件应急处理各项措施落实情况的督导、检查。协助卫生行政部门依据《突发公共卫生事件应急条例》和有关法律法规,调查处理非职业性一氧化碳中毒事件应急工作中的违法行为。

3.1.3.14 非事件发生地区的应急反应措施

未发生非职业性一氧化碳中毒事件的地区应根据本地实际情况,分析本地区发生非职业性一氧化碳中毒事件的可能性和程度,并做好以下工作:组织做好本行政区域应急处理准备;加强一氧化碳中毒监测和报告工作;开展重点人群和重点场所的监测和预防控制工作,防患于未然;开展防控知识宣传和健康教育,提高公众自我保护意识和能力。

3.2 应急响应的终止

一氧化碳中毒事件应急响应的终止需要符合以下条件:突发一氧化碳中毒事件危害源得到有效控制;新发中毒患者出现连续3天达不到事件分级标准的;多数患者病情得到基本控制或无恶化的可能。

当地卫生行政部门应根据事件进展情况,组织专家依据终止条件进行分析论证,提出终止应急响应的建议,报请同级人民政府批准后实施,并向上一级卫生行政部门报告。

上级人民政府卫生行政部门要根据下级人民政府卫生行政部门的请求,及时组织专家对非职业性一氧化碳中毒事件应急响应终止的分析论证提供技术指导和支持。

4 后期绩效评估

非职业性一氧化碳中毒事件结束后,各级卫生行政部门应在本级人民政府的领导下,组织有关人员对事件的处理情况进行评估。评估内容主要包括事件概况、患者救治情况、现场调查处理概况、所采取措施的效果评价、应急处理过程中存在的问题和取得的经验及改进建议。评估报告上报本级人民政府和上一级人民政府卫生行政部门。

5 保障措施

5.1 非职业性一氧化碳中毒事件防控体系保障

各地要根据本地实际情况,建立多部门协调、功能完善、反应迅速、运转高效的非职业性一氧化碳中毒事件应急机制,有效防控非职业性一氧化碳中毒事件的发生;健全覆盖城乡、灵敏高效、快速畅通的事件报告信息网络;按照"平战结合、因地制宜、合理布局"的原则,建立一氧化碳中毒救治基地和救治体系;明确职能,落实责任,完善卫生执法监督;加强医疗救治和疾病控制专业队伍建设,提高防治一氧化碳中毒的应急能力。

5.2 通讯与信息保障

各地应充分利用国家公用通信基础设施和现有资源,建立健全省、地、县三级应急信息通信保障体系和医疗救治信息网络,保障和维护信息通讯的通畅,保证事件应急处理信息能够及时上通下达。

5.3 应急卫生救治队伍保障

各级人民政府卫生行政部门根据本地实际情况,按照"平战结合、因地制宜"的原则建立一氧化碳中毒应急救治队伍,组织专家编写一氧化碳中毒应急救治培训材料,实施现场急救专业人员的培训工作。

5.4 技术保障

国务院卫生行政部门负责组织制定一氧化碳中毒救治、卫生应急处置的技术性文件,并协助建设部门组织制定非职业性一氧化碳中毒事件预防控制的技术性文件。卫生、气象等有关部门积极开展相关研究,为有效处置非职业性一氧化碳中毒事件提供技术保障。

5.5 资金保障

处置非职业性一氧化碳中毒事件所需财政经费,按《财政应急保障预案》执行。

5.6 法律保障

国务院有关部门和地方各级人民政府及有关部门要严格执行《突发公共卫生事件应

急条例》《国家突发公共事件总体应急预案》《国家突发公共卫生事件应急预案》《国家突发公共事件医疗卫生救援预案》等规定,并根据本预案要求,严格履行职责,实行责任制。对履行职责不力,造成工作损失的,要追究有关当事人的责任。

5.7　社会公众的宣传教育

县级以上人民政府要根据实际需要,组织有关部门利用广播、影视、报刊、互联网、手册等多种形式对社会公众广泛开展非职业性一氧化碳中毒事件的防控知识普及教育,指导公众以科学的行为和方式对待一氧化碳中毒事件。要充分发挥有关社会团体在普及卫生应急知识和卫生科普知识方面的作用。

6　预案的制定

本预案由卫计委等部门联合组织制定,由卫计委负责解释,同时报国务院备案。

县级以上地方人民政府根据《突发公共卫生事件应急条例》《国家突发公共卫生事件应急预案》《国家突发公共事件医疗卫生救援预案》等规定,参照本预案并结合本地区实际情况,可组织制定本地区非职业性一氧化碳中毒事件应急预案。

7　附则

7.1　名词术语

非职业性一氧化碳中毒事件:区别于生产场所发生的职业性一氧化碳中毒事件。泛指公众在日常生活中发生的一氧化碳中毒事件,事件原因多以燃煤取暖为主,还包括炭火取暖、煤气热水器使用不当、人工煤气泄漏、汽车尾气等。

7.2　预案管理和更新

国务院卫生行政等部门将根据预案的实施情况,组织有关专家和具有实践经验的基层同志对预案进行分析、评价,根据工作需要对预案进行修订完善。

7.3　预案实施时间

本预案自印发之日起实施。

二、案例:甲市家庭燃煤取暖致一氧化碳中毒危险因素调查

(一)背景

一氧化碳中毒时,轻者可引起头痛、头晕、眩晕、恶心、呕吐,四肢乏力;重者可引起昏迷,甚至死亡。一氧化碳中毒位列中毒类伤害第四位,其危害的严重性不可忽视。冬季是非职业性一氧化碳中毒的高发季节,甲市2012年1月、2月、12月的发生数占全年的81.40%。有调查显示,非职业性一氧化碳中毒主要是冬季家庭燃煤取暖所致。甲市2012年报告的非职业性一氧化碳中毒事件(相关信息)分析显示,94%(361/384)的事件(相关信息)为家庭燃煤取暖所致,是一氧化碳中毒的主要原因。因家庭内燃煤取暖导致的一氧化碳中毒给居民带来的健康影响不容忽视。但是针对家庭燃煤取暖致一氧化碳中毒的可能危险因素的研究鲜见文献报道。2013年1~3月,甲市第一届现场流行病学培训项目第三小组在甲市D区和G县开展了甲市家庭燃煤取暖致一氧化碳中毒危险因素专题调查。

(二)资料与方法

1.资料来源

本次调查分别选择城市和农村各一区县,分别为甲市D区和G县。研究对象为D区

和G县于2012年11月15日至2013年2月28日期间燃煤取暖致一氧化碳中毒的家庭。同时在病例相近中毒地点的住户中，按照1∶2的配对，选择居住房屋结构相同、取暖方式相同，未发生一氧化碳中毒的住户作为对照组。按照 $\alpha = 0.05$（双侧），$\beta = 0.05$，估计 OR $= 5$，估计 $p_0 = 0.3$ 估计样本量，病例组数 $n = 30$，对照组数为70。

通过查阅甲市D区和G县辖区医疗机构的门诊日志、住院登记、高压氧舱登记表，搜索2012年11月15日至2013年2月28日的家庭燃煤取暖致一氧化碳中毒确诊病例。共搜索发生一氧化碳中毒58户，其中D区16户，G县42户。实际调查病例34户，对照68户。

2.统计方法

使用 EPI Data3.1 录入数据，SPSS 20 进行统计描述、单因素分析、多因素分析。首先进行单因素分析，根据单因素分析结果应用条件 logistic 回归进行多因素分析。

（三）结果

1.病例一般信息

本次共调查病例34例。其中，D区8例，G县26例；D区病例分布于5个社区，1个城中村，G县病例分布于10个乡镇（街办）。男性13例，女性21性，性别比1∶1.62。年龄最小为30岁，最大为91岁，平均60岁，中位数62岁。文化程度以初中为主（47.1%），其余为小学（32.4%）、中专或高中（11.8%）、文盲（8.7%）。职业分布以农民为主（70.6%），其余为离退休人员（11.8%）、商业服务（8.8%）、家务及待业（5.9%）、工人民工（2.9%）。家庭人均年收入情况以2万元以下为主（50.0%），其余为2万～3万元（44.1%），3万元以上（5.9%）。

2.病例中毒信息

（1）发生时间及症状

病例中毒月份为2012年11月1例，12月13例，2013年1月12例，2月8例。夜间中毒（睡觉时）21例，61.8%；白天中毒（非睡觉时）13例，38.2%。中毒地点以卧室为主（26例，76.5%），厨房1例（2.9%），客厅7例（20.6%）。病例症状以意识模糊（61.8%）、眩晕（50.0%）、乏力（44.1%）、恶心呕吐（44.1%）为主，其他症状还有头痛、嗜睡、大小便失禁等，具体如表2-14所示。

表2-14　病例一氧化碳中毒症状构成（$N = 34$）

症状	病例数	比例
意识模糊	21	61.8%
眩晕	17	50.0%
乏力	15	44.1%
恶心呕吐	15	44.1%
头痛	11	32.4%
嗜睡	7	20.6%

续表

症状	病例数	比例
大小便失禁	6	17.6%
昏迷	5	14.7%
心悸	2	5.9%
全身痉挛	1	2.9%
休克	1	2.9%

(2)采暖炉使用情况

住宅位置以农村为主(26 例,76.5%),其次为城市(5 例,14.7%)、棚户区(2 例,5.9%)、城中村(1 例,2.9%)。中毒所使用的采暖炉类型以铁炉子为主(24 例,70.6%),其余为铁桶(10 例,29.4%)。采暖炉品牌以无品牌为主(28 例,82.4%),有品牌仅 6 例(17.6%)。采暖炉使用年限为 2 年以内占 41.2%。使用的燃料以蜂窝煤为主(31 例,91.2%),其余为煤块(3 例,8.8%)。采暖炉放置位置以卧室为主(19 例,55.9%),其余为客厅(11 例,32.4%)、厨房(4 例,11.8%)。采暖炉所在房间与卧室密封分隔的仅 3 例(8.8%),不分隔或分隔不密封的 31 例(91.2%)。睡前处置炉子的方式以加煤封炉子为主(14 例,41.2%),其余为自然熄灭(11 例,32.4%)、加煤不封炉子(7 例,20.6%),或将炉火灭掉(2 例,5.8%)。炉子安装烟囱的有 15 例(44.1%),未安装烟囱的有 19 例(55.9%)。

(3)采暖炉所在房间情况

无窗户 6 例(17.6%),有窗户 28 例(82.4%)。有窗户的 28 例病例中,窗户材质以木窗为主(14 例,50.0%),其余为铝合金(8 例,28.6%)、塑钢(4 例,14.3%)、铁窗(2 例,7.1%)。白天开窗通风的有 3 例(10.7%),不开的有 25 例(89.3%)。晚上睡觉时开窗的有 1 例(3.6%),不开的有 27 例(96.4%)。

(4)预防一氧化碳中毒知识知晓情况

从调查结果来看,人们对一氧化碳中毒的症状、预防常识的知晓率非常低,也未看过与其相关的健康教育材料,具体如表 2-15、表 2-16、表 2-17 所示。

表 2-15 中毒症状知晓情况($N=34$)

症状	知晓数	比例
头痛	1	2.9%
无力	4	11.8%
眩晕	3	8.8%
劳动时呼吸困难	0	0
口唇呈樱桃红色	0	0

症状	知晓数	比例
恶心呕吐	0	0
嗜睡	0	0
全部不知道	30	88.2%

表 2-16　预防措施知晓情况（$N=34$）

预防措施	知晓数	比例
煤炉不要直接安放在卧室	4	11.8%
在室内不能用没有烟囱的煤炉进行取暖	1	2.9%
睡前要检查炉盖是否盖严	0	0
烟囱出风口要安装弯头,出口不能朝北	0	0
烟囱接口处要顺茬接牢	1	2.9%
烟筒及烟道口要定期检查和清理	0	0
密切关注天气变化	0	0
全部不知道	29	85.3%

表 2-17　看过预防中毒健康教育材料（$N=34$）

健康教育材料	阅读人数	比例
宣传单	0	0
宣传折页	0	0
电视	0	0
报纸	0	0
小册子	0	0
都没看过	34	100%

3.病例对照单因素分析

本次病例对照单因素分析分为一般病例对照分析、采暖炉安装烟囱病例对照分析、房间有窗户病例对照分析。

（1）一般病例对照分析

研究对象包括 34 组病例对照,分别对采暖炉种类、品牌、使用的燃料种类、使用年限、放置位置、睡前处置炉火方式、是否与卧室密封分隔、是否安装烟囱、是否有窗户以及对自救、预防常识的了解程度进行了比较。经单因素分析,采暖炉所在房间与卧室密封分隔、采暖炉安装烟囱、采暖炉所在房间和卧室有窗户、了解中毒症状、了解预防常识在病例组和对照组中的分布差异有统计学意义。燃料种类、采暖炉所在房间、睡前处置炉火方式

3个变量经设置哑变量后,无统计学意义,具体如表 2-18 所示。

表 2-18　单因素分析

可能因素	病例($n=34$)	对照($n=68$)	p	OR(95%CI)
铁桶采暖炉	10	14	0.33	0.63(0.25~1.61)
采暖炉有品牌	6	16	0.41	0.59(0.19~2.10)
采暖炉使用 2 年以下	14	41	0.05	0.37(0.14~1.01)
采暖炉所在房间与卧室密封分隔	3	27	0.00	0.14(0.04~0.49)
采暖炉安装烟囱	15	61	0.00	0.03(0.01~0.26)
采暖炉所在房间有窗户	28	66	0.01	0.17(0.03~0.83)
卧室有窗户	28	66	0.01	0.17(0.03~0.83)
防护自救常识				
了解中毒症状	4	49	0.00	83.81(3.55~1978)
了解预防常识	0	12	0.00	26.34(3.49~198.6)
看过健教材料	5	41	0.01	46.80(0.27~8206)

（2）采暖炉安装烟囱病例对照分析

在本次调查中 15 组病例和对照都安装有烟囱。分别对此 15 组病例与对照采暖炉烟囱情况进行比较,分别为烟囱接缝数量、接缝密封处理、室内烟囱长度、室外烟囱长度、排烟口安装三通、室外烟囱口朝向、室外烟囱口位置、取暖季查看烟囱畅通情况、取暖季清理烟囱。经单因素分析,上述因素在病例组和对照组中的分布差异均无统计学意义。室外烟囱口朝向、室外烟囱口位置 2 个变量经设置哑变量后,无统计学意义,具体如表 2-19 所示。

表 2-19　采暖炉安装烟囱病例对照分析

可能因素	病例($n=15$)	对照($n=30$)	p	OR(95%CI)
烟囱接缝数量 5 个及以下	12	20	0.35	2.14(0.43~10.71)
接缝密封处理	3	8	0.56	0.59(0.10~3.54)
室内烟囱长度 4 m 及以下	5	19	0.07	0.33(0.10~1.13)
室外烟囱长度 1 m 以下	4	18	0.06	0.33(0.10~1.09)
排烟口装三通	8	18	0.66	0.74(0.20~2.73)
取暖季查看烟囱畅通情况	1	17	0.00	0.01(0~2.12)
取暖季清理烟囱	1	16	0.00	0.01(0~2.57)

（3）房间有窗户病例对照分析

在本次调查中 27 组病例和对照采暖炉所在房间和卧室均窗户。分别对此 27 组病例与对照采暖炉所在房间和卧室窗户情况，及通风习惯进行比较，分别为窗户材质、明显缝隙、开窗通风习惯。经单因素分析，采暖炉所在房间白天开窗、卧室开窗上午通风、卧室开窗下午通风在病例组和对照组中的分布差异有统计学意义。采暖炉房间窗户材质、卧室窗户材质2个变量经设置哑变量后，无统计学意义，具体如表2-20所示。

表2-20　房间有窗户病例对照分析

可能因素	病例($n=27$)	对照($n=54$)	p	OR(95%CI)
采暖炉房间窗户有明显缝隙	5	18	0.14	0.39(0.11～1.43)
采暖炉房间白天开窗	3	41	0.00	0.01(0～0.37)
采暖炉房间窗户晚上开窗	1	12	0.03	0.14(0.02～1.11)
卧室窗户有明显缝隙	5	19	0.11	0.36(0.10～1.32)
卧室开窗通风				
上午	2	25	0.00	0.06(0.01～0.47)
下午	0	30	0.00	0.02(0～0.49)
傍晚及以后	1	8	0.13	0.22(0.026～1.87)

4.多因素分析

以"是否中毒"作为因变量，将单因素分析中有统计学意义的变量作为自变量，进行条件logistic回归分析，进入概率0.05，删除概率0.10，方法"向前：条件"。

分析结果显示，使用了解预防措施是发生一氧化碳中毒的危险因素，而采暖炉所在房间与卧室密封分隔、采暖炉安装烟囱、采暖炉所在房间白天开窗是保护因素，具体如表2-21、表2-22所示。

表2-21　一般病例对照的多因素分析（$N=102$）

影响因素	病例($n=34$)	对照($n=68$)	p	OR(95%CI)
采暖炉所在房间与卧室密封分隔	3	27	0.01	0.11(0.02～0.57)
采暖炉安装烟囱	15	61	0.01	0.04(0.010～0.38)
了解预防措施	4	49	0.01	21.20(1.83～244.99)

表2-22　房间有窗户病例对照的多因素分析（$N=81$）

影响因素	病例($n=27$)	对照($n=54$)	p	OR(95%CI)
采暖炉房间白天开窗	3	41	0.012	0.011(0.0～0.365)

（四）讨论

1.病例中毒特点及采暖行为

本次调查发现，燃煤取暖致一氧化碳中毒病例呈现老年人居多、女性多于男性、农民占多数、经济状况普遍较差、中毒时间以夜间中毒（睡觉时）为主等特点。年龄特征与北京、鞍山、银川等地的中毒特点有明显区别,与全国伤害监测分析结果基本一致。中毒病例不使用烟囱、将采暖炉放置在卧室、睡前不封(灭)炉子等危险行为较为常见。

2.保护因素

采暖炉所在房间与卧室密封分隔。由于冬天天气寒冷,许多家庭在夜间睡觉时使用燃煤采暖炉取暖。此次调查时发现,卧室(76.5%)是发生一氧化碳中毒的主要场所,与中毒时间多发生在夜间(61.8%)基本吻合,说明夜间睡觉时卧室内一氧化碳浓度过高,导致中毒发生。若采暖炉所在房间与卧室能够密封分隔,则可避免中毒发生。分析结果显示,采暖炉所在房间与卧室密封分隔是避免一氧化碳中毒的保护因素。

调查中发现,有许多燃煤取暖家庭没有给采暖炉安装烟囱,这一现象并非个例。由于冬季室内通风不良,此行为致使室内一氧化碳浓度迅速上升。分析结果显示,采暖炉安装烟囱有统计学意义,是保护因素。

良好的通风能有效降低室一氧化碳浓度,采暖炉所在房间白天开窗,能有效避免发生一氧化碳中毒。采暖炉所在房间夜间开窗无统计学意义,可能与睡前处置采暖炉方式有关。

3.健康教育

此次调查发现,居民普遍缺乏预防一氧化碳中毒的常识,对燃煤取暖致一氧化碳中毒的危险性认识不足。另外,在调查中还发现了一些错误的预防措施,如许多居民认为采暖炉边上放盆水可防止一氧化碳中毒的发生。在无法改变取暖方式的前提下,建议加强燃煤取暖致一氧化碳中毒的健康教育工作,如不能使用潮湿的煤、煤炉不要直接安放在卧室、不能使用没有烟囱的煤炉在室内取暖、煤炉所在房间应与卧室密封分隔、定时通风等。

4.气象因素

有气象专业人士认为,一氧化碳中毒事件与气象条件的关系密切,逆温、高湿、小风和低气压时不利于一氧化碳浓度扩散,容易引起一氧化碳中毒事件的发生。有研究认为,造成一氧化碳中毒的典型气象条件为气压梯度小、风速小(0~2 m/s)、空气相对湿度>70%、日平均气温在-0.4~0.3 ℃、云量在9~10成、有雾或霾等天气现象存在。其中,风速小是造成一氧化碳中毒的主要气象条件之一。因此,冬季使用燃煤取暖的用户,还应密切注意天气状况。

5.其他因素

在调查中发现,居民普遍认为烟囱安装三通能防止烟气倒灌,防止发生一氧化碳中毒,但分析结果显示,烟囱安装三通无统计学意义,说明烟囱安装三通保护作用有限,因为一氧化碳中毒的发生除了风向导致烟气倒灌,还有其他更多的原因。有研究认为,烟囱长度与一氧化碳中毒有关,但本次调查通过病例对照分析,没有发现相关性。单因素分析结果还显示,睡前处置将炉火灭掉是保护因素,但白天使用采暖炉仍应引起足够重视,此次调查中白天中毒病例占38.2%,多是由于采暖炉所在房间门窗紧闭,且病例长时间呆在此房间,致使中毒发生。

在此次调查中,有中毒病例称中毒时使用的蜂窝煤潮。蜂窝煤是一种在气化率不高的地区广泛使用的燃料,是采暖炉的主要燃料之一,其在制作过程中要加入15%左右的水。蜂窝煤燃烧时会产生大量一氧化碳,其一氧化碳的排放量是液化石油气的4倍,是天然气的11倍,会严重污染室内空气,危害人体健康。此次调查中,病例组有91.18%的家庭使用蜂窝煤作为采暖炉的燃料,而对照组为 47.06％。病例组有 8.82％的家庭使用煤块作为采暖炉燃料,而对照组是 50％。

编者注

非职业型一氧化碳中毒是日常生活最常见的中毒事件之一,基层每年取暖季都会收到大量报告,尤其是我国北方。作为国家要求的常规监测项目,统计上报工作也一直在持续进行。由于家庭或餐厅一氧化碳中毒接到报告时,大多已不需现场处置,故此类中毒事件的主要防控措施集中在宣传预防方面,每年需常规进行一定的燃煤通风方面的科普工作。相关部门可通过制作科普视频于电视台、公交车、电梯等进行播放,必要时可对燃煤取暖家庭进行入户调查,指导科学改造取暖设施。

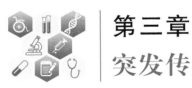

第三章
突发传染病疫情

传染病是指能够对人类具有致病性的病原体,如细菌(bacteria)、病毒(virus)、真菌(fungus)、螺旋体(spirochete)、立克次体(rickettsia)、衣原体(chlamydia)、支原体(mycoplasma)、寄生虫(parasite)以及朊粒(prion)等,通过各种途径在人际、人兽或借助虫媒传播,危害人体健康而引起的各种传染性疾病的统称,主要注重其传染性。

截至 2023 年 11 月,按照《中华人民共和国传染病防治法》(以下简称《传染病防治法》)规定管理的法定报告传染病,经数次增补删减后,分为甲、乙、丙三类共 41 种。

甲类传染病包括:鼠疫、霍乱。

乙类传染病包括:新型冠状病毒感染、传染性非典型肺炎、艾滋病、病毒性肝炎、脊髓灰质炎、人感染高致病性禽流感、麻疹、流行性出血热、狂犬病、流行性乙型脑炎、登革热、炭疽、细菌性和阿米巴性痢疾、肺结核、伤寒和副伤寒、流行性脑脊髓膜炎、百日咳、白喉、新生儿破伤风、猩红热、布鲁氏菌病、淋病、梅毒、钩端螺旋体病、血吸虫病、疟疾、人感染 H7N9 禽流感、猴痘。其中,对乙类传染病中传染性非典型肺炎、炭疽中的肺炭疽,采取甲类传染病的预防、控制措施。

丙类传染病包括:流行性感冒、流行性腮腺炎、风疹、急性出血性结膜炎、麻风病、流行性和地方性斑疹伤寒、黑热病、棘球蚴病、丝虫病,除霍乱、细菌性和阿米巴性痢疾、伤寒和副伤寒以外的感染性腹泻病、手足口病。

传染病疫情,古代称为"瘟疫"(pestilence),是指传染病突然集中暴发,或流行趋势显著超过往年一般水平。如其暴发或流行趋势符合《突发公共卫生事件应急条例》中对突发公共卫生事件的定义,则需启动应急响应,迅速对突发传染病疫情进行调查处置。

传染病疫情的处置与传染病的特点紧密相关,主要集中在隔离或消除传染源、切断传播途径和保护易感人群三类任务上。各类传染病对传染源和易感人群的处置大多类似,主要不同在于传播途径。传播途径的不同导致对传染病疫情的处置方法大不相同。

传染病的传播方式大致可分为呼吸道传播、消化道传播、虫媒传播、血液/体液传播以及接触传播。大多数传染病可混合多种传播方式,需要分别加以阻断。

第一节　突发传染病疫情处置原则

对突发传染病疫情进行防控处置,是疾病预防控制机构最主要的职责之一。我国《传染病防治法》第四十条规定：疾病预防控制机构发现传染病疫情或者接到传染病疫情报告时，应当及时采取下列措施：

（1）对传染病疫情进行流行病学调查，根据调查情况提出划定疫点、疫区的建议，对被污染的场所进行卫生处理，对密切接触者，在指定场所进行医学观察和采取其他必要的预防措施，并向卫生行政部门提出疫情控制方案。

（2）传染病暴发、流行时，对疫点、疫区进行卫生处理，向卫生行政部门提出疫情控制方案，并按照卫生行政部门的要求采取措施。

（3）指导下级疾病预防控制机构实施传染病预防、控制措施，组织、指导有关单位对传染病疫情的处理。

进行流行病学调查，提出疫情控制方案是疾病预防控制机构最根本的责任与义务；对突发传染病疫情进行处置的原则也基本围绕这两点进行。

由于传染病种类繁多，传播途径、方式各不相同，即使同一传染病由于其发生规模不同，处置方式也不尽相同，因此也很难统一制定处置流程。图 3-1 的突发传染病疫情处置流程仅供参考，还需要根据实际情况实时调整。

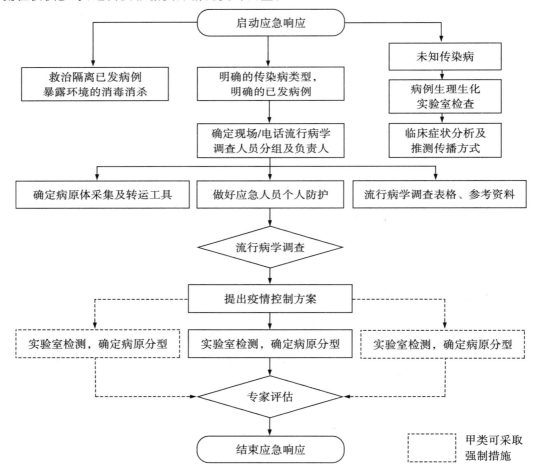

图 3-1　突发传染病疫情处置流程（参考）

第二节　突发传染病疫情处置案例

一、霍乱

(一)霍乱疫情处置要点

对疑似或确定的霍乱疫情开展流行病学调查,目的是尽快确定病因、感染来源、传播危险因素等,以便及时采取针对性措施,控制疫情蔓延。流行病学调查的具体任务是要对疫情性质进行判定(确认或排除散发或暴发),明确感染来源、疫情波及范围、疫情发展趋势、可能的危险因素。

1.调查前的准备

调查前需要及时与地方政府、卫生行政部门、疾控机构、医疗机构等部门和机构的有关人员进行沟通,按照疫情发生的具体情况,必要时可与教育行政、学校、工商、城管、公安、检验检疫、水上交通管理等部门沟通,共同开展调查或取得支持配合。

2.疫情核实

疫情核实包括对病例诊断的核实和疫情信息的核实,主要是对报告病例的临床症状、病原学检测的核实。在病原学检测结果上,以县(区)为单位的首发病例病原学检测结果应送同级或上一级实验室复核。

3.明确病例定义

在调查初期暴发与特定危险因素的关系尚不明确时,可以采用灵敏度高的病例定义,比如以霍乱症状体征,而不能仅依靠是否分离到霍乱弧菌为依据,以便最大限度地发现病例,后续再逐步调整。

4.开展病例搜索

在疫情可能波及的时间、地区和人群范围内,根据病例定义积极开展病例搜索。病例搜索的方法一般包括医疗机构就诊病例回顾搜索、入户搜索和应急监测等。

(1)对已经明确可疑暴露史的疫情,应收集所有暴露人员的名单,并联系了解各暴露人员的健康情况。

(2)对发生在集体单位的疫情,可通过收集缺勤记录、晨检和校医(厂医)记录,了解可能发病的人员。

(3)发生霍乱疫情时,在可能波及的地区建立应急监测哨点,强调各级各类医疗机构对前来就诊的腹泻患者进行流行病学史问询、开展霍乱弧菌相关检测。

5.个案调查

个案调查包括个人信息、临床信息、流行病学史以及病后活动情况四个方面。个人信息包括患者及其家庭成员(或共同居住生活者)的基本信息。临床信息包括患者的发病和诊疗经过、临床表现、霍乱临床分型、及实验室检测结果等。流行病学史包括患者个人生活习惯、发病前 5 天饮食史、饮水情况、与饮食相关的活动及范围等。病例较多时,绘制病例(或带菌者)分布的简要地图,标出患者和带菌者的住址(发病地点)、发病日期、附近水源和餐馆小吃摊点等。询问和记录患者病后至调查时的活动情况,用于密切接触者判断和疫点划定。询问记录病后患者排便、呕吐地点等，以进行必要的环境消毒、以及用于污染涉及范围的分析。对报告病例及病例搜索获知的符合霍乱诊断标准的病例，均应报告和开展个案调查。

6.密切接触者调查

密切接触者的判断：患者发病前5天及其病后或带菌者被发现前5天内，与患者或带菌者具有共同的饮食暴露史、共同居住生活史。

7.描述性分析

通过信息收集、归纳整理和数据分析等方式客观描述霍乱疫情状况。在处理霍乱疫情时，均应根据调查的情况详细描述疫情的特征、三间分布及发生和发展趋势等。描述性分析的重要目标是提出病因假设、判断疫情性质、分析发病趋势、制订阶段防治措施和下一步工作计划等。

8.病因假设与验证

基于调查获得的已知事实、数据和信息，进行病因假设的推断。对病因分析获得的可能感染线索，采集标本开展病原学追踪，如能获得与病例相同的霍乱弧菌菌株，则对病因分析具有极其重要的支持作用。病因调查是为了有效和迅速控制疫情，调查的任何级别的污染源，均需进行管理控制。

9.危险因素调查

根据病因假设提出或通过分析流行病学获知的危险因素，组织开展实验室验证，查明污染。

（1）水污染状况调查：在一些不能保障安全饮用供水的地区，水源污染调查是评估和推断经水传播的重要证据。患者饮用水源、疫点周围及直接关联的水体是调查的重点。

（2）食品相关因素调查：怀疑为食源性因素发病时，危险因素调查主要包括烹饪污染调查、饮食业人员健康调查、水产品污染调查等内容。

10.措施制定和形势判断

核实疫情后，必须尽快判定疫情的严重程度，提出早期控制措施，防止疫情续发、蔓延，尽快扑灭疫情。疫情形势分析是根据疫情现况、流行病学调查和实验室检索等结果对疫情发展开展的风险评估。综合分析霍乱疫情的分布与发展特征和流行因素，评价疫情的严重程度和发展变化趋势，适时调整措施和响应级别，并提出下一步工作建议。

11.调查总结

流行病学调查报告应详尽描述事件调查的起因、调查方式方法、调查结果、病因推断与分析、调查结论及依据、控制措施与效果评价等内容。根据最终确认的病例数、病例的分布等资料，由卫生行政部门组织相关领域的专家对事件的分级进行研判，评估采取的防控措施效果，对疫情发展的趋势做出预测，总结疫情调查处理过程中的经验和教训，并形成最终的总结报告。

12.控制措施

发生疫情后，应迅速组织力量核实诊断，判定疫情的严重程度，查明传播因素，追溯传染来源，以便及时采取更富有针对性的控制措施，防止疫情续发和蔓延。必要时可划定疫点、疫区，切断传播途径，保护易感人群，及时控制疫情的发展。

（1）传染源管理：患者、疑似患者和带菌者应实行就地（近）隔离治疗，达到出院标准后方可出院,或经粪便检测阴性后方可解除隔离管理。患者粪便、呕吐物以及可能被霍乱弧菌污染的物品,均需进行严格消毒处理。

(2)密切接触者判定及管理:在患者发病前5天及其病后或带菌者被发现前5天内,与患者或带菌者具有共同的饮食暴露史、共同居住生活史可判定为密切接触者,对密切接触者可采用一览表方式登记个人信息和联系方式,并进行医学观察,跟踪5天健康状况,开展卫生宣教,告知医学观察内容,接受便检,不能参加聚餐、集会等活动,必要时对其排泄物进行消毒,防止污染水源、食品。与此同时,对所有密切接触者均应开展至少1次粪便或肛拭子的霍乱弧菌培养检测。

一旦接触者出现腹泻等相关症状或粪检检出O1/O139群霍乱弧菌,应尽快予以核实诊断和实施隔离治疗;对粪检阴性且无腹泻等相关症状者无须采取服药措施。在无条件及时开展粪检且医疗可及性较差的偏远地区(如远航渔船或医疗资源匮乏的灾区),仍需坚持对密切接触者的粪便进行严格管理消毒,并实施医学观察满5天,出现腹泻时立即进行隔离治疗。

(3)疫点消毒:进行随时消毒和终末消毒,对疑似患者和带菌者近期内可能污染过的地方和物品应进行消毒。

(4)疫情公布与风险沟通:卫生行政部门应根据疫情防控工作的需要依法向公众发布疫情,并告知公众潜在风险及应采取的行动。只有及时公布疫情信息和良好的风险沟通策略才有利于提高公众积极参与防控工作的意识,减少公众恐慌。

(5)疫区处理:除在疫点内采取严格的防疫措施外,还应尽快组织疫区内各级医疗机构开展腹泻病应急监测,建立和强化监测报告系统,落实到单位和人员,以及时发现并隔离治疗患者、疑似患者和带菌者。同时,加强生活用水卫生管理,加强饮食卫生和集市贸易管理,做好粪便管理,改善环境卫生,落实健康教育与风险沟通工作。

(6)阳性水体的管理:对检出产毒株的阳性水体,必须加强管理和监测,应插上警示牌或其他有效告知办法,告诫群众暂勿使用此水。对周围人群或重点人群进行监测,水体两岸地区进一步做好饮用水消毒和粪便管理。阳性水体中的水生动植物,在水体阳性期间禁止捕捞和移植,直至阴转为止。

(7)疫区预防接种:组织专家根据当时当地的具体情况进行论证,必要时可接种疫苗。

(8)高危人群预防性用药:在污染环境出现划伤或刺伤,应立即采取措施挤压受伤部位,并对局部进行可靠消毒,应使用足量清水冲洗伤口;安全撤离污染区域,进行包扎处理;事后应将事故报告相关部门备案;应采取措施进行医学观察,并使用环丙沙星、诺氟沙星、复方磺胺甲噁唑等抗生素进行治疗。

皮肤黏膜接触感染性物质者,应立即撤离污染环境;使用合适的消毒液对污染部位实行消毒;对污染部位进行充分的冲洗;应根据不同程度进行隔离观察和抗生素预防治疗,按照规程报告相关部门备案。

接触者在确定或有证据怀疑吸入含霍乱弧菌的气溶胶时,应立即撤离污染环境进行隔离观察,并服用抗生素进行预防性治疗。

（二）霍乱疫情处置案例

案例❶ L县某某镇A村1例霍乱病例调查处置

2014年8月28日8:00，甲市某某医院报告L县某某镇A村1例霍乱病例。接到疫情后，甲市疾控中心立即组织专业人员对病例及相关人员开展流行病学调查。调查情况如下：

1.基本情况

患者所居住的A村位于L县某某镇驻地西部约5 km处，村内卫生条件一般，经济状况在当地属于中等水平。全村共有村民136户，实际居住225人，村内以老人、妇女、儿童居家为主，男性青壮年基本上外出打工。村民饮用村管网自来水。

2.发病就诊经过

患者张某某，男，67岁，农民，L县某某镇A村村民。2014年8月25日15:00，患者开始出现腹泻，当日腹泻3次，由稀便变水样便。26日患者出现水样便3次，27日3:00、4:00、5:00各水样便1次，未服用任何药物。自27日8:00开始，患者出现呕吐、乏力等症状，家人拨打"120"急救电话，由急救车转运至L县某某医院，9:00医院感染性疾病科收入院治疗。入院查体显示：体温为36 ℃，脉搏为100次/分，呼吸为25次/分，血压为73/61 mmHg。被动侧卧位，痛苦面容，意识模糊，精神差；全身皮肤干燥，弹性差，眼窝凹陷，腹部凹陷；全腹压痛、反跳痛明显，未触及肝脾肿大；肠鸣音亢进。血常规检查：白细胞计数（WBC）$11.94×10^9$/L，淋巴细胞计数（L）13.70%，中性粒细胞计数（N）83.70%。初步诊断：①急性胃肠炎；②腹膜炎；③中度脱水。给予头孢曲松钠、地塞米松、氯化钾注射液、葡萄糖注射液、氯化钠注射液、维生素C、维生素B₆等治疗，效果不明显。在患者家属强烈要求下，于27日18:00转甲市传染病医院救治。入市传染病医院时患者便失禁，重度脱水，给予口服补液盐、平衡盐等补液扩容，多西环素抗感染、还原型谷胱甘肽保护重要器官等综合治疗，患者病情逐渐好转。

3.实验室检测情况

（1）L县某某医院：8月27日，L县某某医院采集病例大便标本进行O1群及O139群霍乱快检，结果为O139阳性。8月28日9:00，对增菌液进行O1群及O139群霍乱快检阳性，结果仍为O139快检阳性。

（2）甲市某某医院：8月28日，甲市某某医院对患者进行霍乱弧菌快速检测，结果为O139快检阳性。

（3）疾控中心复核情况

8月28日13:00，L县疾控中心上送病例粪便培养标本至甲市疾控，甲市疾控进行血清凝集，结果为O139霍乱弧菌凝集阳性。8月29日，甲省疾控复核为O139霍乱弧菌阳性。

4.流行病学调查情况

（1）患者情况

患者家共7口人，分别为夫妻2人、儿子、女儿、女婿、外孙女、外孙，儿子、女儿轻度智力障碍。患者家以务农为主，前后独院2个，距离50 m，前院4间房，为女儿家住，后院共有16间房子,为患者及儿子居住。患者家经济条件差,卫生状况差。厨房卫生差,生熟不分;厕所位于院落西南角,为旱厕;圈养鸡10余只,羊4只。近一周,除女婿就近打工外,其他无外出及就餐史,亦无外来人员到访。

患者除8月24日中午外出参加一处婚宴外,其余时间均未外出,所食食品均为自家生产,未食用海鲜鱼类及肉类。

(2)聚餐及同餐者情况

2014年8月24日中午,患者与家人(5人,儿子未去)到B村A酒楼参加婚宴,14时30分结束聚餐回家。当日中午,与患者共同就餐者有62人,其中本村36人,某某办事处C村26人。

8月24日中午举办婚宴的A酒楼位于B村西北边,距A村约3 km。该酒楼为2层楼,共10间房。有厨师1人,服务人员6人。酒楼卫生条件差,不能做到生熟完全分开。婚宴中洗菜和鱼肉的大盆共用,洗完鱼肉又盛装熟菜,然后分盘。24号中午婚宴所食菜品均为当日采购,具体菜品有糖醋鲤鱼、凉拌鸡胗、葱油鱼、牛肉、水煮虾、拌藕、拌芹菜、黄瓜拌猪脸肉、鸡块、排骨、狮子头、炒猪蹄等。24日婚宴食材未按规定留样。

(3)密切接触者

经调查,确定密切接触者6人,均为其家人,最后接触日期为28日早,截至9月5日,所有密接均未出现腹泻等相关症状。接诊医护人员均采取了有效防护,无密接。

5.患者治疗及转归

患者28日转院至甲市某某医院后,在重症监护室隔离治疗。9月1日,患者相关症状全部消失,连续两次粪检阴性后,于9月4日出院。

6.结论

结合实验室检测结果,初步判断该次疫情为霍乱弧菌感染引起,但感染来源不明。不能排除患者于生熟未完全分开的婚宴中进食被污染的食品导致。

7.采取的措施

(1)疫情报告:8月28日,甲市某某医院和L县某某医院分别对该病例进行了网络直报,8月29日订正为确诊病例。8月28日9:00,L县疾控中心根据《国家突发公共卫生事件相关信息报告管理工作规范(试行)》的要求,进行了突发公共卫生事件相关信息报告。

(2)病例主动搜索:在某某镇和某某办事处开展腹泻病例的主动搜索,未发现相同症状的病例,未发现腹泻病例的异常增多。

(3)病例管理:病例在甲市某某医院进行隔离治疗,B区疾控中心每日报告病情进展情况。

(4)病例流行病学调查:对病例的有关情况进行调查,填写个案调查表并撰写调查报告。

(5)密切接触者和同餐者的管理:L县疾控对密切接触者和同餐者开展了医学观察。要求某某镇卫生院及村卫生室每日询问密切接触者健康状况,一旦有异常情况及时报告,并安排其到县医院感染性疾病科就诊;对A村村民及参加婚宴的某某办事处B村的同餐人员进行腹泻病防治相关知识宣传,告知注意事项。

(6)危险因素调查:A村水源为地下水,附近3个村共用管网。饮用该管网水的其他村民无腹泻情况。婚宴酒店所用水源为200 m深地下水,水井为全封闭式,经水泵抽提到蓄水池,再通过自来水管道供应酒店。蓄水池为封闭式,周围卫生尚可,高于地面。该地近期没有较大降雨。

婚宴酒店使用的蔬菜、肉品和鱼虾等食材购自附近市场,自行加工。追踪所购鱼、虾的市场售卖摊点,未发现摊贩有腹泻情况。

病例对照调查:8月28日、9月1日和2日,甲市疾控专业人员分赴L县和甲市某某医院对病例和同餐者开展了流行病学调查,调查内容为一般情况,发病情况和24日婚宴饮食情况。共调查29人,经分析,未发现明确的可疑食品。

(7)应急监测:

①A酒楼:采集标本26份,其中厨师及工作人员粪便标本7份、砧板标本1份、炊具标本5份、餐具标本1份、冰箱表面标本1份、食材标本3份、厕所粪便标本6份、饮用水标本2份。

②病家:采集标本10份。其中家人密接者肛拭子5份、饮用水样1份、炊具标本1份、冰箱标本1份、餐具标本1份、厕所粪便标本1份。

③共同就餐者:采集同餐者肛拭子37份。

④婚宴水产供应市场:采集标本7份,其中养鱼水2份、鱼鳞1份、鱼鳃1份、鱼肉1份、龙虾1份、爬虾1份。

以上标本检测结果均为阴性。

(8)疫点消毒:

①患者家中使用10%赛可宁对其周边环境及室内进行了蚊蝇消杀,使用2000 mg/L有效氯含氯消毒剂对室内的地面、墙面进行了喷洒消毒,使用20000 mg/L有效氯含氯消毒剂对患者粪便和呕吐物进行了消毒处理,患者衣物使用250 mg/L有效氯含氯消毒剂进行了浸泡消毒,所使用的餐饮具全部进行了煮沸30分钟处理,共消毒面积270 m²。

根据流调情况对与患者邻居及共同就餐者家进行了蚊蝇消杀工作,对A村19户农户、114间房屋共计9950 m²进行蚊蝇消杀,对B村7户农户、72间房屋共计2044 m²进行蚊蝇消杀。

对疫点的消杀工作共使用消杀药品5 kg,含氯消毒剂10瓶,消杀面积共12614 m²。

②L县某某医院:做好"120"车及转送患者时对途中污染的物品、地面和运送患者的工具终末消毒,控制院感,以控制疫情进一步蔓延;使用500 mg规格的消毒片100片,手消毒液1000 mL,漂白粉10 kg,消毒面积共6500 m²。

③A酒楼消毒:使用10%赛可宁对其周边环境及室内进行了蚊蝇消杀,使用2000 mg/L有效氯含氯消毒剂对酒店内的地面、墙面进行了喷洒消毒,所使用的餐饮具全部进行了煮沸30分钟处理,共消毒面积350 m²。

④甲市某某医院:甲市疾控指导某某医院做好疫点的随时消毒和终末消毒,医务人员做好个人防护。

(9)腹泻病门诊(专桌)管理:L县加强了辖区各医疗机构腹泻病门诊(专桌)的管理,要求值班人员要认真做好登记,要做到"逢泻必登,逢疑必检",发现疫情及时报告。

案例❷ D区1例霍乱快检阳性人员的调查处置

2023年5月29日8:30,接某某医院报告,该院腹泻门诊1名腹泻患者霍乱快检阳性,增菌培养结果待出。接到报告后,甲市、D区、A区疾控立即启动应急机制,派遣工作人员前往现场开展应急处置,调查情况报告如下:

1.病例调查

(1)基本情况

病例:王某某,女,50岁,家庭住址为D区某某小区,是某某书店职工。

家庭成员:丈夫郭某某,甲市某某学校任职。

(2)临床表现

患者于5月28日15:00出现腹泻症状,由稀便至水样便,当日腹泻4次余,无腹痛、无里急后重、无失禁,首次腹泻后出现恶心症状,自行服用蒙脱石散症状缓解。随后为缓解症状使用辅助措施催吐,而后又自主呕吐2次余。全程无发热、腓肠肌疼痛等症状。

5月28日18:30左右,患者自驾前往某某大学某某医院就诊,体温正常、轻微脱水。血常规显示:白细胞计数 $12.93 \times 10^9/L$(↑),中性粒细胞85.2%(↑),中性粒细胞计数 $11.02 \times 10^9/L$(↑),单核细胞计数 $0.80 \times 10^9/L$(↑)。大便常规显示:白细胞计数 2/视野(↑),潜血阳性。医嘱:口服补液及服用左氧氟沙星。

既往病史:患者自述做过肠息肉手术,肠胃不好。

(3)流行病学调查

①饮水史:发病前5日未曾饮用生水,主要水源为小区直饮水及单位桶装水,未曾食用生冷食品和熟食。

②发病前5天就餐史:

5月23日午餐在单位独自做饭,早晚餐在家中。

5月24日全天在家中饮食。

5月25日午餐在单位独自做饭,早晚餐在家中。

5月26日至27日全天在家中饮食。

5月28日早餐在家中,中午至A区某某大酒店二楼参加同事李某婚宴(为清真餐,同桌10余人,以海鲜为主。患者自述食用海参、鲍鱼、鱼虾、羊肉等菜品)。

2.病例搜索

(1)病例定义

①与病例存在共同居住、进餐、饮水史的人员中,出现腹泻症状的。

②国家传染病信息报告管理系统中A区、D区28日报告的疑似或确诊感染性腹泻病例。

(2)搜索情况

①病例家属、同事及婚宴同桌同餐人员均未出现腹泻症状。

②未发现与该婚宴相关的腹泻患者,两区内未发现存在关联的感染性腹泻病例。

3.可疑餐次调查

市疾控中心与A区疾控传防科工作人员赶赴A区某某大酒店联合开展调查处置。经询问酒店经理及查阅相关资料,该酒店5月28日中午共接待两组婚宴,该患者参加的为其同事李某的婚宴,共12桌,约140人,其中单间4桌,大厅8桌。该患者在单间用餐。该酒店有厨师13人,服务员10人,均按时每年进行健康查体。加工间卫生条件较好,婚宴食品已经留样。

婚宴病例所用餐品包括蒜蓉粉丝蛏子王、黑椒牛仔骨、孜然羊肉片、蛋黄焗梭子蟹、养颜素小炒、葱爆绣球菌、佳偶天成八喜碟、养生金米海参粥、油淋原壳大连鲍、茄汁海捕大对虾、玉泉特色脆皮鸭、清蒸鸡、胶东爆双脆、西域风味焗羊排、比翼双飞蒜香翅、翡翠甜豆脆虾仁、财源滚滚牛肉丸、黄金满地小米酥、百年好合炒时蔬、油淋多福多宝鱼、胶东富贵大饽饽、玉泉四季鲜果盘。

疾控中心工作人员采集参与婚宴食品制作的厨师肛拭子4份，可疑婚宴留样食品7份，加工间涂抹样2份，共计13份，送A区疾控中心检验科进行检测。

4.密切接触者情况

（1）丈夫郭某某。

（2）5月28日在A区某某大酒店二楼参加婚宴时同桌就餐人员。

5.采样及检测情况

（1）5月29日某某医院霍乱快检阳性。

（2）5月29日D区疾控中心复核O139群阴性，O1群不特异；上午采集病例大便标本经市疾控聚合酶链式反应（PCR）检测阴性；下午采集大便标本1份肛拭子，1份增菌液。两份结果的PCR胶体金检测均为阴性。

（3）5月29日采集A区某某大酒店婚宴参与厨师肛拭子4份，切菜台、配菜台拭子2份、婚宴留样食品7份。

经增菌实验后，肛拭子检测结果：

①霍乱弧菌未检出。

②菌落形态未见可疑菌落生长。

③镜检为革兰氏阴性杆菌，氧化酶阴性，三糖铁实验产酸产气，不产硫化氢。

④血清凝集：阴性，O1群及O139群均不凝集。

切菜台、配菜台拭子与婚宴留样食品未检出菌落。

6.病因假设与验证

（1）患者近期无外地、无霍乱疫区旅居史，无外地人员来访。除婚宴外，无可疑用餐史。饮水均采用经过净化处理的桶装水，基本排除摄入霍乱弧菌可能。

（2）经病例搜索

①与病例存在共同居住、进餐、饮水史的人员中未发现出现腹泻症状，可疑餐次婚宴同餐人员未出现腹泻。

②国家传染病信息报告管理系统中A区、D区28日报告的疑似或确诊感染性腹泻病例未发现存在关联。

基本排除传染源与续发病例。

（3）患者后续大便样本经增菌霍乱弧菌检测均为阴性，未检出任何致病菌，接触环境均无可疑菌落。经随访，患者快检阳性后次日症状已消失，且因肠息肉手术等原因肠胃功能较弱，日常即频繁出现腹泻症状。

（4）可疑餐次中未检出致病菌，可参餐次制作厨师肛拭子未检出致病菌。

综上所述，初步判断该病例应为进食日常较少食用的海鲜后，胃肠功能紊乱导致的一过性腹泻，结合实验室检测结果，基本排除霍乱感染。

7.已采取措施

(1)患者采取居家隔离措施。

(2)排泄物呕吐物经含氯消毒液消毒后处理。患者及同住人员加强手部卫生及家庭卫生消毒,落实分餐。

(3)婚宴场地为疑似疫点,疾控工作人员要求酒店加强食品卫生管理,保障食品干净卫生,服务人员持证上岗,做好防蝇防鼠及环境卫生,为就餐人员提供放心健康食品。

编者注

霍乱是由霍乱弧菌所致的烈性肠道甲类传染病。霍乱弧菌为革兰氏阴性菌,对干燥、日光、热、酸及一般消毒剂均敏感,其中O1群和O139群可引起霍乱。霍乱弧菌主要通过水、食物、生活密切接触和苍蝇媒介而传播,以经水传播最为常见,患者吐泻物和带菌者粪便污染水源后易引起局部地区暴发流行。

霍乱主要在夏秋季流行,所有人群均易感,在霍乱呈地方性流行区域,以幼儿发病居多,在新暴发区域,则以青壮年发病居多。霍乱的潜伏期很短,一般为数小时至5天。患者典型的临床表现为起病急、剧烈腹泻、存在"米泔样"便,每日腹泻数次至数十次,多伴喷射性呕吐。严重的泻吐会引起体液与电解质的大量丢失,出现脱水、循环衰竭、肌肉痉挛、低血钾、酸中毒及尿毒症等症状,并伴随急性肾衰竭、急性肺水肿等严重并发症,如不及时治疗,可导致死亡。

少量霍乱弧菌可被胃酸杀死,只有在大量摄入或胃酸缺乏时才会引发感染。未被杀死的弧菌进入小肠,穿过小肠黏膜黏液层黏附于肠上皮细胞表面并大量繁殖,产生强烈的霍乱肠毒素。霍乱肠毒素有两个亚单位,借助其结合亚单位B(cholera toxin subunit B,CTB)结合于上皮细胞膜受体GM1神经节苷脂,使具有毒素活性的亚单位A(cholera toxin subunit A,CTA)进入细胞膜,激活细胞膜中的腺苷酸环化酶(AC),使三磷酸腺苷(ATP)转变成环磷酸腺苷(cAMP)。cAMP浓度增高后使小肠黏膜上皮细胞分泌功能大为增强,出现剧烈的水样腹泻。弧菌裂解后释放的内毒素以及弧菌产生的酶(如神经氨酸酶)、其他毒素(如溶血素)和代谢产物等也可能有一定致病作用。

目前对霍乱患者主要是进行对症处理,及时补充水及电解质,可辅以抗菌治疗。世界卫生组织不建议大规模使用抗生素,因为这对控制霍乱的蔓延并无实际效果,反而可能助长抗微生物药物耐药性。预防霍乱可以口服较为安全有效的基因重组减毒活疫苗。

在我国仍在传播的霍乱弧菌多数是无致病力的毒株,已监测到的部分O139群毒株也大多不会产生霍乱肠毒素,基本不具有致病力。加上我国习惯饮用开水和食用熟食的习惯,霍乱虽然是甲类传染病,但在我国的发病率与疫情风险实际较低。

二、人感染高致病性禽流感

(一)人感染高致病性禽流感疫情处置要点

1.禽流感简介

禽流感(avian influenza 或 bird flu)全名"鸟禽类流行性感冒",是由禽流感病毒引起的传染病,通常只感染鸟类,常见于鸭子和鹅等野生水禽,某些禽流感病毒可跨越物种界限传播，并导致人类和其他哺乳动物患病或亚临床感染。自从 1997 年在香港发现人类也会感染禽流感之后，此病症引起全世界卫生组织的高度关注。其后，本病一直在亚洲区零星暴发，但在 2003 年 12 月开始，禽流感在东亚多国（主要在越南、韩国、泰国）严重暴发，并造成越南多名患者丧生。直到 2005 年中，疫症不单未有平息的迹象，而且还不断扩散。现时远至东欧多个国家亦有案例。禽流感被发现 100 多年来，人类并没有掌握特异性的预防和治疗方法，仅能以消毒、隔离、大量宰杀禽畜的方法防止其蔓延。

人感染高致病性禽流感是由禽甲型流感病毒某些亚型中的一些毒株如 H5N1、H7N9 等引起的人类急性呼吸道传染病。近年来，H5N1 型禽流感病毒在全球蔓延，不断引起人类发病，并且推测这一病毒可能通过基因重组或突变演变为能引起人类流感大流行的病毒，因此成为全球关注的焦点。我国《传染病防治法》将其列为乙类传染病，但实行甲类管理，即一旦发生疫情，采取甲类传染病的预防控制措施。

禽流感病毒对乙醚、氯仿、丙酮等有机溶剂均敏感。常用消毒剂容易将其灭活，如氧化剂、稀酸、卤素化合物（漂白粉和碘剂）等都能迅速破坏其活性。裸露的病毒在直射阳光下 40～48 小时即可灭活，如果用紫外线直接照射，可迅速破坏其活性。

2.禽流感疫情防控方案（以 H7N9 为例）

（1）病例定义

监测病例指同时具备以下 4 项条件的病例：①发热（腋下体温≥38 ℃）；②具有肺炎的影像学特征；③发病早期白细胞总数降低或正常，或淋巴细胞分类计数减少；④不能从临床或实验室角度诊断为常见病原所致肺炎。

人感染 H7N9 禽流感疑似病例与确诊病例定义参照《人感染 H7N9 禽流感诊疗方案（2013 年第 2 版）》。

（2）发现与报告

各级各类医疗机构发现符合监测定义的病例后，应于 24 小时内进行网络直报。报告疾病类别选择"其他传染病"，并在备注栏中注明"人感染 H7N9 禽流感监测病例"。尚不具备网络直报条件的医疗机构，应当于 24 小时内以最快的通信方式（电话、传真等）向当地县级疾病预防控制机构报告，并寄出传染病报告卡；县级疾病预防控制机构在接到报告后立即进行网络直报。

各级各类医疗机构发现人感染 H7N9 禽流感疑似病例、确诊病例后，应当于 2 小时内进行网络直报。报告疾病类别选择"其他传染病"，并在备注栏中注明"人感染 H7N9 禽流感疑似病例或者确诊病例"。尚不具备网络直报条件的医疗机构，应当于 2 小时内以最快的通信方式（电话、传真等）向当地县级疾病预防控制机构报告，并寄出传染病报告卡；县级疾病预防控制机构在接到报告后立即进行网络直报。

（3）病例的流行病学调查、采样与检测

流行病学调查：各县（市、区）疾病预防控制机构接到辖区内医疗机构或医务人员报告人感染 H7N9 禽流感疑似病例或确诊病例后，应当按照《人感染 H7N9 禽流感流行病学调查方案》进行调查，重点了解病例的基本情况、临床表现、发病前 7 天内可疑动物（如禽类、猪等）和农贸市场的接触和暴露情况，以及发病后至隔离治疗期间接触人员情况等，必要时根据个案流行病学调查情况组织开展病例主动搜索。

根据多版诊疗方案，人禽流感的流行病学史定义：发病前 7 天内，接触过病、死禽（包括家禽、野生禽鸟），或其排泄物、分泌物，或暴露于其排泄物、分泌物污染的环境；发病前14天内，曾经到过有活禽交易、宰杀的市场；发病前14天内，与人禽流感疑似、临床诊断或实验室确诊病例有过密切接触，包括与其共同生活、居住或护理过病例等；发病前14天内，在出现异常病、死禽的地区居住、生活、工作过。

高危职业史：从事饲养、贩卖、屠宰、加工、诊治家禽工作的职业人员；可能暴露于动物和人禽流感病毒或潜在感染性材料的实验室职业人员；未采取严格的个人防护措施，处置动物高致病性禽流感疫情的人员；未采取严格的个人防护措施，诊治、护理人禽流感疑似、临床诊断或实验室确诊病例的医护人员。

标本采集、保存、运送与实验室检测：医疗机构应当及时采集病例的相关临床样本。采集的临床标本包括患者的上呼吸道标本（包括咽拭子、鼻拭子、鼻咽抽取物、咽漱液和鼻洗液）、下呼吸道标本（如气管吸取物、肺洗液、肺组织标本）和血清标本等。应当尽量采集病例发病早期的呼吸道标本（尤其是下呼吸道标本）和发病7天内急性期血清以及间隔2～4周的恢复期血清。如患者死亡，应当尽可能说服家属同意尸检，及时进行尸体解剖，采集组织（如肺组织、气管、支气管组织）标本。

标本采集、保存、运送与实验室检测按照《人感染H7N9禽流感病毒标本采集及实验室检测策略》进行。

采集病例的临床标本后，县级疾病预防控制机构和病例收治的医疗机构要密切配合，按照生物安全的相关规定进行包装，并于24小时内送当地国家流感网络实验室检测。各地流感监测网络实验室应开展核酸检测，具备相应生物安全条件的网络实验室可开展病毒分离，并将分离的病毒按要求及时送国家流感中心，未开展病毒分离的网络实验室需将核酸检测阳性的病例原始标本按要求及时送国家流感中心。

发生人感染H7N9禽流感疫情的省份，常规流感样病例监测哨点医院采集流感样病例标本数每周不低于15份，并将H7N9核酸检测纳入常规检测项目。

（4）病例管理和感染防护

参照《人感染H7N9禽流感医院感染预防与控制技术指南（2013年版）》，落实消毒、院内感染控制和个人防护等措施。

（5）密切接触者的追踪和管理

定义：诊治疑似或确诊病例过程中未采取防护措施的医护人员或曾照料患者的家属；在疑似或确诊病例发病后至隔离治疗期间，有过共同生活或其他近距离接触情形的人员；经现场调查人员判断符合条件的其他人员。

追踪和管理：由县级卫生行政部门组织对密切接触者进行追踪和管理，对密切接触者实行医学观察或健康随访，不限制其活动，每日晨、晚各1次测体温并了解是否出现急性呼吸道感染症状。患者一旦出现发热（腋下体温≥37.5 ℃）及咳嗽等急性呼吸道感染症状，则立即转送至当地的定点医疗机构进行诊断、报告及治疗。

疾病预防控制机构负责标本采集和实验室检测工作：应当采集病例的所有密切接触者的双份血清标本（开始实施医学观察时和间隔2～4周后），当密切接触者出现急性呼吸道症状时还要采集咽拭子，送当地国家级流感网络实验室进行检测。

医学观察期限为自最后一次与病例发生无效防护的接触后7天。

（6）及时开展风险评估

各级卫生行政部门应当根据人感染 H7N9 禽流感的疫情形势、病原学研究进展及时组织专家开展风险评估，进行疫情形势研判，达到突发公共卫生事件标准时，应当按照相关预案及时启动相应应急响应机制，并按照相关规定及时终止响应。

（7）做好健康教育工作

各地要积极开展舆情监测，针对公众和社会关注的热点问题以及对该疾病认识的进展，积极做好疫情防控知识宣传和风险沟通，指导公众建立正确的风险认识，促进公众形成正确的疾病预防行为。尤其要加强禽畜养殖场、散养户、屠宰场、批发及交易市场等的禽畜饲养、捕捉、屠宰、储藏、运输、交易和经营人员以及宠物禽畜养殖人员的健康教育和风险沟通工作。

（8）加强医疗卫生机构专业人员培训与督导检查

对医疗卫生机构专业人员开展人感染 H7N9 禽流感病例的发现与报告、流行病学调查、标本采集、实验室检测、病例管理与感染防控、风险沟通等内容的培训，提高防控能力。

针对人感染 H7N9 禽流感的早检、早治流程如图 3-2 所示。

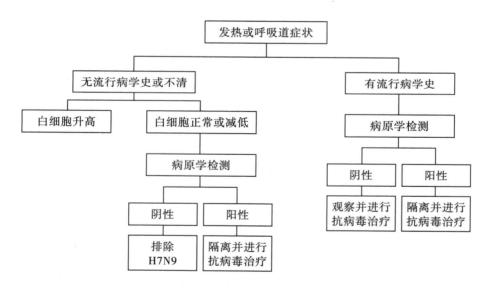

图 3-2 针对人感染 H7N9 禽流感的早检、早治流程

（二）人感染高致病性禽流感疫情处置案例

案例 ① 2009 年 C 区一例（死亡）H5N1 人禽流感病例突发公共卫生事件处置

2009 年 1 月 13 日，甲省某某医院收治一例重症肺炎病例。1 月 17 日，甲省疾控中心检测该病例人禽流感 H5N1 核酸阳性。病例经多方组织抢救无效，于 1 月 17 日 18:40 死亡。1 月 18 日经国家实验室确认，病例为人感染高致病性禽流感确诊病例，根据国家和甲省《突发公共卫生事件应急预案》有关规定，省、市启动应急处置 II 级响应。1 月 24 日甲省卫生厅发布信息，根据《甲省突发公共卫生事件应急预案》和卫生部《人感染高致病性

禽流感应急预案》有关规定以及专家组论证评估意见,报经甲省政府同意,甲省人禽流感重大突发公共卫生事件Ⅱ级应急响应于1月24日7:30终止。

1.流行病学调查

(1)患者情况及就诊过程

患者张某,女,27岁,汉族,待业在家,家住甲市C区某某办事处某某路。病例1月5日自感不适,在家自行服药治疗3天。1月9日在居住地附近某某诊所就诊,给予头孢类抗生素、病毒唑点滴治疗,安痛定肌注,但病情不见好转。1月10日在甲市某某医院门诊就诊治疗,效果不明显。1月11日到甲省某某医院急诊科观察治疗2天,病情加重。1月13日17:00,以"主诉发热6天,咳嗽、咳痰3天"收入某某医院呼吸病房,入院诊断:双下肺炎,白细胞减少原因待查,腋部包块待查。1月16日甲市、C区两级专家联合会诊,认为该病例目前不支持非典型肺炎(SARS)及人高致病性禽流感。但患者有鸭血接触史,建议就地隔离观察治疗,等待实验室检查结果。患者病情进一步加重,1月17日5:15,某某医院以不明原因肺炎进行了网络直报。甲市C区疾病预防控制中心于1月17日10:37进行突发公共卫生事件报告。1月17日7:15该病例转入甲市某某院隔离治疗(人禽流感病例定点医院)。入院诊断:不明原因肺炎。医护人员实行Ⅱ级防护。经多方组织抢救,该病例因抢救无效于1月17日18:40死亡。死亡原因:①急性呼吸窘迫综合征;②多器官功能衰竭。经实验室检测,修改诊断为人感染高致病性禽流感。

(2)密切接触者调查

根据卫计委《人感染高致病性禽流感应急预案》的规定,与出现症状后的人禽流感疑似病例或确诊病例共同生活、居住、护理的人员或直接接触过病例呼吸道分泌物、排泄物和体液的人员。通过调查共确定病例密切接触者157名,具体统计:病例所在社区门诊2人、甲市某某医院17人、甲省某某医院123人、"120"急救人员3人、患者家属8人(丈夫、女儿、父亲、母亲、2个叔叔、公公和婆婆)及其丈夫同学4人。

1月19日,共采集149份密切接触者血清。截至1月24日7时30分,所有医学观察的密切接触者无发热不适等症状,全部解除医学观察。

(3)可疑暴露情况

1)禽类制品暴露史

病例接触:病例及其丈夫均无固定职业,自家经营一麻辣烫流动摊位。麻辣烫中与禽类相关的食物种类包括鸭血、鸡肉丸和鸡心。鸭血、鸡心均为新鲜产品,需要在病例家中清洗后串制。据其丈夫介绍,平素主要由他负责进货、清洗原材料、串制和贩卖麻辣串等工作。2008年12月29日左右前,病例家还在间断经营麻辣烫。病例也参与了麻辣烫的清洗和串制工作,其中包括鸭血和鸡心。

禽类制品溯源调查情况 麻辣烫所用禽类制品的进货来源主要为甲市某某市场,并由供货商送货上门,但供货商并不固定。某某市场位于甲市E区,主要经营蔬菜、肉蛋类等批发业务。1月19日,甲市与E区疾控中心专业人员到某某市场调查有关鸭子、鸭血的销售情况。调查情况如下:某某市场有1家摊位销售白条鸭和鲜鸭血,其他3户销售冷冻鸭和成品鸭血。

2)其他有关暴露情况

病例发病前4天曾食用带血鸡翅:1月1日,病例与丈夫及女儿到烧烤店进食烧烤,食物种类包括蒜爆鸡肉（熟）、鸡翅、羊肉串。病例进食中发现食用鸡翅未熟透，中间带血丝，随即停止食用。

病例发病前无活禽市场暴露，未接触过发热呼吸道症状的患者，也未到医疗机构就诊。

病例发病前2周的活动情况具体如表3-1所示。

表3-1 病例发病前2周活动情况

时间	日期	内容
前10天	2008年12月26日	赴K区某某镇参加同学婚礼，结束后曾经回镇上娘家
前7天	2008年12月29日	参与清洗和串制麻辣烫（其中含鸭血和鸡心）
前4天	2009年1月1日	与丈夫、女儿到某某烧烤店进食烧烤，仅病例吃到未熟带血丝的鸡翅
具体不详	2009年1月1～7日间	与丈夫、女儿到家附近快餐店吃饭

2.病例及其密切接触者实验室检测工作

按照《人感染高致病性禽流感应急预案》和实验室检测技术要求，在生物安全条件下，对所有标本均采用Real-time PCR和RT-PCR两种分子生物学方法进行初筛检测。其中，Real-time PCR采用甲型流感通用、H5HA和H5NA三对引物探针，RT-PCR采用甲型流感通用引物、H5HA片段引物、AN1片段引物、H9HA片段引物、SARS五对引物，所有引物均由中国疾病预防控制中心病毒病预防控制所流感中心提供。

第1次结果（1月16日17:30）：第1批咽拭子标本2份，Real-time PCR和RT-PCR检测结果均为阴性。

第2次结果（1月17日3:50）：复核第1批咽拭子标本2份，Real-time PCR和RT-PCR结果均为阴性。第2批咽拭子标本1份，Real-time PCR结果为阴性，RT-PCR的甲型流感通用AN1.H9HA片段和SARS四种引物结果均为阴性，H5HA片段引物RT-PCR结果为阳性。

第3次结果（1月17日8:00）：对第1批和第2批的3份咽拭子标本重新复核，Real-time PCR和RT-PCR结果又均为阴性。

第4次结果（1月17日17:30）：将检验人员分成两组，对2份下呼吸道深部抽取物标本同时做平行实验。Real-time PCR的甲型流感通用和H5HA、H5NA引物探针的检测结果均为阳性，RT-PCR的甲型流感通用引物和H5HA、AN1片段引物均为阳性，H9HA片段引物和SARS引物的结果均为阴性。

1月17日晚上，甲省疾病预防控制中心连夜将病例的下呼吸道深部抽取物送至中国疾病预防控制中心国家流感中心复核。18日上午，中国疾病预防控制中心国家流感中心复核结果阳性。

1月22日，中国疾病预防控制中心将该病例的标本接种SPF鸡胚48小时后，病毒分离阳性。基因测序结果已经反馈，命名为A/Shandong/1/2009（H5N1）。病毒血凝素基因的核酸序列和蛋白序列与我国2005～2008年分离的24株人禽流感病毒高度同源，血凝素蛋白的连接肽和受体结合位点仍然是禽源性的。该病毒株没有发生明显基因突变，也没有与人禽流感病毒的基因重配，病毒仍然是禽源。

省疾控中心对 8 名高危密切接触者咽拭子标本检测，检验结果均为阴性。

3.疫点处理

病例报告后，甲市、C 区卫生行政部门立即开展了疫点处理工作。市、区两级疾控中心迅速划定了疫点范围和重点控制区域。经专家论证，确定病例就诊的医疗机构的门诊和病房、转运患者的交通工具、患者居家及其所居住的某某小区作为重点疫点进行处理。C 区疾控中心于 1 月 16～17 日对患者曾就诊的个体诊所、甲市某某医院和甲省某某医院进行消毒，消毒面积累计约 500 m²。对病家进行终末消毒，共消毒面积 200 m²，对 C 区某某市场、养殖场和甲市某某公园等重点部位进行环境消毒，消毒面积 10000 m²。市疾控中心对传染病医院的疫点进行了规范消毒，消毒面积共 1000 m²，包括患者住院的病房及其通道，可能污染的场所，并对医疗废弃物、环境等进行了终末消毒。病例死亡后严格按照规范要求进行了终末消毒和尸体无害化处理。19 日，某某市场管理人员要求各销售摊位禁止销售鸭血，同时卫生监督、工商和检疫部门已对该市场进行了消毒处理。

4.人禽流感疫情的应急监测工作

(1)医疗机构不明原因肺炎病例搜索情况

疫情发生后，市卫生局组织人力对全市医疗机构进行了不明原因肺炎排查工作。截至 1 月 24 日，C 区驻地所有医疗机构呼吸内科、小儿科、急诊和发热门诊各类就诊患者 9865 人，所有就诊患者中，发热 829 人，其中流感样病例 586 人，仅占就诊病例的 5.94%，无明显发热患者增多现象。经对发热患者的密切跟踪，均被排查。住院患者中，未发现不明原因肺炎病例。全市各级各类医疗机构累计监测呼吸道就诊病例 31856 例，未发现不明原因肺炎病例。

(2)职业暴露人群禽流感排查情况。

甲市 C 区对活禽市场等从事活禽销售、运输等可能频繁接触禽类的人员进行了排查，截至 1 月 24 日，共排查 735 名可能职业暴露人群，所接触的禽类有明确疫苗接种史的 263 人，无禽类疫苗接种史的 87 人，不详 385 人，均未接触病死禽，经排查无发热患者。全市共排查禽流感高暴露人群 11217 人，未发现发热病例。

(3)病家周围入户调查情况

C 区疾病预防控制中心在全区范围内开展入户搜索、排查工作。入户主动搜索调查户数 139283 户，调查人数 402798 人，流感样病例 1 人，经排查临床诊断明确，排除不明原因肺炎。

(4)C 区近期流感样病例报告情况

位于甲市 C 区的两所医院是国家级流感监测点，自 12 月份以来，监测结果表明无发热患者异常增多的现象。

2008 年 12 月 8 日至 2009 年 1 月 18 日流感样病例的报告情况如表 3-3 所示。

表 3-2　甲市 C 区流感样病例报告情况（2008.12.8～2009.1.18）

| 周 | 时间 | 流感样病例数 | | | | | 门急诊病例就诊总数 | 流感样病例就诊比例/% |
		0～	5～	15～	25～	60～	合计		
49 周	2008.12.8 2008.12.14	52	11	0	0	0	63	2084	3.02
50 周	2008.12.15 2008.12.21	51	15	0	0	0	66	2093	3.15
51 周	2008.12.22 2008.12.28	46	19	0	0	0	65	2127	3.06
52 周	2008.12.29 2009.1.4	40	6	0	0	0	46	1819	2.53
1 周	2009.1.5 2009.1.11	52	17	0	0	0	69	2138	3.23
2 周	2009.1.12 2009.1.18	46	8	0	0	0	54	1949	2.77

5.宣传与培训

甲省卫生厅和甲市卫生局迅速利用大众媒体开展了宣传工作。甲市疾控中心紧急制作和印刷"人感染高致病禽流感防控知识明白纸"、宣传画50万份。通过各种渠道迅速分发到各集体单位、社区、医疗机构门诊、农村、公共场所和广大人民群众手中，普及卫生知识、增强防范意识、提高全民防控能力。C区疾控中心和辖区医疗机构共组织培训28期5418人。

由甲市政府协调，1月21～24日，甲市移动和甲市联通两家公司负责向全市手机、小灵通用户发放禽流感防治知识短信1200万条；电视台、某广场大屏幕和交警大屏幕滚动播出禽流感防治知识，宣传内容由市疾控中心提供。

6.畜牧部门开展工作

本次疫情发生后，卫生部门立即将有关情况通报各级畜牧部门，建议开展家禽疫情排查和流行病学调查工作。各级畜牧部门迅速组成专家组赶赴甲市，全力配合卫生部门做好家禽疫情排查和流行病学调查工作。畜牧部门专家组在甲市等地养殖场（户）开展疫情排查，检查规模饲养场9个、家禽散养村6个、禽类交易市场6个，均未发现家禽发病情况；抽取病原学样本224对、血清学样本210个，经甲省动物疫病预防与控制中心检测，结果显示，家禽免疫抗体合格率为97.6%，达到国家规定标准，病原学监测全部阴性。按照市政府要求，将高致病性禽流感免疫范围扩大至疫点周边10 km，共计免疫家禽656164只。

7.疫情评估

根据评估结果和相关资料综合分析，经甲省突发公共卫生事件应急领导小组办公室

专家咨询组认真讨论,提出以下初步结论:

(1)依据卫计委《人禽流感诊疗方案》中的诊断标准,可以确诊为甲省首例散发的人感染高致病性禽流感病例。

(2)该起疫情是人高致病性禽流感散在病例,未出现病例聚集现象和人际传播迹象。该病例无明确的病、死禽鸟接触史,其感染来源无确切证据,也不完全排除接触其他可能的可疑禽类产品的流行病学史,这与我国部分省份发生的病例感染来源不确定情况相类似。

(3)相关调查数据和防控措施落实情况评估结果显示,病例发病前一周未接触发热患者,也没有到过医疗机构,且同期甲市和C区无不明原因肺炎病例报告。发生高致病性禽流感疫情后,对疫点采取了有效的消毒处理,目前该起疫情没有扩散迹象,防控措施可以有效阻止人际传播。

(4)对该病例的157名密切接触者的医学观察,未再发现不明原因肺炎病例。3例出现发热的密切接触者临床诊断明确并已经彻底康复,其他密切接触者经过规范的医学观察无任何异常现象发生。

(5)通过对甲市医疗机构不明原因肺炎病例的主动搜索、流感样病例监测和禽流感职业高暴露人群监测,未发现不明原因肺炎病例,对C区进行社区入户调查,也未发现任何可疑情况。

(6)中国疾控中心对该病例分离到的禽流感病毒全基因组序列测定结果表明:病毒血凝素基因的核酸序列和蛋白序列与我国2005~2008年分离的24株人禽流感病毒高度同源,血凝素蛋白的连接肽和受体结合位点仍然是禽源性的。

鉴于密切接触者未出现继发病例、医疗机构监测和人群监测结果也未出现任何可疑情况。根据国家有关规定和该病的流行病学特点,可以判定该起疫情已经终止。在最后一例密切接触者体温正常,停止医学观察后,可以结案。

案例❷　2017年I区一例人感染H7N9禽流感病例应急处置

2017年1月6日,甲市某某医院报告I区某某街道办事处1例不明原因肺炎病例。接到信息后,I区疾控中心立即向I区卫计局汇报。I区卫计局通过I市卫计委与甲市卫计委取得联系,了解了相关信息,患者高度怀疑为人感染高致病性禽流感病例;第二日从甲市疾控中心获得检测结果,H7N9禽流感病毒阳性,立即开展了包括流行病学调查、疫点消毒、外环境采样等一系列工作。

1.病例基本情况

病例邵某某,男,53岁,农民,现住I区某某办事处某某村,从事防雷设施安装工作。病例自述近期无禽类接触史,未食用禽类制品,但病例大哥(邵某某2)曾于2016年12月份前往江苏探亲,12月24日回返回I区老家,26日出现发烧、恶心症状,在本村卫生室输液治疗,27日前往I区某某医院,未明确诊断,继续回本村诊所输液治疗。病例邵某某28日陪同其兄邵某某2前往I区某某医院就诊,CT显示肺部病变严重,经朋友介绍当日上午赴甲省某某医院就诊,于28日当晚去世。患者邵某某28日全天照顾邵某某2,密切接触,未做任何防护,期间,邵某某2曾将咳嗽喷溅物喷至邵某某面部。12月31日,病例出现发热症状,当日先后就诊于I市某某医院和甲市某某医院,甲市某某医院以肺炎收治入院,因病情不见好转,于4日转至甲省某某医院,先后给予更昔洛韦、帕拉米未抗病毒治疗,采集肺泡灌洗液甲型流感病毒抗原检测阳性,遂在医生的建议下于6日再次转至甲市某某医院。病例采集临床标本送甲市疾控中心检测,1月7日0:30从甲市疾控中心获得检测结果,H7N9禽流感病毒核酸检测阳性。病例于1月8日在甲市某某医院去世。

2.采取的应急工作措施

疫情发生后,I区委区政府立即组建了由分管区长为组长的应急指挥部,召开了由卫计、农业、畜牧、市场监管、食药等有关部门主要负责人及全区7个街道、镇政府主要领导参加的工作会议,组织开展了以下工作。

(1)病例流行病学调查。根据我国《传染病防治法》《人感染H7N9禽流感防控方案(第三版)》等法律法规及有关文件的规定,该病例的流行病学调查工作由甲市相关疾控机构负责。

(2)病例密切接触者追踪管理。根据甲市疾控机构流调结果判定的密切接触者名单,由区疾控中心对I市某某医院5名医务人员及1名病例家属等6位密切接触者进行医学观察,开展追踪并实施为期7天的医学观察,同时采集密切接触者血清标本送省疾控中心检测;1月8日又对甲市疾控中心发回的3名病例家属进行密切接触者医学观察,密切接触者一旦出现发热(腋下体温≥37.5℃)及咳嗽等急性呼吸道感染症状,立即送市传染病医院就诊,并采集其咽拭子标本,送市疾控中心检测。9名密切接触者经医学观察均体温正常,无咳嗽等急性呼吸道症状,根据省疾控专家组指导意见,已超过7天的医学观察期限,已于1月13日解除以上9名密切解除者医学观察。

(3)疫点处置。根据甲市疾控机构流调结果判定的疫点名单,由区疾控中心采取终末消毒为主的综合处置措施。具体参照《人禽流感消毒、院内感染控制和个人防护技术方案》执行。

(4)可疑感染来源外环境标本采集。根据流行病学调查结果,由I区疾控中心于2017年1月7日至8日在病例可疑感染来源的活禽市场等场所采集污水、粪便、鸡笼及砧板涂抹物等外环境标本,共采集242份送市疾控中心进行检测,H7N9阳性结果4份。区疾控中心专业技术人员分2组对关闭活禽交易的3处市场(某某市场活禽交易区、某某农贸市场活禽交易区、某某街道农贸市场活禽交易区)的4家外环境标本检测阳性的商户进行现场消毒处理工作及技术指导。

(5)可疑暴露者管理。由区卫计局会同农业、市场监管、交通等相关部门,对暴露于H7N9禽流感病毒检测阳性的禽类、环境,且暴露时未采取有效防护的养殖、屠宰、贩卖、运输等人员进行健康告知:如出现发热(腋下体温≥37.5℃)及咳嗽等急性呼吸道感染症状时要及时就医,并主动告知其禽类接触情况。区疾控中心对4处活禽交易区外环境检测阳性的9名可疑暴露人员进行为期7天的医学观察,9名可疑暴露人员均体温正常,无咳嗽等急性呼吸道症状,超过7天的医学观察期限,已解除医学观察。

(6)疫情强化监测。开展为期2周的疫情强化监测。I区辖区内二级以上医院对符合流感样病例定义的门急诊患者,以及住院严重急性呼吸道感染者,及时询问暴露史并采集呼吸道标本,送市疾控中心检测。共采集呼吸道标本1109份流感样病例的呼吸道标本。反馈结果中无H7N9阳性者。

(7)活禽市场管理。根据国家《人感染H7N9禽流感防控方案(第三版)》的有关要求,区政府组织有关部门关闭 3 处市场(某某市场活禽交易区、某某农贸市场活禽交易区、某某街道农贸市场活禽交易区),并将现存活禽全部宰杀。区疾控中心专业技术人员按照要求对上述市场开展全面消毒处理工作及技术指导。

(8)开展全区健康教育宣传和健康告知。区疾控中心印发 H7N9 禽流感宣传材料 5 万份,下发到辖区内各镇、街道社区。各镇街道卫生院、社区卫生服务中心在各自辖区做好疫情防控知识宣传,引导公众科学、理性地应对疫情,重点加强对全区 716 处活禽养殖场、61 户屠宰、贩卖、运输等活禽交易点 800 余名从业人员的健康教育和健康告知。同时积极开展 H7N9 防治知识宣传教育和积极解答群众咨询,引导居民正确认识 H7N9 禽流感,避免引起群众恐慌。

(9)进行技术培训。1 月 11 日举办了全区医疗机构人感染 H7N9 禽流感防治技术培训班,全区二级以上综合医院医务科及检验科负责人、各镇卫生院(社区卫生服务中心)分管负责人、防保科长共 30 余人参加了会议。会上区卫计局疾控科负责人到会讲话,区疾控中心传防科、检验科负责人分别讲授了《人感染 H7N9 禽流感疫情防控方案(第三版)》及强化监测标本采集、保存运输要求等,疾控中心分管主任对防控工作提出要求。

(10)开展一级以上综合医院防控工作督导检查。区疾控中心专业技术人员到各镇卫生院(社区卫生服务中心)开展预检分诊、发热门诊工作督导;并强化人感染 H7N9 流感防控知识宣传以及对活禽养殖、屠宰、运输、交易等从业人员健康告知和防护知识宣传;同时,安排各镇卫生院、社区卫生服务中心加强对活禽养殖、屠宰、运输、交易等从业人员健康告知和防护知识宣传。

3.分析结论

根据流行病学调查、现场调查和实验室检测结果,病例兄长自苏州(当时为人感染高致病性禽流感疫区)返回,于病例前死亡(因火化未采样),存在疫区流行病学史。病例与其兄长有近距离接触史,且人感染 H7N9 禽流感核酸检测阳性,基本可以确定为外源输入性人感染 H7N9 禽流感病例。

自 1 月 6 日甲市某某医院报告病例以来,区疾控中心按照方案要求及省专家组意见,开展了一系列防控措施,目前 9 例密切接触者和 9 例可疑暴露者均已解除医学观察;4 处活禽交易区外环境检测阳性的交易点经区疾控中心现场消毒处理,7 天后采样均已合格;自 1 月 6 日第一例病例发病后,已经过 17 天无新发病例。经区防治人感染 H7N9 禽流感防控工作专家组综合评估,认为我区人感染 H7N9 禽流感应急防控工作已全部结束,防控工作转入常态化。

4.下一步工作

(1)加强疫情监测。辖区各级医疗机构要加强不明原因肺炎、人感染 H7N9 流感疫情监测力度,提高疫情监测和报告的敏感性;同时,规范预检分诊、发热门诊建设和运转,防止院内感染的发生。

(2)加强部门沟通协调。加强与畜牧、市场监管部门沟通协调和信息互通;充分发挥联防联控工作机制,进一步规范活禽市场的管理,对活禽市场采取"一日一清洗,一周一消毒,一月一休市"措施。

(3)深入开展健康教育。借助各类媒体的力量,切实加强舆论引导,按照"分人群、多载体、多形式"的要求,进一步加大健康教育力度,不断拓宽宣传渠道,广泛普及 H7N9 流感防控知识，引导公众养成安全健康的生活方式和禽类消费习惯，提升健康生活意识。

（4）加强专业人员培训和物资储备。积极开展人感染 H7N9 流感病例的发现与报告、流行病学调查、标本采集、实验室检测、消毒技术规范、病例管理与感染防控、风险沟通等内容的培训，切实提高专业队伍技术水平；根据人感染 H7N9 流感疫情特点，有针对性地加大个人防护用品，采样、检测耗材，实验试剂，救治药物和器械的储备。

（5）大力开展爱国卫生运动。充分发挥爱国卫生运动作用，结合卫生城镇创建活动，广泛发动群众，在城乡范围内深入开展环境卫生集中整治行动；重点加强农贸市场的卫生管理，着力解决活禽销售、宰杀方面存在的突出卫生问题。

编者注

上述两例禽流感疫情处置完善，人感染高致病性禽流感为国家乙类传染病，但实行甲类管理。从公开的文献资料来看，近来禽流感疫情流行的范围非常广，遍及亚洲、欧洲、非洲以及美洲等多个国家。禽流感病毒可以长期在禽类当中自然传播、循环引起发病，但是当病毒发生变异或者重组之后可能在人与哺乳动物之中流行，具有重要的公共卫生意义。近年来，人感染禽流感病毒的病例仍然偶有发生，其中 H5N1、H5N6 和 H7Nx 亚型病毒感染的病例比较多，致死率比较高。下一步需要继续做好健康教育工作，加强疫情监测，做好应急处置预案。

三、炭疽

（一）炭疽疫情处置要点

1. 炭疽预防控制技术［资料来源：《炭疽预防控制技术指南（2021 年版）》（中疾控传防发〔2021〕59 号）］

炭疽是由炭疽芽孢杆菌引起的一种人畜共患病，是《中华人民共和国传染病防治法》规定的乙类传染病，其中肺炭疽按照甲类传染病管理。牛、羊等食草动物易感，人类主要通过接触炭疽病畜肉、内脏、毛皮或其制品而感染，也可以通过吸入含有炭疽芽孢的粉尘或气溶胶而感染。人间炭疽病例以皮肤炭疽最为常见，肺炭疽及肠炭疽少见但病死率高。我国炭疽自然疫源地分布广泛，主要分布在西部和东北部地区，近年来每年都有十几个省份报告炭疽病例，多为散发，聚集性疫情时有发生。炭疽防控具有重要的卫生和经济意义，基于目前我国炭疽疫情形势及相关研究进展，为指导各地做好炭疽的预防控制工作，制定本方案。

一、目的

（1）指导医疗机构开展炭疽病例诊断、报告与病例管理工作。

（2）指导疾病预防控制机构开展炭疽流行病学调查、疫情处置和病原学监测工作。

（3）指导相关部门开展重点场所及公众炭疽预防控制工作。

二、疾病概述

（一）病原学

炭疽芽孢杆菌有繁殖体和芽孢两种存在形式。繁殖体为革兰染色阳性的粗大杆菌，形态呈棒状，长 5～10 μm，宽 1～3 μm，两端截平，排列成链，似竹节状，无鞭毛，在生物体内或特定培养基中可形成荚膜。新鲜标本直接涂片时,常呈单个或短链,经人工培养的炭疽芽孢杆菌形成竹节样排列的长链。在生物体外有氧条件下,可形成芽孢,芽孢呈卵圆形,位于菌体中央,成熟芽孢可脱离菌体残骸,呈游离状态。芽孢对热、冷、干燥、化学物质、射线和其他不利条件有抵抗力,干热 150 ℃ 60 分钟才能杀灭,煮沸 5 分钟仍能发芽,在土壤中可存活数十年。芽孢对化学消毒剂的抵抗力不一,强氧化剂如高锰酸钾、漂白粉、氯亚明、过氧乙酸等对芽孢杀灭力强;升汞、碘酊以及甲醛杀灭芽孢均有效,在常用浓度下 10～30 分钟能达到杀灭效果。而石炭酸、来苏尔和酒精对炭疽芽孢杀灭效力较差,有时作用 1 周后,芽孢仍能生存。

(二)流行病学

1.传染源

炭疽芽孢可在环境中长期存在。一般是食草动物首先感染,患病动物的血液、粪尿排泄物、乳汁、以及病死畜的内脏、肉类、骨骼直接感染人类或污染环境,是感染的重要来源。污染的动物制品作为传染源也有重要意义。患者作为传染源少见。

2.传播途径

炭疽主要有三种感染途径:

(1)经皮肤接触感染:皮肤接触到污染物中的炭疽芽孢杆菌,细菌就会通过皮肤上的微小伤口进入体内。

(2)经口感染:主要因摄入污染食物而感染,与饮食习惯和食品加工有关。

(3)吸入性感染:吸入污染有炭疽芽孢的尘埃或气溶胶,一般情况下直接吸入感染较少见,最常在皮毛加工厂的工人中发生。当炭疽芽孢被作为生物武器使用时,这种感染方式则最常见。此外,昆虫偶尔可作为传播媒介引起人类感染,主要是蚊、螫蝇等昆虫吸食患病动物血液后再次叮咬人类引起。

3.易感性

草食动物易感,常见于羊、牛、马、驴、骡、骆驼、象、鹿等。杂食动物如猪、狗、猫等也有发病,肉食动物如虎、豹、豺、狼等食用炭疽病兽肉也会造成感染。人对炭疽易感,易感性无种族、年龄与性别的差异,是否发病主要取决于接触机会和接触方式。

4.流行特征

我国是炭疽的地方性流行区,全国各省区(港澳台除外)都曾经有过炭疽发生或流行,2000 年之后,炭疽报告病例数呈现逐渐下降趋势,目前已降至每年 500 例以下。现阶段我国人间炭疽病例主要集中在西部和东北部地区,其他地区偶有报告,以农民和牧民为主,青壮年男性多见,7～9 月为高发季节,但全年均有病例报告。

(三)临床表现

潜伏期一般为 1～5 日,也有短至 12 小时,长至 2 周者。常侵袭皮肤,偶可累及咽部、纵隔或肠道。

1.皮肤炭疽

病变多见于手、前臂、面、颈和下肢等裸露部位皮肤。最初为斑疹或丘疹,次日出现水疱,内含淡黄色液体,周围组织硬而肿胀;第 3～4 日病变中心呈现出血性坏死,组织稍下陷,周围有成群小水疱,水肿区继续扩大;第 5～7 日坏死区溃破成浅溃疡,血样渗出物结成硬而黑似炭块状焦痂,痂下有肉芽组织生成(即炭疽痈);焦痂坏死区直径大小不等,其周围皮肤浸润及水肿范围较大。由于局部末梢神经受损而疼痛不明显，稍有痒感，无脓肿形成。以后随水肿消退，黑痂在 1～2 周内脱落，逐渐愈合成疤。病程约 1～6 周。典型皮肤损害表现为具有黑痂的浅溃疡，周边有小水疱，附近组织较为广泛的非凹陷性水肿。起病时多出现发热（38～39 ℃）、头痛、关节痛、周身不适以及局部淋巴结和脾肿大等。

少数病例局部无水疱和黑痂形成而呈大块状水肿（即恶性水肿），患处肿胀透明、微红或苍白，扩展迅速，多见于眼睑、颈、大腿及手等组织疏松处。全身中毒症状严重，表现为高热、头痛、恶心、呕吐，若贻误治疗，预后不良。

2.肠炭疽

少见且不容易识别，可表现为急性肠胃炎型或急腹症型。急性肠胃炎型潜伏期 12～18 小时，症状轻重不一，症状表现为突发恶心呕吐、腹痛、腹泻等消化道症状。急腹症型病例全身中毒症状严重，持续性呕吐及腹泻，排血水样便，腹胀、腹痛，有压痛或呈腹膜炎征象，常并发败血症和感染性休克。如不及时治疗，常可导致死亡。

3.肺炭疽

初起为"流感样"症状，表现为低热、疲乏、全身不适、肌痛、咳嗽，多在暴露后 2～5 日出现，通常持续 48 小时左右。此后病情突然急剧进展，出现呼吸困难、咳嗽、发绀、咯血等。肺部仅可闻及散在的细小湿啰音或有胸膜炎体征。肺部体征与病情常不相符。X 线或 CT 检查见纵隔增宽、胸腔积液及肺部炎症。可迅速出现昏迷和死亡。

4.脑膜炎型炭疽

多继发于上述三种临床类型，起病急骤，有剧烈头痛、呕吐、颈项强直，继而出现谵妄、昏迷、呼吸衰竭，脑脊液多为血性，少数为黄色，压力增高，细胞数增多。病情发展迅猛，常因误诊得不到及时治疗而死亡。

5.败血症型炭疽

可继发于皮肤炭疽、肠炭疽和肺炭疽，也可直接发生。表现为严重的全身症状，高热、寒战，感染性休克与弥漫性血管内凝血（DIC）表现，皮肤出现出血点或大片瘀斑，腔道出血，迅速出现呼吸与循环衰竭。

三、病例定义

（一）疑似病例

具有相应的流行病学史和临床表现者。

流行病学史：发病前 2 周内，接触过疑似炭疽的病、死动物或其残骸，或食用过疑似炭疽的病、死动物肉类或其制品，或吸入可疑被炭疽芽孢杆菌污染的粉尘，或从事与毛皮等畜产品密切接触或与炭疽芽孢杆菌研究、使用相关的职业，或在可能被炭疽芽孢污染的地区从事养殖、放牧、耕耘或挖掘等活动。

（二）临床诊断病例

（1）疑似病例，并具有下列任何 1 项实验室检测阳性结果者：

①皮肤渗出液、血液、脑脊液、胸腔积液等病例标本，显微镜检查发现大量两端平齐呈串联状排列的革兰氏阳性大杆菌。

②皮肤渗出液、血液、脑脊液、胸腔积液等病例标本，炭疽芽孢杆菌特异性核酸片段检测阳性。

③皮肤渗出液、血液、脑脊液、胸腔积液等病例标本，炭疽芽孢杆菌抗原检测阳性。

④病例血清标本，炭疽芽孢杆菌抗体检测阳性。

⑤没有获得病例标本的阳性检测结果，但暴露动物标本或暴露环境标本中分离到炭疽芽孢杆菌。

（2）没有获得实验室检查阳性结果，但具有明确的流行病学史并具有典型的皮肤损害者。

明确的流行病学史：农业畜牧部门、检验检疫部门等确认病例的暴露动物患有炭疽，或暴露产品、暴露环境有炭疽芽孢杆菌污染。

（三）确诊病例

（1）疑似病例或临床诊断病例，病例标本中分离培养到炭疽芽孢杆菌，或双份血清抗炭疽特异性抗体出现阳转或滴度出现4倍或4倍以上升高。

（2）疑似病例或临床诊断病例，获得临床诊断病例所需实验室检测结果中的2项阳性结果。

四、疫情监测

（一）病例报告

按照《中华人民共和国传染病防治法》和《传染病信息报告管理规范》，各级各类医疗机构、疾病预防控制机构、卫生检疫机构执行职务的医务人员发现疑似、临床诊断或实验室确诊的肺炭疽病例应在诊断后2小时内填写报告卡进行网络直报，按照甲类传染病管理；其他类型的炭疽应在诊断后24小时内填写报告卡进行网络直报。不具备网络直报条件的医疗机构及时向属地乡镇卫生院、城市社区卫生服务中心或县级疾病预防控制机构报告，并于24小时内寄送出传染病报告卡至代报单位。

（二）突发公共卫生事件报告

达到突发公共卫生事件级别时，按照《突发公共卫生事件应急条例》《国家突发公共卫生事件应急预案》《突发公共卫生事件与传染病疫情监测信息报告管理办法》《国家突发公共卫生事件相关信息报告管理工作规范》等有关规定，及时进行突发公共卫生事件信息报告。基本报告标准为：发生1例及以上肺炭疽病例；或1周内，同一学校、幼儿园、自然村寨、社区、建筑工地等集体单位发生3例及以上皮肤炭疽或肠炭疽病例；或1例及以上职业性炭疽病例；既往5年内无本地炭疽病例报告的县（区），出现1例及以上本地炭疽病例。

（三）疫情通报

当地疾病预防控制机构发现人间病例时，及时报告当地卫生行政部门，由其向当地农业部门通报。

（四）信息收集与上报

各省级疾病预防控制机构收集本省份本年度完成的《炭疽病例个案调查表》，并撰写省级炭疽监测总结，于次年1月底前将电子版上报中国疾病预防控制中心（指定的邮箱），如涉及病例姓名，均以编码代替。

五、疫情调查与处置

县区级疾病预防控制机构应及时对所有炭疽病例（包括疑似、临床诊断或确诊病例）开展流行病学调查，核实疫情，通报有关部门，并及时处置疫情。达到突发公共卫生事件级别时，当地政府应立即启动应急响应。

（一）流行病学调查

（1）个案调查：疾病预防控制机构接到炭疽病例报告后，应立即进行疫情核实和调查，主要内容包括：病例基本情况、症状及体征、实验室检测结果、接触或暴露史、可能的感染来源及方式、家庭成员发病情况、可疑污染的环境等，填写《炭疽病例个案调查表》，并调查病例的共同暴露人群和接触者，开展病例搜索，必要时请求公安部门、农业部门配合调查，并填写《炭疽病例的共同暴露者和接触者调查与管理信息一览表》。

（2）疫情调查：收集当地人口资料、病例及居民居住环境、自然景观、气象资料等；了解疫点所在地既往疫情和流行强度；收集当地动物养殖、屠宰、销售、发病、死亡及死亡后处置、疫苗接种等信息。根据收集到的信息进行风险评估，指导疫情处理。

（3）专题调查：根据当地疫情特点及流行特征，可开展专题调查，以了解当地疫情的主要传播方式以及感染危险因素等，为制定干预措施提供依据。专题调查的方案及其内容，应根据调查目的专门设计。

（二）标本采集和检测

接诊医疗机构或当地疾病预防控制机构应尽可能在抗生素治疗前采集炭疽和疑似炭疽病例的早期标本（按不同病型采集相应部位标本和血清标本），在发病2周后再次采集血清标本。

有条件的医疗机构对采集的病例标本进行涂片染色镜检、核酸检测和细菌分离培养，必要时进行宏基因组测序。

县或地（市）级疾病预防控制机构负责对采集的标本进行涂片染色镜检、细菌分离培养、核酸检测、抗原和抗体检测，也可将标本送上级疾病预防控制机构检测。

省级疾病预防控制机构负责对基层疾病预防控制机构提供技术指导，对基层上送或采集的标本进行涂片染色镜检、核酸检测、抗原和抗体检测、细菌分离培养等；对分离的炭疽芽孢杆菌鉴定复核，进行基因组测序和遗传特征分析，数据上传至国家致病菌识别网，及时将标本信息和检测结果填入《炭疽病例标本采集及检测结果一览表》。

当地疾病预防控制机构应采集病例相关环境标本和病死畜标本，并开展实验室检测，填写《病例相关可疑污染物及环境标本采集及检测结果一览表》。分离的菌株由省级疾病预防控制机构鉴定后进行基因组测序和遗传特征分析，数据上传至国家致病菌识别网。

省级疾病预防控制机构每年度将分离的菌株送中国疾病预防控制中心传染病预防控制所进行进一步鉴定和保存。

中国疾病预防控制中心传染病预防控制所负责提供技术指导，收集菌株和菌株遗传特征信息，以便分析菌株流行特征和趋势。

炭疽相关标本采集和检测方案参见卫生行业标准《炭疽诊断》（WS 283—2020）。

（三）传染源管理

（1）病死畜处置：涉及畜间疫情时，应将相关信息通报农业、市场、公安等部门，请相关部门参照农业部《炭疽防治技术规范》进行处置。可疑病畜要严格管理，病死畜不可尸检，避免污染周围环境，尸体按规定进行焚烧或采取其他可靠的无害化处理措施。已扩散或售出的所有病死畜及其制品，须要调查去向，收回并销毁。

（2）病例隔离和治疗：医疗机构在进行炭疽病例报告的同时应予以隔离治疗，避免远距离运送。皮肤炭疽病例隔离至创口痊愈、痂皮脱落为止；其他类型病例应待症状消失、分泌物或排泄物培养两次阴性后方可出院。

治疗方案参照《炭疽病诊断治疗与处置方案(2005 年版)》,在进行规范抗生素治疗的同时,还应特别注重建立有效的支持治疗。禁忌对皮肤炭疽病例的皮损做外科切开引流。

(四)接触者管理

肺炭疽病例自出现症状至被隔离期间的所有密切接触者(未采取有效防护措施的病例家人、陪护人员、直接接触病例或其污物的人员、与病例同处一室或相处距离 5 m 以内达 30 分钟以上者),应在隔离条件下接受医学观察。方式为居家或集中隔离,时间为 14 天。医疗机构或疾病预防控制机构负责对隔离人员进行医学观察,每日测量体温并进行健康询问,出现症状者应作为疑似病例进行隔离治疗。除肺炭疽外其他类型炭疽病例的密切接触者不需要隔离,只需进行医学观察。

对曾与指示病例暴露于同一感染来源,但调查时未发病者,如参与解剖、加工、搬运及食用病死畜者,应进行医学观察,观察时间自暴露最后一天起至第 14 天。

共同暴露人员和肺炭疽病例的密切接触者可进行预防服药,可给予氟喹诺酮类抗生素如氧氟沙星 0.4 g,每日 2 次;或环丙沙星 0.5 g,每日 3 次,口服,连续 3 天。不宜应用氟喹诺酮者,可选用四环素、大环内酯类或头孢菌素进行预防。

(五)消毒

(1)病例个人物品:炭疽病例的衣物和用品,采取高压灭菌处理;不能高压灭菌的物品,可以使用环氧乙烷进行熏蒸。

(2)尸体:炭疽病例死亡,有出血迹象的孔道应以浸透含氯消毒剂(有效氯 5000～10000 mg/L)的棉花填塞,尸体以浸透含氯消毒剂(有效氯 5000～10000 mg/L)的床单包裹装入防渗漏尸袋后火化。

(3)环境消毒:隔离病房的常规消毒可使用 0.5% 过氧乙酸或 1000～2000 mg/L 有效氯的消毒剂擦拭。病例出院或死亡后,应对该环境进行终末消毒,应使用 1000～2000 mg/L 有效氯的消毒剂反复进行,直到隔日检查达到《医院消毒技术标准》(GB 15982—2012)中对相应环境的消毒卫生要求,且不能检出炭疽芽孢杆菌为止。

对可疑污染环境的无害化处理参照农业部《炭疽防治技术规范》,根据不同消毒对象选择消毒液和消毒方式,消毒液一般选用 20000 mg/L 有效氯的含氯消毒液或 5 g/L 过氧乙酸。

(六)个体防护

参加病例和病死畜标本采集、尸体处理的人员采取传染病二级防护措施,穿戴医用防护口罩、医用乳胶手套、工作帽、医用防护服/隔离衣、防护鞋(套),必要时佩戴防护眼罩/面罩。环境标本采集和污染环境消杀时需佩戴医用防护口罩、医用乳胶手套、防护鞋(套),视情况选择防护服/隔离衣、工作帽、防护眼罩/面罩。标本检测需在生物安全二级或以上实验室中进行,采取传染病二级或以上防护措施。面访病例时采取传染病二级防护措施,一般调查时视情况采取防护措施。

(七)疫苗应急接种

县级以上地方人民政府或者其卫生行政部门经评估需要采取应急接种措施时,依照相关法律、行政法规执行。

（八）健康教育和风险沟通

当地政府应组织开展炭疽防治知识的公众宣传教育工作，增强大众防病、治病意识，不屠宰、剥食、销售病死牲畜等。

当地政府或者其卫生行政部门应做好媒体沟通，及时发布疫情和预警信息。

（九）疫情处置终止

最后一例暴露者或密切接触者解除医学观察，且无新发人间和畜间疫情，所有疫点经过终末消毒，经风险评估后，可终止疫情处置。

（十）总结报告

疾病预防控制机构在疫情处置完成后及时进行总结，向卫生行政部门及上级疾病预防控制机构报告。报告应包括流行病学调查结果、标本采集及检测结果、病例管理、病死畜处理、疫点消毒、健康教育等内容。

六、预防措施

（1）建立部门间合作机制，尤其是卫生与农业部门间联防联控机制，定期互通信息，及时了解人间和畜间疫情动态，联合开展疫情防控工作。

（2）在流行区及重点场所广泛开展炭疽防控的宣传教育，使群众不屠宰、剥食、销售病死牲畜及相关产品，对从事畜牧、兽医等高危职业人群加强职业防护知识宣传。

（3）在流行区，对各级医疗机构开展炭疽诊断和防治知识培训，提高医务人员对炭疽的诊断能力，及时发现疫情，控制疫情。

（4）各级疾病预防控制机构根据各自职责，做好炭疽防控的技术与物资储备。

（5）在流行区，流行季节前、发生自然灾害时，进行风险评估，提出对策建议。

2.《炭疽诊断》（WS 283—2020）

1　范围

本标准规定了炭疽的诊断依据、诊断原则、诊断和鉴别诊断。

本标准适用于全国各级各类医疗机构及其医务人员对炭疽的诊断。

2　规范性引用文件

下列文件对于本文件的应用是必不可少的。凡是注日期的引用文件，仅所注日期的版本适用于本文件。凡是不注日期的引用文件，其最新版本（包括所有的修改单）适用于本文件。

GB 19489 实验室生物安全通用要求

3　术语和定义

下列术语和定义适用于本文件。

3.1　炭疽　anthrax

由炭疽芽孢杆菌引起的一种人兽共患急性传染病。主要发生于畜间，以牛、羊、马等草食动物最为易感。人主要通过接触患炭疽的动物或污染的动物制品、环境感染而患病。主要临床类型为皮肤炭疽，少数为肺炭疽和肠炭疽，可以继发败血症及脑膜炎。皮肤炭疽病死率较低，其他各型炭疽的病死率均较高。

4　诊断依据

4.1　流行病学史

发病前 14 d 以内，接触过疑似炭疽的病、死动物或其残骸，或食用过疑似炭疽的病、死动物肉类或其制品,或吸入可疑炭疽芽孢杆菌污染的粉尘,或从事与毛皮等畜产品密切接触、与炭疽芽孢杆菌研究使用相关的职业,或在可能被炭疽芽孢污染的地区从事养殖、放牧、耕耘或挖掘等活动。

4.2　临床表现及分型

4.2.1　皮肤炭疽

手、前臂、面、颈等暴露部位的局部皮肤出现不明原因的斑疹、丘疹、水疱,周围组织肿胀及浸润,继而中央坏死形成溃疡性黑色焦痂,焦痂周围皮肤发红,肿胀,疼痛不显著,稍有痒感。典型皮肤损害表现为具有黑痂的浅溃疡,周边有小水疱,附近组织较为广泛的非凹陷性水肿。除皮损外,患者多出现发热、头痛、关节痛、全身不适以及局部淋巴结和脾肿大等症状和体征。少数严重病例,局部呈大片水肿和坏死。

4.2.2　肠炭疽

发热,腹胀,腹部剧烈疼痛,腹泻,通常为血样便或血水样便。可有恶心、呕吐,呕吐物中可含血丝及胆汁。可伴有消化道以外症状和体征。

4.2.3　肺炭疽

高热,呼吸困难,可有胸痛及咳嗽,咳极黏稠血痰。肺部体征常只有散在的细湿啰音。胸部 X 线的主要表现为纵隔影增宽,胸腔积液。

4.2.4　脑膜炎型炭疽

剧烈头痛,呕吐,颈项强直,继而出现谵妄、昏迷、呼吸衰竭,脑脊液多为血性。多继发于 4.2.1～4.2.3,也可能直接发生。

4.2.5　败血症型炭疽

高热、寒战,感染性休克与弥漫性血管内凝血(DIC)表现,皮肤出现出血点或大片瘀斑,腔道出血,迅速出现呼吸与循环衰竭。多继发于 4.2.1～4.2.3,也可能直接发生。

4.3　实验室检查

4.3.1　患者临床标本,细菌分离培养获得炭疽芽孢杆菌。

4.3.2　患者血清标本,抗炭疽特异性抗体检测阳性。

4.3.3　患者临床标本,显微镜检查发现大量两端平齐呈串联状排列的革兰阳性大杆菌。

4.3.4　患者临床标本,炭疽芽孢杆菌特异性核酸片段检测阳性。

4.3.5　患者临床标本,炭疽芽孢杆菌抗原检测阳性。

4.3.6　暴露动物标本或暴露环境标本,细菌分离培养获得炭疽芽孢杆菌。

5　诊断原则

根据流行病学史、临床表现、实验室检查等进行诊断。

6　诊断

6.1　疑似病例

具有 4.1,并具有 4.2.1～4.2.5 的临床表现之一者。

6.2　临床诊断病例

符合下列一项可诊断为临床诊断病例:

a)疑似病例,并具有 4.3.2～4.3.6 中任何 1 项者;

b)具有明确的流行病学史,并具有典型的皮肤损害者。

6.3 确诊病例

符合下列一项可诊断为确诊病例：

a)疑似病例或临床诊断病例，并具备4.3.1者；

b)疑似病例或临床诊断病例，并具备4.3.2中患者双份血清抗炭疽特异性抗体出现阳转或滴度出现4倍或4倍以上升高者；

c)疑似病例或临床诊断病例，并具备4.3.2～4.3.6中任何2项者。

7 鉴别诊断

7.1 皮肤炭疽

炭疽病灶早期有明显水肿，有痒无痛，并不化脓。可与疖、蜂窝织炎、恙虫病的焦痂、羊痘、鼻疽、鼠疫、土拉热、丹毒、梅毒硬下疳、脓性溃疡相鉴别。患者的职业和病畜接触史可供参考。

7.2 肠炭疽

肠炭疽早期应与食物中毒、出血性坏死性肠炎、痢疾、急腹症相鉴别。

7.3 肺炭疽

肺炭疽黏性血痰与大叶性肺炎之泡沫状铁锈色痰相鉴别，并与肺鼠疫、钩端螺旋体病肺弥漫性出血型相鉴别。胸膜炎的积液为血性黏稠液。

（二）炭疽疫情处置案例

案例❶ M县一例炭疽确诊病例的应急处置

2022年8月某日，M县人民医院接诊一例皮肤炭疽临床诊断病例张某某，后经传染病定点救治医院诊断为皮肤炭疽确诊病例。M县疾病预防控制中心专业人员立即前往M县人民医院、某某镇某某村进行现场流行病学调查。

一、基本情况

张某某，男，回族，54岁，务农，聋哑人，居住地址为某某镇某某村某某号，联系人张某某2（其侄子）。

某某村现有1021户，居民3816人，常住人口2521人，为回族村庄。现有养牛户165户，存栏6337头，主要来源地为外省草原地区；养羊户151户，存栏46565只，主要为外省羊种；屠宰点5个，其中宰牛点4个，宰羊点1个。从事牛下水收购的有0家；冷库8个。

家中成员信息：

兄弟张某某3（2021年有皮肤炭疽病史）：男，48岁，务农，聋哑人，与病例同住。

兄弟配偶童某某：女，回族，务农，与病例同住。

兄弟大儿子张某某4：回族，与病例同住。

兄弟二女儿张某某5：回族，与病例同住。

兄弟小女儿张某某6：回族，与病例同住。

父亲张某某7：回族，务农，与病例同住。

侄子张某某2：回族，务农，已婚，某某镇某某村某号。

二、诊疗过程

其侄子张某某2述病例约6日前（具体日期不详）在右手食指、无名指处发现有小米粒大小水疱,现已结痂发黑;约 3 日前不慎伤及左前臂并出现症状,左前臂轻度水肿,可见多处大小不等的水疱,左手食指见一约 1 cm×1 cm 焦痂,焦痂周围皮肤发红,右手拇指可见一 0.5 cm×0.7 cm 焦痂。其于 8 月 5 日出现恶心、呕吐 2 次,因发热不适今日 8:30 到 M 县人民医院发热门诊就诊。发热门诊测量体温:37.2 ℃,M 县人民医院诊断为皮肤炭疽临床诊断病例,并转诊到传染病定点救治医院就诊。

病例自发病以后,有恶心、呕吐、腹部不适感,无头痛、头晕、腹泻等症状,夜间睡眠好,大小便未见异常,体重无明显变化。

经传染病定点救治医院治疗,入院 16 日后好转出院。

三、流行病学调查

病例家中未饲养牛、羊,但平时在村中从事宰杀牛羊及剥皮工作。

疫情处置当日上午在病房对病例进行面对面流调时,询问其受伤经历:其侄子代其解释左前臂伤痕为 3 天前于桌子上磕伤(可能因扔牛肚子里粪便用力过猛),右手指 5 天前划破。流调队员随后在病例住所找到带血迹的裤子及刀子、斧头等宰杀工具。经询问病例弟媳童某某得知,十余天前病例曾乘坐一辆白色轿车外出帮人处理过牛,进行剥皮等工作,童某某不认识该白色轿车及人员,具体去处不详。3 日后经公安与疾控联合流调,发现病例就诊 6 天前的晚上八九点左右,被某某 2 镇某某 2 村的一辆蓝色轿车,由其家中接到某某 2 村的一屠宰户中(其家中有"吊虎"工具)接触一头病牛时伤及手指及左前臂(病牛有腹胀、走路不稳的症状)。

家中成员病例兄弟张某某 3 于约 3 月后被诊断为"皮肤炭疽确诊病例",经半个月住院治疗痊愈,目前无其他不适。

病例兄弟配偶及其 3 个孩子未见异常。

四、实验室检测

处置当日 M 县疾控中心采集病例的水疱及皮损处涂抹物、血液,家中冰箱、门把手、三轮车表面、宰杀的刀具等共 11 份病例及环境标本。次日甲市疾控中心检测结果显示冰箱内壁炭疽杆菌抗原阳性,三轮车厢表面、工作用裤子表面、凉席表面、冰箱外壁、门把手、刀具和斧头、病例皮损处拭子炭疽芽孢杆菌核酸均为阳性,三轮车把手、吃饭的案板和刀具为可疑阳性。

第三日再次对病例的住处及本村屠宰户进行采样,结果显示:病例同一院住的弟弟房间的裤子表面、凉席表面、冰箱外壁、门把手、菜板,其结果均阴性,病例所用的冰箱内储存肉及菜进行采样,结果阴性。

五、结论

结合病例的临床症状、流行病学史、实验室检测结果判断:患者确诊为皮肤炭疽病例,感染来源可能为某某村清真寺北边路西屠宰户家中的病牛;患者可能在屠宰加工过程中因皮肤受损被感染。此次疫情本地扩散风险较小,但病牛来源病例自述为外地购买,未能溯源,仍存在一定风险隐患。

六、采取的防控措施

(1)立即上报县卫生健康局,将疫情信息向县畜牧兽医事业发展中心、市场监管局通报,建议加强畜间炭疽防治工作,做好部门协调,对潜在污染环境进行消杀和彻底卫生学处理,建议公安部门、畜牧部门、市场监督局进一步追查病例接触病牛的户主、牛的来源及牛肉去向,避免引起疫情扩散蔓延。

（2）疾控中心专业人员前往患者住所进行现场流调、采样、消杀和宣教工作,普及炭疽防控知识,建议其家人进行预防性服药。

七、下一步工作

（1）加强监测与报告:疫情所在地要加强人间炭疽疫情监测与报告,密切注视疫情动态,一旦发现可疑患者立即上报。

（2）加大宣传:建议当地开展全村村民个人防护及健康知识宣传教育,指导相关人员注意做好个人卫生防护,做好家庭消毒、要吃煮熟煮透的肉,如有发热,面、颈、肩、手、脚等部位皮肤溃疡,水疱等病变,"流感样"症状等相关临床症状一定要及时上报镇卫生院及县疾控中心,并及时就诊。

（3）进行预防性消毒:县医院发热门诊等患者接触过的相关诊室进行终末消毒,避免造成疫情传播。

编者注

炭疽（anthrax）是一种急性人兽共患传染病,由于炭疽杆菌（bacillus anthracis）感染引起,主要发生于畜间,以牛、羊、马等草食动物最为易感。人主要通过接触患炭疽的动物或污染的动物制品、环境感染而患病。其主要临床类型为皮肤炭疽,少数为肺炭疽和肠炭疽,可继发败血症及脑膜炎。

炭疽杆菌是革兰氏阳性菌,专性需氧,是目前已知致病菌中最大的细菌。菌体呈竹节状,无鞭毛,无动力,在氧气充足、25～30 ℃的条件下易形成芽孢。芽孢抵抗力非常强,曾被用作化学武器,干燥的环境中可存活数十年,皮毛中可存活数年。炭疽芽孢可耐受直接煮沸 40 分钟、140 ℃干热 3 小时、110 ℃高压蒸汽 60 分钟、日光曝晒 100 小时,以及浸泡于 10％甲醛溶液 15 分钟、新配 5％苯酚溶液和 20％含氯石灰溶液数日以上。但对碘、青霉素、头孢菌素、链霉素、卡那霉素等敏感。

本次炭疽疫情处置案例中的病例因接触病牛感染,且其家人数月后又出现发病,主因应是对炭疽感染的危害认识不足,防感染的意识较淡薄。建议疾控人员在以后类似处置中更加细心,加大对病例及其家人的宣传教育工作,讲明炭疽感染的危害和预防措施,防止疫情出现进一步扩散和再次出现。

案例❷ H 区一例皮肤炭疽疫情的调查处置

2021 年 9 月某日,某某医院报告 H 区某某街道某某村村民刘某某为皮肤炭疽确诊病例。接到报告后,中心立即启动联防联控机制,卫生健康局、农业农村局、公安分局等部门分工协作,在上级卫健部门、农业农村部门指导和技术支持下,联合开展疫情调查处置工作,分别对患者养殖羊群、羊群居住及活动环境、人员住所及周围环境进行采样。为进一步追根溯源,又对其他牛羊养殖户和以该养羊户为中心向东、向南、向西、向北 2.5 km 内自然环境进行采样。经流行病学调查、病例隔离治疗、疫情监测与报告、健康教育等措施,未再发现新发病例。

1.基本情况

某某街道某某村实际居住 200 人左右,全村共有牛羊养殖户 7 家,其中羊养殖户 4 家

(含病家),现存栏 204 只羊(病家刘某某 107 只羊,其他养殖户分别有 55 只、18 只和 24 只羊)。羊只来源以自繁殖为主,有部分养殖户曾外地购买,采取圈养和放养的饲养方式,放牧地点不同,散养户在村北、村西荒地及公路两侧放牧,规模养殖户在村南荒地及公路两侧放。牛养殖户 3 家,现存栏 22 头(三家养殖户分别有 18 头牛、3 头牛和 1 头牛)。牛只购买自某某街道某某 2 村,均在家中牛圈圈养。

2.调查情况

卫健部门、农业农村部门采用现场询问、查阅档案、填写调查表、入户调查核实等方式,对某某村进行全面摸底排查,掌握当地疫情情况、养殖户身体健康状况、牛羊养殖情况等。

(1)流行病学调查

1)病例调查:刘某某,女,56 岁,既往体健,未患过此病,未接种过炭疽疫苗。自述约 20 天前不慎划伤左前臂,近日接生小羊后双手部出现肿胀、瘙痒、皮肤破损,瘙痒加重 2 天,左前臂渐渐出现皮疹。第二天上午前往某某医院先后在急诊骨科、皮肤门诊挂号就诊、咨询,下午到甲省某某医院就诊,体检显示:右手中指、环指、小指缝隙内皮肤破溃,有渗出,右手肿胀明显,左手中指及环指指缝皮肤破损,同右手;左前臂局部皮肤破损,有脓液渗出,前臂皮疹形成,其余肢体活动活动正常。给予头孢克洛胶囊、左氧氟沙星片、盐酸西替利嗪片治疗。第三天甲省某某医院采集病例血液、皮肤创面分泌物送往省疾控中心进行检测,结果血清抗原、抗体均为阳性,皮肤创面分泌物 PCR 阴性。第四天转诊至甲省某某中心进行救治,查体显示右手中指、环指、小指缝隙内皮肤破溃内有疱疹黑痂,伴肿胀,左前臂皮疹上覆黄点,自述瘙痒减轻,化验患者中性粒细胞升高。

2)疑似病例搜索:重点走访本村牛羊养殖户等重点人群健康状况,经调查询问均未出现发热,面、颈、肩、手、脚等部位皮肤病变和"流感样"症状等临床症状。对该村村民就诊的某某村卫生所进行病例排查,也未发现相关症状病例。另外,走访该村 50～86 岁 12 名老年人,进行历史回顾性调查,均否认当地曾出现类似病例。

(2)病家及畜间调查

1)病家调查:2019 年冬病家在该村村南建造圈舍开始养殖,并与丈夫房某某(男,57 岁,现身体健康无异常状况)一起常驻养殖区。人畜饮用水为自打井,通往其养殖区的路为沙土路。2020 年 10 月病家从丁市某某区、某某市某某镇某某村西南方向的一个村、某某街道某某村、某某 2 街道某某 2 村等地引进杜波杂交绵羊 59 只,经自繁殖,现存栏 107 只。现场调查时,房某某介绍,从开始养羊到现在,自行扩繁,没有买入和卖出羊的交易行为,没有出现异常死亡现象。

2)畜间调查:制定《H 区动物炭疽紧急流行病学调查方案》,明确核心监测区(某某村房某某养殖户)、重点监测区(某某村及周边 3 km 内村)、一般监测区(H 区境内其他区域),调查对象为牛羊养殖场户,调查方式采用现场询问、查阅档案、填写调查表、临床排查与采样检测。对某某村进行全面摸底排查,掌握牛羊养殖现状。经临床排查,全村 204 只羊、22 头牛均无异常情况。

3.采取的措施

按照省、市卫生健康部门和畜牧兽医部门专家会商建议不断完善防控方案,相继制定了紧急流行病学调查方案,不断扩大调查范围和防控区域,并按照边调查边处理的原则,共同推进流行病学调查、监测排查、采样检测、消毒灭源、封锁隔离、宣传教育等各项工作。

确诊病例刘某某已在甲省某某中心隔离治疗,痊愈后方可出院。

立即开展对患者居住环境、养殖场所及周边环境的消毒工作,患者的衣物和用品,尽可能采取高压或焚毁,每天采用漂白粉、生石灰、火碱等药品进行环境消杀,每次消杀面积不少于 3400 m²。

对患者的密切接触者进行排查,确定密切接触者 3 人,分别为其丈夫房某某现居村中,严格落实居家隔离健康监测 12 天,每天至少进行 1 次体温测量和健康状况询问,采取预防性服药措施,给予口服抗菌药物(青霉素、氯霉素或大环内酯类抗生素),按一般剂量,用药 3～5 天;小女儿某某和未婚夫王某现居甲市 B 区某某街,由 B 区落实管控措施。

针对该村及周边三个村的牛羊饲养户和村民,各镇街牛羊养殖场户、屠宰加工场点等环节的生产经营主体,开展健康教育宣传,普及炭疽防治知识,消除村民恐慌情绪,制作并下发炭疽防治知识宣传材料 2400 余份。

某某街道办卫生院、某某村卫生所开展症状监测,排查发热,面、颈、肩、手、脚等部位皮肤溃疡,水泡等病变,"流感样"症状等相关临床症状病例。

采取临时紧急隔离防控措施,暂时禁止某某村牛羊交易行为。

扩大以样品检测为重点的流调溯源工作:

(1)对患者养殖的全部羊采集颈静脉血样 107 份;采集居住环境、出料间、羊场南圈舍、羊场北圈舍、羊活动场地面等环境标本 33 份,患者病灶涂抹物 2 份。经检测,割草地、割草镰刀、人员住所、草料间共 4 个环境标本检测结果阳性;所采集的羊血样品、其他环境标本检测结果均为阴性。

(2)补充采集杂草、土壤、砍刀、镰刀、粉碎机等环境标本 10 份。其中,粉碎机标本弱阳性,余标本为阴性。

(3)为进一步追根溯源,又先后对房某某养羊户搬运饲料的三轮车及病死羊蹄部,某某村内其他牛羊养殖户,某某 2 村曹某某养羊户,某某 3 村董某养羊户,以房某某养羊户为中心向东、向南、向西、向北 2.5 km 内自然环境,共计采集检测全血样品 96 份,环境样品 117 份。经检测,房某某养羊户北侧方向所采集的 25 份环境标本中 4 份标本检测结果为阳性,其余标本检测结果均为阴性。

4.初步溯源调查结论

中国动物卫生与流行病学中心、省/市/区畜牧局、甲市疾控中心、H 区疾控中心联合对该起疫情进行会商,根据流行病学调查和实验室检测情况,达成以下共识:

根据羊只核酸检测和症状监测情况,该起疫情能够排除刘某某所饲养羊只传染人的可能。

虽然在羊场南圈舍、草料间、人员住所、割草镰刀、粉碎机等标本核酸检测阳性,但经综合研判,大概率为患者日常活动导致的环境污染。

畜牧部门专家研判,近期全国炭疽疫情上升,可能与近期降水较多,导致原来深埋土壤中的炭疽芽孢杆菌冲刷至地面所引起。该起疫情亦属于此种情况,为自然疫源感染。

5.下一步措施

经国家及省市联合会商,对核心监测区继续加强环境消杀,限制流通,对周边环境加强人间、畜间监测,检测工作结束后随即开展畜间免疫工作。H 区全域实施畜间炭疽防控情况日报告制度,一旦发现异常情况,按规程紧急处置。切实做好炭疽病等人畜共患病防控工作。

经应急处置后无后续病例发生。

编者注

皮肤炭疽为炭疽芽孢杆菌感染所致的一种人畜共患传染性疾病。皮肤炭疽占全世界炭疽病例的 95％。近 80％ 的皮肤炭疽患者症状在发病后几周内自行消除，无任何并发症。10％～20％ 皮肤炭疽患者如果不接受治疗病情会非常严重甚至死亡。

皮肤炭疽以牛、羊、马等牲畜为主要传染源，在少数情况下使用染菌饲料也可染病，成为传染源，携带炭疽杆菌的牲畜排泄的粪便也为传染源之一。

皮肤炭疽的主要传播方法包括工业传播、农业传播两种，接触感染为其主要传播途径，出现皮肤破损者接触传染源后，机体缺乏有效抵御，皮损处即有较高感染风险。偶见吸入大量炭疽芽孢尘埃或食用染菌肉类染病，携菌昆虫叮咬后也可致病。易感群体包括农民、牧民及需与牲畜皮毛、排泄物接触者。尤其在皮肤炭疽疫区，此类从业者具有较高的染病风险。

本病发生后患者的主要表现为暗红色血疱，软组织红肿，并可引起严重全身症状，如高热、呕吐、全身性中毒等，病情严重者可出现败血症及脑膜炎，存在一定致死风险。

四、丙肝

(一)丙肝疫情处置要点

丙型肝炎（丙肝）是由丙肝病毒引起的一种肝脏炎症。丙肝病毒（HCV）为单股正链 RNA 病毒，分为 7 个主要基因型和 67 个亚型。HCV 感染的发病机制主要包括免疫介导和 HCV 直接损伤两种，病毒因素包括病毒的基因型、复制能力、病毒多肽的免疫原性等。宿主因素包括人体的先天性免疫反应、体液免疫和细胞免疫反应等。饮酒、免疫抑制剂的使用等因素对 HCV 的感染病程也有影响。

丙肝病毒可引起急性或慢性感染，潜伏期为 2 周至 6 个月。起初受到感染后，约 80％ 的人不会出现任何症状，出现急性症状的人员可能会有发热、乏力、食欲下降、恶心、呕吐、腹痛、尿色变深、粪色变浅、关节痛和黄疸（皮肤及眼白发黄）。约 30％ 的感染者不经任何治疗即可痊愈，未痊愈的感染者则发展为慢性丙肝病毒感染，20 年内出现肝硬化的危险为 15％～30％。

目前，已明确的丙肝感染途径有以下三种：血液传播（经输血或其他血液制品传播、经破损的皮肤或黏膜传播等均归类为血液传播）、母婴垂直传播和性传播。血液传播是最主要的传播途径。接吻、拥抱、喷嚏、咳嗽、进食、饮水、共用餐具和水杯、无皮肤破损及其他无血液暴露的接触一般不传播 HCV。

由于丙肝病毒新发感染通常没有症状，因此常常延误诊断。对丙肝病毒感染的诊断主要通过血清学方法来检测抗丙肝病毒抗体。如丙肝抗体阳性，可通过丙肝病毒核酸检测以确定是否存在慢性丙肝病毒感染以及是否需要治疗。诊断为慢性丙肝感染后，应当评估肝脏受损程度（纤维化和硬化）以指导治疗决策和疾病管理，可通过肝脏活检或者多种非创伤性检测来评估。

丙肝的治疗主要采用泛基因型直接作用抗病毒药物疗法（DAAs），该疗法治疗时间短（通常为12～24周）。最广泛使用且成本低廉的泛基因型直接抗病毒药物是索非布韦和达卡他韦。

尚没有针对丙肝的有效疫苗，防控措施主要是在高危人群中减少暴露风险。世界卫生组织推荐的一级预防干预措施有：安全并恰当使用医疗注射；安全使用和处理锐器和废弃物；向注射吸毒者提供减轻危害综合服务；对捐献的血液进行乙肝和丙肝（以及艾滋病病毒和梅毒）检测；培训卫生人员；防止性交时接触血液。

（二）丙肝聚集性疫情处置案例

案例❶ L县某镇一起丙肝突发疫情处置

2018年11月30日，甲市某某医院向市卫健委报告，近期接诊L县某某镇丙肝病例明显增多，甲省、甲市、L县疾控中心一起开展了相关调查。

1.背景

某某镇共有46个村，全镇人口36364人，有镇卫生院（县精神卫生防治中心）1处、村卫生室19处，村医29人；有非法行医诊所（某某堂）1处。

2.流行病学调查

截至2019年1月14日，各医疗机构共报告某某镇丙肝病例199例。病例临床表现主要以食欲减退、乏力、黄疸、恶心、肝病面容或肝掌为主。其中，甲市某某医院报告86例，L县某某医院报告104例，L县某某中医医院报告4例，甲省某某医院3例，甲省某某医院、甲省某大学某某医院各1例。

（1）发病分布：2018年1月1日至2019年1月14日共发病199例，其中9月份发病3例，12月份发病达到高峰，发病101例，2019年1月份发病66例，详细情况如图3-3所示。

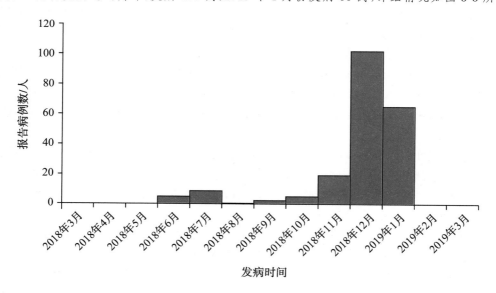

图3-3 丙肝发病时间分布

(2)地区分布:1号村最多31例,占15.58%;其他分别为2号庄23例;3号庄16例;4号屯15例;5号村10例;6号村、7号村各8例;8号村、9号村各7例;10号村、11号社区各6例;12号庄5例;13号村、14号前街、15号村各4例;6个自然村各3例;6个自然村各2例;15个自然村各1例。

(3)年龄分布:年龄最小1岁,最大77岁;其中,4岁6例,5岁7例,6岁8例;3岁、7岁各3例;1岁、8岁、9岁各1例;10~20岁12例;20~40岁46例,占23.11%;40岁以上111例,占55.78%。

(4)性别分布:女性105例,占52.76%;男性94例,占47.24%。

(5)职业分布:农民135例,占67.84%(135/199);学生21例,占10.55%;幼托儿童16例,占8.04%;工人、家务及待业各10例;散居儿童4例;教师、干部职员、公共场所服务员各1例。

3.临床症状及治疗

L县某某医院和甲市某某医院作为定点医院,凡与事件有关的住院患者实行先住院挂账治疗,并成立了专家组,邀请了省市专家到医疗单位进行现场指导,统一明确诊断标准,根据每名患者的不同情况制定了个性化的治疗方案。目前,在L县某某医院和甲市某某医院接受住院治疗的分别为24人和26人,出院分别为58人和60人。

4.危险因素分析

丙肝主要经破损皮肤和黏液(如静脉注射毒品,使用非一次性注射器和针头,牙科器械等)传播,输血和血液制品也可传播,而性传播与母婴传播较少见。12月3~5日,甲省疾控中心、甲市疾控中心和L县疾控中心,分别或联合多次对疫情进行了调查处置。调查组设计统一的问卷通过面访方式,收集病例抗-HCV阳性或出现症状前的以上各种危险因素的暴露史。

调查组共访谈56人,54例(96.43%)有医源性相关暴露行为,未有患者母亲为丙肝患者及伴侣为丙肝患者的情况,具体如表3-3所示。54例有医源性相关暴露行为的病例中,53例(94.64%)为静脉滴注,其中52例在某某堂进行静脉滴注;20例(35.71%)做过手术;14例(25.00%)曾经有医生用医疗器械为其做过口腔治疗;5例(8.93%)扎过针灸;4例(16.00%)做过创伤性美容。病例的地理分布特征与病例访谈结果提示某某堂相关暴露可能是本次疫情的主要原因。

表3-3　此次丙肝疫情医源性相关暴露行为分布情况

医源性相关暴露行为	合计	百分比
静脉滴注	53	94.64%
做过手术	20	35.71%
用医疗器械做过口腔治疗	14	25.00%
扎过针灸	5	8.93%
做过创伤性美容	4	7.14%
修脚	1	1.79%

续表

医源性相关暴露行为	合计	百分比
刮痧	1	1.79%
尿管导尿	1	1.79%

为验证某某堂相关暴露为本次疫情的主要原因的假设,调查组开展了病例对照研究。病例组选择 2018 年 5 月 1 日至 12 月 5 日疑似病例、临床病例和确诊病例;对照组从无任何临床表现,且抗-HCV 阴性者中随机选择,选择时按居住街道、年龄进行匹配。若同一家庭病例人数多于 1 人,则随机选择 1 名病例纳入分析,对照选择时也按照此原则。

56 例感染者中选定 55 名(1 名无症状感染者未纳入)病例作为病例组,调查对照 26 人,具体如表 3-4 所示。病例对照分析发现,近期去过某某堂诊所就诊是本次是丙肝疫情的危险因素($OR = 72.8$, 95%CI:15.94~332.34)。

表 3-4　丙肝疫情病例对照研究分析结果

分类	病例组	对照组	χ^2	p	OR	95%CI
暴露者	52	5	48.03	0	72.8	15.94~332.34
未暴露者	3	21				
合计	55	26				

某某堂诊所只有 1 名曾经在某某镇精神病院做过护工的工作人员柳某某从事诊疗工作,该人曾学过临床知识,无任何医疗从业资质。该诊所在 2018 年 5 月份被 L 县监督所处罚后,村民反映门诊开始仅夜间开诊(15:00 至次日 8:00)。该诊所无牙科、针灸、修脚等治疗,主要针对咳嗽、感冒、发热等疾病开展静脉滴注治疗。诊所内无就诊单、就诊记录表、输液单、诊疗单等任何纸质和电子数据资料。有患者回忆某某堂诊所曾于 10 月 8 日左右停诊,但也有患者回忆,之后曾经就诊过。该诊所虽无任何资质,但村民反映经营者静脉滴注技术较好,收费不高(静脉滴注 1 次每人 30 元),且其他村卫生室(诊所)不能开展静脉滴注业务,村民口口相传,有健康问题,多到某某堂寻求诊治。

5.结论

某某堂诊所静脉滴注行为与本次丙肝疫情存在流行病学关联。但该诊所停业,污染的具体环节不明确。

丙肝潜伏期 2 周至 6 个月,通常为 6~9 周。常隐匿起病,多数患者起始感染多无症状或症状很轻;食欲减退、腹部不适、恶心和呕吐;相对于乙肝,丙肝很难区分急性、慢性感染;由于丙肝的潜伏期长,且多数患者发病时无症状,故难以推算病例的暴露时点、确定急性期患者作为病例对照研究中的病例组。本次调查时在某某堂未见到诊疗记录,已无法查阅到该诊所的就诊情况,无法通过患者就诊记录,进行回顾性队列研究,最终选择采用病例对照调查方法。

依据现有证据和调查结果综合判定:某某堂诊所静脉滴注行为与本次丙肝疫情存在流行病学关联。但因诊所停业,污染的具体环节仍不明确。

6.防控措施与效果评价

(1)完善组织架构,增强应急处置能力。L县委、县政府高度重视,及时召开会议专题进行研究,成立了由县委书记、县长任组长的事件处置领导小组。抽调精兵强将,成立了处置专班,设置了医疗救助、综合协调、维稳、查处、舆情处置等机构,公安、卫健、宣传等部门密切配合,对于工作进展情况,每天一调度,把握事态发展趋势,对发现的问题及时进行处置。

(2)认真组织排查,科学研判疫情。在全县抽调专门医务人员,在某某镇卫生院、县医院、县中医院开设专门查体窗口,对曾在某某堂处就诊过的群众及部分周边群众进行排查性查体,做到应查尽查,共筛查3453人,发现确诊病例167人,隐性感染者24人。

省、市疾控中心的6名专家到L县指导,省、市专家根据筛查结果对疫情进行了评估和分析,认为查体丙肝抗体阳性率与普通人群抗体阳性率基本一致,阳性病例大多为查体查出,无明显症状,部分病例可能与此事件无关联,加之丙肝传播途径为血液传播,日常生活接触不传播,因此疫情在可控范围之内,无蔓延传播的风险。

(3)开通绿色通道,积极全力救治。L县某某医院和市某某医院作为定点医院,目前凡与事件有关的住院患者实行不交钱先住院挂账治疗。为了更有效治疗,成立了专家组,邀请了省、市专家到医疗单位进行现场指导,统一明确诊断标准,根据每名患者的不同情况制订了个性化的治疗方案。积极协调定点医疗机构储备治疗丙肝的特效抗病毒药品,确保药品供应。针对儿童患者,邀请A市某某医院、某某医院及省市专家对每名患儿进行了会诊。根据儿童丙肝患者自愈率50%以上且不适于服用抗病毒药物的情况,专家建议进行对症治疗和观察,根据病情再决定是否应用抗病毒药物,确保为患儿提供最佳治疗方案。

(4)切断传播源头,严防病情传播。已经对非法行医人员柳某某进行查处取缔,对于确诊病例及时收入院治疗,切断了传染源和传播途径。邀请省、市流行病专家,指导开展流行病学调查,进一步核实患病与非法行医的关联关系。对每位住院患者患病情况进行详细了解,查找致病因素,判断感染途径,指导群众有针对性地采取预防措施。对全县所有医疗卫生机构进行全面检查,防止出现院内交叉感染。

(5)加强沟通宣传,避免引起恐慌。针对群众因缺乏丙肝知识了解而产生的恐慌心理,组织某某镇、村干部和医疗卫生人员组成了稳控疏导宣传工作组,进村入户开展解释和心理疏导工作,重点宣传"丙肝完全能治愈,甚至30%~50%的患者不经任何治疗就能自愈,传播途径主要为血液传播,日常接触不传染"等知识,消除了群众疑虑。把办理"12345"热线件作为了解群众诉求,与患者沟通的重要渠道,安排专人及时答复。采取积极措施回应群众关切问题,对重点人员组成一对一工作组进行面访,及时疏导化解可能产生的过激情绪。县里聘请了两名律师,引导帮助群众依法维权。目前,群众情绪稳定,"12345"热线件明显减少。

(6)采取果断措施,全力侦破案件。柳某某非法行医曾被卫生监督部门于2018年4月份进行处罚、取缔,11月份又发现其继续非法行医后再次进行处罚、取缔并移交公安处理。目前,公安部门已成立了专案组,对柳某某进行刑事拘留,对其涉嫌非法行医的犯罪行为立案侦查,并结合流行病学调查结果,进行调查取证,全力侦破,已取得突破性进展。

(7)举一反三,认真整改。为了防止类似事件再次发生,在全县开展严厉打击非法行医专项行动,严厉打击查处无证行医行为。公安、卫健部门联合印发《关于严厉打击非法行医的通告》,公布举报电话,发放到全县所有机关企事业单位和镇村。每村发放"L县打击非法行医排查表",对于排查情况,每位村支部书记签字承诺,确保村村无非法行医行为。

(8)提出今后工作建议。加强人员培训,严格按照《丙型肝炎诊断》(WS 213—2018)标准诊断、报告病例,提高丙肝诊疗水平及疫情管理水平,密切监测疫情发生、发展;继续加大卫生执法监督力度,严厉打击非法行医行为;加强医疗机构传染病管理工作,提高医疗机构传染病诊疗管理水平,控制医源性传播。加大丙肝等传染病防治宣教力度,提高群众对传染病的防范意识,阻断丙肝家庭内的传播。

编者注

此次丙肝疫情发现及时,源头明确,及时阻断了疫情传播风险。但该诊所能够长期非法行医,暴露了该县卫生监督和医疗健康宣传教育方面的风险。丙肝由于尚无疫苗,治疗方案也比较复杂,非常依赖一级预防。建议基层疾控部门加强面向群众对于预防乙肝和正规医疗机构就诊的科普宣传,加强干预措施。

五、登革热

(一)登革热疫情处置要点[资料来源:《登革热诊断》(WS 216—2018)]

1　范围

本标准规定了登革热的诊断依据、诊断原则、诊断和鉴别诊断。

本标准适用于各级各类医疗卫生机构及其医务人员对于登革热病例的诊断。

2　术语和定义

下列术语和定义适用于本文件。

2.1　重症登革热　severe dengue

登革热的一种严重类型,临床表现为严重出血、休克、严重脏器损伤等。

2.2　NS1 抗原　NS1 antigen

登革病毒非结构蛋白中的一种糖蛋白,其大量存在于感染细胞的表面,可作为早期诊断的特异性指标。

3　诊断依据

3.1　流行病学史

发病前 14 d 内,曾经到过登革热流行区,或居住场所或工作场所周围 1 个月内曾出现过登革热病例。

3.2　临床表现

3.2.1　急性起病,突发高热,明显疲乏、厌食、恶心等,常伴有较剧烈的头痛、眼眶痛、全身肌肉痛、骨关节痛等症状,可伴面部、颈部、胸部潮红,结膜充血等。

3.2.2　皮疹:于病程第 3 天至第 6 天在颜面四肢出现充血性皮疹或点状出血疹。典型皮疹为见于四肢的针尖样出血点及"皮岛"样表现等。皮疹分布于四肢躯干或头面部,多有痒感,不脱屑。持续 3 d～5 d。

3.2.3　出血倾向:部分患者可出现不同程度的出血表现,如皮下出血、注射部位瘀点、牙龈出血、鼻衄及束臂试验阳性等。

3.2.4　严重出血:皮下血肿,肉眼血尿,消化道、胸腹腔、阴道、颅内等部位出血。

3.2.5　严重脏器损伤:急性心肌炎、急性呼吸窘迫综合征、急性肝损伤、急性肾功能不全、中枢神经系统损伤等表现。

3.2.6　休克:心动过速、肢端湿冷、毛细血管充盈时间延长＞3 s、脉搏细弱或测不到、脉压差减小或血压测不到等。

3.3　实验室检查

3.3.1　白细胞计数减少和/或血小板减少。

3.3.2　登革病毒 IgM 抗体阳性(见附录 A 中 A.1.A.2)。

3.3.3　发病 5 d 内的登革病毒 NS1 抗原检测阳性(见 A.3)。

3.3.4　登革病毒恢复期血清特异性 IgG 抗体滴度比急性期有 4 倍及以上增长或阳转(见 A.4A.5)。

3.3.5　从急性期患者血液、脑脊液或组织等中分离到登革病毒(见附录 B 中 B.1.B.2)。

3.3.6　应用 RT-PCR 或实时荧光定量 RT-PCR 检出登革病毒核酸(见 B.3B.4)。

4　诊断原则

依据患者的流行病学证据、临床表现及实验室检查结果进行综合判断。

5　诊断

5.1　疑似病例

符合下列一项可诊断为疑似病例:

a)符合 3.1,并同时符合 3.2.1。

b)同时符合 3.2.1、3.3.1。

5.2　临床诊断病例

符合下列一项可诊断为临床诊断病例:

a)符合 5.1a),并同时符合 3.2.2、3.2.3 中任一项和 3.3.1。

b)符合 5.1,并同时符合 3.3.2、3.3.3 中任一项。

5.3　确诊病例

符合 5.1 或 5.2,并同时符合 3.3.4、3.3.5、3.3.6 中任一项可诊断为确诊病例。

5.4　重症登革热

符合 5.2 或 5.3,并同时符合 3.2.4、3.2.5、3.2.6 中任一项可诊断重症登革热。

6　鉴别诊断

登革热应与麻疹、风疹、猩红热、流行性感冒、基孔肯雅热、寨卡病毒病相鉴别;重症登革热应与钩端螺旋体病、肾综合征出血热、恙虫病等相鉴别。参见附录 C 与附录 D。

附录 A　登革热血清学检测方法

A.1　应用 IgM 捕捉酶联免疫吸附试验(Mac-ELISA)检测登革病毒 IgM 抗体

A.1.1　原理　根据抗原抗体特异性结合的原理,利用抗人 μ 链单克隆抗体捕获待检测血清中的 IgM,再加入特异性抗原和相应酶标单克隆抗体,加底物显色。显色程度与特异性 IgM 抗体含量呈正相关。

A.1.2 材料和试剂

所需材料和试剂如下：

a)洗板机、酶标仪、恒温温箱或水浴箱（37 ℃±2 ℃）；

b)10 μL～100 μL 可调移液器、10 mL 吸管；

c)稀释血清用的试管、吸水纸；

d)蒸馏水或去离子水；

e)登革病毒 IgM 抗体捕捉 ELISA 诊断试剂盒。

A.1.3 检测方法

具体步骤如下：

a)在一系列试管中，将阴、阳性对照血清,临界值较准血清和待检血清稀释成1:100；

b)吸取所需量的纯化登革病毒抗原和等体积辣根过氧化物酶标记单克隆抗体至另一干净的玻璃瓶或试管中,混匀后置室温作用 1 h；

c)混合好标记单克隆抗体和抗原后,在 10 min 内各吸取 100 μL 稀释好的患者标本和对照血清至测试板上相应的微孔中,37 ℃作用 1 h；

d)弃血清,用洗涤液重复洗涤 6 次,吸水纸上扣干,分别加 100 μL 上述作用好的登革病毒抗原和酶标单克隆抗体复合物,37 ℃作用 1 h；

e)弃登革病毒抗原和酶标单克隆抗体复合物,用洗涤液重复洗涤 6 次,吸水纸上扣干,每孔加入 100 μL 的 TMB(四甲基联苯胺),室温作用 10 min 充分显现蓝色后,每孔加入 100 μL 的终止液,混匀；

f)在 30 min 内于 450 nm 波长处读取每孔的吸光度。

A.1.4 结果判断

A.1.4.1 酶标仪读数结果判断

判断标准为：在 NC/CO<1 且 PC/CO>1 的情况下,若 S/CO<0.9,则结果为阴性,若 S/CO>1.1,则结果为阳性,若 S/CO=0.9～1.1,则标本需重做。

注：S 为待检血清的吸光度；NC 为阴性对照血清的吸光度；PC 为阳性对照血清的吸光度；CO 为临界较准血清的吸光度平均值。

A.1.4.2 目测法

未加终止液前,在阳性对照血清为深蓝色、阴性对照血清为无色的情况下,若样品孔的颜色比临界较准血清孔深者为阳性,样品孔的颜色比临界较准血清孔浅者为阴性。

A.1.5 意义

IgM 抗体阳性,表示患者新近感染登革病毒,适用于登革热早期诊断。

A.2 应用间接酶联免疫吸附试验(ELISA)检测登革病毒 IgM 抗体

A.2.1 原理

根据抗原抗体特异性结合的原理,用纯化的登革病毒基因工程表达抗原包被塑料板,与稀释的待检血清中的特异性抗体结合,其中血清 IgM 部分又与后加入的酶标记的抗人 IgM 结合,通过酶与底物的作用产生可见的颜色反应,显色程度与特异性 IgM 抗体含量呈正相关。

A.2.2 材料和试剂

所需材料和试剂如下：

a)洗板机、酶标仪、恒温温箱或水浴箱(37 ℃±2 ℃);

b)10 μL～100 μL 可调移液器、10 mL 吸管;

c)稀释血清用的试管、吸水纸;

d)蒸馏水或去离子水;

e)登革病毒 IgM 抗体酶联免疫诊断试剂盒。

A.2.3 检测步骤

具体步骤如下:

a)将检测血清用样品稀释液做 1:50 稀释。(先将 10 μL 血清加入 90 μL 的样品稀释液中混匀,再将 1:10 的稀释血清用样品稀释液做 1:5 稀释充分混匀。标本稀释后应在 2 h 内使用。)

b)将浓缩洗涤液加入 720 mL(96 T)蒸馏水中混匀备用。

c)取出已包被板,加入已稀释血清 100 μL/孔,同时设阴、阳性对照及空白对照各 2 孔(阴、阳性对照孔分别直接加入相应对照血清 100 μL/孔,空白对照加入洗涤液 100 μL/孔),振荡均匀后,于 37 ℃水浴箱温育 40 min。

d)温育后,甩去板内液体,用洗涤液注满各孔,静置 1 min 后甩干,重复洗涤 5 次,扣干。

e)加入酶标记物 50 μL/孔(空白孔不加),振荡均匀后,于 37 ℃水浴箱温育 30 min。

f)温育后,甩去板内液体,用洗涤液注满各孔,静置 1 min 后甩干,重复洗涤 5 次,扣干。

g)每孔加入底物 A、B 液各 50 μL,37 ℃避光显色 10 min,再加入终止液 50 μL/孔,于 450 nm 测 OD 值。

A.2.4 结果判断

临界值(cut-off)＝0.2＋阴性对照均值(N＜0.05 时,按 0.05 计算)。

样品 OD 值大于临界值为阳性,样品 OD 值小于临界值为阴性。样品 OD 值在临界值正负 10% 范围内为可疑,建议用其他方法复试。

A.2.5 意义

IgM 抗体阳性,表示患者新近感染登革病毒,适用于登革热早期诊断。

A.3 酶联免疫法检测登革病毒 NS1 抗原方法

A.3.1 原理

在微孔条上预包被登革病毒的单克隆抗体,该抗体可与登革热病例血清中的登革病毒中的 NS1 抗原特异性结合,再与辣根过氧化酶标记抗 NS1 抗体试剂进行第二次温育,当样品中存在登革病毒 NS1 抗原时将形成"包被抗体-NS1-酶标抗体"复合物。加入显色剂,复合物上连接的辣根过氧化物酶催化显示剂反应,生成蓝色产物,终止反应后,变为黄色,若样品中无登革病毒 NS1 抗原则不显示。

A.3.2 材料

10 μL,100 μL,200 μL,1 mL 移液器各一把;温箱一台,洗板机一台,酶标仪一台。稀释血清用的试管、吸水纸;蒸馏水或去离子水;登革病毒 NS1 抗原酶联免疫诊断试剂盒。

A.3.3 检测步骤

具体步骤如下:

a)将试剂盒在冰箱中取出,放置室温平衡 30 min,使用前将试剂轻轻振荡混匀;

b)配液:将试剂盒中浓缩洗涤液用蒸馏水 20 倍稀释;

c)编号:将样品对应微孔板编号,每板设阴性对照 3 孔,阳性对照 2 孔和空白对照 1 孔;

d)加稀释液:每孔加稀释液 50 μL,空白孔除外;

e)加样:分别在相应孔加入待测样品或阴阳性对照各 50 μL,空白孔除外;

f)温育:用封板膜封板后,置 37 ℃温育 60 min;

g)每孔加酶标试剂 50 μL,空白孔除外,轻轻振荡混匀;

h)温育:用封板膜封板后,置 37 ℃温育 30 min;

i)洗板:小心揭掉封板膜,用洗板机洗涤 5 遍,最后 1 次尽量扣干;

j)显色:每孔加入显色剂 A、B 液各 50 μL,轻轻振荡混匀,37 ℃避光显色 15 min;

k)测定:每孔加终止液 50 μL,10 min 内测定结果。设定酶标仪波长于 450 nm 处[建议使用双波长 450 nm/(600～650) nm 检测],用空白孔调零后测定各孔 A 值。

A.3.4 结果判定

临界值计算:临界值＝0.10＋阴性对照孔 A 值均值(阴性对照孔 A 值低于 0.05 者以 0.05 计算)。

阴性对照的正常值范围:阴性对照孔 A≤0.1(若 1 孔 A＞0.1 应舍弃,若两孔或两孔以上阴性对照＞0.1,应重复实验)。

阳性对照正常值范围:A≥0.8。

阳性判定:样品 A 值≥临界值者为登革病毒抗原阳性。

阴性判定:样品 A 值＜临界值者为登革病毒抗原阴性。

A.3.5 意义

阳性结果表示患者新近存在登革病毒感染,适用于登革热早期诊断。

A.4 用免疫荧光法(FA/IFA)检测登革病毒 IgG 抗体

A.4.1 原理

某些荧光素(常用异硫氰酸荧光素)能与抗体蛋白分子结合,而不丧失抗体活力,仍能和相应的抗原发生特异免疫反应,产生免疫复合物,这种复合物由于有荧光色素的参与,在荧光显微镜下显示荧光,表明有特异性抗原存在。直接免疫荧光法可用于检测感染细胞内的特异性抗原,间接免疫荧光法可查待检血清中的特异性抗体。

A.4.2 仪器与试剂

所需仪器与试剂如下:

a)10 μL～100 μL,100 μL～1000 μL 可调移液器各 1 支;

b)登革病毒 1～4 型抗原片(登革标准毒株感染 BHK、Vero 或 C6/36 细胞制备,低温干燥保存)及相应单克隆抗体(阳性对照)、阴性血清;

c)羊抗人(兔抗人)IgG 荧光抗体;

d)待检患者血清(急性期和恢复期);

e)常用稀释液:pH 值为 7.2～7.4 PBS、伊文斯兰、封片胶等;

f)荧光显微镜。

A.4.3　检测步骤

具体步骤如下：

a)取出抗原片,冷风吹干;

b)用 pH 值为 7.2～7.4 PBS 稀释待检血清,从 1∶20 开始,对倍稀释至所需稀释度;

c)用移液器依次从高稀释度向低稀释度逐个加入稀释的待检血清于四个型的登革病毒抗原片孔中,每型各加 2 孔待检系列稀释血清,血清量以完全覆盖抗原面而不溢出孔外为准,置湿盒内,在 37 ℃水浴孵育 30 min(每次试验同时作阴、阳性对照);

d)用 pH 值为 7.2～7.4 PBS 漂洗 3 次,每次约 30 s～1 min,再用蒸馏水洗 1 次,冷风吹干;

e)用 pH 值为 7.2～7.4 PBS 稀释荧光抗体,使其内含 2 个工作单位和 1∶8000 伊文斯兰的荧光抗体,加入各孔中,使完全覆盖抗原面,置湿盒中,37 ℃水浴作用 30 min,取出,同上漂洗及吹干;

f)用封片胶(或甘油缓冲液)封片,荧光显微镜观察结果。

A.4.4　结果判断

特异性荧光呈黄绿色颗粒,分布在感染细胞浆中。根据荧光亮度和阳性细胞在细胞总数中所占的比例可将荧光反应大致区分为"＋～＋＋＋＋",无荧光者为"—"。检测抗体滴度时,以特异荧光达"＋＋"最高血清稀释度的倒数表示。

A.4.5　意义

阳性结果只能说明受检者可能曾存在登革病毒感染,但血清抗体效价达 1∶80 或以上者有诊断参考意义,若恢复期血清抗体效价比急性期血清抗体效价有 4 倍或以上增长可确诊最近存在登革病毒感染。

A.5　中和试验(NT)

A.5.1　原理

当人体感染登革病毒后,血清中可产生保护性的中和抗体,登革病毒与这种特异性抗体作用后,能被特异性地"中和",抑制登革病毒的复制与繁殖,使其失去感染能力。中和试验包括动物中和试验、组织培养中和试验和空斑减少中和试验三种,每种中和试验又分为固定病毒稀释血清法和固定血清稀释病毒法两种。动物中和试验由于需要特殊的感染动物房,一般的实验室很难做到,所以更多的实验室采用的是组织培养中和试验和空斑减少中和试验,其中空斑减少中和试验比组织培养中和试验更敏感、特异,但由于前者对操作技术的要求更高,而且病毒噬斑小,出斑时间长,对细胞覆盖培养基的要求也高,故一般实验室多用的是组织培养中和试验。

A.5.2　仪器与试剂

所需仪器与试剂如下：

a)50 μL～200 μL、1 mL 可调移液器,200 μL、1 mL 无菌吸头;

b)无菌细胞吹打管、吸管;

c)无菌平底微量 96 孔组织培养板;

d)无菌 1.5 mL 塑料离心管、冰盒;

e)登革病毒 1～4 型标准毒株、C6/36 细胞、阳性和阴性对照血清;

f)CO_2培养箱、生物安全柜、倒置显微镜；

g)生长液（200 mL）：Eagle's MEM 溶液 174 mL，3％谷氨酰胺 2 mL，1 万单位青链霉素 2 mL，7.5％碳酸氢钠 2 mL，新生小牛血清 20 mL，临用前配制混匀；

h)维持液的配制（200 mL）：Eagle's MEM 溶液 190 mL，3％谷氨酰胺 2 mL，1 万单位青链霉素 2 mL，7.5％碳酸氢钠 2 mL，新生小牛血清 4 mL，临用前配制混匀。

A.5.3　检测步骤

A.5.3.1　病毒滴度测定

具体步骤如下：

a)病毒悬液制备与保存：将新鲜传代收获的登革病毒1～4型标准毒株的组织培养病毒悬液或乳小白鼠脑组织制备的病毒悬液，经离心沉淀后吸出上清液，加入20％无抗体小牛血清后分装于细胞冻存管，迅速放入－70 ℃以下冰箱保存。

b)病毒接种：每型登革病毒各取出1小管冰冻的病毒，在冷水中迅速溶化，用维持液将各型病毒分别做10倍稀释，从10^{-2}到10^{-7}，用无菌1.5 mL塑料离心管在冰盒上进行。每个稀释度病毒加4孔，每孔加50 μL，然后每孔加入C6/36细胞（浓度为1×10^6/mL）50 μL，置CO_2培养箱内培养，温度33 ℃，湿度80％。每天观察细胞病变，共观察7 d，记录观察结果。

c)$TCID_{50}$的计算：根据细胞病变计算$TCID_{50}$，见表A.1。

表A.1　$TCID_{50}$的计算

病毒稀释度	细胞病变孔数/接种数	细胞病变分布		累计		比数	细胞病变百分比
		（＋）孔	（－）孔	（＋）孔	（－）孔		
10^{-3}	4/4	4	0	9	0	9/9	100％
10^{-4}	3/4	3	1	5	1	5/6	83％
10^{-5}	2/4	2	2	2	3	2/5	40％
10^{-6}	0/4	0	4	0	7	0/7	0％

在这个例子中，能引起50％的组织培养板出现细胞病变的病毒稀释度在10^{-5}和10^{-6}之间，计算如下：

距离比例＝（高于50％的细胞病变百分数－50）÷（高于50％的细胞病变百分数－低于50％的细胞病变百分数）＝（83－50）÷（83－40）＝0.7

距离比例与高于50％细胞病变稀释度的对数相加即为$TCID_{50}$（$10^{-4.7}$）。由此得出$100TCID_{50}$为$10^{-2.7}$。

A.5.3.2　组织培养中和试验（固定病毒稀释血清法）

具体步骤如下：

a)将待测血清做系列倍比稀释，1∶2，1∶4，1∶8，1∶16，1∶32……根据估计的血清效价决定稀释倍数，用无菌1.5 mL塑料离心管在冰盒上进行。

b)将上述测定好的病毒稀释成$100TCID_{50}$/0.2 mL，用无菌1.5 mL塑料离心管在冰盒上进行。

c)将稀释好的血清与稀释好的病毒悬液各取等量混匀,用无菌 1.5 mL 塑料离心管在冰盒上进行,置 37 ℃水浴中作用 1 h。

d)在平底微量 96 孔组织培养板上,每个稀释度病毒加 4 孔,每孔加 50 μL,然后每孔加入 C6/36 细胞(浓度为 1×10^6/mL)50 μL,置 CO_2 培养箱内培养,温度 33 ℃,湿度 80%。每天观察细胞病变,共观察 7 d,记录观察结果。

e)50%血清中和终点的计算。根据细胞病变计算 50%血清中和终点,即能保护 50%组织培养管不产生病变的血清稀释度,计算方法见表 A.2。

表 A.2 50%血清中和终点的计算

病毒稀释度	细胞病变孔数/接种数	细胞病变分布		累计		比数	百分比%
		(+)孔	(—)孔	(+)孔	(—)孔		
1:4($10^{-0.6}$)	0/4	0	4	0	16	0/16	0
1:8($10^{-0.9}$)	0/4	0	4	0	12	0/12	0
1:16($10^{-1.2}$)	0/4	0	4	0	8	0/8	0
1:32($10^{-1.5}$)	1/4	1	3	1	4	1/5	20
1:64($10^{-1.8}$)	3/4	3	1	4	1	4/5	80
1:128($10^{-2.1}$)	4/4	4	0	8	0	8/8	100

上述例子能保护 50%的组织培养细胞孔不致细胞病变的血清稀释度在 1:32～1:64 之间,具体计算如下:

距离比例＝(50%－低于 50%的病变率)÷(高于 50%的病变率－低于 50%的病变率)＝(50－20)÷(80－20)＝30÷60＝0.5

低于 50%病变率血清稀释度的对数＋距离比例乘稀释系数的对数＝－1.5＋0.5×(－0.3)＝－1.5＋(－0.15)＝－1.65,－1.65 的反对数＝1/45

即 1:45 的血清可保护 50%细胞不产生病变。

A.5.4 意义

中和试验是登革病毒血清学诊断上最特异、最敏感的方法。既往感染过登革病毒的人在检测不到 HI 抗体时也可检出中和抗体。初次感染登革病毒可用中和试验进行登革病毒四种血清型别区分鉴定。恢复期血清中可见到相应的单一型别反应。第二或第三次感染,不能用中和试验进行血清型别鉴定。

A.6 应用间接酶联免疫吸附试验(ELISA)检测登革病毒 IgG 抗体

A.6.1 原理

根据抗原抗体特异性结合的原理,用纯化的登革病毒基因工程表达抗原包被塑料板,与稀释的待检血清中的特异性抗体结合,其中血清 IgG 部分又与后加入的酶标记的抗人 IgG 结合,通过酶与底物的作用产生可见的颜色反应,显色程度与特异性 IgG 抗体含量呈正相关。

A.6.2 材料与试剂

所需材料与试剂如下:

a)洗板机、酶标仪、恒温温箱或水浴箱(37 ℃±2 ℃)；

b)10 μL～100 μL 可调移液器、10 mL 吸管；

c)稀释血清用的试管、吸水纸；

d)蒸馏水或去离子水；

e)登革病毒 IgG 抗体酶联免疫诊断试剂盒。

A.6.3　检测步骤

具体步骤如下：

a)将检测血清用样品稀释液做 1∶50 稀释。(先将 10 μL 血清加入 90 μL 的样品稀释液中混匀,再将 1∶10 的稀释血清用样品稀释液做 1∶5 稀释充分混匀,标本稀释后应在 2 h 内使用)。

b)将浓缩洗涤液加入 720 mL(96T)蒸馏水中混匀备用。

c)取出已包被板,加入已稀释血清 100 μL/孔,同时设阴、阳性对照及空白对照各 2 孔(阴、阳性对照孔分别直接加入相应对照血清 100 μL/孔,空白对照加入洗涤液 100 μL/孔),振荡均匀后,于 37 ℃水浴箱温育 40 min。

d)温育后,甩去板内液体,用洗涤液注满各孔,静置 1 min 后甩干,重复洗涤 5 次,扣干。

e)加入酶标记物 50 μL/孔(空白孔不加),振荡均匀后,于 37 ℃水浴箱温育 30 min。

f)温育后,甩去板内液体,用洗涤液注满各孔,静置 1 min 后甩干,重复洗涤 5 次,扣干。

g)每孔加入底物 A、B 液各 50 μL,37 ℃避光显色 10 min,再加入终止液 50 μL/孔,于 450 nm 测 OD 值。

A.6.4　结果判断

临界值(cut-off)＝0.150＋阴性对照均值(N＜0.05 时,按 0.05 计算)。

样品 OD 值大于临界值为阳性,样品 OD 值小于临界值为阴性。样品 OD 值在临界值正负 10% 范围内为可疑,建议用其他方法复试。

A.6.5　意义

患者恢复期血清比急性期血清 IgG 抗体滴度有 4 倍及以上升高,可确诊感染,单份血清检测一般表明其曾存在登革病毒感染,但抗体滴度大于等于 1∶320 时,结合临床表现及流行病学史,亦可确定为新近存在病毒感染。

附录 B　登革热病原学检测方法

B.1　C6/36 白纹伊蚊细胞分离登革病毒

B.1.1　原理

登革病毒是一种具有严格的细胞内存活的生物,必须生活在活的细胞组织内,C6/36 白纹伊蚊细胞对登革病毒十分敏感,根据观察病毒对其产生的变化(病变等现象)和应用特异、敏感的检测技术,检出病毒的存在和型别。

B.1.2　仪器与试剂

所需仪器与试剂如下：

a)50 μL～200 μL、1 mL 可调移液器,200 μL、1 mL 无菌吸头；

b)无菌细胞吹打管、吸管；

c)无菌平底微量 96 孔/24 孔组织培养板或细胞管;

d)C6/36 细胞;

e)CO$_2$ 培养箱、生物安全柜、倒置显微镜;

f)生长液(200 mL):Eagle's MEM 溶液 174 mL,3% 谷氨酰胺 2 mL,1 万单位青链霉素 2 mL,7.5% 碳酸氢钠 2 mL,新生小牛血清 20 mL,用前混匀;

g)维持液的配制(200 mL):Eagle's MEM 溶液 190 mL,3% 谷氨酰胺 2 mL,1 万单位青链霉素 2 mL,7.5% 碳酸氢钠 2 mL,新生小牛血清 4 mL,用前混匀;

h)标本处理液(100 mL):Eagle's MEM 溶液 90 mL,50 μg/mL 庆大霉素 100 μL,1000 μg/mL 两性霉素 B1 mL 和 1000 U/mL 青链霉素 1 mL,小牛血清 2 mL,用 7.5% 碳酸氢钠溶液调至 pH 值为 7.2,用前混匀。

B.1.3　标本的采集及处理

具体步骤如下:

a)患者:无菌采集发病后 5 d 内静脉血 3 mL,放冰壶送实验室分离血清,接种组织细胞培养,不能及时接种的,将血清置 -20 ℃ 保存;

b)尸体标本:可取血、脑脊液、脑组织、肝等;

c)蚊:采集吸过血的埃及伊蚊,白纹伊蚊或其他可疑蚊种,用 0.50 mol/L(10%)葡萄糖液喂养,至胃血完全消化后置 -20 ℃,待死后按蚊种及捕获地点分组,以 10~20 只一组为宜,经生理盐水冲洗数次后,转入研磨器,加 1 mL 标本处理液,研碎均匀,置预冷 4 ℃ 的离心机上,10000 r/min 离心 10 min,取上清液于 4 ℃ 作用 2 h 处理后接种 C6/36 细胞。

B.1.4　病毒分离

C6/36(白纹伊蚊纯系细胞株)传代细胞长成单层后(在 25 cm^2 细胞瓶、细胞管、24 孔细胞培养板等),倒去细胞生长液换成细胞维持液,如果传代后立即接种,可用细胞生长液,在 25 cm^2 细胞瓶接种患者血清 20 μL,细胞管和 24 孔细胞培养板各接种 3 μL,蚊悬液或组织悬液根据浓度取接种量,加样后适度混匀,置 35 ℃、CO$_2$ 培养箱静止培养,观察 7 d,若细胞出现膨大至融合,折光度增强、颗粒增多等现象,取细胞悬液用荧光 PCR 检测登革病毒核酸(不需提取病毒 RNA),若 7 d 后细胞不出现病变,需盲传 1 代~2 代,仍不出现病变者经核酸检测,阴性者为阴性报告。

B.1.5　间接免疫荧光试验(FA/IFA)鉴定登革病毒

B.1.5.1　试验方法

具体步骤如下:

a)细胞片的制备:把出现"++"病变的 C6/36 细胞管倒去维持液(若不出现病变,则需培养 7 d 再制片),用 pH 值为 7.2 PBS 洗 2 次后加 PBS 3 mL,用滴管把细胞从管壁上吹下,吹散,2000 r/min 离心 5 min,弃去 PBS,加 0.2 mL PBS 把沉渣吹散,滴加在 10 孔的载玻片各孔中,冷风吹干,加冷丙酮固定 10 min,用 PBS 冲洗 2 次,蒸馏水漂洗 1 次,冷风吹干,-20 ℃ 保存。正常 C6/36 细胞对照按同法制片;

b)试验方法:取出保存的待鉴定细胞片或脑组织片,冷风吹干,于各孔中按顺序滴加 4 个型登革病毒使用单位的单克隆抗体,各型 2 孔,对照 2 孔滴加 PBS,置湿盒内 37 ℃ 水浴 30 min,取出用 PBS 冲洗 3 次,蒸馏水漂洗 1 次,冷风吹干,滴加含 130 μmol/L(1:8000)伊文思蓝的 2 单位抗鼠 IgG 荧光抗体,置湿盒内 37 ℃ 水浴 30 min,用 PBS 冲洗 3 次,蒸馏水漂洗 1 次,冷风吹干,用甘油缓冲液封片,镜检,记录结果。

B.1.5.2 结果判断

特异性免疫荧光呈黄绿色颗粒,分布在感染细胞的胞浆内,正常组织细胞被染成橙红色或暗红。

B.1.5.3 意义

从患者血液、组织或蚊媒中分离出登革病毒,可确诊存在登革病毒感染,经鉴定,可确定病毒型别。

B.2 应用乳小白鼠分离登革病毒

B.2.1 原理

新生小白鼠对登革病毒十分敏感,根据观察病毒对其产生的致病等现象和应用特异、敏感的检测技术,检出病毒的存在和型别。

B.2.2 仪器和试剂

参考 B.1.2。C6/36 白纹伊蚊细胞改用 1 日龄至 3 日龄乳小白鼠。

B.2.3 标本采集及处理

见 B.1.3。

B.2.4 病毒分离

每一标本接种一窝 1 日龄至 3 日龄小白鼠,每只脑内接种全血或 1:10 血清或蚊悬液、组织悬液 10～20 μL,接种后 48 h 内死亡者为非特异性死亡,弃去。存活者观察至 10 d 左右仍未发病时,剖取其中 2 只,取脑,用 pH 值为 8.0 肉汤制成 10% 悬液,盲传 1 日龄至 3 日龄小白鼠一窝,其余的及盲传的均观察至第四周,未发病作阴性结果。在观察期内若发病(松毛、蜷缩、活动力降低、站立不稳、抽搐、离群、不进食、瘫痪等症状)则剖取半边脑,按盲传法制成 10% 鼠脑悬液,转种 1 日龄至 3 日龄小白鼠,并作无菌试验,另一半脑置 5.43mol/L(50%)甘油缓冲液中低温保存。无菌试验阴性而仍出现以上症状的乳鼠作为可疑毒株传代、保种,并进行鉴定。

B.2.5 病毒鉴定

具体步骤和方法如下:

a)脑组织片的制备:取发病濒死的小鼠脑组织以冰冻切片制成 10 孔组织片,经冷风吹干,冷丙酮固定 10 min,冲洗、吹干后放 −20 ℃保存。正常脑组织同法制作。

b)试验方法、结果和意义:参考 B.1.5。

B.3 RT-PCR 技术检测登革病毒 RNA 及型别鉴定

B.3.1 原理

PCR 技术(聚合酶链反应)是利用双链 DNA 分子碱基配对原则,在一定条件下扩增 DNA 片段的体外扩增方法。它的特异性取决于两个人工合成的寡核苷酸引物的序列,引物与待扩增片段两条链两段 DNA 序列分别互补,待扩增 DNA 在变性温度下分解为二条单链模板,在复性温度引物与模板两端的 DNA 序列分别复性(杂交-碱基配对),在延伸温度和单核苷酸存在的条件下,由 TaqDNA 聚合酶催化,引导引物的 5′端向 3′端方向延伸合成新链,是一个重复进行的热变性复性延伸的温控循环过程,随着循环次数的增加,DNA 产量呈指数上升,经过 20 个循环以后,从微量基因材料,特异性地扩增可达数百万倍。登革病毒含 RNA 基因组,因此 PCR 前需经过逆转录酶作用,合成第一条 cDNA 链

(RT),再进行扩增(PCR),即 RT-PCR。设计一对通用引物可扩增登革病毒组基因。设计不同型登革病毒的引物对,可扩增出不同的血清型病毒的基因产物。根据基因扩增产物的片段大小可判断是否登革病毒或某一型登革病毒。

B.3.2 设备和试剂

B.3.2.1 设备

移液器(10 μL、20 μL、100 μL、200 μL、1000 μL)及配套吸头、离心管(1.5 mL、0.2 mL)及管架、台式高速离心机、普通冰箱、旋涡混合器、电泳仪及电泳槽、微波炉、PCR仪、紫外分析仪等。

B.3.2.2 试剂

随机引物、登革病毒特异性引物、RNA 提取试剂、AMV 逆转录试剂盒、PCR 试剂盒、10×Tris-硼酸(TBE)缓冲液(108 g Tris 粉,9.3 g 依地酸二钠 EDTA-Na$_2$,55 g 硼酸,完全溶解后用 HCl 调 pH 值至8.0,加水至1000 mL,用前稀释成0.5倍或1倍)、加样缓冲液(0.5%溴酚蓝和体积比为40%的蔗糖溶于水后,分装于4 ℃保存)、溴化乙啶(10 mg/mL,使用浓度为0.5 μg/mL)、琼脂糖等。见表 B.1。

表 B.1 登革病毒通用和血清分型引物

引物	序列(5′→3′)	使用浓度	扩增片段大小 bp	型特异性
D1	TCAATATGCTGAAACGCGCGAGAAACCG	0.5 μmol/L	—	通用
D2	TTGCACCAACAGTCAATGTCTTCAGGTTC	0.5 μmol/L	511(D1 和 D2)	通用
TS1	CGTCTCAGTGATCCGGGGG	0.5 μmol/L	482(D1 和 TS1)	Ⅰ型
TS2	CGCCACAAGGGCCATGAACAG	0.5 μmol/L	119(D1 和 TS2)	Ⅱ型
TS3	TAACATCATCATGAGACAGAGC	0.5 μmol/L	290(D1 和 TS3)	Ⅲ型
TS4	CTCTGTTGTCTTAAACAAGAGA	0.5 μmol/L	392(D1 和 TS4)	Ⅳ型

B.3.3 检测步骤

B.3.3.1 病毒 RNA 的提取

待检标本用 RNA 提取试剂提取病毒 RNA,按照试剂说明进行操作,制备模板 RNA。

B.3.3.2 逆转录合成 cDNA

以随机引物作为逆转录引物,根据 AMV 逆转录酶反应要求,按试剂说明书操作,以病毒 RNA 为模板合成 cDNA。

B.3.3.3 登革病毒4种血清型通用引物的 PCR 扩增

以 D1 和 D2 为引物,以随机引物合成的 cDNA 为模板,PCR 扩增目的基因,反应条件为94 ℃预变性2 min,94 ℃30 s,55 ℃30 s,68 ℃30 s,扩增9个循环后,94 ℃30 s,55 ℃30 s,68 ℃30 s(每个循环增加10 s),扩增25个循环,68 ℃延伸10 min。

B.3.3.4 登革病毒型特异性引物的多重 PCR 扩增

以 TS1、TS2、TS3、TS4 和 D1 为引物,以通用引物 PCR 扩增产物为模板,多重 PCR 扩增目的基因,反应条件为94 ℃预变性2 min,94 ℃15 s,55 ℃15 s,68 ℃30 s,扩增10个循环后,94 ℃15 s,55 ℃15 s,68 ℃30 s(每个循环增加5 s),扩增10个循环,68 ℃

延伸 10 min。

B.3.4　结果判断

扩增产物用 1%～2% 琼脂糖凝胶电泳检测 PCR 扩增产物，如果条带的分子量与预期片段大小相同，表明为相应的登革病毒核酸扩增阳性。

B.3.5　意义

此法可对早期病例登革病毒的检测及分型鉴定，基因扩增产物可进一步进行序列测定和分析。

B.4　TaqMan 探针实时荧光 PCR 检测登革病毒 RNA

B.4.1　原理

登革病毒有四个血清型，根据四型登革病毒共有基因特定的序列，合成一对特异性引物和一条特异性的荧光双标记探针。该探针与登革病毒特有的共同基因特异性结合，结合部位位于引物结合区域内。探针的 5′ 端和 3′ 端分别标记不同的荧光素，如 5′ 端标记 FAM 荧光素，它发出的荧光能够被检测仪器接收，称为报告荧光基团（用 R 表示），3′ 端一般标记 TAMRA 荧光素，它在近距离内能吸收 5′ 端报告荧光基团发出的荧光信号，称为淬灭荧光基团（用 Q 表示，淬灭荧光基团也可用一种基本无荧光本底的小沟结合物——MGB，取代了常规可发光的 TAMRA 荧光标记，使得新探针技术的荧光本底大大降低，从而提高分辨率）。当 PCR 反应在退火阶段时，一对引物和一条探针同时与目的基因片段结合，此时探针上 R 基团发出的荧光信号被 Q 基团所吸收，仪器检测不到 R 所发出的荧光信号；当 PCR 反应进行到延伸阶段时，Taq 酶在引物的引导下，以四种核苷酸为底物，根据碱基配对的原则，沿着模板链合成新链；当链的延伸进行到探针结合部位时，受到探针的阻碍而无法继续，此时的 Taq 酶发挥它的 5′→3′ 外切核酸酶的功能，将探针水解成单核苷酸，消除阻碍，与此同时标记在探针上的 R 基团游离出来，R 所发出的荧光再不为 Q 所吸收而被检测仪所接收；在 Taq 酶的作用下继续延伸过程合成完整的新链，R 和 Q 基团均游离于溶液中，仪器可继续检测到 R 所发出的荧光信号。

B.4.2　材料及方法

B.4.2.1　设备

移液器（10 μL、20 μL、100 μL、200 μL、1000 μL）及配套吸头、离心管（1.5 mL、0.2 mL）及管架、台式高速离心机、普通冰箱、旋涡混合器、实时荧光 PCR 仪等。

B.4.2.2　试剂

引物及探针（见表 B.2）、RNA 提取试剂、荧光 RT-PCR 试剂盒等。

表 B.2　引物及探针类型

引物	序列（5′→3′）	基因组位置	荧光标记	型特异性
Den-FP	GCATATTGACGCTGGGAGAGA	10611		
Den-RP	GGCGTTCTGTGCCTGGAAT	10683		通用
Den-PP	CAGAGATCCTGCTGTCTC	10642	FAM/MGB	

续表

引物	序列(5′→3′)	基因组位置	荧光标记	型特异性
Den-1F	CAA AAG GAA GTC GTG CAA TA	8973		
Den-1C	CTG AGT GAA TTC TCT CTA CTG AAC C	9084		Ⅰ型
Den-1P	CAT GTG GTT GGG AGC ACG C	8998	FAM/BHQ-1	
Den-2F	CAG GTT ATG GCA CTG TCA CGA T	1443		
Den-2C	CCA TCT GCA GCA ACA CCA TCT C	1518		Ⅱ型
Den-2P	CTC TCC GAG AAC AGG CCT CGA CTT CAA	1469	HEX/BHQ-1	
Den-3F	GGA CTG GAC ACA CGC ACT CA	740		
Den-3C	CAT GTC TCT ACC TTC TCG ACT TGT CT	813		Ⅲ型
Den-3P	ACC TGG ATG TCG GCT GAA GGA GCT TG	762	TesasRed/BHQ-2	
Den-4F	TTG TCC TAA TGA TGC TGG TCG	904		
Den-4C	TCC ACC TGA GAC TCC TTC CA	992		Ⅳ型
Den-4P	TTC CTA CTC CTA CGC ATC GCA TTC CG	960	Cy5/BHQ-3	

B.4.3 检测步骤

B.4.3.1 病毒 RNA 的提取

待检标本用 RNA 提取试剂提取病毒 RNA,按照试剂说明进行操作,制备模板 RNA。

B.4.3.2 登革病毒 4 种血清型通用荧光 PCR 扩增

用登革病毒通用引物和探针进行荧光 PCR 扩增。以 ABI7500 荧光 PCR 仪为例,反应条件可根据使用的试剂说明进行调整,如:42 ℃ 30 min,95 ℃ 10 min 后,进行 45 个循环的二步法 PCR:95 ℃ 15 s→62 ℃ 40 s,荧光信号的收集设置在每次循环的退火延伸时进行。

B.4.3.3 登革病毒 4 种血清型分型荧光 PCR 扩增

分别以登革病毒 4 种血清型特异的引物和探针进行荧光 PCR 扩增。以 ABI7500 荧光 PCR 仪为例,反应条件可根据使用的试剂说明进行调整,如:42 ℃ 30 min,95 ℃ 10 min 后,进行 45 个循环的二步法 PCR:95 ℃ 15 s→60 ℃ 60 s,荧光信号的收集设置在每次循环的退火延伸时进行。

B.4.4 结果判断

以荧光 PCR 反应的前 3 个~15 个循环的荧光信号作为荧光本底信号,以本底信号标准差的 10 倍作为荧光阈值,标本扩增产生的荧光信号达到荧光阈值时所对应的循环数为循环阈值(Ct 值),以 Ct<40.荧光信号数据线性化处理后对应循环数生成的曲线图呈"S"形的标本可判断为相应的登革病毒核酸检测阳性。

B.4.5 意义

此法为一种灵敏、特异、快速、低污染的登革病毒 RNA 检测方法,可定性或定量检测登革热患者早期血清中的登革病毒。

附录 C 登革热的鉴别诊断

C.1 麻疹

发热、咳嗽、流涕、结膜充血、畏光，口腔内有 Koplik 斑，发热第 3 天～第 4 天出现麻疹性皮疹。

C.2 风疹

低热、皮疹和耳后枕部淋巴结肿大，全身症状轻。

C.3 猩红热

发热、咽峡炎、全身弥漫性鲜红色皮疹和疹后脱屑，白细胞增多。

C.4 流行性感冒

发热、咳嗽，无皮疹，全身中毒症状较重，特别是短时间内出现数量较多的相似患者。

C.5 基孔肯雅热

发热、皮疹、关节痛、白细胞减少等表现，但病情一般较轻，常发生对称性小关节炎。鉴别主要有赖于核酸检测、病毒分离和血清学试验。

C.6 寨卡病毒病

发热、皮疹、结膜炎、神经系统损害等表现，可导致新生儿小头畸形。鉴别主要有赖于核酸检测、病毒分离和血清学试验。

C.7 钩端螺旋体病

有疫水接触史，发热、腓肠肌痛压痛，淋巴结肿大，肝肾损害明显，白细胞增多，钩体血清学反应阳性。

C.8 肾综合征出血热

有鼠类接触史，发热、充血出血、休克和急性肾功能损害等表现，白细胞增多，尿蛋白阳性，特异性 IgM 阳性。

C.9 恙虫病

有草地接触史，高热、典型焦痂或特异性溃疡，淋巴结肿大，抗生素治疗有特效。

附录 D 登革热的病原学、流行病学及临床表现

D.1 病原学

登革病毒归属于黄病毒科黄病毒属。成熟病毒颗粒由核衣壳蛋白和脂质膜蛋白形成一个立体结构，直径约为 50 nm。登革病毒为 RNA 病毒，基因组由单股正链 RNA 组成，全长大约 11000 个核苷酸，包括编码 3 个结构蛋白和 7 个非结构蛋白的基因，3 个结构蛋白为核衣壳蛋白 C、膜相关蛋白 M 和包膜蛋白 E，包膜蛋白 E 与病毒的血凝活性及中和活性有关。登革病毒可分为 4 种血清型：DEN-1，DEN-2，DEN-3 和 DEN-4，4 种血清型登革病毒均可引起登革热的发生和流行。

登革病毒对热敏感。50 ℃ 30 min 或 54 ℃ 10 min、超声波、紫外线、0.05％甲醛溶液、乳酸、高锰酸钾、龙胆紫等均可灭活病毒。病毒在 pH 值为 7～9 环境中最为稳定，在 −70 ℃或冷冻干燥状态下可长期存活。在 4 ℃条件下，患者急性期血清的感染性可保持数周之久。

D.2　流行病学

D.2.1　传染源

登革热患者、隐性感染者、带病毒的非人灵长类动物是登革热的主要传染源。

D.2.2　传播途径

主要是经媒介伊蚊叮咬吸血传播。在我国传播媒介主要为白纹伊蚊和埃及伊蚊。

D.2.3　人群易感性

人群普遍易感，但感染后仅有部分人发病。感染登革病毒后，人体会对同型病毒产生持久的免疫，但对不同型病毒感染不能形成有效保护。再次感染不同型别登革病毒会引发非中和性交叉反应抗体增加，引起抗体依赖性增强感染（antibody-dependent enhancement，ADE），这是引起重症登革热机制的一个重要假设。

D.2.4　流行特征

登革热流行于全球热带及亚热带地区，尤其是在东南亚、太平洋岛屿和加勒比海等100多个国家和地区。我国各省均有输入病例报告，广东、云南、海南、福建、广西、浙江等南方省份可发生本地登革热暴发或流行，登革热在热带、亚热带地域可常年发病，在我国输入病例常年存在，本地感染病例一般于夏秋季高发。

D.3　临床表现

D.3.1　临床分型

登革热是一种全身性疾病，临床表现复杂多样。根据病情严重程度，临床可分为普通登革热和重症登革热两种类型。

D.3.2　临床分期

D.3.2.1　急性发热期

登革热的临床表现复杂多样，潜伏期 1 d～14 d，一般 5～9 d。其特征为突起发病，发热是最常见的症状，24 h 体温可达 39 ℃以上，一般持续 3～7 d。部分病例于发热 3～5 d 后，体温降至正常 1～3 d 后再次升高，表现为"双峰热"。发热时多伴头痛，全身肌肉、骨骼和关节痛，明显乏力，可出现恶心、呕吐、腹泻、食欲不振等消化道症状。病程第 3 天至第 6 天全身出现充血性皮疹或点状出血疹等，典型皮疹多见于四肢的针尖样出血点及"皮岛"样表现。部分病例皮疹伴有皮肤瘙痒。部分患者可出现不同程度的出血表现，如皮下出血、注射部位瘀点瘀斑、牙龈出血、鼻衄及束臂试验阳性等。

D.3.2.2　极期

部分患者高热持续不缓解，或退热后病情加重，可因毛细血管通透性增加导致明显的血浆渗漏。严重者可发生休克及其他重要脏器损伤等。极期通常出现在病程的第 3 天至第 8 天。部分患者持续高热，或热退后病情加重，出现腹部剧痛、持续呕吐等重症预警指征往往提示极期的开始。极期可因全身毛细血管通透性增加导致球结膜水肿，四肢非凹陷型水肿、胸水、腹水、心包积液、胆囊壁增厚、低蛋白血症等血浆渗漏表现，严重者可发生休克及重要脏器损伤等表现。少数患者无明显的血浆渗漏表现，但仍可出现严重出血包括皮肤瘀斑、呕血、黑便、阴道流血、肉眼血尿、颅内出血等。

D.3.2.3　恢复期

极期后的 2 d～3 d，患者病情好转，胃肠道症状减轻，进入恢复期。部分患者可见针尖样出血点，下肢多见，可有皮肤瘙痒。白细胞计数开始上升，血小板计数逐渐恢复。

多数患者表现为普通登革热，可仅有发热期和恢复期。少数患者发展为重症登革热。

D.4 重症登革热

D.4.1 重症登革热的高危人群

具体人群如下：

a)老人、婴幼儿和孕妇；

b)伴有糖尿病、高血压、冠心病、消化性溃疡、哮喘、慢性肾病等基础疾病者；

c)伴有免疫缺陷病者。

D.4.2 早期识别重症登革热的预警指征

具体指征如下：

a)退热后病情恶化；

b)严重腹部疼痛；

c)持续呕吐；

d)昏睡或烦躁不安；

e)明显出血倾向（黏膜出血或皮肤瘀斑等）；

f)血小板计数＜$50×10^9$/L；

g)白蛋白＜35 g/L。

D.5 束臂试验

又称为"毛细血管脆性试验"。在前臂屈侧肘弯下4 cm处画一直径5 cm的圆圈，用血压计袖带束于该侧上臂，先测定血压，然后使血压保持在收缩压和舒张压之间，持续8 min后解除压力。待皮肤颜色恢复正常时，计数圆圈内皮肤新的出血点数目。出血点超过10个为束臂试验阳性。

（二）登革热疫情处置案例

案例❶ H区一起输入性登革热暴发疫情处置报告

2015年10月14日至10月24日，甲市某某医院通过中国疾病预防控制信息监测系统连续报告15例输入性登革热病例。发现疫情后，B区疾控中心立即报告B区卫计局和甲市疾控中心，派专业人员分别对15例输入性登革热病例进行了流行病学调查。现将有关情况报告如下。

1.患者基本情况

此起登革热暴发疫情病例，均为甲市H区某某公司雇用前往缅甸劳务输出的民工，归国后发病。籍贯为甲省11例（戊市7例、丙市2例、壬市1例、丁市1例），乙省1例，丙省3例。

2.发病就诊情况

患者1：王某某，男，52岁，戊市某某村村民。2015年10月6日，患者出现发热、乏力、头痛，肌肉酸痛等症状，伴有纳差、恶心。在缅甸当地医院按照登革热治疗，11日起体温正常，但仍有乏力、纳差和全身肌肉酸痛。

患者2：尚某，男，42岁，戊市某某村村民。2015年10月8日，患者出现发热、乏力、头痛等症状。血常规显示：WBC $2.01×10^9$/L，N％ 43.8％，L％ 41.3％，红细胞计数（RBC）

$4.96×10^9$/L,血小板计数(PLT)$176×10^9$/L。

患者3:王某,男,40岁,戊市某某村村民。2015年10月8日,患者出现发热(未测量体温)、乏力、头痛等症状,偶有头晕。患者有高血压和糖尿病病史1年,服用药物二甲双胍和苯磺酸左旋氨氯地平片,控制情况可。血常规显示:WBC $2.19×10^9$/L,N% 43.8%,L% 35.6%,RBC $5.06×10^9$/L,PLT $174×10^9$/L。

患者4:尤某某,男,41岁,家住丙市某某路。2015年10月7日,患者出现发热、乏力、头痛和全身肌肉酸痛等症状,伴有恶心呕吐和纳差。在缅甸当地医院按照登革热治疗,11日起体温正常,但仍有乏力、纳差和全身肌肉酸痛。

患者5:乔某某,男,27岁,壬市某某村村民。2015年10月4日,患者出现发热、头痛、眼眶痛、咳嗽和下肢肌肉酸痛等症状,最高体温39℃。患者曾在缅甸当地医院输液治疗1天,并自服降温药物,现仍有头痛和咳嗽。血常规显示:WBC $2.99×10^9$/L,N% 57.2%,L% 41.3%,RBC $5.99×10^9$/L,PLT $105×10^9$/L。尿常规显示:尿蛋白(+),酮体(++)。

患者6:贾某某,男48岁,乙省某某市某某村村民。2015年10月8日,患者出现发热、乏力、头痛、全身肌肉酸痛等症状,最高体温38.3℃。患者曾在缅甸当地医院按照登革热给予口服药物治疗,效果不佳,仍感乏力、纳差。血常规显示:WBC $3.28×10^9$/L,N% 61.9%,L% 20.4%,RBC $5.10×10^9$/L,PLT $162×10^9$/L。尿常规显示:尿蛋白(+),酮体(-)。

患者7:刘某某,男47岁,丙省某市某某村村民。2015年10月6日,患者出现发热、畏寒、寒战、乏力、头痛、全身肌肉酸痛等症状,最高体温38.3℃,伴有纳差、恶心和腹泻。患者曾在缅甸当地医院按照登革热给予药物治疗,仍有乏力、全身肌肉酸痛和纳差。

患者8:范某某,男,40岁,家住丙省某市某某路。2015年10月8日,患者出现发热、头痛、纳差、恶心等症状,最高体温40℃。患者曾在缅甸当地医院输液治疗1天,自服降温药物,现仍有头痛。血常规显示:WBC $3.03×10^9$/L,N% 71%,L% 20.4%,RBC $4.87×10^9$/L,PLT $121×10^9$/L。尿常规显示:尿蛋白(++),酮体(+)。

患者9:刘某某,男,48岁,丙省某市某某村村民。2015年10月8日,患者出现发热、乏力、头痛和肌肉酸痛等症状。

患者10:王某,男,31岁,甲省戊市某某村村民。2015年10月14日,患者出现发热(体温39℃)、咳嗽、关节疼痛2天,伴有畏寒、寒战,咳嗽以干咳为主,偶有少量白色黏痰,双侧膝关节酸痛,食欲及进食量无明显下降。在缅甸当地医院就诊按登革热给予药物治疗(具体不详),14日仍发热回国治疗。

患者11:赵某某,男,35岁,家住甲省戊市某某路。2015年10月16日,患者出现发热(体温39℃),伴畏寒、寒战,发热时伴四肢肌肉关节酸痛,食欲及进食量略下降。患者开始未在意,后于缅甸当地医院就诊按登革热给予药物治疗(具体不详),仍发热,2015年10月16日转入甲市某某医院进一步诊治。

患者12:徐某某,男,40岁,家住丙市某某小区。2015年10月17日,患者8天前无明显诱因全身皮肤黏膜出现皮疹,伴有瘙痒,自行应用药膏涂抹(具体药物不详),2~3天后皮疹消退。5天前出现无明显诱因关节疼痛以双下肢明显。患者既往糖尿病病史2余年,未用药,未检测血糖,发现血压升高5天,测量值200/120 mmHg,未用药,患者于8年前因车祸伤于当地医院行面部整容手术。患者在缅甸当地医院诊断为登革热,建议回国治疗。

患者13:薛某某,男,46 岁,家住戊市某某路。2015 年 10 月 20 日,患者于 5 天前无明显诱因出现发热,体温最高 39.5 ℃,伴畏寒、寒战,无抽搐,无鼻塞、流涕,无咳嗽、咳痰,发热时感乏力、头痛及全身肌肉关节酸痛,伴有腹痛腹泻,大便 6～7 次/天,无里急后重感,肉眼脓血便,食欲下降,伴有恶心,无呕吐,于缅甸当地医院诊断为登革热,给予药物口服治疗(具体不详)效果差,建议回国治疗。

患者14:施某某,男,38 岁,戊市某某村村民。2015 年 10 月 21 日,患者于 4 天前无明显诱因出现发热。患者体温最高为 41 ℃,伴畏寒、寒战,有时咳嗽有黄痰,发热时感乏力、头痛、头晕,全身肌肉关节酸痛,伴有腹泻,大便 4～5 次/天,无里急后重感,脓血便,偶有胸闷,心慌,全身皮肤无黄染,面补充血,背部四肢在充血的基础上可见散在针尖样皮疹,于缅甸当地医院诊断登革热,给予药物口服治疗(具体不详)效果差,建议回国治疗。

患者15:邵某,男,41 岁,家住丁市某某路。2015 年 10 月 21 日,患者于 4 天前无明诱因出现发热,最高体温 39.5 ℃,伴畏寒,有时咳黄痰,发热时感乏力,全身肌肉关节酸痛,伴有腹痛、腹泻,2～3 次/天,3 天前全身皮肤黏膜出现皮疹,于缅甸当地医院诊断为登革热,给予药物口服治疗(具体不详)效果差,建议回国治疗,患者现于甲市某某医院住院治疗。

以上患者的就诊情况如表 3-5 所示。

表 3-5 输入性登革热病例就诊情况一览

病例序号	性别	年龄/岁	报告日期	发病日期	采样日期
1	男	42	2015.10.14	2015.10.8	2015.10.14
2	男	27	2015.10.14	2015.10.8	2015.10.14
3	男	40	2015.10.14	2015.10.8	2015.10.14
4	男	48	2015.10.14	2015.10.8	2015.10.14
5	男	40	2015.10.14	2015.10.8	2015.10.14
6	男	48	2015.10.14	2015.10.8	2015.10.14
7	男	52	2015.10.14	2015.10.6	2015.10.14
8	男	41	2015.10.14	2015.10.6	2015.10.14
9	男	47	2015.10.14	2015.10.6	2015.10.14
10	男	31	2015.10.15	2015.10.14	2015.10.15
11	男	35	2015.10.16	2015.10.13	2015.10.16
12	男	41	2015.10.24	2015.10.21	2015.10.25
13	男	35	2015.10.24	2015.10.13	2015.10.25
14	男	46	2015.10.24	2015.10.20	2015.10.25
15	男	38	2015.10.24	2015.10.21	2015.10.25

15例登革热患者入院后均住在甲市某某医院某某科,隔离治疗。医生给予每例登革热患者抗病毒、调节免疫和抗氧化等综合治疗。2015年10月22日至11月20日,15例登革热病例全部治愈康复出院。

3.流行病学调查结果

15例患者均为H区某安装公司雇用的民工,派往缅甸从事安装工作,最长的已在当地工作8个月。同在当地务工的人员约80人,15人出现发热等症状,公司安排其先后五批回国治疗。2015年10月13日1:00,第一批6人(贾某某、乔某某、尚某、王某、范某某和刘某某)乘机抵达甲市某机场,3:00入住H市城区某某宾馆的3个房间。当日上午9:00,6人前往H市某某医院就诊,接诊医生怀疑为登革热,建议转甲市某某医院治疗。10月14日1:00,第二批3名病例(王某某、尤某某、刘某某)。10月15日第三批1名(王某),10月16日第四批1名(赵某某)。10月24日第五批4名(徐某某、薛某某、施某某、邵某),乘机抵达甲市某机场,直接赶往甲市某某医院就诊。

经调查,15例病例均在缅甸当地发病,部分病例曾在当地按照登革热治疗,缅甸当地为登革热高发区,因此判定15名患者均为输入性病例。

4.标本采集检测

B区疾控中心采集患者急性期的抗凝血和非抗凝血标本5 mL,及时上送甲市疾控中心检测。急性期标本检测结果:登革热IgM抗体检测13例阳性,2例阴性;登革热病毒核酸检测8例阳性,1例阴性。

5.采取的控制措施

(1)相关单位应及时向上级业务部门和卫生行政部门报告。该起登革热暴发疫情,于2015年10月14日上报突发公共卫生事件报告管理信息系统,陆续更新进程报告7次,历经1个月于2015年11月24日完成结案报告。

(2)及时采取对症措施救治患者,对患者隔离场所进行彻底灭蚊,对患者采用蚊帐防护,避免被伊蚊叮咬。及时开展个案流行病学调查、标本采集与送检,做到早发现、早报告、早诊断、早隔离、早治疗,控制疫情的传播、蔓延。

(3)指导医院做好诊室、病房、楼道等环境的防蚊灭蚊和消毒工作,加强个人防护。

(4)指导病例曾入住的宾馆做好防蚊、灭蚊工作。做好某安装公司的健康教育工作,要求公司做好务工人员出境前后的登革热防治知识宣传教育。

案例❷　I区1例输入性登革热疫情处置

2017年5月16日16:59,甲市传染病医院通过中国疾病预防控制信息系统,报告1例登革热疫情。接到报告后,市疾控中心立即将疫情信息向市卫计委进行报告,并联合I区疾控中心组织专业人员赶赴市传染病医院进行调查处置。

1.患者基本情况

患者,男,40岁,巴基斯坦境外劳务输出返回人员,现住I区某某街道办事处某某街。

2.流行病学调查情况

患者于2016年12月21日,通过中国某某建设公司(公司地址某某省某某市某某街)与11名工友到巴基斯坦某某市从事管道安装工作。据患者讲述,在巴基斯坦务工期间采取挂蚊帐等防蚊措施,但施工现场卫生条件较差,蚊虫密度较大,极易受到蚊虫叮咬。患者于 2017 年 5 月 6 日出现发热伴消化道出血症状,在驻地卫生室吃药治疗(具体药名不详),效果不明显。期间 2 名工友出现类似症状,在工地被确诊为登革热。患者因务工期限到期,乘坐某某市至 A 市的班机于 5 月 15 日 23:00 到 A 市;随后,从 A 市某某站乘坐高铁于 5 月 16 日早 8:30 到甲市某某站,后通过拼坐出租车于 16 日 12:00 到达 I 区家中。患者所在公司无同行人员一起返回国内。调查过程中,患者以记不清为理由拒不提供乘坐班机、高铁和出租车的具体信息。

14:30 患者自行到市传染病就诊,被诊断为登革热病例。返回 I 区老家后,患者只接触其妻子和女儿,没有接触其他人员。

3.临床资料

患者在市传染病医院住院治疗,病情稳定。现体温为 36.6 ℃,除有轻微消化道出血症状外,无其他明显不适。5 月 16 日下午血细胞分析:血小板计数为 $4×10^9$/L,其余指标均正常。5 月 20 日患者自行出院回家休养。

4.实验室检测情况

按照《全国登革热监测指南》的有关要求,采集患者非抗凝血及尿液标本送省疾控中心检测。5 月 23 日省疾控中心实验室结果,患者尿 NS1 抗原阳性,为登革热临床诊断病例。

5.密切接触者追踪观察

经流行病学调查,确定甲市密切接触者 2 名。已对 2 名密接进行了现场告知,由其自行进行 2 周(从最后与患者接触时间算起)医学观察,在此期间一旦出现发热等不适症状,及时就医。

6.防控措施

(1)做好患者隔离治疗:患者在市传染病医院实行单人单间隔离治疗,同时做好隔离病房防蚊措施及医务人员个人防护,防止医院感染发生。患者自行出院后疾控中心专业人员及时告知患者,最近 2 周不要外出,家中做好防蚊工作,避免出现新发病例。

(2)做好疫点灭蚊处置和对暴露者进行医学观察:疾控中心立即对患者住家进行彻底灭蚊处理,同时继续做好 2 名密切接触者医学观察。

(3)加强专业人员培训:认真开展登革热疫情的发现与报告、流行病学调查、标本采集、消杀与感染防控等内容的培训,切实提高专业队伍技术水平。

7.处置结果

5 月 6 日首例患者发病后,超过 33 天无新发病例。患者临床症状消失,在家休养。2 名密切接触者 2 周医学观察时间(5 月 16 日～31 日)结束,无发热等不适症状,解除医学观察。

编者注

登革热是登革病毒经蚊媒传播引起的急性虫媒传染病,在我国属于法定乙类传染病。伊蚊(包括埃及伊蚊和白纹伊蚊)是其主要宿主,患者和隐性感染者是主要传染源。登革热的潜伏期为 3～14 日,平均为 4～7 日。患者在发病 1 日至发病后 3 日内传染性最强。

登革病毒感染后可导致隐性感染、登革热、登革出血热,登革出血热我国少见。临床上将登革热分为典型、轻型和重型。典型的登革热临床表现为起病急骤,患者会出现高热,头痛,肌肉、骨关节剧烈酸痛,部分患者出现皮疹、出血倾向、淋巴结肿大、白细胞计数减少、血小板减少等。本病主要在热带和亚热带地区流行,我国广东、香港、澳门等地是登革热流行区。由于本病系由伊蚊传播,故流行有一定的季节性,一般在每年的5～11月份,高峰在7～9月份。在新流行区,人群普遍易感,但发病以成人为主,在地方性流行区,发病以儿童为主。登革热是一种具自限性倾向的传染病,无并发症患者的病程约为10天。目前,对本病尚无确切有效的病原治疗,主要采取支持及对症治疗措施。本病通常预后良好。死亡病例多为重型患者。

登革热感染后一定要尽早就医治疗,避免拖延造成重症而给身体脏器带来其他损伤。做好登革热疫情监测预报工作,早发现,早诊断,及时隔离治疗,尽快进行特异性实验室检查。对可疑患者进行医学观察,应隔离在有纱窗纱门的病室内,隔离时间应不少于5日。防止感染登革热病毒的关键是防蚊;在流行期间对易感人群涂布昆虫驱避剂,以防蚊虫叮咬;提高人群抗病力,注意饮食均衡营养、劳逸结合、适当锻炼、增强体质。

六、肺结核

(一)肺结核疫情处置要点

1.《结核病防治管理办法》(中华人民共和国卫生部令第92号)

第一章　总则

第一条　为进一步做好结核病防治工作,有效预防、控制结核病的传播和流行,保障人体健康和公共卫生安全,根据《中华人民共和国传染病防治法》及有关法律法规,制定本办法。

第二条　坚持预防为主、防治结合的方针,建立政府组织领导、部门各负其责、全社会共同参与的结核病防治机制。加强宣传教育,实行以及时发现患者、规范治疗管理和关怀救助为重点的防治策略。

第三条　卫生部负责全国结核病防治及其监督管理工作,县级以上地方卫生行政部门负责本辖区内的结核病防治及其监督管理工作。

卫生行政部门应当积极协调有关部门加强结核病防治能力建设,逐步构建结核病定点医疗机构、基层医疗卫生机构、疾病预防控制机构分工明确、协调配合的防治服务体系。

第四条　各级各类医疗卫生机构应当按照有关法律法规和卫生行政部门的规定,在职责范围内做好结核病防治的疫情监测和报告、诊断治疗、感染控制、转诊服务、患者管理、宣传教育等工作。

第二章　机构与职责

第五条　卫生部组织制定全国结核病防治规划、技术规范和标准;统筹医疗卫生资源,建设和管理全国结核病防治服务体系;对全国结核病防治工作进行监督检查及评价。

第六条　县级以上地方卫生行政部门负责拟订本辖区内结核病防治规划并组织实施;组织协调辖区内结核病防治服务体系的建设和管理,指定结核病定点医疗机构;统筹规划辖区内结核病防治资源,对结核病防治服务体系给予必要的政策和经费支持;组织开展结核病防治工作的监督、检查和绩效评估。

第七条　疾病预防控制机构在结核病防治工作中履行以下职责:

（一）协助卫生行政部门开展规划管理及评估工作。

（二）收集、分析信息，监测肺结核疫情；及时准确报告、通报疫情及相关信息；开展流行病学调查、疫情处置等工作。

（三）组织落实肺结核患者治疗期间的规范管理。

（四）组织开展肺结核或者疑似肺结核患者及密切接触者的追踪工作。

（五）组织开展结核病高发和重点行业人群的防治工作。

（六）开展结核病实验室检测，对辖区内的结核病实验室进行质量控制。

（七）组织开展结核病防治培训，提供防治技术指导

（八）组织开展结核病防治健康教育工作。

（九）开展结核病防治应用性研究。

第八条　结核病定点医疗机构在结核病防治工作中履行以下职责：

（一）负责肺结核患者诊断治疗，落实治疗期间的随访检查；

（二）负责肺结核患者报告、登记和相关信息的录入工作；

（三）对传染性肺结核患者的密切接触者进行检查；

（四）对患者及其家属进行健康教育。

第九条　非结核病定点医疗机构在结核病防治工作中履行以下职责：

（一）指定内设职能科室和人员负责结核病疫情的报告；

（二）负责结核病患者和疑似患者的转诊工作；

（三）开展结核病防治培训工作；

（四）开展结核病防治健康教育工作。

第十条　基层医疗卫生机构在结核病防治工作中履行以下职责：

（一）负责肺结核患者居家治疗期间的督导管理；

（二）负责转诊、追踪肺结核或者疑似肺结核患者及有可疑症状的密切接触者；

（三）对辖区内居民开展结核病防治知识宣传。

第三章　预防

第十一条　各级各类医疗卫生机构应当开展结核病防治的宣传教育，对就诊的肺结核患者及家属进行健康教育，宣传结核病防治政策和知识。

基层医疗卫生机构定期对辖区内居民进行健康教育和宣传。

疾病预防控制机构对易患结核病重点人群和重点场所进行有针对性的健康教育和宣传工作。

第十二条　根据国家免疫规划对适龄儿童开展卡介苗预防接种工作。

承担预防接种工作的医疗卫生机构应当按照《疫苗流通和预防接种管理条例》和预防接种工作规范的要求，规范提供预防接种服务。

第十三条　医疗卫生机构在组织开展健康体检和预防性健康检查时，应当重点做好以下人群的肺结核筛查工作：

（一）从事结核病防治的医疗卫生人员；

（二）食品、药品、化妆品从业人员；

（三）《公共场所卫生管理条例》中规定的从业人员；

（四）各级各类学校、托幼机构的教职员工及学校入学新生；

（五）接触粉尘或者有害气体的人员；

（六）乳牛饲养业从业人员；

（七）其他易使肺结核扩散的人员。

第十四条　医疗卫生机构要制订结核病感染预防与控制计划，健全规章制度和工作规范，开展结核病感染预防与控制相关工作，落实各项结核病感染防控措施，防止医源性感染和传播。

结核病定点医疗机构应当重点采取以下感染预防与控制措施：

（一）结核病门诊、病房设置应当符合国家有关规定；

（二）严格执行环境卫生及消毒隔离制度，注意环境通风；

（三）对于被结核分枝杆菌污染的痰液等排泄物和污物、污水以及医疗废物，应当按照医疗废物管理的相关规定进行分类收集、暂存及处置；

（四）为肺结核可疑症状者或者肺结核患者采取必要的防护措施，避免交叉感染发生。

第十五条　医务人员在工作中严格遵守个人防护的基本原则，接触传染性肺结核患者或者疑似肺结核患者时，应当采取必要的防护措施。

第十六条　疾病预防控制机构、医疗机构、科研等单位的结核病实验室和实验活动，应当符合病原微生物生物安全管理各项规定。

医疗机构实验室的结核病检测工作，按照卫生部医疗机构临床实验室管理的规定进行统一管理和质量控制。

第十七条　肺结核疫情构成突发公共卫生事件的，应当按照有关预案采取以下控制措施：

（一）依法做好疫情信息报告和风险评估；

（二）开展疫情流行病学调查和现场处置；

（三）将发现的肺结核患者纳入规范化治疗管理；

（四）对传染性肺结核患者的密切接触者进行医学观察，必要时在征得本人同意后对其实施预防性化疗；

（五）开展疫情风险沟通和健康教育工作，及时向社会公布疫情处置情况。

第四章　肺结核患者发现、报告与登记

第十八条　各级各类医疗机构应当对肺结核可疑症状者及时进行检查，对发现的确诊和疑似肺结核患者应当按照有关规定进行疫情报告，并将其转诊到患者居住地或者就诊医疗机构所在地的结核病定点医疗机构。

第十九条　卫生行政部门指定的医疗卫生机构应当按照有关工作规范，对艾滋病病毒感染者和艾滋病病人进行结核病筛查和确诊。

第二十条　基层医疗卫生机构协助县级疾病预防控制机构，对已进行疫情报告但未到结核病定点医疗机构就诊的肺结核患者和疑似肺结核患者进行追踪，督促其到结核病定点医疗机构进行诊断。

第二十一条　结核病定点医疗机构应当对肺结核患者进行诊断，并对其中的传染性肺结核患者的密切接触者进行结核病筛查。

承担耐多药肺结核防治任务的结核病定点医疗机构应当对耐多药肺结核可疑者进行痰分枝杆菌培养检查和抗结核药物敏感性试验。

第二十二条　结核病定点医疗机构对肺结核患者进行管理登记。登记内容包括患者诊断、治疗及管理等相关信息。结核病定点医疗机构应当根据患者治疗管理等情况，及时更新患者管理登记内容。

第二十三条　结核病疫情的报告、通报和公布，依照《传染病防治法》的有关规定执行。

第五章　肺结核患者治疗与管理

第二十四条　对发现的肺结核患者进行规范化治疗和督导管理。

第二十五条　结核病定点医疗机构应当为肺结核患者制定合理的治疗方案，提供规范化的治疗服务。

设区的市级以上结核病定点医疗机构严格按照实验室检测结果，为耐多药肺结核患者制定治疗方案，并规范提供治疗。

第二十六条　各级各类医疗机构对危、急、重症肺结核患者负有救治的责任，应当及时对患者进行医学处置，不得以任何理由推诿，不得因就诊的患者是结核病患者拒绝对其其他疾病进行治疗。

第二十七条　疾病预防控制机构应当及时掌握肺结核患者的相关信息，督促辖区内医疗卫生机构落实肺结核患者的治疗和管理工作。

第二十八条　基层医疗卫生机构应当对居家治疗的肺结核患者进行定期访视、督导服药等管理。

第二十九条　卫生行政部门指定的医疗机构应当按照有关工作规范对结核菌/艾滋病病毒双重感染患者进行抗结核和抗艾滋病病毒治疗、随访复查和管理。

第三十条　医疗卫生机构对流动人口肺结核患者实行属地化管理，提供与当地居民同等的服务。

转出地和转入地结核病定点医疗机构应当及时交换流动人口肺结核患者的信息，确保落实患者的治疗和管理措施。

第六章　监督管理

第三十一条　县级以上地方卫生行政部门对结核病防治工作行使下列监管职责：

（一）对结核病的预防、患者发现、治疗管理、疫情报告及监测等管理措施落实情况进行监管；

（二）对违反本办法的行为责令被检查单位或者个人限期进行改进，依法查处；

（三）负责预防与控制结核病的其他监管事项。

第三十二条　县级以上地方卫生行政部门要重点加强对相关单位以下结核病防治工作的监管：

（一）结核病定点医疗机构的诊断、治疗、管理和信息录入等工作；

（二）疾病预防控制机构的结核病疫情监测与处置、流行病学调查、高发和重点行业人群防治、实验室检测和质量控制、实验室生物安全、督导、培训和健康促进等工作；

（三）基层医疗卫生机构的转诊、追踪、患者督导管理和健康教育等工作；

（四）非结核病定点医疗机构的结核病疫情报告、转诊、培训、健康教育等工作。

第三十三条　卫生行政部门依照本办法实施监管职责时，根据结核病防治工作的需要，可向有关单位和个人了解情况，索取必要的资料，对有关场所进行检查。在执行公务中应当保护患者的隐私,不得泄露患者个人信息及相关资料等。被检查单位和个人应当予以配合,如实提供有关情况,不得拒绝、阻挠。

第七章　法律责任

第三十四条　县级以上地方卫生行政部门有下列情形之一的,由上级卫生行政部门责令改正,通报批评;造成肺结核传播、流行或者其他严重后果的,对负有责任的主管人员和其他直接责任人员,依法给予行政处分;构成犯罪的,依法追究刑事责任:

(一)未履行肺结核疫情报告职责,或者瞒报、谎报、缓报肺结核疫情的;

(二)未及时采取预防、控制措施导致发生或者可能发生肺结核传播的;

(三)未履行监管职责,或者发现违法行为不及时查处的。

第三十五条　疾病预防控制机构违反本办法规定,有下列情形之一的,由县级以上卫生行政部门责令限期改正,通报批评,给予警告;对负有责任的主管人员和其他直接责任人员,依法给予处分;构成犯罪的,依法追究刑事责任:

(一)未依法履行肺结核疫情监测、报告职责,或者隐瞒、谎报、缓报肺结核疫情的;

(二)发现肺结核疫情时,未依据职责及时采取措施的;

(三)故意泄露涉及肺结核患者、疑似肺结核患者、密切接触者个人隐私的有关信息、资料的;

(四)未履行对辖区实验室质量控制、培训等防治职责的。

第三十六条　医疗机构违反本办法规定,有下列情形之一的,由县级以上卫生行政部门责令改正,通报批评,给予警告;造成肺结核传播、流行或者其他严重后果的,对负有责任的主管人员和其他直接责任人员,依法给予处分;构成犯罪的,依法追究刑事责任:

(一)未按照规定报告肺结核疫情,或者隐瞒、谎报、缓报肺结核疫情的;

(二)非结核病定点医疗机构发现确诊或者疑似肺结核患者,未按照规定进行转诊的;

(三)结核病定点医疗机构未按照规定对肺结核患者或者疑似肺结核患者诊断治疗的,或者拒绝接诊的;

(四)未按照有关规定严格执行隔离消毒制度,对结核菌污染的痰液、污物和污水未进行卫生处理的;

(五)故意泄露涉及肺结核患者、疑似肺结核患者、密切接触者个人隐私的有关信息和资料的。

第三十七条　基层医疗卫生机构违反本办法规定,有下列情形之一的,由县级卫生行政部门责令改正,给予警告:

(一)未履行对辖区内肺结核患者居家治疗期间的督导管理职责的;

(二)未按照规定转诊、追踪肺结核患者或者疑似肺结核患者及有可疑症状的密切接触者。

第三十八条　其他单位和个人违反本办法规定,导致肺结核传播或者流行,给他人人身、财产造成损害的,应当依法承担民事责任;构成犯罪的,依法追究刑事责任。

第八章　附则

第三十九条　本办法下列用语含义:

肺结核可疑症状者:咳嗽、咯痰2周以上以及咯血或者血痰是肺结核的主要症状,具有以上任何一项症状者为肺结核可疑症状者。

疑似肺结核患者：凡符合下列条件之一者为疑似病例：(1)有肺结核可疑症状的5岁以下儿童，同时伴有与传染性肺结核患者密切接触史或者结核菌素试验强阳性；(2)仅胸部影像学检查显示与活动性肺结核相符的病变。

传染性肺结核：指痰涂片检测阳性的肺结核。

密切接触者：指与传染性肺结核患者直接接触的人员，包括患者的家庭成员、同事和同学等。

耐多药肺结核：肺结核患者感染的结核分枝杆菌体外被证实至少同时对异烟肼和利福平耐药。

结核菌/艾滋病病毒双重感染：指艾滋病病毒感染者或者艾滋病患者发生活动性肺结核，或者结核病患者感染艾滋病病毒。

转诊：指各级医疗卫生机构将发现的疑似或确诊的肺结核患者转至结核病定点医疗机构。

追踪：指基层医疗卫生机构在疾病预防控制机构的指导下，对未到结核病定点医疗机构就诊的肺结核患者和有可疑症状的密切接触者进行追访，使其到结核病定点医疗机构就诊。

基层医疗卫生机构：指乡镇卫生院、村卫生室和城市社区卫生服务机构。

第四十条　本办法由卫生部负责解释。

第四十一条　本办法自2013年3月24日起施行。1991年9月12日卫生部公布的《结核病防治管理办法》同时废止。

2.《肺结核诊断标准》(WS 288—2017)

1　范围

本标准规定了肺结核诊断依据、诊断原则、诊断和鉴别诊断。

本标准适用于全国各级各类医疗卫生机构及其医务人员对肺结核的诊断。

2　术语和定义

下列术语和定义适用于本文件。

2.1　肺结核　pulmonary tuberculosis

发生在肺组织、气管、支气管和胸膜的结核病变。

2.2　结核分枝杆菌　mycobacterium tuberculosis

简称结核杆菌，是人类结核病的病原菌。结核分枝杆菌的形态为细长直或稍弯曲、两端圆钝的杆菌，长 $1\sim4\ \mu m$，宽 $0.3\sim0.6\ \mu m$。

3　诊断依据

3.1　流行病学史

有肺结核患者接触史。

3.2　临床表现

3.2.1　症状

咳嗽、咳痰≥2周，或痰中带血或咯血为肺结核可疑症状。

肺结核多数起病缓慢，部分患者可无明显症状，仅在胸部影像学检查时发现。随着病变进展，可出现咳嗽、咳痰、痰中带血或咯血等，部分患者可有反复发作的上呼吸道感染症状。肺结核还可出现全身症状，如盗汗、疲乏、间断或持续午后低热、食欲不振、体重减轻等,女性患者可伴有月经失调或闭经。少数患者起病急骤,有中、高度发热,部分伴有不同程度的呼吸困难。

病变发生在胸膜者可有刺激性咳嗽、胸痛和呼吸困难等症状。

病变发生在气管、支气管者多有刺激性咳嗽,持续时间较长,支气管淋巴瘘形成并破入支气管内或支气管狭窄者,可出现喘鸣或呼吸困难。

少数患者可伴有结核性超敏感症候群,包括:结节性红斑、疱疹性结膜炎/角膜炎等。

儿童肺结核还可表现发育迟缓,儿童原发性肺结核可因气管或支气管旁淋巴结肿大压迫气管或支气管,或发生淋巴结-支气管瘘,常出现喘息症状。

当合并有肺外结核病时,可出现相应累及脏器的症状。

3.2.2　体征

早期肺部体征不明显,当病变累及范围较大时,局部叩诊呈浊音,听诊可闻及管状呼吸音,合并感染或合并支气管扩张时,可闻及湿性啰音。

病变累及气管、支气管,引起局部狭窄时,听诊可闻及固定、局限性的哮鸣音,当引起肺不张时,可表现气管向患侧移位、患侧胸廓塌陷、肋间隙变窄、叩诊为浊音或实音、听诊呼吸音减弱或消失。

病变累及胸膜时,早期于患侧可闻及胸膜摩擦音,随着胸腔积液的增加,患侧胸廓饱满,肋间隙增宽,气管向健侧移位,叩诊呈浊音至实音,听诊呼吸音减弱至消失。当积液减少或消失后,可出现胸膜增厚、粘连,气管向患侧移位,患侧胸廓可塌陷,肋间隙变窄、呼吸运动受限,叩诊为浊音,听诊呼吸音减弱。

原发性肺结核可伴有浅表淋巴结肿大,血行播散性肺结核可伴肝脾肿大、眼底脉络膜结节,儿童患者可伴皮肤粟粒疹。

3.3　胸部影像学检查

3.3.1　原发性肺结核

原发性肺结核主要表现为肺内原发病灶及胸内淋巴结肿大,或单纯胸内淋巴结肿大。儿童原发性肺结核也可表现为空洞、干酪性肺炎以及由支气管淋巴瘘导致的支气管结核。

3.3.2　血行播散性肺结核

急性血行播散性肺结核表现为两肺均匀分布的大小、密度一致的粟粒阴影;亚急性或慢性血行播散性肺结核的弥漫病灶,多分布于两肺的上中部,大小不一,密度不等,可有融合。儿童急性血行播散性肺结核有时仅表现为磨玻璃样影,婴幼儿粟粒病灶周围渗出明显,边缘模糊,易于融合。

3.3.3　继发性肺结核

继发性肺结核胸部影像表现多样。轻者主要表现为斑片、结节及索条影,或表现为结核瘤或孤立空洞;重者可表现为大叶性浸润、干酪性肺炎、多发空洞形成和支气管播散等;反复迁延进展者可出现肺损毁,损毁肺组织体积缩小,其内多发纤维厚壁空洞、继发性支气管扩张,或伴有多发钙化等,邻近肺门和纵隔结构牵拉移位,胸廓塌陷,胸膜增厚粘连,其他肺组织出现代偿性肺气肿和新旧不一的支气管播散病灶等。

3.3.4　气管、支气管结核

气管及支气管结核主要表现为气管或支气管壁不规则增厚、管腔狭窄或阻塞,狭窄支气管远端肺组织可出现继发性不张或实变、支气管扩张及其他部位支气管播散病灶等。

3.3.5 结核性胸膜炎

结核性胸膜炎分为干性胸膜炎和渗出性胸膜炎。干性胸膜炎为胸膜的早期炎性反应,通常无明显的影像表现;渗出性胸膜炎主要表现为胸腔积液,且胸腔积液可表现为少量或中大量的游离积液,或存在于胸腔任何部位的局限积液,吸收缓慢者常合并胸膜增厚粘连,也可演变为胸膜结核瘤及脓胸等。

3.4 实验室检查

3.4.1 细菌学检查

检查结果如下:

a)涂片显微镜检查阳性;

b)分枝杆菌培养阳性,菌种鉴定为结核分枝杆菌复合群。

3.4.2 分子生物学检查

结核分枝杆菌核酸检测阳性。

3.4.3 结核病病理学检查

3.4.4 免疫学检查

3.4.4.1 结核菌素皮肤试验,中度阳性或强阳性。

3.4.4.2 γ-干扰素释放试验阳性。

3.4.4.3 结核分枝杆菌抗体阳性。

3.5 支气管镜检查

支气管镜检查可直接观察气管和支气管病变,也可以抽吸分泌物、刷检及活检。

4 诊断原则

肺结核的诊断是以病原学(包括细菌学、分子生物学)检查为主,结合流行病史、临床表现、胸部影像、相关的辅助检查及鉴别诊断等,进行综合分析做出诊断。以病原学、病理学结果作为确诊依据。

儿童肺结核的诊断,除痰液病原学检查外,还要重视胃液病原学检查。

5 诊断

5.1 疑似病例

凡符合下列项目之一者:

a)具备 3.3 中任一条者;

b)5 岁以下儿童:具备 3.2 同时具备 3.1,3.4.4.1,3.4.4.2 任一条。

5.2 临床诊断病例

经鉴别诊断排除其他肺部疾病,同时符合下列项目之一者:

a)具备 3.3 中任一条及 3.2 者;

b)具备 3.3 中任一条及 3.4.4.1 者;

c)具备 3.3 中任一条及 3.4.4.2 者;

d)具备 3.3 中任一条及 3.4.4.3 者;

e)具备 3.3 中任一条及肺外组织病理检查证实为结核病变者;

f)具备 3.3.4 及 3.5 者可诊断为气管、支气管结核;

g)具备 3.3.5 和胸水为渗出液、腺苷脱氨酶升高,同时具备 3.4.4.1,3.4.4.2,3.4.4.3 任一条者,可诊断为结核性胸膜炎;

h)儿童肺结核临床诊断病例应同时具备以下 2 条：

1)具备 3.3 中任一条及 3.2 者；

2)具备 3.4.4.1,3.4.4.2 任一条者。

5.3　确诊病例

5.3.1　痰涂片阳性肺结核诊断

凡符合下列项目之一者：

a)2 份痰标本涂片抗酸杆菌检查符合 3.4.1.a 者；

b)1 份痰标本涂片抗酸杆菌检查符合 3.4.1.a,同时具备 3.3 中任一条者；

c)1 份痰标本涂片抗酸杆菌检查符合 3.4.1.a,并且 1 份痰标本分枝杆菌培养符合 3.4.1.b 者。

5.3.2　仅分枝杆菌分离培养阳性肺结核诊断

符合 3.3 中任一条,至少 2 份痰标本涂片阴性并且分枝杆菌培养符合 3.4.1.b 者。

5.3.3　分子生物学检查阳性肺结核诊断

符合 3.3 中任一条及 3.4.2 者。

5.3.4　肺组织病理学检查阳性肺结核诊断

符合 3.4.3 者。

5.3.5　气管、支气管结核诊断

凡符合下列项目之一者：

a)具备 3.5 及气管、支气管病理学检查符合 3.4.3 者；

b)具备 3.5 及气管、支气管分泌物病原学检查,符合 3.4.1.a 或 3.4.1.b 或 3.4.2 者。

5.3.6　结核性胸膜炎诊断

凡符合下列项目之一者：

a)具备 3.3 及胸水或胸膜病理学检查符合 3.4.3 者；

b)具备 3.3 及胸水病原学检查,符合 3.4.1.a 或 3.4.1.b 或 3.4.2 者。

6　鉴别诊断

肺结核的症状、体征和影像学表现同许多胸部疾病相似,在诊断肺结核时,应注意与其他疾病相鉴别,包括与非结核分枝杆菌肺病鉴别。经鉴定符合非结核分枝杆菌者按非结核分枝杆菌肺病处理。

3.某某市结核病公共卫生事件应急工作方案

1　总则

1.1　目的

为有效预防、及时控制结核病公共卫生应急事件,提高本市结核病防治水平和应对能力,做好结核病防控工作,做到早发现、早报告、早隔离、早治疗,控制疫情的传播、蔓延,减少结核病的危害,保障公众身心健康与生命安全,维护社会的稳定。依据国家和省级"结核病公共卫生事件应急工作方案",结合全市实际情况,制定本方案。

1.2　工作原则

政府领导,部门协作;预防为主,防治结合;依法防控,科学应对;反应及时,分级负责。

1.3　编制依据

《中华人民共和国传染病防治法》《突发公共卫生事件应急条例》《结核病防治管理办

法》《国家突发公共事件医疗卫生救援应急预案》《甲省突发公共卫生事件应急预案》《甲省突发公共事件医疗卫生救援应急预案》等相关法律法规，制定本工作方案。

1.4　适用范围

本方案适用于某某市范围内结核病公共卫生事件的应急处置工作。

2　组织体系及职责

2.1　组织体系

在卫健行政部门的领导下，成立结核病公共卫生事件处理协调领导小组，统一指挥、协调本单位所承担的工作任务，领导小组下设结核病公共卫生事件现场调查组、生物安全及实验室检测组、健康教育组和后勤保障组。

现场调查组由疾控中心结核病分管主任领导、结防科等人员组成，负责结核病公共卫生事件的现场流行病学调查、预防控制措施的制订和落实工作；健康教育组由中心健教科人员组成，负责结核病公共卫生事件调查处理的健康教育和宣传工作；后勤保障组由中心办公室、总务科及药械科等人员组成，负责结核病公共卫生事件调查处理的车辆和物资保障。

各县市区应在本辖区内指定一家定点医院，承担结核病公共卫生事件中发现的结核病患者的诊断收治和临床技术指导任务。

各级各类医疗卫生机构要实行结核病公共卫生事件应急工作主要领导负责制、防控工作责任制和责任追究制，明确任务、目标和责任。在上级部门的指导下，开展本单位或本辖区的结核病公共卫生事件应急工作。

2.2　职责分工

2.2.1　卫健行政部门职责

（1）市卫健行政部门负责指挥、协调、管理某某市结核病防控工作和公共卫生事件应急工作，协助政府进行社会动员，并组建由某某市疾控中心、市级结核病定点医院等组成的现场调查、医疗救治等专家技术指导小组，为全市结核病的防治工作提供技术支持，负责本市结核病公共卫生事件的最终确定和处理的技术指导工作；组织开展全市结核病专业技术人员的培训和公共卫生事件应急演练；开展全市结核病公共卫生事件应急防控工作的指导和督导检查。

（2）各县区卫健行政部门负责指挥、协调、管理辖区内结核病防控工作和公共卫生事件应急处置工作，结合当地实际制订辖区内的结核病公共卫生事件应急预案；组织开展对结核病公共卫生事件的应急处置，并协助政府开展社会动员；指定辖区内一家结核病定点医院承担处理结核病公共卫生事件中结核病患者的诊断、收治和临床技术指导任务；组织开展应急培训和演练；成立由卫健局分管领导、结防机构以及预防控制人员组成的现场调查小组和由临床医生、放射科医生、实验室人员组成的结核病技术诊断小组，负责排查集中出现的可疑和疑似肺结核病例；开展辖区内的结核病防治工作的督导检查和宣教活动。

（3）各县市区卫健行政部门要积极与其他部门协调、配合，指导和协助教育、劳动、民政等相关部门开展结核病防治知识的培训；建立与各部门之间信息沟通和固定联络制度，形成政府负责、多部门配合、全社会参与的联防联控机制。

2.2.2　医疗卫生机构职责

2.2.2.1　疾病预防控制机构(或结核病防治机构)职责

(1)在某某市卫健行政部门的统一领导下,某某市疾病预防控制中心负责结核病公共卫生应急事件的专报信息网络报告及工作质量的管理;参与并指导结核病公共卫生事件的现场流行病学调查及疫情处置、预防控制措施的制订和落实,承担全市结核病的预防控制工作的技术指导和督导工作;负责全市结核病疫情及监测资料的收集、汇总分析、反馈和上报工作,评估和预测本市疫情;负责结核病防治国家规划管理、相关技术培训和健康促进工作;及时开展结核分枝杆菌检测、培养和分离工作,并确保实验室的生物安全。

(2)各县市区疾病预防控制机构(结核病防治机构)承担辖区内结核病公共卫生应急事件的预防控制及监测工作,负责当地疫情及监测资料的收集、汇总分析、上报;一旦出现结核病公共事件时,及时向当地卫健行政部门和上级业务部门汇报,并迅速组织专家进行初步调查核实,并按要求进行上报;承担结核病患者的实验室诊断技术支持工作,开展现场流行病学调查处理(包括病例的流行病学调查,密切接触者追踪和医学观察,相关标本的采集和运送);根据国家规划要求进行病例管理;指导做好疫情现场的环境、物品等消毒处理和现场工作人员的个人防护工作;开展辖区内医疗卫生专业人员的结核病防治技术的培训和健康教育工作。

(3)各级疾病预防控制机构(或结核病防治机构)应加强其实验室的生物安全工作,应设立生物安全管理委员会,制定实验室准入制度、废弃物处理制度和菌株管理制度,并严格执行。

对储存的菌株应当设专柜储存,做到双人双锁管理,指定专人负责,并做好菌出入库记录、有毒有害废弃物处理记录、菌种销毁记录(见附录4)。菌株保存地点应设置监控或监视装置,严防结核菌菌株丢失或泄漏。

2.2.2.2　医疗机构职责

(1)市级结核病定点医院主要承担结核病突发公共卫生事件中出现的重症结核病和耐多药结核病患者的医疗救治和诊断的参与工作;负责派遣医疗救治专家参与结核病公共卫生事件中结核病患者的诊断和治疗方案的制订,负责为县市区级结核病定点医院提供诊疗方面的技术支持。

(2)县级结核病定点医院负责本辖区结核病公共卫生事件中发现结核病患者的救治工作,成立诊疗专家小组,制定合理的治疗方案,对收治的患者进行规范化治疗。

(3)县级及以上综合医疗机构应成立结核病病例的转诊、报告协调组织,并及时发现和报告结核患者,负责发现肺结核患者的初步诊断、转运及医院内感染控制工作,配合疾病预防控制机构(或结核病防治机构)开展流行病学调查及标本采集工作,负责本机构内部有关人员的技术培训和宣教工作。

(4)乡镇卫生院、城镇社区卫生服务站和村级卫生室以及其他各类医疗机构负责及时发现、报告可疑和疑似肺结核病例情况,并在上级部门的指导下开展结核病公共卫生事件的防控和发现病例的规划管理工作。

(5)全市各级结核病定点医院一旦发生疫情,必须服从市卫健行政部门的统一指挥,携带必需药械和个人防护用品等物资快速赶赴现场,有效开展医疗救治工作。结核病公共卫生事件的应急定点医院要每日向当地卫健行政部门报告患者病情和治疗情况。

各级定点医院务必要加强医院内感染控制工作和医护人员的个人防护。同时，要强化对结核病患者的治疗管理，对确诊的传染性肺结核患者要求其住院隔离治疗，对不住院治疗的患者要劝阻其在传染性未消失前应尽量减少（避免）外出活动，留在家中隔离治疗。对耐多药患者必须采取住院隔离治疗，以确保患者的有效治疗和控制传染源，避免结核菌的进一步传播。出院后的患者，各级定点医院必须填写转诊报告单转送到患者生活居住地的县市区结防机构，按照要求继续治疗管理。

2.2.2.3　卫生监督机构职责

负责对本辖区医疗卫生机构的预检分诊、消毒、疫情报告及传染病预防控制等方面的卫生监督工作，按照部门职责，做好相关监督执法工作。

3　结核病公共卫生事件的监测和报告

3.1　疫情监测

各级疾病预防控制机构（或结核病防治机构），要成立结核病疫情分析小组。每日浏览统计报告的肺结核患者信息和突发公共卫生事件信息，及时发现肺结核病例报告的聚集性趋势和重要的突发公共卫生事件信息，提高预警能力。同时，要加强对信息系统报告信息的收集分析，发现异常情况及时通报应急工作协调小组，并提供必要的信息支持。

3.2　疫情报告

3.2.1　责任报告人

凡是执行职务的医疗保健人员、疾病预防控制人员、卫生监督人员和个体开业医生均为责任报告人。

3.2.2　报告程序

责任报告人除按照常规疫情监测、登记、报告和转诊外，对发现可以结核病集中出现病例应尽快向辖区内县级疾病预防控制机构（结核病防治机构）报告。各级疾病预防控制机构（结核病防治机构）接到报告后，应立即报告当地卫健行政部门和上级业务部门。各级卫健行政部门接报后，应立即组织调查核实，查实后，按照规定程序和时限向当地政府和上级卫健行政部门报告，同时进行突发公共卫生事件相关信息网络直报。必要时，可同时向患者所在地的疾病预防控制机构（结核病防治机构）通报相关信息。

3.3　报告内容

依据对结核病公共卫生应急事件处置过程，应急处理小组收集相关信息，做好初次报告、进程报告、结案报告，及时报告当地的卫健行政部门和上级业务技术主管部门。

3.3.1　初次报告

初次报告包括事件名称、发生地点、发生时间、事件的具体经过、可能原因、已采取的措施、报告单位、报告人员及联系方式等。

3.3.2　进程报告

进程报告从初次报告后当天起，每24小时将事件的发展与变化、处置进程、事件发生的可能因素，势态评估、控制措施等内容进行一次进程报告，并按规定进行网络直报。

3.3.3　结案报告

在对事件处理结束后2周内，应急工作协调小组应组织参与事件处理的有关部门写出详细、全面的结案报告，对事件的发生和处理情况进行总结，并提出今后对类似事件的防范和处置建议。结案报告的具体内容应包括整个事件发生、发展的全过程，包括事件接报情况、事件概况、事件的现场调查和处理过程、事件发生的原因、后果、影响和建议等。

4　结核病公共卫生事件的应急响应和处置

各单位要根据以下不同的应急响应情况开展应急处置工作

4.1　境外输入传染性肺结核患者事件的应急响应和处置

4.1.1　境外输入传染性肺结核患者的应急响应界定

境外输入传染性肺结核患者具体指境外入境 1 例及以上传染性肺结核患者,包括:

(1)境外的卫生或卫生检疫机构通过官方途径告知入境人员为传染性肺结核患者。

(2)境外人员通过临床诊断发现的传染性肺结核患者。

(3)有关机构和人员举报的入境人员为传染性肺结核患者。

4.1.2　境外输入传染性肺结核患者的应对处置

4.1.2.1　现场调查前的准备

(1)市疾控中心及各县市区疾病预防控制机构(结核病防治机构)接到境外输入传染性肺结核患者的报告信息后以及境外人员入境后经检查诊断为传染性肺结核患者,患者所在地疾病预防控制机构(结核病防治机构)通报相关信息,由卫健行政部门确定结核病公共卫生事件的同时,启动应急预案。

(2)要与出入境部门取得联系,获取入境人员的详细信息,包括姓名、国籍、入境时间、入境目的、乘坐的交通工具、具体活动经过、联系方式等。

(3)准备好现场调查所需的调查表、记录本、个人防护用品、消毒用品和宣传材料等相关物资。

4.1.2.2　境外输入传染性肺结核患者的追查

(1)对于境外的卫生或卫生检疫机构告知的传染性肺结核患者以及有关机构和人员举报的传染性肺结核患者,市、县区级疾病预防控制机构(结核病防治机构)根据出入境部门及其他渠道获得的患者信息,在卫健行政部门的组织协调下和在省结核病防治中心的指导下,调动各有关部门开展输入患者的追查工作。

(2)境外人员通过临床诊断发现为传染性肺结核患者,医疗机构应当及时通告医院所在地的疾病预防控制机构(结核病防治机构),与相关的外事部门通报后,转送至指定的定点医院。

4.1.2.3　境外输入传染性肺结核患者的隔离治疗

(1)当查找核实到所要追查的境外输入患者后,应对患者进行就地隔离,并将有关情况向当地卫健行政部门和上级业务主管部门报告,同时,安排专用的应急救护车辆将患者转送到指定的定点医院。

(2)定点医院诊疗专家小组,根据患者的病史和检查结果,制定治疗方案并进行隔离治疗。

(3)相关县市区级疾病预防控制机构(结核病防治机构)的专业人员要立即对在定点医院隔离治疗的患者开展详细的流行病学调查,仔细了解患者入境后的所有行程、活动、暂住地和接触者情况。市疾控中心根据具体情况进行技术指导或参与现场流行病学调查。

4.1.2.4　对境外输入患者暂住地采取的措施

对患者的痰液严格进行消毒(按 1 体积痰液加 1/5 体积漂白粉搅拌均匀,消毒 2 小时）；对患者居住的房间进行必要的消毒处理（用 0.5％～1.0％过氧乙酸溶液或过氧化氢复方空气消毒剂熏，蒸或喷雾或紫外线照射）；对居住房间的空调进行必要的清洗；并加强房间的自然通风。

4.1.2.5　对接触者采取的措施

根据流行病学调查结果，追踪查找接触者。根据与境外输入传染性肺结核患者发生接触的场所、频度和持续时间，将接触者分为密切接触者和一般接触者。

密切接触者包括：传染性肺结核患者自有结核病可疑症状以来至开始隔离治疗期间乘坐同一密闭交通工具、接触时间超过 8 小时者；同一房间居住、生活、工作、学习的接触者；同时根据实际情况判断的其他密切接触者。

一般接触者和偶尔接触者：是指除外密切接触者以外的其他接触者。

对接触者采取的措施：

（1）密切接触者的检查

在提供必要的心理疏导的基础上，对所有的密切接触者采取下述检查：

15 岁以下的接触者，同时进行肺结核可疑症状筛查和 TST 检测［结核菌素皮试，有禁忌证者或有条件的地区可采用结核杆菌 γ-干扰素释方试验（IGRA）］，对肺结核可疑症状者或 TST 检测强阳性者或 IGRA 阳性者应进行胸部 X 光片检查。对需要鉴别诊断者可进一步采用 CT 等检查。

15 岁及以上的接触者，应同时进行肺结核可疑症状筛查、TST 检测（有禁忌证者或有条件的地区可采用 IGRA）和胸部 X 光片检查。对需要鉴别诊断者可进一步采用 CT 等检查。

对肺结核可疑症状、TST 检测强阳性或 IGRA 阳性、胸部 X 光片异常者进行病原学检查；病原学阳性者需进一步开展菌种鉴定和药物敏感性试验。病原学阳性的标本、核酸及菌株应予保留，以备进行结果复核及开展菌株同源性检测。

（2）筛查后的分类处置

活动性肺结核患者：应尽快开始规范的抗结核治疗和督导服药管理等，按照相关规定进行休复学或休复课管理。

疑似肺结核患者：应先行隔离，待确诊或排除肺结核后再按照相关要求进行后续处理。

TST 检测强阳性/IGRA 阳性者：应在知情同意的原则下进行预防性治疗（《预防性治疗推荐方案和服药管理》见第七章）。对于没有进行预防性治疗的 TST 检测强阳性或 IGRA 阳性者，应加强健康教育和健康监测，出现肺结核可疑症状及时到结核病定点医疗机构就医，并在首次筛查后 3 月末、6 月末、12 月末各进行一次胸部 X 光片检查。当筛查发现 3 例及以上肺结核病例时，强烈建议进行预防性治疗。

TST 检测中度阳性和一般阳性者：应开展健康教育并加强健康监测，出现肺结核可疑症状及时到结核病定点医疗机构就医。当出现 3 例及以上有流行病学关联病例的散发疫情时，建议对 TST 检测中度阳性和一般阳性者在 3 个月后再次进行胸部 X 光片检查。

TST 检测阴性或 IGRA 阴性者：应开展健康教育并加强健康监测，出现肺结核可疑症状及时到结核病定点医疗机构就医。在发生学校结核病突发公共卫生事件时，应在 3 个月后再次进行 TST 检测或 IGRA 检测，对阳转者进行胸部 X 光片检查。在出现 3 例及以上有流行病学关联病例的散发疫情时,建议在 3 个月后再次进行 TST 检测或 IGRA 检测。

4.1.2.6　境外输入传染性肺结核患者的遣送和移交

结核病公共卫生事件处理协调领导小组组织专家对患者的健康状况进行会诊和全面的评估,若患者的健康状况适合遣送移交,在征求患者同意的基础上,应尽快与患者所在地的卫生机构进行协商,制定具体的遣返计划,并安排合适的交通工具将患者进行移交。

4.2　人群聚集场所结核病暴发疫情的应急响应和处置

4.2.1　暴发疫情的应急响应界定

这是指一所学校在同一学期内发生 10 例及以上有流行病学关联的结核病病例,或出现结核病死亡病例,学校所在地的县(区)级卫生健康行政部门应当根据现场调查和公共卫生风险评估结果,判断是否构成突发公共卫生事件。县(区)级以上卫生健康行政部门也可根据防控工作实际,按照规定工作程序直接确定事件。"流行病学关联"指最终获得结核病诊断的病例间有确切的密切接触史、或有实验室证据显示其结核菌株具有同一基因型。"结核病死亡病例"指患者死于结核病或死亡原因与结核病直接相关。

4.2.2　暴发疫情的应对处置

4.2.2.1　暴发疫情的初步核实

各县市区疾病预防控制机构(结核病防治机构)接到学校等人群聚集性场所报告的结核病暴发疫情信息后,应立即组织调查小组迅速奔赴事发地现场,召开疫情发生地的领导、医务人员,相关人员代表参加的座谈会,听取情况介绍,了解疫情发生、发展的过程,已采取的控制措施等。

调查小组访问患者,查看患者的临床病案资料,X 线检查结果,痰菌实验室检查结果,重点核实病例的诊断是否正确,病例之间是否有关联性等。

调查小组对所掌握的资料进行综合判断(必要时可以报请上级业务部门进行技术支持),确定结核病暴发疫情是否存在。若确认存在,应立即启动应急预案,开展现场流行学调查和采取现场控制处理措施。

4.2.2.2　现场调查前的准备

各县市区疾病预防控制机构(结核病防治机构)核实疫情无误后,即向学校主管部门进行疫情通报,要求疫情发生单位按照疾病预防控制机构(结核病防治机构)的要求做好各项准备工作,配合现场调查和应对处置。

同时应准备好现场调查所必需的记录本、个案调查表、结核菌素试验(PPD 试验)用品,密切接触者的调查整理表格、个人防护用品、宣传材料等,并明确参与现场调查的人员分工。

4.2.2.3　现场调查处置前的卫生宣教

目的:宣传结核病防治的基本知识,消除疫情发生地有关人员的恐慌心理,安抚人心,维持当地正常的工作、学习和生活秩序。

形式:结核病知识专题讲座、展板和发放卫生宣传材料。

宣教的主要内容:

(1)结核病是一种常见的、多发的呼吸道传染病,容易在人群中传播。

(2)人群感染的概率大,在我国约有一半的人群感染结核菌,但并不是所有感染的人

135

都会发病。作息不规律、过度劳累，或者患有慢性病等导致身体免疫力下降的因素，均会造成发病的机会增加。

（3）感染的人群一旦出现结核病的可疑症状，包括咳嗽、咳痰等，应及时到属地所在的结核病防治专业机构进行诊治。

（4）确诊的肺结核患者在治疗过程中，要遵循医嘱，按时进行规则服药，结核病是完全可以治愈的。

4.2.2.4　现场流行病学调查

对所有确诊的肺结核患者开展详细的个案流行病学调查，调查内容包括患者的基本信息，既往结核病史和接触史，发病和诊治经过，发病后的活动情况等。

通过传染性肺结核患者出现可疑症状后的工作、学习、生活经历，确定与其发生接触的人员名单，并详细记录接触者的姓名、性别、年龄、与传染性肺结核患者的关系、接触时间、接触场所，现详细住址，联系电话等。

4.2.2.5　现场控制措施

对患者采取的措施：对确诊的肺结核患者要及时转诊至属地所在的结核病防治机构或指定的结核病定点医院接受治疗，并建立患者的病案记录，按照国家规划实施工作指南中确定的化疗方案对患者进行正规治疗与全程督导管理。对传染性肺结核患者必须待其传染性消失后，凭结核病防治机构或定点医院出具的出院证明方可复学或参加工作；非传染性肺结核患者在接受正规的督导治疗管理的前提下，可以参加工作或学习。

对接触者采取的措施同前文所述。

对患者所处环境的处理措施同文前所述。

4.3　结核杆菌菌株丢失或泄漏事件的应急响应和处置

4.3.1　结核杆菌菌株丢失或泄漏事件的应急响应界定

这是指结核杆菌菌株在运输、储存过程中丢失、泄漏、被盗、被抢。

4.3.2　结核杆菌菌株丢失或泄漏事件的报告和核实

4.3.2.1　结核杆菌菌株丢失或泄漏事件报告

若发生结核杆菌菌株丢失或泄漏事件时，护送人、保藏机构应当采取紧急控制措施，并在2小时内分别向护送人所在单位和保藏机构的行政主管部门报告，同时向事件发生地的县级人民政府卫健行政部门报告；发生被盗、被抢、丢失的还应当向当地公安机关报告。

4.3.2.2　结核杆菌菌株丢失或泄漏事件核实

护送人所在单位和保藏机构的行政主管部门接到事件的报告信息后，应责成调查小组初步核实事件报告信息的真实性，若确认事件存在，应立即启动应急预案，对结核杆菌菌株丢失或泄漏事件发生的时间、地点、潜在性危害进行现场调查，并采取应对处置措施。

4.3.3　结核杆菌菌株丢失或泄漏事件的应对处置

4.3.3.1　结核杆菌菌株泄漏事件的应对处置

（1）现场流行病学调查

详细调查结核杆菌菌株泄漏发生时间，地点，数量，可能威胁的人群和地域范围；可能接触过泄漏菌株的人员名单。

（2）现场应对处置措施

若发生结核杆菌菌株泄漏实验室生物安全事件后，应立即停止相关实验活动，并采取下述处理措施。

①用纱布或卫生纸覆盖污染区域，并倾倒有效的消毒剂（新配制的含 5 g/L 有效氯的氯制剂）或 3%～5% 石炭酸于其中；破碎玻璃不能用手捡，立刻通知其他工作人员一并疏散，更换污染了的工作服及个人防护设备。

②用新配制的 0.5%～1.0% 过氧乙酸溶液熏蒸或喷雾保持 24 小时。

③密闭发生泄漏的实验室或者可能造成结核杆菌菌株扩散的场所。

④破碎玻璃经有效消毒剂消毒后，用毛刷、簸箕、镊子或夹子等器具拾起，放入锐器盒，消毒后的污染物经高压灭菌后按普通医疗废弃物处理。

（3）暴露人员的感染风险评估：根据暴露的级别和严重程度，由对密切接触泄漏菌株的所有人员立即进行相关医学检查；然后由临床医生和实验室人员组成的专家组对接触过泄漏菌株的暴露人员进行感染风险评估，对于暴露程度严重的人员要进行预防服药。

（4）密切接触者的医学观察：对密切接触泄漏菌株的所有人员应随访 2 年。正常情况下每 3 个月检查一次，一旦出现结核病的可疑症状，则立即到指定的定点医疗机构或结核病防治机构就诊、检查；随访过程中发现的可疑肺结核患者的诊断、治疗和管理依据《中国结核病防治规划实施工作指南》的要求进行。

4.3.3.2 结核杆菌菌株丢失事件的应对处置

（1）现场调查：重点调查结核杆菌菌株记录、值班记录、实验记录、监控记录、高压销毁记录，清点可能保存的位置，查询结核杆菌菌株去向。

（2）丢失菌株的追查：向公安部门报告盛装结核杆菌菌株的容器外观、数量、地点、时间等。当公安部门追回丢失的结核杆菌菌株后，应由结核病防治机构的专业人员对找回的结核杆菌菌株保存盒（箱）进行检查，如果出现泄漏按结核杆菌菌株泄漏的有关方案进行处理。

（3）对暴露人员的处理：对暴露人员进行相关医学检查，并至少随访 2 年。

5 响应终止

结核病公共卫生事件应急响应的终止由确定应急事件存在的卫健行政部门，根据疫情控制、措施落实的效果等进行综合评估后，报结核病公共卫生事件协调领导小组最终决定响应是否终止。

6 保障措施

6.1 加强领导，精心组织

要高度重视结核病突发公共卫生事件的应急保障工作，周密部署，精心安排各项工作，以保障各项工作措施落实到位。

6.2 制定实施方案，细化操作规程

各县市区要结合当地的实际情况制定切实可行的实施方案，细化各项防控措施的操作规程，确保发生结核病公共卫生事件时各相关单位和人员能按既定的实施方案落实各项防控措施。

6.3 加强技术培训，提高应对能力

加强对结核病预防控制人员的技术培训，提高监测、流行病学现场调查、消毒处理和实验室检验的能力；加强对各级医务人员结核病防治知识的培训，提高早期发现结核患者的意识、能力和诊疗水平。

各级要成立结核病突发公共卫生事件应急处理专家组，认真做好准备，随时待命。各级卫健行政部门可根据实际情况，组织开展结核病突发公共卫生事件应急处置的演练，提高结核病应急处置能力。

6.4 提供经费保障，做好物资储备

为做好结核病突发公共卫生事件应对处理的技术指导和支持等任务以及可能发生的结核病突发公共卫生事件的应对处理，中心行政财务部门和办公室合理安排结核病突发公共卫生事件应急处置工作，做好后勤和物资储备，对于较为稀缺卫生应急物资采用实物储备形式，经常使用卫生应急物资可适量进行实物储备，对于市场供应充足的卫生应急物资可采用资金储备形式。需要储备的物资包括各类抗结核药品、PPD 试剂、X 线胶片、防护用品、N95 口罩、消毒药械、有效的消毒剂（氯制剂和过氧乙酸）、检测试剂等。

4.《中国学校结核病防控指南（2020 年版）》（国卫办疾控函〔2020〕910 号）（节选第四、六、九章）

第四章 疫情主动监测与信息反馈

切实加强对学校结核病疫情的主动监测，建立医疗机构、学校、疾病预防控制机构疫情监测和信息反馈网络，实现结核病疫情信息实时共享，利用舆情信息，及时发现并处置疫情，严防结核病在学校的传播流行。

一、疫情主动监测

（一）疾病预防控制机构

1.常规开展学校结核病疫情主动监测

通过国家传染病自动预警信息系统开展学校肺结核单病例预警，各地疾病预防控制机构也应定期浏览传染病网络报告信息系统，以免遗漏学校肺结核疫情信息。

（1）预警对象

人群分类为"幼托儿童""学生"和"教师"，或人群分类为其他但年龄为"3～24 岁"的肺结核病例。

（2）预警信号响应

1）预警信号接收预警信号以手机短信的方式发送至患者现住址所在地的县（区）级疾病预防控制机构。县（区）级疾病预防控制机构需指定人员接收预警短信，负责肺结核疫情监测和预警信号响应工作。

2）核实信息县（区）级疾病预防控制机构要及时组织患者现住址所在地的基层医疗卫生机构，核实患者住址及学校信息，填写《学生年龄段/教师肺结核患者信息核查表》。

对于人群分类为其他但年龄在"3～24 岁"的肺结核患者，经核实一旦确认为"幼托儿童""学生"或"教师"（指在学校工作的人员，并不仅局限于授课教师）身份，要于 24 小时内在传染病网络报告信息系统上更正其人群分类。

经核实信息后，一旦确认肺结核患者的现住址发生跨县（区）/跨地（市）/跨省改变的，要于 24 小时内在传染病网络报告信息系统上更正其现住址，以保证预警信号再次发送到患者现住址所在地的县（区）级疾病预防控制机构。

3）预警信号响应

根据信息核实结果，要在收到预警信号的 24 小时内在预警系统中勾选"是否为疑似事件"。若不是"幼托儿童""学生"和"教师"，勾选"否"；若是"幼托儿童""学生"或"教师"，勾选"是"。

（3）发放疫情处置告知书

确认幼托儿童或学生或教职员工患者及其学校信息后，县（区）级疾病预防控制机构要在 24 小时内向学校发送《学校结核病病例处置告知书》，启动密切接触者筛查工作。对在寒暑假期间发现的学校肺结核患者，县（区）级疾病预防控制机构要在 72 小时内通知学校，尽快组织开展密切接触者筛查。

如发现肺结核患者的托幼机构或学校处于辖区外，应立即通知学校所在地的疾病预防控制机构。

2.定期汇总分析辖区内学校肺结核疫情

县（区）级疾病预防控制机构应根据《学生年龄段/教师肺结核患者信息核查表》和传染病网络报告信息系统中的相关内容，每月统计一次本辖区报告的、以及现住址为本辖区的人群分类为"幼托儿童""学生"和"教师"的肺结核患者数量。

对本辖区内的学校，按不同学校进行筛选，统计辖区内各学校的患者数。统计时注意识别学校名称填写不规范的情况，如对同一所学校，部分患者的单位填写了学校全称而其他患者单位仅填写简称，或使用了同音字等，应核实确认是否为同一学校。对部分在校学生众多（可达几万至十几万人）的大学等，应细分后按照学院等进行汇总统计。

如果发现同一学校（校区）同一学期内报告 3 例及以上肺结核患者，疾病预防控制机构应根据现场调查结果分析病例之间的流行病学关联。确定有流行病学关联的，应向同级卫生健康行政部门、上级疾病预防控制机构和学校报告、反馈。

县（区）级疾病预防控制机构应根据当地结核病疫情现状、学校结核病疫情特征等进行流行趋势分析和预测，及时发现高风险学校，将分析结果向本级卫生健康行政部门和上级疾病预防控制机构报告，并由卫生健康行政部门向教育部门通报学校疫情分析情况。

（二）医疗机构

1.主动核实学生年龄段患者的身份

各级各类医疗机构的门诊医生在日常诊疗中，一旦发现年龄为"3～24 岁"的肺结核患者，需仔细核查，确定患者的身份是否为学生。

2.详细填写传染病报告卡信息

对于自报人群分类为"幼托儿童""学生"或"教师"的肺结核患者或疑似肺结核患者，接诊医生必须逐项核实传染病报告卡的各项内容，在患者的工作单位栏中详细记录患者所在的学校（校区、学院和专业）和班级名称，还应清楚填写其现住址、身份证号码和联系电话。注意学校名称应填写当前的规范全称，避免错误填写同音异形字。

二、舆情监测

学校结核病疫情具有高度社会敏感性，容易成为媒体关注的焦点。疾病预防控制机构除通过主动监测发现学校结核病病例外，还应与当地舆情监测部门（如卫生健康、宣传或公安部门等）合作，充分利用各种渠道获得舆情信息，及时发现并核实学校肺结核病例和疫情信息，以便尽早规范处置疫情，及时应对舆情，平息社会恐慌，维护社会稳定。

（一）舆情监测的方法

1.监测方法

（1）人工法：工作人员利用搜索引擎围绕学校结核病事件定向收集舆情信息。人工监测网络舆论往往需要圈定搜索范围,无法全网全面收集。

（2）智能法：利用舆情软件定向收集舆情信息,采用数据挖掘、分词聚类、语义分析、情感分析等人工智能技术,实现动态地对全网舆情的自动化采集和信息分类。

2.舆情监测边界词

无论是人工法还是智能法,舆情监测的质量往往取决于边界词的设置,即填入搜索引擎工具或者舆情监测软件的信息。以学校结核病的关键词和标签词作为边界词,可以考虑将"结核""学校""学生""休学""多名"等关键词进行联合搜索,还可使用当地语言中对上述词语的描述用词。必要时可加当地学校名称等信息。

已开展传染病舆情监测的地区,应将上述边界词纳入监测范围。因各种原因尚未开展舆情监测的地区,负责舆情监测的科室应与结核病防治科共同制定学校结核病舆情监测方案,尽快准备相关设备设施、培训相关人员,以便尽早开展学校结核病舆情监测。

（二）舆情监测信息的利用

发现有关学校结核病病例或疫情的举报、传言、新闻报道、媒体报道等线索时,疾病预防控制机构要立即组织人员进行调查核实。

三、信息反馈和报告

（一）学校

通过因病缺勤病因追查或其他途径发现肺结核或疑似肺结核病例,学校传染病疫情报告人应当以简单方便的通讯方式(如电话、传真等),在24小时内向属地县(区)级疾病预防控制机构报告。

（二）县(区)级疾病预防控制机构

1.本地学校的学生/教职员工患者的信息反馈

应在获知患者信息后的24小时内向病例所在学校通报,并向学校发送《学校结核病病例处置告知书》。

2.非本地学校的学生/教职员工患者的信息反馈

应填写《跨区域学生肺结核患者告知单》,并在获知患者信息后的48小时内通过电话、网络、传真、邮件等形式向学校所在地疾病预防控制机构通报,必要时可由上级疾病预防控制机构逐级通报相关信息。

3.学校结核病散发疫情的信息报告

疾病预防控制机构发现同一学校同一学期出现3例及以上有流行病学关联病例的散发疫情(以下称为3例及以上有流行病学关联病例的散发疫情,散发疫情定义见第九章)时,应在24小时向同级卫生健康行政部门和上级疾病预防控制机构报告,并向学校反馈。

4.突发公共卫生事件的信息报告

疾病预防控制机构经过现场流行病学调查核实判定达到突发公共卫生事件标准、判断可能构成突发公共卫生事件后,应在2小时内向同级卫生健康行政部门、上级疾病预防控制机构和学校报告。

第六章　接触者筛查

接触者筛查有助于早期发现肺结核患者和结核分枝杆菌感染者,是开展结核病疫情处置、确定传播范围、评估疫情规模和研判疫情风险的关键环节。及时发现所有肺结核患者,可阻断传播;对感染者进行预防性治疗干预,可降低发病风险,减少续发病例。

一、接触者定义

指示病例是学校内最初报告的活动性肺结核患者,包括确诊病例和临床诊断病例。根据与指示病例的接触方式、程度和时间,接触者可划分成三类。

（一）密切接触者

(1)与患者在同一个教室学习的师生、在同一个宿舍居住的同学。

(2)与患者诊断前 3 个月至开始治疗后 14 天内在同一住宅接触达到 7 天的家庭成员。

(3)其他与病原学阳性/重症病原学阴性/症状明显的病原学阴性患者在诊断前 3 个月至开始治疗后 14 天内在封闭空间直接连续接触 8 小时及以上或累计达到 40 小时者,或与其他病原学阴性患者在诊断前 1 个月内累计接触达 40 小时者。

如果患者从出现症状到明确诊断的时间超过 3 个月,则上述关于密切接触者的定义应更新为从症状出现时至开始治疗后 14 天。

（二）一般接触者

与指示病例在同一教学楼层或宿舍楼层共同学习和生活者。

（三）偶尔接触者

与指示病例在同一教学楼或宿舍楼但不在同一楼层共同学习和生活者,或偶尔接触的师生。教职员工等依据接触方式、接触程度和接触时间综合判定。

二、接触者确定和筛查

（一）筛查范围的确定

1.首次筛查范围

首次筛查一般限于密切接触者,应覆盖全部密切接触者,做到应查尽查。如果首次筛查未发现新病例,且密切接触者的 TST 检测强阳性率与该地区同年龄组的 TST 检测强阳性率无明显差异,则筛查可终止。

2.扩大筛查范围

如果首次筛查新发现了 1 例及以上肺结核病例,或密切接触者的 TST 检测强阳性率明显高于该地区同年龄组的 TST 检测强阳性率,需将接触者筛查范围扩大,从相邻班级和宿舍开始,直至扩大至所有一般接触者。同时还需对新发现病例的全部密切接触者开展筛查。

如果扩大筛查未发现新病例,且一般接触者的 TST 检测强阳性率与该地区同年龄组的 TST 检测强阳性率无明显差异,则筛查可终止。

3.进一步扩大筛查范围

如果扩大筛查又发现了 1 例及以上肺结核病例、或一般接触者的 TST 检测强阳性率明显高于该地区同年龄组的 TST 检测强阳性率,需将接触者筛查范围扩大至相邻楼层,并根据筛查结果逐步扩大至所有偶尔接触者。同时还需对新发现病例的密切接触者开展筛查。

如上述筛查仍能发现新患者，或者筛查结果显示校内发生多点结核传播，传染来源无法分辨，则应根据实际情况进一步适当扩大筛查范围。

（二）筛查内容及方法

15岁以下的接触者，同时进行肺结核可疑症状筛查和TST检测（有禁忌证者或有条件的地区可采用IGRA），对肺结核可疑症状者或TST检测强阳性者或IGRA阳性者应进行胸部X光片检查。对需要鉴别诊断者可进一步采用CT等检查。

15岁及以上的接触者，须同时进行肺结核可疑症状筛查、TST检测（有禁忌证者或有条件的地区可采用IGRA）和胸部X光片检查。对需要鉴别诊断者可进一步采用CT等检查。

对肺结核可疑症状、TST检测强阳性/IGRA阳性、胸部X光片异常者进行病原学检查；病原学阳性者需进一步开展菌种鉴定和药物敏感性试验。病原学阳性的标本、核酸及菌株应予保留，以备进行结果复核及开展菌株同源性检测。

（三）筛查工作实施

（1）学校应按疾病预防控制机构的要求提供学校内密切接触者名单一览表，以确定需筛查的人员。

（2）筛查前，学校需向学生及家长发放《结核病筛查告知书》。

（3）在疾病预防控制机构指导下，学校组织校内密切接触者到指定机构进行筛查，筛查时须有当地结核病定点医疗机构医护人员在场或筛查结果全部经当地结核病定点医疗机构确认，必要时可邀请上级结核病定点医疗机构专家共同讨论确定。家庭密切接触者由疾病预防控制机构组织筛查。筛查机构须进行完整、详细的记录，详见《学校肺结核患者接触者筛查一览表》。

4.对未按要求接受筛查者，疾病预防控制机构应督促学校再次组织筛查；有特殊原因（如怀孕、过敏等）无法进行筛查的，须加强健康监测。

5.已返回原籍地的密切接触者，可委托其原籍地疾病预防控制机构协助开展筛查。

三、筛查后处理

（一）活动性肺结核患者

该类患者应尽快开始规范的抗结核治疗和督导服药管理等，按照相关规定进行休复学/休复课管理。

（二）疑似肺结核患者

该类患者应先行隔离，待确诊或排除肺结核后再按照相关要求进行后续处理。

（三）TST检测强阳性或IGRA阳性者

该类患者应在知情同意的原则下进行预防性治疗。对于没有进行预防性治疗的TST检测强阳性或IGRA阳性者，应加强健康教育和健康监测，出现肺结核可疑症状及时到结核病定点医疗机构就医，并在首次筛查后3月末、6月末、12月末各进行一次胸部X光片检查。

当筛查发现3例及以上肺结核病例时，强烈建议进行预防性治疗。

（四）TST检测中度阳性和一般阳性者

该类患者应开展健康教育并加强健康监测，出现肺结核可疑症状及时到结核病定点医疗机构就医。

当出现 3 例及以上有流行病学关联病例的散发疫情时,建议对 TST 检测中度阳性和一般阳性者在 3 个月后再次进行胸部 X 光片检查。

(五)TST 检测阴性/IGRA 阴性者

应开展健康教育并加强健康监测,出现肺结核可疑症状及时到结核病定点医疗机构就医。在发生学校结核病突发公共卫生事件时,应在 3 个月后再次进行 TST 检测或 IGRA 检测,对阳转者进行胸部 X 光片检查。

在出现 3 例及以上有流行病学关联病例的散发疫情时,建议在 3 个月后再次进行 TST 检测或 IGRA 检测。

四、密切接触者的再次筛查

密切接触者如需再次接受感染检测和胸片检查,原则上应与上次检查间隔 3 个月。

第九章 学校结核病疫情处置流程

在发生学校结核病疫情时,各相关单位和机构应当在强化各项常规预防控制措施的同时,采取以病例管理和密切接触者筛查为主的防控措施,做好科学处置,减少结核病在校园内的传播蔓延。

一、定义

(一)学校结核病散发疫情

这指学校内发现结核病病例,但尚未构成结核病突发公共卫生事件。

(二)学校结核病突发公共卫生事件

指一所学校在同一学期内发生 10 例及以上有流行病学关联的结核病病例,或出现结核病死亡病例,学校所在地的县(区)级卫生健康行政部门应当根据现场调查和公共卫生风险评估结果,判断是否构成突发公共卫生事件。县(区)级以上卫生健康行政部门也可根据防控工作实际,按照规定工作程序直接确定事件。

本定义中的"流行病学关联"指最终获得结核病诊断的病例间有确切的密切接触史(密切接触者定义详见第六章)、或有实验室证据显示其结核菌株具有同一基因型。"结核病死亡病例"指患者死于结核病或死亡原因与结核病直接相关。

二、病例核实与调查

(一)病例核实

县(区)级疾病预防控制机构发现辖区学校内出现肺结核病例时,应派专业技术人员对该病例进行核实。如该病例已离开当地,应通报病例所在地疾病预防控制机构协助开展调查。

同一学校在同一学期内出现 3 例及以上肺结核病例时,县(区)级疾病预防控制机构应及时与诊断单位联系,进一步核实病例诊断情况,尤其注意其耐药情况的核实。

(二)病例个案调查

对所有的活动性肺结核病例开展详细的流行病学个案调查,调查内容包括病例的基本信息以及发病、就诊、诊断和治疗管理过程,发病后的活动情况和密切接触者线索,目前的治疗管理情况等。通过调查患者出现症状后的学习、生活经历,确定与其发生密切接触的人员范围及人员名单。填写《学校肺结核患者个案调查表》和《肺结核患者个案调查一览表》。

（三）现场流行病学调查

县（区）级疾病预防控制机构发现某学校出现 3 例及以上结核病病例后,应当在 3 个工作日内组织完成现场流行病学调查。

1.现场调查前的准备

（1）人员准备

县（区）级疾病预防控制机构应组建由流行病学、临床诊疗、影像学检查、实验室检测等专业人员组成的疫情防控应急处置小组,明确人员分工,必要时可以请求上级业务主管部门提供技术援助。同时,要求发生疫情的学校做好各项准备工作,配合现场调查和应对处置。

（2）材料准备

准备好现场调查处置所需的记录本、现场调查表（现场基本情况调查表、患者个案调查表和密切接触者筛查表等）、感染检测试剂和用品、采样器材、消杀药品和器械、宣传材料等。

（3）制定调查方案

根据前期了解的情况,制定现场调查方案,包括调查目的、调查对象、调查内容和方法,采集标本的种类、检测项目与方法,拟采取的控制措施及其效果评价方法,以及人、财、物方面的准备情况等。

2.现场调查前的卫生宣教

现场调查前,县（区）级疾病预防控制机构要与学校密切配合,共同做好师生的卫生宣传工作。

（1）目的

宣传结核病防治的核心信息,向学校师生提供结核病防治相关知识、疫情发生和控制的信息,使师生主动配合接受相关调查和检查,消除师生的恐慌心理,维持学校正常的教学和生活秩序。

（2）形式

结核病知识专题讲座、展板和发放卫生宣传材料等。

（3）内容

结核病的病原、传播途径、临床表现、检查方法、患者治疗管理、接触者筛查、预防措施以及国家结核病有关政策等信息。

3.现场流行病学调查

（1）现场基本情况调查

通过问询获得学校的基本情况,包括年级（班级）组成及人数,在校学生数、教职员工数、学生来源,教室和宿舍容量、分布,学校校医的配置、常规开展的结核病防控工作等;并通过现场走访,实地考察结核病患者所在班级、宿舍、食堂、图书馆、计算机房等公共场所的环境卫生情况。

（2）疫情发生情况调查

主动开展病例搜索,全面收集目标区域、特定人群以及相关医疗机构发现的所有结核病患者的信息,逐例核实已发现病例的诊断。按照病例发生的时间顺序,整理汇总结核病患者的详细个案信息,了解所有病例的发病、就诊、诊断和治疗处理过程,分析患者的时间分布、班级及宿舍分布、患者特征分布及相互间的流行病学关联,当地已采取的处理措施,下一步的工作安排等。

（3）传播链和传染源的初步调查

结合流行病学个案调查、密切接触者调查和筛查结果,详细分析所有病例在时间、空间分布上的联系,对引起本次疫情发生的可能传染源和传播链做出初步判断。

完成现场调查后,疾病预防控制机构填写《学校结核病散发疫情现场调查核实反馈表》,并通报给学校。

三、流行病学关联的判定

疾病预防控制机构在进行病例个案调查、现场流行病学调查、了解事件经过并进行了信息的汇总分析后,可通过以下两种方法确定患者之间的流行病学关联。

（一）调查信息分析

在进行患者个案调查和现场调查时,详细了解所有患者之间可能的接触情况。尤其是应详细调查指示病例出现症状后的学习和生活经历,收集其与其他病例在教室、宿舍、以及校园其他区域内可能接触的信息,绘制所有病例的发病时间轴、教室和班级分布图、宿舍分布图,分析病例在时间和空间上的联系。

如在发病时间上符合结核病的流行病学规律,在空间分布上存在着密切接触的可能,未发现患者有其他可能的感染来源,则可从流行病学角度判断为具有关联。

（二）基因分型

对所有病例的标本进行培养,对阳性培养物进行菌种鉴定,如鉴定结果为结核分枝杆菌,应进行基因分型工作。可采用分枝杆菌散在重复单位-可变数目串联重复（MIRU-VNTR）方法,如条件允许可进行全基因组测序,以确定不同患者分离菌株之间的同源性,为流行病学关联的判定、传播链和传染源的识别提供实验室依据。

四、疫情报告

（一）报告的程序

（1）县（区）级疾病预防控制机构发现学校内活动性肺结核患者时,应及时向患者所在学校反馈。

（2）县（区）级疾病预防控制机构发现3例及以上有流行病学关联病例的散发疫情时,应向同级卫生健康行政部门、上级疾病预防控制机构和学校报告、反馈。在《散发疫情发生情况记录表》中逐起填写,在次年的1月31日之前完成系统录入。

（3）县（区）级疾病预防控制机构通过疫情监测或筛查处置,经初步现场调查核实,发现某学校结核病疫情达到结核病突发公共卫生事件的标准,应在2小时内向事件发生所在地的同级卫生健康行政部门、上级疾病预防控制机构和学校进行报告及通报。

当地卫生健康行政部门会同教育行政部门及时组织开展调查与核实,并组织相关专家进行评估。如确认构成突发公共卫生事件,应当按照《国家突发公共卫生事件应急预案》等规定,确定事件级别。卫生健康行政部门应当在事件确认后2小时内向上级卫生健康行政部门和同级政府报告,并告知同级教育行政部门。

（二）报告的撰写

根据学校结核病突发公共卫生事件的发展过程以及调查处置的不同阶段,县（区）级疾病预防控制机构要分别撰写初始报告、进程报告和结案报告。

1.初始报告

经初步现场调查核实，发现学校结核病疫情达到结核病突发公共卫生事件的标准后，按照《突发公共卫生事件初次报告框架》的内容撰写书面初次报告。主要内容包括：学校基本情况、疫情概况、流行病学特征、已采取的处理措施、疫情发生原因初步分析、风险评估和下一步建议等。

2.进程报告

在疫情处置过程中，原则上每2～3天按照《突发公共卫生事件进程报告框架》的内容撰写一次进程报告，如有进展信息则当天报告。主要内容包括：上次报告后事件的发展过程、新增和累计病例情况、上次报告后处置工作进展情况、势态评估和研判、下一步处置计划等。

3.结案报告

在确认事件应急处置工作终止后2周内，按照《突发公共卫生事件结案报告框架》的内容撰写结案报告并上报。主要内容包括：事件发生学校的基本情况、事件接报和核实情况、事件发生经过、疾病的三间分布、现场调查和处置过程、已采取的措施和开展的防控工作、事件发生原因和后续工作建议等。

（三）网络报告

各级卫生健康行政部门负责对突发公共卫生事件相关信息报告工作进行监督和管理，在按程序确认发生学校结核病突发公共卫生事件后，县（区）级疾病预防控制机构应在2小时内通过突发公共卫生事件管理信息系统进行网络初次报告。在疫情处置过程中和确认结案后，应通过突发公共卫生事件管理信息系统进行进程报告和结案报告的网络报告。

五、处置措施

发现学校活动性肺结核患者后，应立即实施病例管理和密切接触者筛查等常规疫情处置措施。在发生学校结核病突发公共卫生事件后，在开展常规疫情处置的基础上，还需启动应急响应。

（一）接触者筛查

发现肺结核病例后，县（区）级疾病预防控制机构应在学校协助下，根据学校提供的相关人员名单和患者流行病学个案调查所收集的非学校内密切接触者人员名单，将需进行筛查的所有接触者信息填写在《学校肺结核患者接触者筛查一览表》中，组织接触者到指定的医疗卫生机构进行筛查。接触者筛查应在完成指示病例个案调查后的10个工作日内完成。寒暑假期间发现的患者，其接触者筛查也应立即启动，全部筛查工作应在开学后10个工作日内完成。

根据情况决定是否扩大筛查。

在知情同意的原则下开展 TST 检测强阳性或 IGRA 阳性者的预防性治疗及随访工作。

（二）患者治疗管理

结核病定点医疗机构为患者提供规范的抗结核治疗。对休学或休课在家的患者，居住地的县（区）级疾病预防控制机构应组织基层医疗卫生机构落实治疗期间的规范管理；对在校治疗的患者，学校所在地的县（区）级疾病预防控制机构应与学校共同组织落实治疗期间的规范管理,校医或班主任协助医疗卫生机构督促患者按时服药并定期复查。

疾病预防控制机构要指导学校做好疑似病例的隔离工作,定点医疗机构应采取各种方法进一步明确诊断。疑似病例明确诊断后,学校应及时登记,掌握后续治疗和转归情况,对不需休学的学生,应安排好其在校期间的生活及学习。

(三)健康教育和心理疏导

学校应在专业机构的指导和协助下,在整个疫情处置过程中强化全校师生及学生家长的结核病防治知识健康教育和心理疏导工作,及时消除其恐慌心理,稳定情绪,做好人文关怀,做好患者和感染者的隐私保护,维持学校正常的教学和生活秩序。

(四)主动监测学生的健康状况

中小学校及托幼机构要加强每日晨检、因病缺勤病因追查及登记工作;高等院校要健全宿舍、班、院(系)、学生处和校医院等学生健康状况信息的收集和报送渠道,及时发现疑似肺结核患者或肺结核可疑症状者。尤其对发生疫情的班级、年级、宿舍楼层以及感染率高的班级、宿舍应加强主动监测,保证可及时发现出现肺结核可疑症状的学生并有效转诊。

(五)环境卫生和消毒

学校要加强环境卫生管理,并在疾病预防控制机构的指导下做好相关场所的消毒工作。对肺结核患者和疑似肺结核患者的痰液进行严格消毒,对患者学习、居住、生活的环境进行消毒,同时加强教室、宿舍、图书馆和计算机房等人群密集场所的开窗通风换气,保持空气流通。

(六)学校结核病突发公共卫生事件应急响应

学校发生结核病突发公共卫生事件后,应在当地政府的领导下,严格按照《突发公共卫生事件应急条例》及相关预案的要求,及时启动突发事件应急响应,按照边调查、边控制、边完善的原则,积极开展应急处置工作,落实各项应急响应措施,最大限度地减轻疫情的危害和影响。

1.组织架构和职责

当地政府要成立突发公共卫生事件应急指挥领导小组,负责组织、指挥和协调。政府分管领导为组长,成员包括卫生健康、教育、宣传、食药监、财政等部门相关领导,领导小组办公室设在卫生健康委;同时要成立疫情防控、医疗救治、维稳宣传、后勤保障等相关技术组。疫情防控组主要由疾病预防控制机构、卫生监督机构等专业人员组成,负责疫情调查和处置、监督防控措施的落实;医疗救治组主要由医疗机构专业人员组成,负责结核病患者或疑似患者的诊断和治疗、休复学建议、感染者的预防性治疗工作;维稳宣传组由宣传、教育、卫生健康等部门人员组成,负责学校师生健康教育、安抚和人文关怀、媒体沟通和舆论的正确引导;后勤保障组由卫生健康、教育、财政部门人员组成,负责应急药品、试剂和物资的供应,以及防控、医疗救治的经费保障。

2.风险评估

风险评估是通过风险识别、风险分析和风险评价,对突发公共卫生事件和其他突发事件的公共卫生风险进行评估,并提出风险管理建议的过程。在结核病防治日常工作及结核病突发公共卫生事件应急处置时,常需要实施专题风险评估。结核病突发公共卫生事件专题风险评估是对疫情进一步传播的可能性、疫情的严重性和可控性、处置措施的有效性和安全性、工作制度和经费保障等进行综合评价，找出短板并不断完善的过程。由疾病预防控制机构、定点医疗机构和学校及相关部门共同参与。具体参阅《突发事件公共卫生风险评估技术方案（试行）》。

（1）风险识别

在风险评估前需要重点整理和描述与事件有关的关键信息，包括：1）学校的硬件条件、通风管理和健康管理状况等基本信息；2）疫情的三间分布特征、严重程度、发生发展和潜在后果；3）疫情处置措施的安全性和有效性；4）疫情处置的相关风险要素评价等。

（2）风险分析

1）分析疫情进一步传播的可能性。传播的可能性需要根据目前疫情情况、患者和疑似患者的数量和波及范围、接触者感染水平及各项防控措施的落实情况等综合分析和判断是否存在学校内进一步传播的可能。

2）分析疫情的严重性。结核病突发公共卫生事件的严重性需要从病例数量及病原学阳性病例数、危重病例数、耐药性结核病例数、病例涉及范围、接触者感染水平、所造成的经济损失、对社会稳定和政府公信力的影响、对公众的心理压力等方面进行分析。

3）分析疫情处置措施的有效性。有效性评价主要是找出疫情处置措施的不足和遗漏，提高疫情处置的效率。需要从接触者筛查范围确定合理性、筛查手段规范性、患者的治疗和休复学或休复课管理执行情况、预防性治疗覆盖情况等方面进行分析。

4）进行脆弱性分析。结核病突发公共卫生事件的脆弱性需要从卫生应急体系建设、疫情处置能力、联防联控机制、保障措施以及公众心理承受能力等几个方面进行分析。其中尤其需要注意，舆情监控及疫情发布管理是疫情处置过程中需要重点关注的环节，非正常渠道散布不实疫情信息造成的舆情危机会影响疫情处置进程；面临中考和高考的学生中发生结核病疫情，各种诉求、矛盾和焦点集中，处置风险和难度加大，需要谨慎处理；另外，在疫情处置中用于患者诊疗、筛查和预防性治疗等的经费是否充足也会对脆弱性产生影响。

（3）风险评价

在评估学校结核病突发事件公共卫生风险时，由于没有明确的风险准则，可根据对疫情进一步传播的可能性、严重性、处置措施的有效性和脆弱性等分析的结果，对事件的可控性和潜在扩散风险等进行综合研判。

（4）风险管理建议

分析存在的问题和薄弱环节，确定风险控制策略，依据有效性、可行性和经济性等原则，从降低风险发生的可能性和减轻风险危害等方面，提出预警、风险沟通及控制措施的建议。相关部门和机构要明确风险管理的职责和分工并加强配合，确保处置策略的完整性、科学性和有效性，高度重视健康教育和心理疏导工作，统一疫情发布渠道，为疫情处置创造有利条件。对于存在一定风险的处置措施应加强沟通，取得共识，必要时采用重点优先、逐步推进的原则，确保取得实效。

（5）风险评估报告

各级疾病预防控制机构应成立结核病突发公共卫生事件风险评估专家组，开展风险评估后形成风险评估报告。风险评估报告内容主要包括评估事件及其背景、目的、方法、结论、风险管理建议等几个部分。风险评估报告应上报属地卫生健康行政部门及上级疾病预防控制机构。

3.公众风险沟通

学校发生突发公共卫生事件后,应主动与公众进行风险沟通,回应社会和媒体关切,同时应注意网络舆情,收集舆论反应。通过媒体与公众进行风险沟通的方式主要有六种:接受采访、媒体沟通会、新闻发布会、官方网站、官方微信微博客户端、在线访谈以及主题宣传活动。

(1)接受采访

发生学校结核病突发公共卫生事件后,各种媒体都会迅速做出反应,对事件原因、涉及范围、相关责任机构等信息需求急剧增长。此时一定要注意及时建立媒体采访接待和审批制度,指定对外的发言人,如涉及学校、教育和卫生健康行政部门、疾病预防控制机构等多个发言人时,一定做好沟通,保持口径的一致性。采访申请应归口管理,统一出口。根据实际情况,可以围绕媒体关注的问题约请多家媒体联合采访。

(2)组织媒体沟通会

发生学校结核病突发公共卫生事件后,当地政府部门应适时通报疫情处置进展,满足媒体和公众的信息需求。疾病预防控制机构应结合自己的职能职责,根据需要举办媒体沟通会,向媒体记者介绍突发事件涉及的专业信息,如结核病诊断标准、相关管理规定、患者的治疗及转归等。

(3)举办新闻发布会

新闻发布会是政府发布信息、解读政策的重要渠道。对涉及特别重大、重大的学校结核病突发公共卫生事件,要快速反应、及时发声。在突发事件的处置过程中,除接受媒体采访之外,针对突发事件的处理进展,要主动发布信息,及时通报事件处理情况及进展。

(4)利用官方网站、微博和微信等信息平台发布信息

政府和疾病预防控制机构的官方网站是发布权威工作信息的重要平台,也为媒体和公众主动搜集、获取健康知识提供了极大便利。一方面可以发布权威信息,另一方面也可以利用官方微信、微博等渠道对发布的信息进行补充,例如结核病的传播途径、症状等基本知识。

(5)在线访谈

随着互联网的普及,公众越来越多地通过网络获取疫情信息。相关机构可适时举办在线访谈,充分调动系统内优质资源,与网民开展在线交流。

(6)举办主题宣传活动

发生学校结核病突发公共卫生事件后,相关机构可以考虑邀请媒体记者,主动设置议程,针对学校结核病科普知识开展各种主题宣传活动,以扩大健康传播的效果。

4.响应终止

通过规范实施综合防控措施,学校结核病突发公共卫生事件得到有效控制,在最后1例患者被发现后连续3个月,所在学校未再出现跟本次事件存在流行病学关联的结核病病例。应急处置技术组经过综合判定并报同级卫生健康行政部门和上级疾病预防控制机构评估批准,可决定本次事件应急处置工作终止。

在确认事件终止后2周内,县(区)级疾病预防控制机构形成结案报告,报同级卫生健康行政部门和上级疾病预防控制机构,并在突发公共卫生事件管理信息系统中提交结案报告。

5.事件评估

卫生健康和教育行政部门应及时了解医疗卫生机构和学校各项应急响应措施的落实情况，对应急处置情况组织开展综合评估，可基于以下信息，对事件的危害程度、发展趋势、所采取的措施及效果等进行评估。

（1）指示病例发现的及时性

主要根据指示病例出现肺结核可疑症状到诊断为肺结核之间的时间间隔来评价，包括出现症状到首次就诊的时间间隔、首次就诊到诊断为结核病的时间间隔、医疗机构传染病报告及时性、是否存在迟报和漏报等。

（2）处置过程的及时性

主要根据指示病例报告到启动现场调查处置之间的时间间隔来评价，包括是否第一时间进行调查核实、是否及时开展和完成接触者筛查等。

（3）处置手段的适宜性

主要根据处置措施的规范性来评价，包括是否开展了流行病学调查、接触者筛查是否遵循了"密切接触→一般接触→偶尔接触"的顺序、接受筛查率、是否按 15 岁以下和 15 岁及以上不同人群的要求进行 TST/IGRA 检测和胸部 X 线片检查、预防性治疗的接受率和完成率、休复学或休复课管理的执行率等。

（4）处置的结果评价

主要根据处置后的后续病例出现情况和是否有影响社会稳定的事件发生来评价，包括现场应急处置结束后是否仍有病例发生以及病例数量、是否发生师生和家长相关的不稳定事件、学校的教学和生活秩序是否受到不良影响、是否发生舆情事件等。

（5）后续风险的可能性

主要根据相关处置手段和防控措施的落实情况、接触者感染及干预情况来研判发生后续病例和舆情风险的可能性。

（二）肺结核疫情处置案例

案例❶ B 区某某大学一起聚集性肺结核疫情的处置报告

2017 年秋季开学至 2018 年 1 月 17 日，某某大学某某校区共报告 29 例学生肺结核病例，其中 11 例（菌阴肺结核 10 例，结核性胸膜炎 1 例）与 2017 年 7 月 3 例患者有流行病学关联，构成聚集性疫情，其他均为散发病例。疫情发生后，省、市结防机构组织派遣专家赴现场进行技术指导，并进行突发公共卫生事件相关信息报告；省卫生厅、教育厅成立联合督导组对防控工作情况进行督导检查。

1.学校基本情况

某某大学是一所全日制普通高校，该校区坐落在甲市 B 区，占地面积 1600 余亩（1 亩≈666.67 m^2），共有学生 28000 余人，教职工 2500 余人，校医 58 人，学生的教学楼共 15 栋，层数为 4～12 层，每个教学楼中间有 2 个以上楼梯。教室宽敞、明亮，布局合理，通透性好，学生上课无固定教室。该校共有学生公寓楼 37 栋，层高多为 6～7 层。学生宿舍实行公寓式管理，每个宿舍有 6～8 名学生，面积约 20 m^2，上下铺，部分宿舍室内有卫生间，宿舍窗户面积约 3 m^2。该校有图书馆 1 处，每日 7:00～22:00 开放，周二下午闭馆。

2.疫情发生发展情况

2017 年 7 月,甲市 B 区结核病防治机构专业人员在每日例行浏览学校肺结核疫情信息时发现某某大学某某校区报告 3 例学生肺结核病例(朱某、张某某和郑某某),均为菌阴肺结核。因正值暑假,未开展密接筛查。开学后,甲市 B 区结核病防治机构立即开展相关疫情处置工作,在流行病学调查时发现 3 例病例均为某某学院某某班同宿舍学生。朱某于 6 月 15 日出现咳嗽、胸痛症状,7 月份前往校医院就诊,期间同宿舍张某某陪同前往。二人同时被怀疑肺结核,于 7 月 13 日转诊至省某某医院确诊。同宿舍郑某某于 6 月 20 日出现咳嗽、咳痰、消瘦症状,于 7 月 15 日前往校医院就诊,被怀疑肺结核,次日前往省某某医院就诊,经 CT 诊断双肺结核。7 月 17 日,转诊至省某某医院,诊断为菌阴肺结核。

学校于 10 月 13 日组织开展病例的密切接触筛查,筛查方法为 TST 检测和胸透,应筛 71 人,实际筛查 59 人,另外 12 人因实习未参加本次筛查。其中,TST 检测结果(PPD 试验)强阳性 14 人,强阳性率 23.73%,另有一般阳性 29 人,阴性 16 人;筛查发现胸透异常者 3 例,分别是郭某某(PPD:13 mm×11 mm)、于某某(PPD:12 mm×11 mm)、宋某(PPD:12 mm×10 mm,水疱),于 10 月 16 日将三人转诊到省某某医院,其中,郭某某、于某某被确诊为菌阴肺结核,宋某先被确诊为结核性胸膜炎后于 11 月 9 日订正为菌阴肺结核。

因在首轮密接筛查中发现新病例,按照《学校结核病防控工作规范(2017 版)》有关要求,于 2017 年 10 月 20 日和 10 月 31 日分两个批次开展第二轮筛查,筛查范围确定为与病例所在班同一个实验室的两个班,以及可能有其他接触的部分其他班级学生,共计 173 人。筛查共发现 PPD 强阳性 8 人,一般阳性 50 人,强阳性率 5.22%。其中 1 名学生(苗某某)PPD 阴性,胸透发现肺部异常,于 2017 年 10 月 23 日在省某某医院诊断为菌阴肺结核,除此之外未发现其他新病例。

2017 年 11 月 14~20 日,又有 5 名该学校学生分别被确诊为菌阴肺结核,经调查,1 名为因症就诊,另外 4 名无症状主动就诊,5 名学生均接受过 10 月 13 日的密接筛查。其中,某某班 2 名,分别是宋某某(PPD:11 mm×12 mm)、解某某(PPD:11 mm×12 mm);某某 2 班 3 名,分别是胡某某(PPD:阴性)、李某某(PPD:9 mm×8 mm)、吕某某(PPD:12 mm×10 mm)。

随着诊断的确认,2017 年 11 月 23 日,单某,被省某某医院确诊为结核性胸膜炎(大疫情报告现住址为患者原籍),11 月 29 日,曲某某因症去省某某医院就诊,确诊为菌阴肺结核。

甲市疾控中心于 2017 年 11 月 21 日向省卫计委、省教育厅汇报该学校出现的聚集性疫情情况,省卫计委、省教育厅高度重视,并于 11 月 22 日对疫情处置工作进行现场专项督导。市疾控中心与学校联合成立流行病学调查、密接筛查、环境消毒和健康教育四个工作组进行应急处置。

3.疫情分布特点

(1)时间分布

10 月 16 日,通过首轮密接筛查发现 3 例;10 月 31 日通过第二轮筛查发现 1 例病例;11 月 14~20 日,学生因症或无症状主动就诊确诊 5 例;11 月 23 日,通过与学校核实疫情发现 1 例;11 月 29 日,学生因症就诊确诊 1 例。

(2)班级及寝室分布

某某学院 2014 级学生为毕业班学生,学生已开始实习,无固定班级座位。所在班级

4 例，某某 2 班 6 例，某某 3 班 1 例。

从病例寝室分布来看，14 例病例分布在 4 号（9 例男生）和 10 号（2 例女生）两个公寓楼，共 9 个宿舍，9 例男生均在 4 号公寓楼 4 层，其中 1 个 3 人同宿舍，一个 2 人同宿舍，单某与曲某某宿舍为对门，宋某与于某某宿舍为对门。

（3）人群分布

11 例患者 9 例男性，2 例女性，年龄在 21～22 岁。

（4）传染源和传播途径分析

经流行病学调查发现，11 例患者分布相对集中，有同班级、同寝室的接触史，推断传播途径为呼吸道传播，未发现其他传播途径。本次疫情 14 例患者均有一定的流行病学关联，较大可能处于同一传播链。

4.防控措施

（1）疫情组织管理措施

疫情发生后，当地政府高度重视，迅速成立了应急指挥领导小组和技术指导组。领导小组成员多次赴现场开展疫情处置领导和督导。成立了疫情防控、医疗救治、维稳宣传、后勤保障技术指导组，于 2017 年 11 月 23 日进驻该学校，具体开展技术指导，与学校联合进行流行病学调查、密接筛查、环境消毒和健康教育工作。

（2）风险评估

针对结核病疫情的防控形势，2017 年 11 月 23 日甲市组织召开了全市结防机构学校结核病疫情研判工作会议，通报分析学校结核病疫情及密切接触者筛查工作情况。分析了疫情进一步传播的可能性、严重性和处置措施的有效性，并开展了脆弱性分析。

（3）接触者筛查工作

市县两级结核病预防控制机构在个案流行病学调查基础上，科学确定密切接触者、一般接触者和偶尔接触者范围，开展了两轮筛查。

（4）消毒工作

对校医院分管消毒人员、物业人员及相关学院辅导员进行专项培训，制定消毒工作方案，并对具体实施消毒人员进行消毒方法讲解。目前学生学习、生活环境开展全面卫生清理，对患病学生宿舍进行消毒。

（5）健康教育

与学校联合制定健康教育计划，为其提供宣传画 100 套、宣传折页 1000 份、结核病与艾滋病核心知识明白纸 3 万张、结核病防治知识课件和《功夫结核》《关注结核关心自己》等宣传视频。由市疾控专业人员对 400 余名学校宣传部、相关学院党委副书记、辅导员、班主任、学工处、社区中心、生活中心、校医院、学生党员干部等核心人群培训，同时，对有关人员进行"12345"市长热线转办信息相关知识培训。借助 12 月 1 日世界艾滋病日活动，在学校同时开展结核病、艾滋病防治知识宣传，避免单纯开展结核病宣传引起学生不必要恐慌。利用市疾控中心舆情监测系统，进行相关信息搜索，未发现信息发酵迹象，舆情平稳。

5.疫情发生的原因分析与处置建议

此次疫情反映出学生对于结核病防治知识知晓率不高，出现肺结核相关症状及时就诊造成了持续传播。

（1）全市部署，进一步规范学校结核病防控工作

甲市下发《关于进一步加强学校结核病防控工作的通知》，并举办由县（区）结防机构负责人、驻区大中专院校校医院负责人参加的学校结核病防控培训班，按照属地管理、联防联控的工作原则，进一步健全联防联控工作机制，落实防控管理各项措施，并对学校结核病防控工作职责、工作要求进行统一部署，进一步规范学校结核病疫情处置的工作流程和工作内容。

（2）进一步加强健康教育工作

继续强化结核病防控知识在内的健康教育课程，实施健康教育常态化，定期对学生公寓楼长、值班员、保洁员、主要学生干部和宿舍舍长开展卫生知识培训；每年开展一次"学生公寓安全活动月"活动，强化防疫知识宣传和技能演练；通过网络、校报、广播、宣传栏等多种途径，在学生中广泛开展结核病防控健康教育，切实提高安全防范意识和能力；指导学生加强体育锻炼，注意平衡膳食，提高免疫力。密切关注相关舆情信息，积极做好学生教育引导工作。

（3）进一步提高传染病早期发现和及时处置能力

学校将严格执行《学校结核病防控工作规范（2017版）》，建立健全传染病管理、学生因病缺勤登记报告追踪、学校疫情报告、学生患者管理等多项规章制度；加大医务人员传染病相关知识培训力度，提升结核病早期发现能力；加强新生入校体检工作，督促出现肺结核可疑症状的学生及时就诊。

（4）进一步做好筛查工作和筛查后的分类处置工作

对前期漏筛的部分学生将进一步追踪。对筛查发现的活动性患者，落实治疗管理工作。秋季学期有关联的11例，1例住院治疗；1例复学，在学校督导下规范服药；9例居家/宾馆/租房治疗（其中5例在甲市，4例在原籍），均在辖区结防机构与学校督导下规范服药。对单纯性PPD强阳性学生，制定预防控制方案，在知情同意前提下，开展预防性治疗。对结核菌素试验强阳性而未进行预防性用药的学生，加强医学观察，一旦出现可疑症状，及时就医，并告知要在筛查后的第3、6、12个月末分别到结核病定点医疗机构各进行一次胸片检查。对PPD一般和中度阳性者，3个月后再次进行胸部X线片检查。对PPD阴性者，2～3个月后再次进行PPD筛查，如有阳转者，将在知情同意前提下，进行预防性治疗。学校将尽量协助患病学生的诊疗和学习，做好心理疏导，不影响其正常毕业。

（5）强化校园环境卫生工作

建立工作台账，进一步做好学生宿舍、密集场所（食堂、教室、图书馆等）的消毒、通风工作，构建常态化工作机制，做好监管和落实。加大检查力度，每周开展公寓卫生大检查，通过组织"文明宿舍""星级宿舍"等评比，引导学生养成良好卫生习惯。加强物业公司监管，每天对物业公司保洁工作考评打分，及时下达《卫生整改通知书》，安排专人督查落实，彻底纠正个别工作人员收集堆放废旧物品的违规行为。加大校园卫生清扫力度，彻底消除卫生死角，确保公共区域卫生安全。

案例2️⃣ E区某某学院一起聚集性肺结核疫情处置

2019年5月22日，甲省某某医院报告某某学院一例学生肺结核疑似病例（无病原学结果）。E区疾病预防控制中心工作人员接到预警信息后，及时与校医核实疫情，确定密

接筛查范围。某某医院 2019 年 5 月 23 日下午对该校某某专业 1 班和 2 班(1 班和 2 班一起上课)开展了密切接触者筛查,5 月 23～24 日该校新报告 10 例,达到了《国家突发公共卫生事件相关信息报告管理工作规范(试行)》的上报标准,并上报突发公共卫生事件报告管理信息系统。疾控中心工作人员立即前往处置,具体报告如下:

1.学校基本情况

该校(E 区校区)位于某某路某某号,学生数 3185 人,教职工数 650 人,校医 2 人。某某专业 1 班和 2 班学生在一起上课。学生全部为住校生,男女宿舍楼相邻,每间宿舍居住 8 名同学,各专业学生宿舍相对独立。

2.疫情发生发展情况

首发病例吴某某,女,19 岁,某某专业 2 班学生,5 月 16 日发病,5 月 22 日经甲省某某医院诊断为疑似肺结核。经流调,该患者无咳嗽、发热症状,因全身乏力就诊,无外出史,家人无结核病史。截至 2019 年 6 月 13 日上午 10 时,共确诊 11 例(备注:2019 年 6 月 13 日上午收到梁某某在午市某某医院的告知书)。病例具体情况如表 3-6 所示。

表 3-6 病例情况

序号	性别	年龄/岁	班级	诊断结果	转诊日期
1	女	19	2 班	确诊肺结核	—
2	男	19	2 班	确诊肺结核	2019.5.26
3	男	20	1 班	确诊肺结核	2019.5.27
4	女	21	2 班	确诊肺结核	2019.5.28
5	男	21	1 班	确诊肺结核	2019.5.29
6	女	19	1 班	确诊肺结核	2019.5.30
7	男	19	1 班	确诊肺结核	2019.5.31
8	女	19	1 班	确诊肺结核	2019.6.3
9	女	22	1 班	确诊肺结核	2019.6.4
10	女	20	2 班	确诊肺结核	2019.6.4
11	男	19	2 班	确诊肺结核	2019.6.10

3.疫情特点分析

11 例病例全部为学生,男生 5 例,女性 6 例。1 班 5 例,2 班 6 例,病例宿舍分布呈明显的班级、宿舍聚集,具体如表 3-7 所示。

表 3-7 病例宿舍分布情况

宿舍	病例数	备注
329	2	女生宿舍
321	1	
323	1	女生宿舍,三宿舍相邻
319	2	

续表

宿舍	病例数	备注
214	5	男生宿舍

4.疫情调查处置情况

首例病例发生后,5月23日,E区疾控中心派社区卫生服务中心工作人员赶赴该校进行调查处置,并建议病例密切接触者到某某医院进行筛查,对1班和2班的59名同学进行TST检测及胸部X线片检查。5月24日上午,E区疾病预防控制中心到学校进行现场调查处置。依据5月23日筛查结果,决定扩大筛查范围,5月24日下午对女生宿舍楼三层所有宿舍及男生病例宿舍周边宿舍进行了TST检测,筛查183人(学生167人,教师16人);5月25日下午联系某某医院进行胸部X线片检查,应筛查183人,实际筛查174人,其余9名同学自行到医院自行筛查,结果所有胸片均未发现异常。5月27日下午TST检测结果显示12例呈强阳性,通知校医院对强阳性接触者进行知情同意下的预防性服药。

为了防范疫情进一步扩散,采取如下防控措施:

(1)11例确诊患者按照《学校结核病防控工作规范(2017版)》住院治疗。

(2)对与病例密切接触的同班和同宿舍的学生进行TST检测和胸片检查,对筛查的疑似病例进行追踪随访。

(3)学校强化结核病防控知识健康教育宣传,切实提高自我防意识,积极做好学生教育引导工作,避免产生恐慌,维护好学校正常教学秩序。E区疾病预防控制中心分别于5月27日、5月29日、5月30日三次派专业人员到该校对部分师生进行结核病知识及预防性服药的培训,特别是对《学校结核病防控工作规范(2017版)》的详细讲解。同时,E区疾病预防控制中心根据上级安排分别于2019年5月29日、5月30日、6月4日对辖区20所大中专院校、寄宿制中学进行结核病防控工作的督导,填写督导意见书。

(4)学校公共场所(宿舍、图书馆、教室等)每天开窗通风,对病例所在宿舍、班级进行终末消毒。

(5)加强疫情监测和报告,学校发现结核病疫情,要及时上报区疾控中心,并根据疾控部门的建议做好疫情处理工作。

5.疫情处置评估

2019年6月6日上午,E区卫生健康局在E区疾病预防控制中心三楼会议室组织召开了该校结核病疫情公共卫生风险评估会议。会议认为,学院发生的学生肺结核病聚集性疫情,处置及时、程序规范、措施得力,不存在进一步的扩散和蔓延的可能,经综合评估和分析研判,该起聚集性肺结核疫情尚未构成突发公共卫生事件。自末例病例6月10日发病后至今无新增病例,予以结案。

6.疫情发生原因分析

通过督导发现,该校对于发生疫情年级的学生在入学时虽然开展了结核病检查,但是结果全部为阴性,新生入学体检结核筛查流于形式。

案例③ 某高中学校结核病聚集性疫情

1.基本情况

2014 年 3 月 17 日,J 市 F 区高二 15 班学生庄某某因有肺结核可疑症状（咳嗽、咳痰≥2 周）去结核病定点医院就诊,痰涂片检查阳性、胸部 X 线片检查显示双肺空洞,被确诊为涂阳肺结核,经药物敏感性试验证实,同时耐异烟肼和利福平,为耐多药肺结核。

F 区结核病防治机构专业人员首先对庄某某的患病信息予以核实,确认疫情信息属实。随即对其开展流行病学个案调查,初步确定其同班师生及同宿舍同学为庄某某在学校内的密切接触者共计 73 人,3 月 18 日对 73 人开展 TST 检测和胸部 X 线片检查,TST 试验强阳性 13 人,强阳性率（17.81%）。胸部 X 线片检查结果异常者 4 人,对 4 人进一步开展痰涂片检查,确诊涂阳肺结核 1 人、涂阴肺结核 3 人。

由于首次筛查发现了新病例,经研判决定对教室同楼层隔壁班级高二 13 班和高二 14 班开展 TST 检测,高二 13 班应查 50 人,实际筛查 50 人,其中强阳性 19 人（强阳性率 38%）,后通过胸部 X 线片检查和痰涂片检查确诊涂阴肺结核患者 3 人;高二 14 班应查 71 人,实际筛查 70 人（未筛查的 1 人因为出现肺结核可疑症状,自行到医院就诊,后确诊涂阴肺结核）,其中强阳性 5 人（强阳性率 7.14%）,胸部 X 线片检查和痰涂片检查没有发现肺结核患者。高二其他班级有肺结核可疑症状的学生也纷纷自行前往医院就诊,后陆续确诊肺结核患者 5 人,均为涂阴肺结核。截至 4 月 25 日,此高中累计发现报告肺结核患者 14 人（含首发病例）。14 例患者中,有 11 例与 2013 年在高一 13 班发现的一例广泛耐药患者（郝某）同班,1 例与其同宿舍（此次首发病例庄某某曾与其同宿舍并同桌一段时间）,另外 2 例为原高一 14 班学生。

2.前情回顾

2013 年 4 月 16 日和 4 月 22 日,J 市 F 区高一 13 班郝某和高三 12 班巨某某确诊 2 例耐多药肺结核。F 区结核病防治机构开展对高一 13 班、高一 14 班和高一 15 班三个同楼层班级师生以及病例同宿舍学生筛查,筛查发现 16 例新患者,其中高一 13 班 9 例（涂阴 6 例,单纯结核性胸膜炎 3 例）;高一 14 班 5 例,均为涂阴;高一 15 班 1 例涂阴肺结核。对巨某某所在高三 12 班未筛查出活动性肺结核患者。

3.后续进展

2014 年 10 月 14 日至 11 月 29 日期间,对上半年筛查发现的单纯 PPD 试验强阳性者再次进行胸部 X 线片检查,确诊肺结核患者 6 例。

4.事件发生原因分析

该事件发生在 2013～2014 年,当时《学校结核病防控工作规范（2017 版）》和《中国学校结核病防控指南（2020 年版）》尚未出台,学校结核病防控工作没有充分引起校方和防治机构的重视。这样极端的案例在规范出台后,基本不可能重演。

现在来看当时的结核病防治机构的处置科学有序,但是事情仍然不可控,与当时各项日常防控的措施不到位有关。一是校方由于经费紧张,没有落实新生入学体检结核病检查工作。二是经流行病学调查发现,2013 年首发病例郝某在发病初期有明显的肺结核可疑症状,但是就诊延迟达到了 38 天,期间带病上课,导致疫情的传播扩散。三是对于 2013 年那轮结核病疫情发现的活动性肺结核患者,没有落实治疗管理工作。四是对于

2013 年那轮疫情发现的单纯 PPD 强阳性者,没有采用有效的预防治疗或者健康随访。五是分班造成了疫情的扩散。高一学年结束时,部分班级的学生进行了调整。16 名来自原高一 13 的学生被分到不同班级,他们中的部分人在高二时发病,并在各自新班级引起了传播导致续发病例出现。六是在时间酝酿发酵后,舆情管理没有到位。

5.疫情处置不足之处

由于当时没有明确的指导学校结核病疫情处置的文件和指南,个别工作在现在回顾分析时发现尚有不足和可以改进地方。一是流行病学调查可以再细致,在确定密切接触者时不要落下其发病前 3 个月至治疗开始 14 天内同一住宅内接触达到 7 天的家庭成员。这样可以为溯源提供更多的线索。二是没有开展痰培养物的基因分型工作从而为流行病学关联的判定、传播链和传染源的识别提供实验室依据。

案例❹　某校外自习室结核病聚集性疫情分析

2022 年 1~2 月,甲市某区发生一起校外自习室肺结核聚集性疫情,截至 2 月 28 日,共发现 5 例关联病例。

1.基本情况

2022 年 1 月 30 日,甲市某区疾病预防控制中心获得外市疾病预防控制中心告知的 1 例学校肺结核单病例预警信息,由于适逢假期,则根据《中国学校结核病防控指南(2020 版)》有关要求,对指示病例进行学校结核病疫情处置个案流行病学电话调查。发现该病例为一所综合类大学(A 大学)大四学生,其日间在校外自习室备考研究生,晚间返回学校宿舍休息,故联系自习室管理者和学校医院通知其接触者前往该生现所在地结核病定点医院进行结核病筛查。

自习室位于城市核心生活区的一栋写字楼的 5 楼,毗邻一所综合类大学(A 大学)。自习室的席位一般为长期租赁,座位相对固定,租赁者以研究生备考的应届和往届大学生为主,同时也有进行充电的社会人员等。共开放 21 间自习室,每间自习室约为 15 m²,最多容纳 10 人,在采暖季使用空调取暖,通风条件较差。

2.病例信息

病例 1(指示病例)女性,21 岁,A 大学 2018 级学生,于 2022 年 1 月 30 日假期期间在当地结核病定点医院诊断为病原学阳性肺结核。学校所在地区级疾病预防控制中心在接到外市疾病预防控制中心告知的学校肺结核单病例预警后,立即对指示病例进行个案流行病学电话调查。获知该病例于 2021 年 5 月 26 日至 12 月 26 日日间基本都在校外机构 B4 自习室准备研究生入学考试,夜间回 A 大学 527 宿舍休息,12 月 30 日放寒假后离校。

病例 2(继发病例 1)女性,22 岁,A 大学 2018 级学生,指示病例好友。其与指示病例在同一时间段在同一自习室备考研究生,夜间回 A 大学 432 宿舍休息,12 月 30 日放寒假后离校。在第一轮密切接触者筛查中由定点医院诊断为病原学阴性肺结核。

病例 3(继发病例 2)女性,22 岁,A 大学 2018 级学生,指示病例的好友。其与指示病例在同一时间段在同一自习室备考研究生,夜间回 A 大学 524 宿舍休息,12 月 30 日放寒假后离校。在第一轮密切接触者筛查中由定点医院诊断为病原学阴性肺结核。

病例 4(继发病例 3)女性,21 岁,另一所大学 2018 级学生。因家庭住址距离该自习室较近,于 2021 年 6 月 26 日至 12 月 25 日间在该校外机构 B4 自习室备考研究生,晚间回家休息,期间从未返校。该生在第一轮密切接触者筛查中由定点医院诊断为病原学阴性肺结核,属于本区管理人员,故通知其家庭住址所在社区卫生服务中心对其家庭成员进行密切接触者筛查。

病例5(继发病例4)女性,23岁,A大学2018级学生。于2021年6月13日至12月31日日间在该校外B5自习室准备研究生入学考试,夜间回A大学517宿舍休息。在第二轮接触者筛查中由定点医院诊断为病原学阴性肺结核。

3.流行病学调查及筛查过程

区级疾病预防控制在接到外市疾病预防控制的学校肺结核单病例预警后,对指示病例开展流行病学调查。获知指示病例于2021年12月29日因咳嗽、低热就诊于学校附近小诊所,以"感冒"服药治疗;因一直未好转于2022年1月25日在家庭所在地非定点医院以"肺炎"予以治疗,直到1月30日确诊病原学阳性肺结核,诊断延迟32天。其自述期间一直与两位好友(病例2和病例3)同去校外自习室备考。遂将首次筛查范围确定为该生所在的B4自习室和所处527宿舍人员,应筛人数16人,实际筛查16人,发现3例患者,均为B4自习室学习学生(其中2例为A大学学生,1例为在家备考人员)。由于首次筛查出现新发患者,遂扩大筛查范围为指示病例的一般接触人群(即自习室和在A大学宿舍同楼层人员)以及与新发患者有过密切接触的人群(A大学同宿舍人员),应筛66人,实际筛查66人,其中A大学44人,自习室相关人员22人。发现新患者1例,为B5自习室自习人员(病例3,住524,与527为同一楼层,不再进行新一轮筛查)。遂进一步扩大筛查对象:一方面,电话告知自习室相关管理人员通知该自习室其他应筛而未筛人员前往当地结核病定点医院进行筛查,但该自习室管理人员反映其他应筛人员配合度较差,不再配合告知工作,也未提供学员名册,迫使筛查中断;另一方面,联系学校医院通知发现病例家庭住址所在社区卫生服务中心对其家庭成员进行密切接触者筛查,但其家属及其他密切接触者不属于本次学校疫情调查对象。因此,本次调查以病例所属学校为主线,发现5例病例,其中4例患者为A大学学生,另1例为居家备考的另一所大学学生。4例患者所在宿舍和自习室分布如图3-4、图3-5所示。

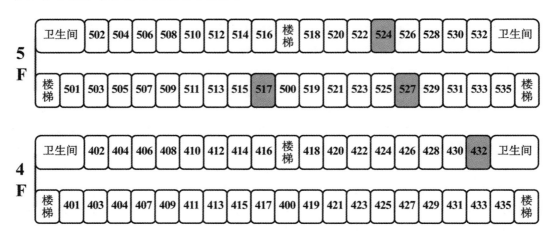

图3-4　A大学4例患者所在宿舍分布图

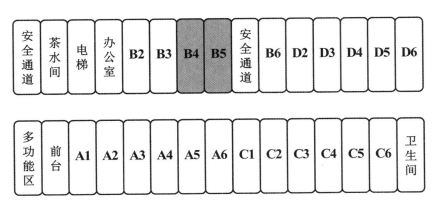

图 3-5　自习室 5 例病例的空间分布图

4.接触者筛查结果

在接受筛查的 82 名接触者中,密切接触者 22 人(首轮筛查中 16 人,扩大筛查中 6 人)TST 检测强阳性率为 36.36%(8/22);胸部 X 线摄片检查异常率为 13.64%(3/22);一般接触者共筛查 60 人,TST 检测试验强阳性率为 8.33%(5/60),胸部 X 线摄片检查异常率为 1.67%(1/60);TST 强阳性率差异有统计学意义($\chi^2=7.496$,$p=0.006$),但胸部 X 线摄片检查异常率的差异无统计学意义($\chi^2=2.726$,$p=0.099$),具体如表 3-8 所示。

表 3-8　接触者筛查结果

筛查对象	筛查人数	TST 中强阳性人数（发生率）	胸部 X 线摄片检查异常［例(发生率)］	确诊例数
密切接触者	22	8(36.36%)	3(13.64%)	3
一般接触者	60	5(8.33%)	1(1.67%)	1
总计	82	13(15.85%)	4(4.88%)	4
χ^2 值	—	7.496%	2.726%	—
P 值	—	0.006%	0.099%	—

5.事件启示

近年来,校外自习室的兴起为有沉浸式自习需要的学生提供了便利,但同时也对自习室和有关监管部门落实结核病防控工作提出了挑战:一是校外自习室学习的人员有复读考研、校外的其他学生,接触范围广,人群不确定,难以进行有效的健康监管;二是此类自习室多由早先的网吧等转型而来,仅通过当地市场监管局审批即可获得场地营业资质,不具有校外培训性质,也不属于文化旅游相关产物,对其没有结核病等传染性疾病防控工作的职责要求,教育行政部门和文旅部门也对其不具备监管责任,这为传染病防控提出了新的难题。

编者注

肺结核也称"肺痨",是一种由结核分枝杆菌感染引起的呼吸系统传染病,病灶主要发生于肺组织、气管、支气管和胸膜部位。在我国传染类疾病中，肺结核属于乙类法定报告传染病。其主要传播途径为经呼吸道飞沫传播，其他途径如饮用带菌牛奶经消化道感染，患病孕妇经胎盘引起母婴间传播等现均罕见。

肺结核的主要传染源为痰中带菌的肺结核患者，因此，结核分枝杆菌潜伏感染者、非活动性肺结核患者一般不具有传染性，而活动性肺结核患者通常有很强的传染性。医患应该积极配合，及时做好肺结核的病例报告、转诊、登记和管理工作。

因学校是学生高度集中的场所，人员密切接触频繁。如果学生得了结核病，没有被及时发现和控制，很容易造成结核菌在学生之间的快速传播，容易发生学校结核病聚集性疫情，影响学生的身心健康和学校的正常教学秩序。学校防控需要从学生入学体检、在校期间监测、密切接触者筛查和毕业体检等，采取相应的防控措施（学生休学与复学的流程如图 3-6、图 3-7、图 3-8 所示）。当出现肺结核可疑症状或被诊断为肺结核后，应当主动向学校报告，不隐瞒病情、不带病上课，及时到结核病防治专业机构，接受诊断和治疗。平时要养成勤开窗通风、不随地吐痰、加强体育锻炼等良好习惯。

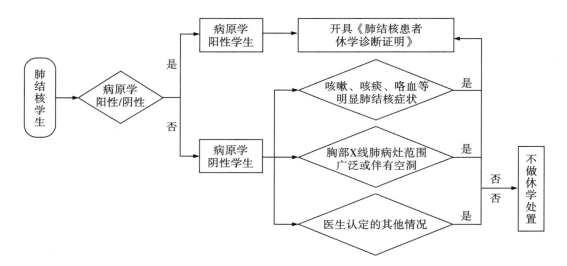

图 3-6　肺结核学生休学流程

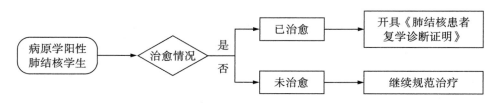

图 3-7　病原学阳性肺结核学生复学流程

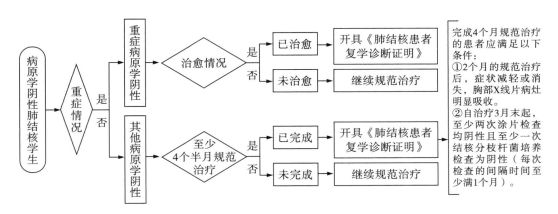

图 3-8　病原学阴性肺结核学生复学流程

七、布鲁氏菌病

（一）布鲁氏菌病疫情处置要点

布鲁氏菌病（以下简称"布病"）是一种由布鲁氏菌引起的严重危害人民健康和畜牧业发展的人畜共患传染病，是我国《传染病防治法》规定的乙类传染病。染疫的家畜是人间布病的主要传染源，人由于接触患病的牲畜及其产品或其污染物而感染布病。布病不仅危害人民身体健康，同时影响畜牧业、旅游业、国际贸易及经济发展。

1.诊断原则

根据流行病学接触史、临床症状和体征及实验室检查结果进行综合判断。

2.诊断标准

（1）流行病学：发病前患者与家畜或畜产品，布氏菌培养物有接触史，或生活在疫区内的居民或与菌苗生产、使用和研究有密切关系者。

（2）临床表现：出现持续数日乃至数周发热（包括低热），多汗，肌肉和关节酸痛，乏力，兼或肝、脾、淋巴结和睾丸肿大等可疑症状及体征。

（3）实验室初筛：布病玻片、虎红平板凝集反应阳性或可疑，或皮内变态反应阳性。

（4）分离细菌：从患者血液、骨髓、其他体液及排泄物中分离到布氏菌。

（5）血清学检查：标准试管凝集试验（SAT）滴度为 1：100（＋＋）及以上；对半年内有布氏菌苗接种史者，SAT 滴度虽达 1：100（＋＋）及以上，过 2～4 周后应再检查，滴度升高 4 倍及以上；或用补体结合试验检查，滴度 1：10（＋＋）及以上；抗人免疫球蛋白试验滴度 1：400（＋＋）及以上。

疑似病例：具备（1）（2）和（3）者。

确诊病例：疑似病例加（4）或（5）中任何一种方法阳性者。

3.暴发疫情定义

在一个潜伏期内，局部地区或一个集体单位内发生 3 例以上患者则称为暴发。

4.调查处理

处理暴发点的各项工作，应在当地政府的统一领导下进行。根据工作需要，可成立临时指挥机构,如指挥部或领导小组等,制订出具体计划,并组织有关部门和人员实施,畜牧、兽医、卫生等部门应主动当好参谋,积极参加工作。

（1）暴发原因调查

1）回顾性调查:防治人员进入现场后,通过走访、座谈等方式,对布病暴发情况进行全面调查了解,收集有关暴发时间、地区、人群和畜群分布、变动等方面资料,特别是首例患者（病畜）出现的时间,地点及可能的原因等方面的资料。

2）实验室检查:采用皮内变态反应,血清学和细菌学方法检查牲畜和人,了解感染和发病情况,如怀疑食品（奶、肉等）、水源或毛皮引起的亦应采样检查。

3）综合分析:对上述所获得的资料和检查结果进行综合分析,找出引起暴发的来源和主要的传播因素,确定本次暴发波及的范围,提出具体的预防措施,并总结经验教训,防止再次发生。

（2）控制措施

针对引起暴发的原因,及时采取相应的控制措施。如暴发是由病畜引起,要依据《中华人民共和国动物防疫法》处理。如果是由奶制品所致,应对未食用的奶制品消毒处理,并追查来源,通知有关地区和部门进一步调查处理。经两次布病检疫呈阴性反应的家畜,以及疫点周围受威胁的畜群,不管是否怀孕一律采用 S2 菌苗口服免疫。病畜流产胎儿、死胎、胎盘、羊水、流产物污染的场地、牲畜的皮毛及粪便等,应按规定消毒和无害化处理,并做好个人防护。接触家畜和畜产品的人员中（特别是发现病畜或流产家畜的单位和家庭人员）皮内变态反应和血清学检查阴性者,应进行预防接种。对病例进行及时治疗,病房、患者的衣物、用过的物品等,按规定进行消毒。在布病暴发时不要在疫点内召开大型会议和举行各种群众活动。

（3）总结报告

处理暴发点的工作结束后,应分别写出行政和业务工作总结报告,除本地的行政和业务部门存档外,还应报上级业务部门和主管部门。布病流行时的疫区处理,也可参照上述办法进行。

（二）布鲁氏菌病疫情处置案例

案例❶ L 县某畜牧中心布鲁氏菌病暴发处置

2021 年 9 月,接 L 县疾控中心工作人员网络报告,L 县某畜牧中心突发 9 例布病病例。按照工作方案规定;在布鲁氏菌病持续流行的县（市、区）,同一自然村（屯）、社区、饲养场、畜牧集散地、屠宰加工厂等场所发生 3 例及以上急性期布病病例,即达到突发疫情报告标准。为调查聚集性疫情发病原因,并采取措施以控制疫情进一步扩展,中心联合L 县疾控中心工作人员共同前往现场调查处置。

1.既往发病情况

L 县布鲁氏菌病发病呈上升趋势,2018～2020 年布病病例报告数分别为 10 例、15 例、25 例。2021 年 1 月至 9 月 15 日已报告 35 例,每年发患者数均有提升。

2021 年 1 月 1 日至 9 月 15 日共发病 35 例,其中 9 月报告最多,均为聚集性病例。各乡镇几乎均有分布,以 A 街道、B 镇发病最多,各报告 8 例;其次为 C 镇、D 镇,各报告

6例;E镇3例,F镇、G镇各2例。其中男性28例,占80.00%。

2.病例基本情况

暴发疫情单位共有职工120余名,除县局科室外,下设7个乡镇站点,分别负责区域内畜禽类相关检疫工作。经了解,报告的9例病例均为来自乡镇站点的工作人员,日常从事牲畜检疫采血和免疫接种工作。

9例病例均为同一日单位常规体检时,虎红平板凝集试验初筛检出,在阳性检出前均无自觉症状,故无法明确具体的发病和感染时间。检出阳性后均统一按医嘱口服多西环素、利福平和五酯胶囊,未再服用或采取其他治疗方法。报告病例平均年龄36.4岁(24~54岁),男女性别比为6:3。报告病例均来源于发展中心下属的5个站点。对比各站点对应责任区域内的居民发病情况,如表3-9所示,未发现明显相关性。

表3-9 各站点工作人员和对应区域内居民布病发病情况

站点		发展中心发病情况			对应区域内居民发病情况		
		病例数	站点职工数	罹患率	病例数	人口数	发病率/(/10万)
乡镇站点	L 站	3	21	14.29%	8	118774	6.70
	L-1 站	2	9	22.22%	8	25381	31.50
	L-2 站	1	10	10.00%	6	39903	15.04
	L-3 站	2	11	18.18%	2	41138	4.86
	L-4 站	1	12	8.33%	6	61442	9.77
	L-5 站	0	12	0	2	38001	5.26
	L-6 站	0	10	0	3	47337	6.34
	小计	9	85	10.59%			
县局科室		0	35	0			
合计		9	120	7.5	35	371976	9.41

经流行病学调查发现,由于9例病例均为下设站点员工,因岗位性质,日常工作需经常到养殖户现场进行牲畜检疫、畜间布鲁氏菌病调查和布鲁氏菌苗接种等。工作中主要涉及牲畜(羊、牛)采血、病家畜类调查、兽用布氏菌苗的稀释、接种及后续余液和针管处置等。

现场受访的4例病例均表示仅在对畜只采血和接种操作时才会采取防护措施(防护衣、手套、口罩),其他工作如前往养殖户场所调查处置动物疫情、日常监管、疫苗接种登记、残液冲洗时未进行防护。即便穿戴防护设备也常会因夏季闷热摘掉口罩。

该中心于2021年9月、11月9日及2022年2月分别请专家对全县防管员进行了《人畜共患传染病防控技术》《养殖场流行疫病及生物安全防控》等培训学习,参与防疫的人员接种时都严格按照操作规程进行了严格的防护。从2022年至目前,该中心共投资各类防疫防护用资约为37.09万元。

3.当地畜间布鲁氏菌病流行和布鲁氏菌苗免疫情况

当地羊存栏量大约为4.5万只左右，牛1.2万头左右，大多数养羊户以散养为主，养牛户基本为规模场为主。规模化养殖场（≥300只）目前全县有四家，分别在L县城（2家）、某村（1家）及某某村（1家）。

目前，发病单位及其下设机构只开展国家强制免疫的疫苗，包括高致病性禽流感、口蹄疫、小反刍兽疫、布鲁氏菌病等疫苗。其中布鲁氏菌病疫苗为市政府招标疫苗（国家通用疫苗）弱毒活疫苗S2株（疫苗厂家为金宇保灵生物药品有限公司）及重庆奥龙（待核实），羊免疫期为3年，牛免疫期为2年，现每年进行春秋2次接种。2020年春开始，全县范围内开展布鲁氏菌病疫苗的应免尽免。疫苗接种方式主要为肌内注射，22年B镇因疫苗异常反应较大，部分村庄改为投喂接种。

2021年布鲁氏菌病疫苗合计免疫注射17040只，2022年上半年布鲁氏菌病疫苗合计免疫注射18064只。每年开展羊等动物布鲁氏菌病疫苗抗体检测每年采样800份，布鲁氏菌病抗体合格率为70.53%左右；2021年下半年防管员集中考核监测显示，布鲁氏菌病抗体合格率为71.42%；2022年上半年防管员集中考核监测，布鲁氏菌病抗体合格率为72.37%。

自2020年12月份查体增加布鲁氏菌病检测项目，2020年检测均为阴性。2021年9月全体人员1年2次布鲁氏菌病常规检查，体检数据由L县中医医院保存，查体后并经复检共上报10例病例。2022年职工检出的布鲁氏菌病均为主动就诊。

4.动物购入及检疫程序

据工作人员所述，当地多数为本地羊，除2017年全县购进政府扶贫羊外。对于外省购进羊进行检疫，抽检率为1%左右。动物卫生监督机构在接到检疫申报后，根据当地相关动物疫情情况，决定是否予以受理。检疫程序主要包括申报受理、查验资料及畜禽标识、临床检查、实验室检测。经检疫合格的，出具《动物检疫合格证明》；经检疫不合格的，出具《检疫处理通知单》，并按照有关规定处理。

5.调查结论

经初步调查，该起聚集性疫情病例均为乡镇场站的现场工作人员，日常暴露频繁且无有效防护。根据既往各乡镇人间布鲁氏菌病情况，畜间布鲁氏菌病应有一定比例患病病畜，不能排除该起疫情为接触病畜及其环境感染引起；但由于发病病例均为无症状感染者，且其自述稀释、处理疫苗残液时未进行有效防护，也有兽用菌苗暴露感染的可能。

6.防控措施及建议

报告病例均接受药物治疗观察中。鉴于当地人间布鲁氏菌病疫情（职业暴露）较往年显著提高，畜牧部门已发放消毒液，对全县的动物养殖户的圈舍开展定期消毒工作。9月份该中心对全体职工进行职业培训，市、县疾控中心布鲁氏菌病相关防控专家前往进行防控专题培训。

病例为接触病畜、兽用疫苗或病畜环境暴露时防护不到位所致。应在现场工作时加强个人防护，做到一户一衣一消毒。

加强对畜类布鲁氏菌病检验检疫及兽用布鲁氏菌苗免疫的管理。实时掌握辖区内畜间布鲁氏菌病流行本底情况和免疫现况，提高畜类布鲁氏菌苗免疫覆盖水平，降低畜类带菌发病的同时，减少人间布鲁氏菌病发生。

及时和定期对工作人员进行布鲁氏菌病相关防治知识宣教,尤其是新入职或岗位调整人员,开展布鲁氏菌病防治知识精准宣传,重点强调防护不当带来的感染风险。组织对高危人群(全县的从事畜牧防疫的人员、养殖人员、屠宰贩卖等人员)开展有关布鲁氏菌病防治知识宣传。

协调甲市传染病医院、省级疾控中心实验室,尝试对病例血样与疫苗菌株进行比对,帮助进一步确定感染来源。

编者注

布鲁氏菌病又称为"波状热"和"地中海热",是一种由布鲁氏杆菌感染引起的自然疫源性人畜共患传染病。患者的临床症状以发热、多汗、肝脾及淋巴结肿大、关节疼痛为主,且可随病程变化发展为慢性,复发率较高,疫情很难完全消除。存在牛羊等畜牧养殖的地区需要长期持续进行监测,通常还需要和畜牧部门进行合作。

辖区内存在疫区的基层疾控中心,不光需要完成国家监测方案中要求的人间流行病学调查、血清学检测、病原学检测等任务;还需要按监测方案要求,掌握当地的畜间布鲁氏菌病疫情,了解当地的家畜的检疫、免疫和阳性畜情况;并对监测县的监测资料进行收集、汇总和分析,监测总结及时上报。一旦发现暴发疫情,需要负责布鲁氏菌病疫情的现场调查处理。

布鲁氏菌病主要是动物间传播,由动物传染人。传播途径主要是由患病动物污染的食物,人食用后由消化道感染,其次是由皮肤、黏膜感染,特别是布鲁氏菌病母畜流产的胎衣、胎儿、羊水、阴道分泌物,含菌量特别高,极易通过人的皮肤黏膜感染;人与人之间不易传播,一般传播多以体液方式传播,如输血。由于与动物暴露时间和场所的不确定性,布鲁氏菌病的暴发调查通常不一定能得出确定的结论和确定的传播链条,其处置主要集中在遏制暴发疫情的蔓延和消除下一步的传播风险上。大多采取疫苗接种、防护宣传、病畜医治、畜牧动物接种、消毒杀菌等措施,其中疫苗和消杀是主要措施。经典弱毒苗、灭活疫苗、亚单位疫苗和 DNA 疫苗及合成肽疫苗是主要的疫苗种类。

布鲁氏杆菌是革兰氏阴性杆菌,对热相当敏感,煮沸后即可杀灭,高压消毒瞬间死亡;对紫外线、消毒剂敏感,来苏儿、福尔马林均能将其杀死;对自然环境抵抗力强,粪土和皮毛中可存活半年。有毒力的菌株在细胞内可产生细胞免疫反应,体液免疫和变态反应,产生内毒素,对机体造成损害。其按感染动物种类可分为羊布鲁氏菌病、猪布鲁氏菌病、牛布鲁氏菌病等,羊布鲁氏菌致病力、侵袭力和毒力最强,对人体的危害程度最大,发病症状最重。

八、流行性感冒

(一)流感样病例暴发疫情处置要点

1.流感样病例暴发疫情相关定义

流行性感冒是由流感病毒引起的一种急性呼吸道传染病,其临床特点为起病急,全身中毒症状明显,如高热、头痛、全身酸痛、软弱无力等,而呼吸道症状较轻。流行性感冒主要通过接触及飞沫传播,传染性强,轻症患者病程短,常呈自限性,重症患者需进行药物治疗,一般可治愈。

根据国家卫健委疾控局印发的《流感样病例暴发疫情处置指南（2018 版）》流感样病例暴发疫情相关定义为：

（1）流感样病例：发热（体温≥38 ℃）,伴咳嗽或咽痛之一者。出现发热的时间应在本次急性发热病程内,体温认定包括患者自测体温和医疗机构检测体温。

（2）流感样病例暴发：指同一地区或单位内在较短时间出现异常增多的流感样病例。

2.流感样病例暴发疫情的发现与报告

（1）1 周内,在同一学校、幼托机构或其他集体单位出现 10 例及以上流感样病例,及时以电话或传真等方式向所属地县（区）级疾病预防控制机构报告。县（区）级疾病预防控制机构接到报告后,应立即进行疫情核实。经核实确认的暴发疫情,通过中国流感监测信息系统报告疫情事件的相关信息。

（2）1 周内,在同一学校、幼托机构或其他集体单位出现 30 例及以上流感样病例,或发生 5 例及以上因流感样疾病住院的病例（不包括门诊留观病例）,或发生 2 例以上流感样病例死亡,经县级疾病预防控制机构核实确认后,应当在 2 小时内通过突发公共卫生事件管理信息系统进行报告。

（3）对于报告到突发公共卫生事件管理信息系统的流感样病例暴发疫情,经核实为流感暴发疫情后,所有实验室确诊和临床诊断病例均要进行个案网络直报,并在突发公共卫生事件报告管理信息系统中进行个案病例的关联。在中国流感监测信息系统中,承担检测工作的流感网络实验室或疾病预防控制机构负责录入疫情样本的实验室检测结果。负责暴发疫情调查处置的疾病预防控制机构应在突发公共卫生事件报告管理信息系统填报《流感样病例暴发疫情采样及检测结果统计表》,并根据实验室检测开展情况,对填报内容进行及时更新;同时,按照要求做好进程报告和结案报告。

3.流感样病例暴发疫情的调查

（1）流行病学调查

接到疫情报告后,属地疾病预防控制机构应立即根据流感样病例定义进行诊断,核实是否为流感样病例暴发,已核实的暴发疫情应开展流行病学调查。

1)疫情发生单位基本信息与相关因素调查：疫情发生的集体单位名称、地址、报告人、联系方式、疫情波及人数;单位部门（学校班级）分布情况、卫生条件以及生产活动形式（教学方式,如全日制、夜校和寄宿等）;近 2 周因病缺勤（缺课）情况;事件发生前一周及事件发生后集体活动情况;环境状况（通风、清洁状况、宿舍情况）等。必要时可开展专项调查,收集影响疾病传播的相关因素,评估疫情的严重程度和发展趋势。

2)病例搜索：疾病预防控制机构、乡镇卫生院（社区卫生服务中心）相关专业人员通过查阅晨（午）检记录、缺勤（缺课）记录、医务室或医疗机构就诊记录以逐个部门或班级调查等方式主动搜索流感样病例。

3)个案调查：疾病预防控制机构可参照《流感样病例调查一览表》和《流感重症和死亡病例个案调查表》,对流感样病例进行个案调查。

4)疫情追踪：疫情处理期间,疫情暴发单位向属地疾病预防控制机构报告本单位每日新增病例数。必要时,疾病预防控制机构对新发病例进行调查核实,及时、准确掌握和评估疫情趋势,调整防控措施。

（2）样本采集

对于达到报告标准的流感样病例暴发疫情,疫情发生地疾病预防控制机构须采集暴发疫情病例样本。

1）采样种类:采集流感样病例的咽拭子、鼻拭子或鼻咽拭子,必要时,可同时采集急性期和恢复期双份血清样本。

2）采样要求:应采集发病 3 天内的呼吸道标本,优先采集新发病例的呼吸道标本;根据病例分布特征,均衡选择采样对象,避免集中在同一部门或班级、宿舍。重症病例和死亡病例标本尽量全部采集。若符合流感样病例诊断标准的标本较少,为明确疫情性质,可适当扩大采样范围,采集体温为 37.5 ℃以上伴咳嗽、头痛或肌肉酸痛等症状的新发病例。每起暴发应采集至少 10 份的呼吸道标本（如果现症病例不足 10 例,应全部采样）。不能明确病原学诊断的疫情,可酌情增加采样批次和采样数量。

急性期血清采集对象为发病后 7 天内的流感样病例。

恢复期血清采集对象为发病后 2～4 周的流感样病例。

3）样本的保存和运送:标本采集人员填写《流感样病例标本原始登记送检表》,随标本一同运送。标本采集后应在 2～8 ℃的条件下,48 小时内运送至对应的流感监测网络实验室。如未能 48 小时内送至实验室,应置－70 ℃或以下保存,并保证采集的标本 1 周内送到对应的网络实验室。标本应避免反复冻融。

（3）样本检测

流感监测网络实验室收到暴发疫情标本后,要求在 24 小时内利用核酸检测方法进行流感病毒亚型鉴定,具备流感病毒分离能力的网络实验室要进一步对流感病毒核酸检测阳性标本进行病毒分离。具体方法和要求参见《全国流感监测技术指南（2017 年版）》。

（4）疫情性质判断原则

暴发疫情的性质应结合病例的临床、流行病学和实验室检测结果进行综合分析、判断。

4.疫情控制

发生暴发疫情后,应采取相应的预防控制措施。

（1）病例管理

1）发热（体温≥38 ℃）,或体温≥37.5 ℃伴畏寒、咳嗽、头痛、肌肉酸痛者劝其及时就医,根据医嘱采取居家或住院治疗。休息期间避免参加集体活动和进入公共场所。

2）患者所在单位指派人员负责追踪记录住院或重症病例的转归情况并报告当地疾病预防控制机构。

3）体温恢复正常、其他流感样症状消失 48 小时后或根据医生建议,患者可正常上课或上班。

（2）强化监测

疾病预防控制机构应指导辖区内的医疗机构做好流感样病例监测报告;指导发生流感样病例暴发疫情的学校及托幼机构强化每日检查制度、因病缺勤登记制度,发现流感样病例短期内异常增多,应向教育行政部门报告,同时向当地卫生健康部门报告。根据医疗机构、学校、托幼机构及其他信息来源的报告情况,进行综合分析,评估疫情趋势,发现流感暴发苗头时及时预警。

（3）环境和个人卫生

注意保持教室、宿舍、食堂等场所的空气流通，经常开窗通风，保持空气新鲜。集体单位和公共场所应定期打扫卫生，保持环境清洁。

注意个人卫生，勤晾晒被褥，勤换衣，勤洗手，不共用毛巾手帕等。咳嗽和打喷嚏时用纸巾或袖子遮住口、鼻，出现流感样症状后或接触患者时要戴口罩。

（4）健康教育

开展健康教育，在疫情发生单位可采用宣传画、板报、折页和告知信等形式宣传卫生防病知识。

（5）药物治疗

对于实验室确诊的流感重症病例和出现流感样症状的慢性病患者、老年人等流感高危人群，要进行抗病毒药物治疗，药物可首选奥司他韦等神经氨酸酶抑制剂。是否进行预防性服药，需由卫生健康行政部门组织专家论证。

（6）其他措施

流感样病例暴发期间，慢性病患者、老年人、婴幼儿等高危人群要减少或避免参加集体活动。根据实际情况，可减少或停止学校和单位的集体活动，尽可能减少和避免与发病学生、员工接触，避免全体或较多人员集会。必要情况下可根据专家建议采取停课、放假等措施。

原则上，停课的范围应根据疫情波及的范围和发展趋势，由小到大，如由班级到年级，由年级到全校，由一个学校到多所学校等。停复课标准建议如下：

1）班级停课：达到以下标准之一者，经评估疫情存在进一步扩散可能，该班可实施停课，并立即报告当地疾病预防控制机构，停课期限一般为 4 天：①该班级当天新发现流感样病例达 5 例及以上。②该班级现症流感样病例达 30% 及以上。③1 周内发生 2 例及以上实验室确诊流感住院或死亡病例（不包括门诊留观病例）。

2）复课标准：停课期限届满可复课。仍有流感样症状的学生，需体温恢复正常、其他流感样症状消失 48 小时后或根据医生建议方可恢复上课。

3）年级或学校停课：疫情如持续发展影响学校正常教学活动时，教育部门应组织对疫情风险进行评估，可逐级实施停课措施。停课期限一般为 4 天。停课期限届满后，经评估来确定是否复课。

5.疫情评估与总结

发生流感样病例暴发疫情时，当地卫生健康行政部门应当根据疫情形势，组织相关部门开展评估，达到突发公共卫生事件标准时，应按相关预案及时启动相应应急响应机制。

连续 1 周无新发病例，可判定为暴发疫情结束，结束后 1 周内，负责疫情处置的疾病预防控制机构要对疫情处置情况进行总结，内容包括疫情报告的及时性、信息完整性、处置的规范性等方面。

(二)流感样病例暴发疫情处置案例

案例❶ 2016年H区一起学校流感样病例暴发疫情处置

1.背景

2016年12月29日9:00,H区疾病预防控制中心传染病与地方病防治科接到匿名群众举报,H区实验中学七年级4班有多名学生出现发热、咳嗽、咽痛等症状,多人请假。经初步核实,确认该校存在流感样病例聚集情况。

在确认疫情后,H区疾病预防控制中心立即启动突发公共卫生事件应急机制,同时组织流行病学、检验等相关专业人员组成的应急队伍赶赴现场调查处置。

2.现场调查

H区实验中学位于甲省甲市H区,占地200亩,建筑面积5万平方米;学校有七、八、九等三个级部,60个教学班;在校生3600人,在岗教职工300人,均为走读生,无住宿生。该校有卫生室,配有专职医务人员2名,负责学校卫生工作。

流行病学调查人员首先与卫生室医务人员沟通,了解该校流感防控情况,现场查看晨检记录和门诊日志,按照流感样病例定义,筛查该校符合病例定义的病例,确定病例集中在该校七年级4班、5班。

流行病学调查人员在医务室医务人员、班主任带领下,查看了七年级四班、五班的现场情况。两个班分别位于2号教学楼1楼、2楼走廊东侧尽头,面积均为54 m²,学生均为60名,调查时无缺勤,教室人均0.9 m²,远低于《国家学校体育卫生条件试行基本标准》要求的1.12 m²标准,教室内较拥挤。因进入冬季以来,雾霾严重,走廊、教室窗户紧闭,长时间未开窗通风,室内空气流动性较差。

3.发病情况调查

经调查,首例病例,患者鲁某某,女,13岁,家住某某小区,七年级4班学生,2016年12月26日发病,体温39.0 ℃,伴有咳嗽,26日上午请假半天输液治疗,用药不详,输液后当日下午至调查时坚持上课。患者无流感疫苗接种史,发病前7天无外出史及流感样病例接触史。

2016年26日至29日,七年级4班、5班发病情况如表3-10所示。

表3-10 H市某某中学流感样病例发病情况

年级	发病数				
	26日	27日	28日	29日	合计
七年级4班	1	2	2	5	10
七年级5班	0	0	2	3	5
合计	1	2	4	8	15

截至2016年12月29日,两个班级共发生发热,伴有咳嗽或咽痛,符合流感样病例定义的病例15例,罹患率12.5%。

15名流感样病例,分布于某某街道办、某某2街道办各小区及周边村,无住址聚集

169

性;男 6 例,女 9 例,男女性别比为 1∶1.5;年龄为 12～13 岁,其中 12 岁 12 例,13 岁 3 例。

4.防控措施

应急队在完成初步调查后,将调查情况分别汇报区卫计局、实验中学分管领导,并采取以下控制措施:

(1)由检验人员采集 15 例流感样病例标本的鼻咽拭子,送 H 区疾控中心开展 PCR 检测。

(2)在"中国流感监测信息系统"中对 15 例流感样病例进行报告,并录入相关信息。

(3)现具有临床症状的学生居家隔离治疗,痊愈后后由医疗机构出具痊愈证明,返校上课。

(4)学校严格落实晨午检和缺勤原因核实制度,发现患病学生,督促其及时就医,痊愈后重新返校上课。

(5)学校加强教室通风和日常清洁卫生,做好环境卫生。

(6)学校开展流感宣传教育,加强对学生个人卫生教育,让学生保持良好的个人卫生习惯。

(7)建议学校暂停组织集体性活动,尽可能减少与发病班级学生接触。

(8)建议七年级四班、五班暂时停课 4 天,其他班级密切关注学生健康状况,发现异常情况及时上报教育、卫生部门。

5.结论

2016 年 1 月 2 日,经 H 区疾控中心检测,15 例标本中 8 例为甲型 H3 型阳性,其余为阴性,判断该起流感样病例暴发疫情为甲型流感病毒引起。

6.经验总结

自 2016 年 12 月 29 日,区疾控中心对该校七年级 4 班、5 班流感样病例进行调查后,由该校医务人员对各班主任进行统一培训,落实晨检、午检和缺勤原因核实制度,密切关注其他班级发病情况,每日上报区疾控中心最新发病例情况。至 2017 年 1 月 8 日,七年级 4 班、5 班及其他班级未报告出现新发病例,疫情结束。通过此次疫情处置,既锻炼了队伍也积累了经验,现将经验总结如下:

(1)学校未建立传染病与突发公共卫生事件应急机制,未严格落实晨检、缺勤原因核实制度,首例病例未采取隔离措施是造成该起疫情的根本原因。

(2)传染病病例隔离治疗甚至停课在传染病防控工作中具有重要意义,能够有效阻断传染病的传播。但在教育机构的特殊环境中,在学校、家长双方的授课、学习进度压力下,学生往往坚持带病上课,增加了传染病的扩散风险,容易造成聚集性或暴发疫情。

(3)作为人群聚集场所,教育机构容易发生传染病疫情,是学校安全工作的重要内容。但教育机构更担心停课造成的社会影响,所以停课时间未严格落实,实际只停课 3 天。

(4)提高实验室检测技术能力,快速确定疫情病原,及时反馈相关单位,能够提高疾控中心权威性,便于促进预防控制措施落实到位。

(5)流行季节前接种流感疫苗是预防流感的最有效途径,在人群密集单位,提前预防事半功倍,一旦出现传染病疫情,预防控制措施只能事后弥补,效果不佳。对于教育机构的流感防控,建议将集体接种流感疫苗作为重要的防控工作措施。

案例❷ 2017 年 C 区某某小学一起流感样病例暴发疫情处置

1.背景及发生过程

2017 年 12 月 4～31 日国家流感中心的流感监测周报显示,南、北方省份流感活动处于冬季流行性季节水平,且仍呈上升趋势。流感检测资料显示,乙型流感病毒、甲型 H3N2 和甲型 H1N1 流感病毒共同流行,以乙型流感病毒为主。我国 2017～2018 年流感疫苗为三价疫苗,主要覆盖 A(H1N1)、A(H3N2)和 B(2008-like)。

某小学位于 C 区某办事处某小区,包括 6 个年级,共 13 个班,全校学生 450 名,教职工 40 名,无住宿学生。学校设有 1 名卫生老师,校内有晨检、午检及缺课追踪记录和消毒记录。

2017 年 12 月 12 日,C 区疾控中心接到某小学老师电话报告:该校有多名学生出现发热、呕吐、咳嗽等流感样症状,并于当日通过突发公共卫生事件管理信息系统进行网络直报。截至 12 月 13 日,该校累计发生流感样病例 31 例,其中 1 例为 12 月 13 日新增病例。

2.流行病学调查

首发病例:王某某,男,8 岁,二年级 1 班学生,于 2017 年 12 月 7 日发病,表现为发热、咳嗽、流涕等症状,目前症状已好转。

末例病例:沙某某,男,11 岁,五年级 2 班学生,于 2017 年 12 月 21 日发病,发热(39.5 ℃),伴有咳嗽等症状。

截至 12 月 24 日,该校共计流感样病例 31 名,罹患率为 6.88%。病例的三间分布如图 3-9 所示。

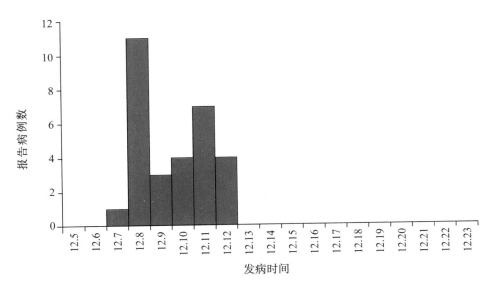

图 3-9 每日病例统计图

班级分布:一年级 1 班(2 例)、一年级 2 班(1 例)、二年级 1 班(8 例)、二年级 2 班(6 例)、三年级 1 班(1 例)、三年级 2 班(5 例)、三年级 3 班(3 例)、四年级 1 班(1 例)、四年级 2 班(1 例)、五年级 2 班(2 例)、六年级 1 班(1 例)。

人群分布：男生 19 例，女生 12 例，均为学生；发病年龄组在 7～12 岁。

31 例病例均有发热，其中 26 例有咳嗽，14 例有流涕。发病学生中有 5 例病例有流感疫苗接种史，无接触病死禽畜史。

区疾控中心对 10 例流感样病例进行了咽拭子采样，并将采集的标本上送到甲市疾控中心病毒所检测。

甲市疾控中心实验室检测结果显示，7 例为乙型流感病例，型别为 BY 型，3 例为阴性。阳性率为 70%。

3. 医疗救治

所有病例在各级医疗机构及时就诊，控制症状，症状消失 48 小时前，在家隔离。

4. 结论与分析

从实验室检测结果来看，本次疫情是由乙型流感病毒(山形系)感染引起。乙型流感病毒相对甲型不容易引起大规模暴发，但在学校此类聚集性较高的场所，同样可能引起影响较大的疫情。引起本次疫情的主要原因是我国三价流感疫苗未覆盖乙型山形系流感病毒，人群大多无免疫力。建议学校等人员聚集性单位条件允许时尽量接种四价疫苗。

本次聚集性疫情从潜伏期来看，报告时很可能已传播 2～3 代；发病范围来看各年级都存在病例，但主要集中在首发病例所在的二年级；说明 12 日疫情报告时已有一定程度的扩散趋势，但尚未完全暴发。

5. 应对措施

12 月 12 日上午，C 区疾控中心到该校调查核实疫情，并建议采取如下防控措施：

(1)建议该校自 2017 年 12 月 12 日下午停课。停课后对班级进行彻底消毒，教室加强开窗通风。其他班级密切关注疫情动态，发现疫情有进一步扩散趋势时，及时上报属地卫生和教育部门。

(2)学校建立健全晨检及缺课原因追踪制度，发现有发热、咳嗽症状的学生，及时劝其去医院诊治并隔离治疗，痊愈后方可返校。

(3)学校开展流感等传染病预防知识宣传教育，提高学生对传染病的认识。

12 月 18 日，某小学汇报该校学生均恢复上课。

采取上述防控措施后，最后一例病例发病日期经过一个最长潜伏期(7 天)后，C 区某某小学无新发流感病例报告。

6. 经验教训

(1)本病流行期间，学校应加强晨检，及时发现病例，及时隔离、治疗。

(2)学校出现流感样病例聚集性疫情时，应尽早向当地卫生和教育部门报告，及时采取防控措施，以减少疫情扩散。

(3)学生因处于一个特殊的学习环境，人群聚集，空气流动差，建议每年流感流行季节前接种流感疫苗，以减少发病或减轻症状。

(4)虽然流感具有高度变异性，流感疫苗由于重新生产涉及时效和法律问题。2017 年流感监测周报第 49～52 周的数据显示，及时接种流感疫苗依然有部分保护效果，仍需要加强宣传力度，进一步提高流感疫苗接种率。

编者注

流感样病例暴发常见于集体单位,冬春季尤其多见于中小学及幼托机构。对于每年流感季节性流行,学校人群密集,应作为流感防控、监测的重点,在师生中加强流感防控知识的宣传,增强学生、老师防护意识。落实教室等学生活动场所的定期消毒、通风制度。

建议各学校要在秋冬季提前做好流感疫苗接种工作;建立传染病与突发公共卫生事件应急机制,严格落实晨检、缺勤原因核实制度;疫情达到相应停课标准后,经评估疫情存在进一步扩散可能,该学校应及时组织班级或年级实施停课,立即报告当地疾病预防控制机构。一旦有类似流感疫情出现,学校应果断采取有效措施隔离传染源、切断传播途径、保护易感人群,在最短时间内控制疫情,防止疫情进一步蔓延。

九、其他感染性腹泻

(一)其他感染性腹泻聚集性疫情处置要点

其他感染性腹泻是指除霍乱、细菌性和阿米巴性痢疾、伤寒和副伤寒以外的感染性腹泻,为丙类传染病。这组疾病可由病毒、细菌、真菌、原虫等多种病原体引起,其流行面广、发病率高,是危害人民身体健康的重要疾病。其调查处置主要集中在控制聚集性疫情方面。

1.调查启动

聚集性疫情处置应按照国家和地方政府规定的分级负责和属地管理规定由当地疾控机构承担调查任务。相关部门接到同级卫生行政部门开展事故调查的通知后,应当根据事故的危害程度、波及范围,选派一定数量的调查员组成事故调查组,启动事故调查工作。调查组应当由 3 名以上调查员组成,并指定 1 名负责人。调查员与所调查的食品安全事故有利害关系的,应当回避。

疫情跨辖区的,应及时报告同级卫生行政部门,由上级卫生行政部门指定牵头机构开展多辖区调查。跨辖区疫情包括以下三种情况:

(1)可疑进食场所与发病场所不在同一辖区的,如旅行团在旅游景点就餐,返回居住地后发病。

(2)病例分布范围超出本辖区的,如某次大型聚餐后发生的食源性疾病,病例可能分布于不同辖区。

(3)其他需要联合调查的情况。

开展调查工作应当在同级卫生行政部门的领导下进行,与有关食品安全监管部门对食品安全事故的调查处理工作同步进行、相互配合。现有技术与资源不能满足事故调查有关要求时,应当报请同级卫生行政部门协调解决。

2.现场调查

首赴现场人员应根据事故流行病学特点优先考虑采集标本和样品,同时现场流行病学调查、食品卫生学调查、采样和实验室检验均应尽早开展。调查过程中,发现高危人群、致病因子或重要的食品污染信息的,应及时向同级卫生行政部门提出采取控制措施和卫生处理措施的建议。同时,视控制措施效果情况,及时调整调查内容和调查重点。现场流行病学调查一般包括核实诊断、制定病例定义、病例搜索、个案调查、描述性流行病学分析、分析性流行病学研究等内容。调查组到达现场应核实发病情况、访谈患者、采集患者标本和食物样品等。

3.病例定义

病例定义可随调查进展进行调整，可包括以下内容：①时间；②地区；③人群；④症状和体征；⑤临床辅助检查阳性结果；⑥致病因子检验阳性结果。调查初期可采用灵敏度高的疑似病例定义开展病例搜索，并将搜索到的所有病例（包括疑似、可能、确诊病例）进行描述性流行病学分析。在进行分析性流行病学研究时，应采用特异性较高的可能病例和确诊病例定义，以分析发病与可疑暴露因素的关联性。

4.病例搜索

调查组应根据具体情况选用适宜的方法开展病例搜索，可参考以下方法搜索病例：

（1）可疑餐次明确的事故可通过收集参加聚餐人员的名单来搜索全部病例。

（2）对发生在工厂、学校、托幼机构或其他集体单位的事故，可要求集体单位负责人或校医（厂医）等通过收集缺勤记录、晨检和校医（厂医）记录，搜集可能发病的人员。

（3）事故涉及范围较小或病例居住地相对集中，或有死亡或重症病例发生时，可采用入户搜索的方式。

（4）事故涉及范围较大，或病例人数较多，应建议卫生行政部门组织医疗机构查阅门诊就诊日志、出入院登记、检验报告登记等，搜索并报告符合病例定义者。

（5）事故涉及市场流通食品，且食品销售范围较广或流向不确定或事故影响较大等，应通过疾病监测报告系统收集分析相关病例报告，或建议卫生行政部门向公众发布预警信息，设立咨询热线，通过督促类似患者就诊来搜索病例。

5.个案调查

根据病例的文化水平及配合程度，并结合病例搜索的方法要求，可选择面访调查、电话调查或自填式问卷调查。个案调查可与病例搜索相结合，同时开展。个案调查应使用一览表或个案调查表，采用相同的调查方法进行。个案调查范围应结合事故调查需要和可利用调查资源等确定，避免因完成所有个案调查而延误后续调查的开展。

个案调查应收集的信息主要包括：①人口统计学信息；②发病和诊疗情况；③饮食史；④其他个人高危因素信息：外出史、与类似病例的接触史、动物接触史、基础疾病史及过敏史等。

6.流行病学分析

个案调查结束后应建立数据库，及时录入收集的信息资料，核对后进行描述性流行病学分析。

（1）临床特征分析：应统计病例中出现各种症状、体征等的人数和比例，并按比例的高低进行排序。根据临床分布特征初步分析致病因子的可能范围。

（2）时间分布：流行曲线可直观地显示事故发展所处的阶段，并描述疾病的传播方式，推断可能的暴露时间，反映控制措施的效果。

（3）地区分布：通过绘制标点地图或面积地图描述事故发病的地区分布。标点地图可清晰显示病例的聚集性以及相关因素对疾病分布的影响，适用于病例数较少的事故。面积地图适用于规模较大、跨区域发生的事故。不同区域的罹患率可用于分析罹患率较高地区与较低地区或无病例地区饮食、饮水等因素的差异。

（4）人群分布：按病例的性别、年龄（学校或托幼机构常用年级代替年龄）、职业等人群特征进行分组，分析各组人群的罹患率是否存在统计学差异，以推断高危人群，并比较有统计学差异的各组人群在饮食暴露方面的异同，以寻找病因线索。

（5）结果分析：根据访谈病例、临床特征和流行病学分布，应当提出描述性流行病学的结果分析，并由此对引起事故的致病因子范围、可疑餐次和可疑食品做出初步判断，用于指导临床救治、食品卫生学调查和实验室检验，提出预防控制措施建议。

（6）分析性流行病学研究：常采用病例对照研究和队列研究。在完成描述性流行病学分析后，未得到食品卫生学调查和实验室检验结果支持，或无法判断可疑餐次和可疑食品的，或事故尚未得到有效控制或可能有再次发生风险的，应当继续进行分析性流行病学研究。

在难以调查事故全部病例或事故暴露人群不确定时，适合开展病例对照研究。在事故暴露人群已经确定且人群数量较少时，适合开展队列研究。

7.食品卫生学调查

食品卫生学调查不同于日常监督检查，应针对可疑食品污染来源、途径及其影响因素，对相关食品种植、养殖、生产、加工、储存、运输、销售各环节开展卫生学调查，以验证现场流行病学调查结果，为查明事故原因、采取预防控制措施提供依据。食品卫生学调查应在发现可疑食品线索后尽早开展。内容包括可疑食品的原料及配方、生产工艺，加工过程的操作情况及是否出现停水、停电、设备故障等异常情况，从业人员中是否有发热、腹泻、皮肤病或化脓性伤口等。查阅可疑食品进货记录、可疑餐次的食谱或可疑食品的配方、生产加工工艺流程图、生产车间平面布局图等资料，生产加工过程关键环节时间、温度等记录，设备维修、清洁、消毒记录，食品加工人员的出勤记录，可疑食品销售和分配记录等。在访谈和查阅资料基础上，可绘制流程图，标出可能的危害环节和危害因素，初步分析污染原因和途径，便于进行现场勘查和采样。现场勘查应当重点围绕可疑食品从原材料、配方、加工用水、加工过程、成品储存、从业人员健康状况等环节进行。

8.样本采集和检验

根据病例的临床特征、可疑致病因子或可疑食品等线索，应尽早采集相关原料、半成品、成品及环境样品。对怀疑存在生物性污染的，还应采集相关人员的生物标本。采样应本着及时性、针对性、适量性和不污染的原则进行，以尽可能采集到含有致病因子或其特异性检验指标的样本。

样本的采集、登记和管理应符合采样程序并填写采样记录。所有样本必须有牢固的标签，标明样本名称和编号。样本的包装、保存和运输，必须符合生物安全管理的相关规定。

为提高实验室检验效率，调查组在对已有调查信息认真研究分析基础上，根据流行病学初步判断提出检验项目。实验室应依照相关检验工作规范的规定，及时完成检验任务，出具检验报告，对检验结果负责。样本量有限时可使用快速检验方法筛选致病因子。对致病因子的确认和报告应优先选用国家标准方法，严格按照实验室质量控制管理要求实施检验。

检出致病因子阳性或者多个致病因子阳性时，应判断检出的致病因子与本次事故的关系。事故病因的致病因子应与大多数患者的临床特征、潜伏期相符，调查组应注意排查剔除偶合病例、混杂因素，以及与大多数患者的临床特征、潜伏期不符的阳性致病因子。

可疑食品、环境样品与患者生物标本中检验到相同的致病因子，是确认事故食品或污染原因较为可靠的实验室证据。不同样本或多个实验室检验结果不完全一致时，应分析样本种类、来源、采样条件、样本保存条件、不同实验室采用检验方法、试剂等的差异。

9.调查结论

调查组应当在综合分析现场流行病学调查、食品卫生学调查和实验室检验三方面结果基础上给出调查结论。不能给出调查结论的事项应当说明原因，参考以下推论原则：

（1）现场流行病学调查结果、食品卫生学调查结果和实验室检验结果相互支持的，调查组可以给出调查结论。

（2）现场流行病学调查结果得到食品卫生学调查或实验室检验结果之一支持的，如结果具有合理性且能够解释大部分病例的，调查组可以给出调查结论。

（3）现场流行病学调查结果未得到食品卫生学调查和实验室检验结果支持，但现场流行病学调查结果可以判定致病因子范围、致病餐次或致病食品，经调查机构专家组 3 名以上具有高级职称的专家审定，可以给出调查结论。

（4）现场流行病学调查、食品卫生学调查和实验室检验结果不能支持事故定性的，应当给出相应调查结论并说明原因。

调查结论中因果推论应当考虑的因素：

（1）关联的时间顺序：可疑食品进食在前，发病在后。

（2）关联的特异性：病例均进食过可疑食品，未进食者均未发病。

（3）关联的强度：OR 值或 RR 值越大，可疑食品与事故的因果关联性越大。

（4）剂量反应关系：进食可疑食品的数量越多，发病的危险性越高。

（5）关联的一致性：病例临床表现与检出的致病因子所致疾病的临床表现一致，或病例生物标本与可疑食品或相关的环境样品中检出的致病因子相同。

（6）终止效应：停止食用可疑食品或采取针对性的控制措施后，经过疾病的一个最长潜伏期后没有新发病例。

（二）其他感染性腹泻聚集性疫情处置案例

案例❶ C 区某小学一起感染性腹泻暴发疫情处置

2017 年 3 月 23 日 10:33，C 区疾病预防控制中心接到电话报告，某小学出现急性胃肠炎暴发疫情，接到报告后，应急队员立即赶到该小学进行流行病学调查，采集标本并进行实验室检测。

1.学校基本情况

（1）学校概况：某小学位于 C 区某某办事处某某路某小区内，共有 43 个班，2100 名学生，教职工120 人，无住宿儿童，学校无专职卫生老师。

（2）供水情况：学校饮用水来自直饮水供应装置，每层教学楼统一配备一台，通过此装置将自来水过滤、净化后烧开，冷至 50 ℃左右供学生饮用。所有直饮水供应系统由厂家投资建设并派人负责运行，定期检查设备运行状况，进行清洗、再生等作业，定期更换滤膜,调查人员对维护记录进行检查未发现异常情况。

(3)学生餐饮供应情况:学校无食堂,中午700多名学生回家就餐,1400余学生和老师由两家配餐公司集中配餐,一至三年级由某某公司供餐,四年级至初中为某某2供餐公司供餐,学校老师为某某3公司供餐。每天老师与学生的菜谱不同。经查看配餐公司相关资质齐全,卫生状况良好。

2.流行病学调查

(1)疫情概况

通过现场调查,访谈学校负责人和各班班主任老师,发放个案调查表的方式对该小学开展病例搜索,共调查到符合病例定义(2017年3月16日至2017年3月30日期间该学校出现24小时内呕吐≥2次或排便≥3次且伴有性状改变,伴腹痛、发热、腹胀等症状的学生、教师和教工)的患者40名,其中学生37名,教师3名。

首例病例:刘某某,三年级1班,3月16日10时发病,临床症状以腹泻、呕吐、低烧等为主,3月16日未在学校进餐,下午症状加重,由家长接回家在附近诊所输液治疗;3月17日症状减轻回到学校,下午症状加重,接回家至诊所输液继续治疗。随后出现呕吐腹泻症状的班级共有14个,集中在一、三、四年级,8~11岁。其中一年级1班1人,7班1人;三年级1班19人,2班1人,4班1人,6班1人,8班1人,10班4人;四年级2班4人,3班1人,6班2人,7班1人。另外,有3名教师出现腹泻症状。

(2)流行病学分布

1)时间分布:首例病例发病时间3月16日10:00时,陆续有学生发病,末例发病时间为30日18:00时,3月22日8:00时至23日23:00时出现发病高峰,占全部病例的60%(24/40),24日后病例逐渐减少,至30日共搜索到40例病例(图3-10)。

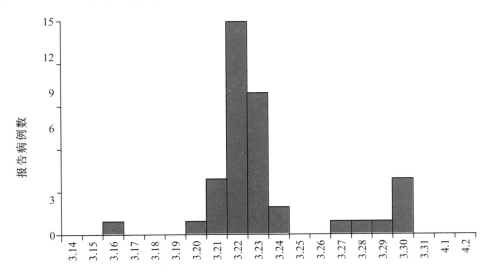

图3-10 2017年3月16~30日C区某小学急性胃肠炎病例发病时间曲线(n=40)

2)人群分布:对该小学全体教职员工和在校学生进行病例搜索,共搜索到40例病例,其中学生37例(罹患率为1.76%),教师3例(罹患率为2.50%),学生与教师发病的罹患率差异无统计学意义（RR 值：0.7；95％CI：0.22～2.25）。

病例中男女性别比为 1：1；年龄在 6～10 岁，三名教师年龄在 25～30 岁。病例分布在 14 个班级，主要集中在三年级，其中三年级 1 班 19 例，其余 5 个班 8 例，四年级 4 个班 8 例，一年级两个班 2 例。

（3）临床表现

对 40 例已做个案调查的典型病例的临床表现分析，以恶心、呕吐、腹痛、腹泻为主，并伴有发热、腹胀等症状，具体如表 3-11 所示。

表 3-11　40 例病例临床症状分布情况

症状	病例数	比例
恶心	20	50.0％
腹泻	13	32.5％
腹痛	28	70.0％
呕吐	38	95.0％
发热	17	42.5％

3.病原学检测结果

本次暴发疫情出现后，调查组先后对食品、饮用水、环境卫生、患者粪便进行采样，及时送市疾控中心进行诺如病毒（RT-PCR 法）检测。

（1）病例标本采集及检测情况

共采集学生粪便标本 22 份，经检测检出诺如病毒阳性 9 份，阳性率为 40.90％，其基因型别均为诺如病毒Ⅱ型。

（2）食品标本采集及检测情况

共采集食品样本 6 份，样本来自化工宾馆供餐留样。经检测，诺如病毒未检出。

（3）饮用水标本采集及检测情况

采集教学楼学生直饮水 2 份，未检出诺如病毒。

（4）在卫生学指标检测方面

采集三年级一班教室前后门把手、拖把、扫帚把涂抹样本和教学楼内水龙头、厕所门把手涂抹样本，均未检出诺如病毒。

综上所述，鉴于病例粪便标本中诺如病毒阳性检出率为 40.90％（9/22），如表 3-12 所示，提示此次暴发为诺如病毒感染引起。

表 3-12　标本采集及实验室检测情况

样本类型	采样数量	诺如病毒检测情况		
		阳性	阳性率	基因型别
粪便标本	22	9	40.90％	GⅡ型
食品	6	0	0.0	

续表

样本类型	采样数量	诺如病毒检测情况		
		阳性	阳性率	基因型别
直饮水	2	0	0.0	
环境涂抹	6	0	0.0	

4.医疗救治

(1)临床症状:主要症状是恶心、呕吐,少数腹泻、腹痛,部分患者发热,体温为 38.0～38.7 ℃。

(2)临床治疗:多数在家隔离休息,少数就诊,均为门诊病例,无住院病例。

5.结论与分析

综合流行病学分布及实验室检测结果来看,本次疫情较大可能是一起由于人间传播引起的诺如病毒感染聚集性疫情。时间分布来看,应存在一次涉及人员较广的点源污染暴露导致疫情扩散。由于发病人员不全存在共同就餐、饮水史,且食品、水中未检出诺如病毒,病毒应是通过接触传播或气溶胶传播扩散。快速暴发期后出现一段时间的零星散发期,整体传播持续时间较长,说明在疾控人员介入后尚有潜伏期病例未完全隔离,但疫情整体已得到控制。

6.应对措施

(1)高度重视,反应快速

对报告的所有病例要求学校配合进行了流行病学调查核实,填写"诺如病毒个案调查表",对该班级进行病例搜索,一旦发现类似病例,要求及时到医疗机构就诊并明确诊断。同时,采集全部大便标本进行病原学检测,明确引起本地疫情的病原学病因。

(2)积极查找病因,迅速开展流行病学调查

根据初步调查信息,迅速制定了以查找病因及其危险因素、控制疫情蔓延为目的的流调方案,规定病例定义,通过学生管理系统,对全校教师、学生进行病例搜索。采集了学校水源、食品原料及留样、病例呕吐物及肛拭子等标本,送市疾控中心实验室进行检测。

(3)对症下药,积极落实防控措施

现场督导发现该校存在消毒剂过期、消毒配比及消毒技术不达标、学生呕吐物处置不当,出现疫情未及时报告,制作督导意见书并提出整改措施。指导学校进行疫情处理,根据疫情严重程度,会同教育局要求该校 3 月 24 日起停课 3 天,全力做好全校终末消毒工作。

(4)学校配合,及时落实各项防控措施

1)疫源地消毒:发放消毒剂及消毒片,下午 5 点召开全校班主任老师会议,通报当前疫情,对病例搜索、个案调查、消毒隔离、宣传培训、舆论处置等各方面进行集体讲座,要求学校放学后组织老师对患者班级、接触物品、厨房、厕所进行彻底终末消毒。

2)加强监测:学校加强监测与报告,密切注视疫情动态,一旦发现可疑者立即上报至学校领导,学校形成日报告制度,及时将新发病例情况上报区疾控中心及教育局。

3)宣传教育:学校通过家长一封信形式告知家长,做好停课期间学生健康监护,并尽

量不要外出同其他学生接触。学校通过张贴宣传画、发放宣传单、微信群发消息等方式，做好诺如病毒腹泻的说明解释工作，避免引起恐慌。

7.防控建议

对该小学提出传染病防控工作建议如下：

（1）该小学应高度重视传染病防控工作，配备专职卫生保健老师，出现疫情及时报告，防止类似事件的再次发生。

（2）加强健康教育工作，提高学生的卫生防病意识。建议该小学加强健康教育工作，教育学生保持良好的个人卫生和饮食习惯，不喝生水，不进食未熟、变质、不洁、生冷、生腌食物；餐前便后要应用肥皂及清水洗净双手。

（3）加强日常消毒工作。建议该小学加强厕所、垃圾箱、教室和食堂等重点部位的日常消毒管理工作，切实切断传染病可能的传播途径。

（4）加强消毒知识培训工作。购买合格有效消毒剂，严格按照要求配比消毒剂，保证消毒效果达标。

案例㉑ D区某某学校一起聚集性腹泻疫情调查案例

2021年8月6日，D区疾控中心接到某医院关于某教育培训学校出现多例发热、腹泻病例的报告。为了控制疫情的进一步进展，查找导致此次疫情可能的原因和传播途径，开展流行病学调查，基本情况如下：

1.病例定义及病例搜索

疑似病例：2021年7月17日以来，某某学校中出现腹泻、发热等症状之一者。

确诊病例：疑似病例＋肛拭子标本中诺如病毒核酸检测阳性者。

通过校方摸排、查阅相关医疗机构的就诊记录等方式进行病例搜索。

2.学校基本情况

学校位于D区，现有职工296人（正式职工82人，第三方服务人员214人），学生5268人（住宿约4000人，走读1000余人）。该校为专升本培训机构，7月14日开始报到，7月21日开课，学生多来源于省内周边地区。

学校有行政楼1栋、教学楼3栋、学生公寓楼4栋、教职工宿舍楼1栋，餐厅2个。学生就餐以学校餐厅和周边小吃店为主。

3.病例发病及诊疗情况

（1）时间分布：根据目前调查情况，最早发病病例于7月21日出现发热、腹泻症状，之后有零星发病；至8月1日后，报告发病迅速增加；8月5日后出现发病高峰。截至8月7日20时，共计155人出现症状。

（2）人群分布：发患者群男女性别比为0.19∶1（25/130）。

（3）班级宿舍分布：155名病例中121人住校，34人走读。住校病例在各楼栋、楼层和宿舍散在分布，无明显聚集规律。

报告病例曲线如图3-11所示。

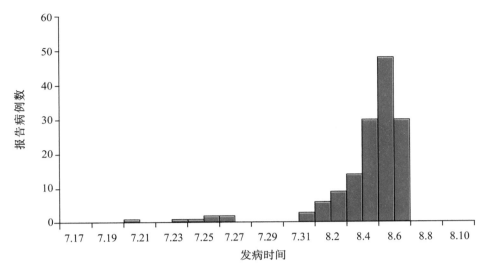

图 3-11　报告病例发病曲线

（4）临床表现及诊疗：病例症状以腹泻、呕吐和发热为主，也有腹痛、恶心和头晕头痛，如表 3-13 所示。多数症状较轻病例在校医务室和学校附近诊所拿药或输液，个别症状较重病例自行前往某某医院诊治。

表 3-13　报告病例临床特征

症状	病例数	比例
腹泻	90	58.4%
呕吐	81	52.5%
发热	77	50.0%
腹痛	56	36.3%
恶心	53	34.4%
头晕头痛	52	33.7%

4.水源和食物调查

学校学生和教职工生活用水为城市供水、饮水机、不加热桶装水和开水混合供应。教学楼为饮水机供应（未接电源）；宿舍楼热水机供应，两个楼层一台热水机，每台热水机四个出水口持续供应。近期自来水管线无维修。

学生和教职工就餐主要在校内两个食堂及十三个小吃摊，或外卖点餐。校外街边摊和小吃店较多，学生和教职工有外出就餐。

5.标本采集及病原学检测

8 月 6 日，D 区疾控中心采集 12 例病例和 1 例无症状学生的肛拭子，经检测均为诺如病毒阳性。

采集 2 号教学楼自来水水龙头，3 号公寓楼直饮机热水标本送检，结果阴性。采集北餐厅食物标本 16 份,结果阴性。

8 月 7 日,学校对有发热症状及相关人员进行呼吸道标本采集并送检,133 份咽拭子标本新冠核酸检测结果阴性。

6.结论与分析

经市、区疾控专家组分析研判,病例腹泻、发热为主要临床表现,粪便样本或肛拭子检出诺如病毒,结合病例发病时间曲线和宿舍分布特点,认为学校发病情况与饮水和饮食无明显关联。因学生来源复杂,校内及周边卫生条件较差,初步判定本次事件为带病学生入校后密切接触引起的校内聚集传播疫情。

案例③ 甲市某某学校一起食源性疾病暴发处置

1.背景

2022 年 7 月 27 日下午,甲市疾病预防控制中心某分中心接到南部山区市场监督管理局报告辖区内某某学校某某校区多人举报存在食源性疾病聚集性事件。接报后,南部山区分中心调查组赴现场协助调查处理。28 日,甲市疾病预防控制中心成立应急处置调查组对暴发信息进行核实后立即开展现场流行病学调查,现将相关调查情况报告如下。

2.基本情况

某某学校某某校区位于甲市南部某某镇,学校成立于 2002 年,是一所甲省内多地市连锁的学校。学校主要由 1 个综合办公楼、2 间美术教室、1 间餐厅、7 栋公寓楼组成。学校每年 7 月份开课,培训至寒假离校,单个学生培训时长不固定,学校提供本期学生总数为 319 人,教职工 27 人。28 日现场调查时,约 200 名学生在教室上课,学生均住宿,在校内就餐。

3.调查结果

（1）现场流行病学调查

1）病例定义:凡在某某学校 2022 年 7 月 10 日以来出现腹泻≥3 次/天（大便性状改变）伴呕吐、腹痛、发热、头疼等症状之一者。

2）病例搜索:调查人员通过对辖区内医疗机构、食源性疾病监测系统搜索调查,根据病例定义,最终核实病例 29 人。无住院人员,现经治疗均已好转。

3）病例临床信息:经调查病例症状以腹泻、腹痛、恶心为主,腹泻以稀便、水样便为主,呕吐及发热比例低于 50%,1 人头痛,无其他症状,具体如表 3-14 所示。血常规普遍存在白细胞计数正常、中性粒细胞计数升高、淋巴细胞计数降低的特点,医院诊断为急性胃肠炎。

表 3-14 病例症状构成比

症状	人次（$n=29$）	比例
腹泻	26	89.66%
腹痛	24	82.76%
恶心	23	79.31%
呕吐	14	48.28%

续表

症状	人次（$n=29$）	比例
发热	10	34.48%
头痛	1	3.45%

4）病例分布特征：首发病例为孙某某，女，18 岁，学校学生。7 月 22 日 13:30 发病，于 7 月 27 日 13:47 前往甲省某某医院就诊，发热 39.2 ℃，伴恶心、腹痛、腹泻（水样便 3 次/天），无其他症状，诊断为急性胃肠炎。

末次病例为王某某，女，17 岁，学校学生。7 月 28 日 02:48 发病，于 7 月 28 日 14:48 前往甲省某某 2 医院就诊，发热 38.2 ℃，恶心、呕吐（3 次/天）、腹痛、腹泻（水样便 8 次/天），无其他症状，诊断为急性胃肠炎。

病例均为该学校学生。根据病例发病时间做流行病曲线图，显示可能为数天的持续暴露或潜伏期较长的单点暴露。7 月 27 日，学校管理人员将食堂关停，改用配餐，学生饮水改用普利斯瓶装水，并配备烧水壶，发患者数大幅下降，自 7 月 28 日 02:48 后再无新发病例，具体如图 3-12 所示。

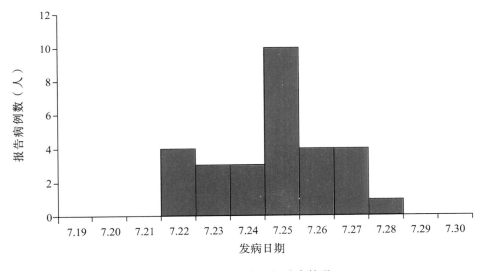

图 3-12　病例发病时间分布情况

5）饮食史：对 29 人次 21～27 日饮食史进行调查，学生均在校内就餐，无外带食品，每餐进食食品种类相同，进食量不详，21～26 日为校内餐厅就餐。

（2）食品卫生学调查

学校厨房未向食品监督部门进行报备，调查时已被监督部门停用。厨房及餐厅共有 8 名工作人员，均有食品从业人员健康许可证。厨房分为洗菜间（室外）、切配间、加工间及面食间，学生及教师三餐均在餐厅就餐。该学校的餐饮加工环境较差，分区混乱。调查组到达现场后地面及各种设备均已清理打扫并消毒，但现场仍存在苍蝇。

该校有一个自备井，主要用于学生洗漱及洗菜等使用。学生主要饮水为桶装水，由当地品牌提供,后因有学生发病,27日后均改为某某瓶装矿泉水。厨房用水为自备井供水通过滤芯过滤后使用,工艺流程未发现明显污染环节。

因每日饮食种类较多,学校调查配合度较低,无法确定可疑食物。

（3）样品采集和实验室检验结果

甲省某某医院对就诊病例生物样本进行检测,1名学生粪便检出致泻大肠埃希氏菌和阿贡纳沙门菌,2名学生粪便检出致泻大肠埃希氏菌。

对学校餐厅工作人员、学生采集肛拭子,共采集到20份样品;采集学校后厨环境标本15份;对学校自备水、水箱等水源进行采样,共采集4份水样本。相关标本未检测到沙门氏菌、志贺杆菌、金黄色葡萄球菌、蜡样芽孢杆菌等常见特异性肠道致病菌,7份肛拭子致泻大肠埃希氏菌阳性。

送检的留样食品,餐具及水样未检出致病菌和诺如病毒。

4.调查结论

根据《食品安全事故流行病学调查技术指南》《食品安全事故流行病学调查工作规范》,此次病例的发病与就餐情况高度同步,7月27日停止暴露食品进食后,病例数大幅下降,28日后无新发病例。根据病例发病症状及流行病学特征,结合实验室检测结果,判断这可能是一起由于共同进食被沙门氏菌或（和）致泻大肠埃希氏菌污染的食物而引起的食源性疾病暴发事件。由于证据已经难以获得,未发现可疑污染食物。

5.已采取措施及建议

（1）当地市场监督管理局已对食堂留存的食品进行采样和封存,并完成对相关环境的消杀工作。

（2）当地卫生健康相关部门做好夏秋季腹泻等肠道传染病高发的预警和预防知识宣传。

（3）下一步将密切留意后续疫情动态,如发现新发病例,做好病例的样品采集和治疗工作;嘱学校安排专人对相关场所定期进行环境消毒,消除传播媒介,切断传播途径。

编者注

其他感染性腹泻包含病原体种类众多,临床表现也各不相同,基本涵盖了现实生活中常见的腹泻疾病。其作为丙类传染病,一般患者的症状较轻,大多可自愈或服药后痊愈,基本无转为慢性疾病风险或生命危险,一般无后遗症,个体自行就医即可。对于基层疾控而言,其应急处置主要集中在聚集性疫情上。如腹泻患者集中发病需尽快查明原因加以控制、消除。可疑污染餐次和饮水污染是最常见的情况,一般需要优先排查。

由作为示例的几个案例可以看出,由于报告不及时或其他原因,大多处置时已经较难查明发病具体原因。另外,腹泻的病原体种类较多,检测方法也不尽相同,单靠增菌实验很难检出病原体。病毒、细菌、真菌、原虫和其他病原体采样、保存、检测方法差异较大,且每种病原体也存在大量亚型,在没有显著的临床特征症状时很难检出。相对来说只有诺如病毒检出率较高,但也不是所有基层疾控具备检测的条件。在日常应急处置时,如未检出病原体或无法确定感染来源,可将处置重点放在预防、控制和消除发病隐患上。对相关人员进行健康教育,规范厨房和个人的卫生习惯,对可疑环境进行适宜的消杀,使用清洁卫生的水源或安装消毒设施,可以消除大部分的发病隐患。

十、手足口病

手足口病通常是一种自限性疾病，但具有极强的传染性，常在幼儿或儿童中引起暴发流行。绝大部分患者症状轻微，只表现为手掌、足掌和口腔出现疱疹，一般情况下疱疹不经任何处理也可在 5～7 天内自然消退。而有少数患者在临床上表现为病情进展迅速，在短期内病症急转直下，如未得到及时、妥善救治，病毒会侵犯心、脑、肺、肾等重要器官，进而引起中枢神经系统（CNS）、呼吸系统损害，造成无菌性脑膜炎、脑炎、脑干脑炎、急性弛缓性麻痹、神经源性肺水肿和心肌炎等，最终引发患者呼吸衰竭和心力衰竭导致死亡，幸存病例也会存在严重的后遗症。

（一）手足口病处置要点［资料来源：《手足口病诊疗指南（2018 年版）》（国卫办医函〔2018〕327 号）］

手足口病（hand foot and mouth disease，HFMD）是由肠道病毒（Enterovirus，EV）感染引起的一种儿童常见传染病，5 岁以下儿童多发。手足口病是全球性疾病，我国各地全年均有发生，发病率为 37.01/10 万 ～205.06/10 万，近年报告病死率在 6.46/10 万～51.00/10 万之间。为进一步规范和加强手足口病的临床管理，降低重症手足口病病死率，有效推进手足口病诊疗工作，根据手足口病诊疗新进展制定本指南。《手足口病诊疗指南（2010 版）》和《肠道病毒 71 型（EV71）感染重症病例临床救治专家共识》同时废止。

一、病原学

肠道病毒属于小 RNA 病毒科肠道病毒属。手足口病由肠道病毒引起，主要致病血清型包括柯萨奇病毒（Coxsackievirus，CV）A 组 4～7、9、10、16 型和 B 组 1～35 型，埃可病毒（Echovirus）的部分血清型和肠道病毒 71 型（Enterovirus A71，EV-A71）等，其中以 CV-A16 和 EV-A71 最为常见，重症及死亡病例多由 EV-A71 所致。近年部分地区 CV-A6、CV-A10 有增多趋势。肠道病毒各型之间无交叉免疫力。

二、流行病学

（一）传染源

患儿和隐性感染者为主要传染源，手足口病隐性感染率高。肠道病毒适合在湿、热的环境下生存，可通过感染者的粪便、咽喉分泌物、唾液和疱疹液等广泛传播。

（二）传播途径

密切接触是手足口病重要的传播方式，通过接触被病毒污染的手、毛巾、手绢、牙杯、玩具、食具、奶具以及床上用品、内衣等引起感染；还可通过呼吸道飞沫传播；饮用或食入被病毒污染的水和食物亦可感染。

（三）易感人群

婴幼儿和儿童普遍易感，以 5 岁以下儿童为主。

三、发病机制及病理改变

（一）发病机制

肠道病毒感染人体后，主要与咽部和肠道上皮细胞表面相应的病毒受体结合，其中 EV-A71 和 CV-A16 的主要病毒受体为人类清道夫受体 B2（Human scavenger receptor class B2，SCARB2）和 P 选择素糖蛋白配体-1（P-selectin glycoprotein ligand-1，PSGL-1）

等。病毒和受体结合后经细胞内吞作用进入细胞,病毒基因组在细胞浆内脱衣壳、转录、组装成病毒颗粒。肠道病毒主要在扁桃体、咽部和肠道的淋巴结大量复制后释放入血液,可进一步播散到皮肤及黏膜、神经系统、呼吸系统、心脏、肝脏、胰脏、肾上腺等,引起相应组织和器官发生一系列炎症反应,导致相应的临床表现。少数病例因神经系统受累导致血管舒缩功能紊乱及 IL-10、IL-13、IFN-γ 等炎性介质大量释放引起心肺衰竭。

神经源性肺水肿及循环衰竭是重症手足口病患儿的主要死因,病理生理过程复杂,是中枢神经系统受损后神经、体液和生物活性因子等多因素综合作用的结果。

（二）病理改变

死亡病例尸检和组织病理检查发现:淋巴细胞变性坏死,以胃肠道和肠系膜淋巴结病变为主;神经组织病理变化主要表现为脑干和脊髓上段有不同程度的炎性反应、嗜神经现象、神经细胞凋亡坏死、单核细胞及小胶质细胞结节状增生、血管套形成、脑水肿、小脑扁桃体疝;肺部主要表现为肺水肿、肺淤血、肺出血伴少量的炎细胞浸润;还可出现心肌断裂和水肿,坏死性肠炎,肾脏、肾上腺、脾脏和肝脏严重的变性坏死等。

四、临床表现

（一）潜伏期

多为 2～10 天,平均 3～5 天。

（二）临床症状体征

根据疾病的发生发展过程,将手足口病分期、分型为:

第 1 期（出疹期）　主要表现为发热,手、足、口、臀等部位出疹,可伴有咳嗽、流涕、食欲不振等症状。部分病例仅表现为皮疹或疱疹性咽峡炎,个别病例可无皮疹。

典型皮疹表现为斑丘疹、丘疹、疱疹。皮疹周围有炎性红晕,疱疹内液体较少,不疼不痒,皮疹恢复时不结痂、不留疤。不典型皮疹通常小、厚、硬、少,有时可见瘀点、瘀斑。某些型别肠道病毒如 CV-A6 和 CV-A10 所致皮损严重,皮疹可表现为大疱样改变,伴疼痛及痒感,且不限于手、足、口部位。

此期属于手足口病普通型,绝大多数在此期痊愈。

第 2 期（神经系统受累期）　少数病例可出现中枢神经系统损害,多发生在病程 1～5 天内,表现为精神差、嗜睡、吸吮无力、易惊、头痛、呕吐、烦躁、肢体抖动、肌无力、颈项强直等。

此期属于手足口病重症病例重型,大多数可痊愈。

第 3 期（心肺功能衰竭前期）　多发生在病程 5 天内,表现为心率和呼吸增快、出冷汗、四肢末梢发凉、皮肤发花、血压升高。

此期属于手足口病重症病例危重型。及时识别并正确治疗,是降低病死率的关键。

第 4 期（心肺功能衰竭期）　可在第 3 期的基础上迅速进入该期。临床表现为心动过速（个别患儿心动过缓）、呼吸急促、口唇发绀、咳粉红色泡沫痰或血性液体、血压降低或休克。亦有病例以严重脑功能衰竭为主要表现,临床可见抽搐、严重意识障碍等。

此期属于手足口病重症危重型,病死率较高。

第 5 期（恢复期）　体温逐渐恢复正常,对血管活性药物的依赖逐渐减少,神经系统受累症状和心肺功能逐渐恢复,少数可遗留神经系统后遗症。部分手足口病例（多见于 CV-A6、CV-A10 感染者）在病后 2～4 周有脱甲的症状,新甲 1～2 月长出。

大多数患儿预后良好,一般在 1 周内痊愈,无后遗症。少数患儿发病后迅速累及神经系统,表现为脑干脑炎、脑脊髓炎、脑脊髓膜炎等,发展为循环衰竭、神经源性肺水肿的患儿病死率高。

五、辅助检查

(一)实验室检查

1.血常规及 C 反应蛋白(CRP)　多数病例白细胞计数正常,部分病例白细胞计数、中性粒细胞比例及 CRP 可升高。

2.血生化　部分病例丙氨酸氨基转移酶(ALT)、天门冬氨酸氨基转移酶(AST)、肌酸激酶同工酶(CK-MB)轻度升高,病情危重者肌钙蛋白、血糖、乳酸升高。

3.脑脊液　神经系统受累时,脑脊液符合病毒性脑膜炎和(或)脑炎改变,表现为外观清亮,压力增高,白细胞计数增多,以单核细胞为主(早期以多核细胞升高为主),蛋白正常或轻度增多,糖和氯化物正常。

4.血气分析　呼吸系统受累时或重症病例可有动脉血氧分压降低,血氧饱和度下降,二氧化碳分压升高,酸中毒等。

5.病原学及血清学　临床样本(咽拭子、粪便或肛拭子、血液等标本)肠道病毒特异性核酸检测阳性或分离到肠道病毒。急性期血清相关病毒 IgM 抗体阳性。恢复期血清 CV-A16、EV-A71 或其他可引起手足口病的肠道病毒中和抗体比急性期有 4 倍及以上升高。

(二)影像学检查

1.影像学　轻症患儿肺部无明显异常。重症及危重症患儿并发神经源性肺水肿时,两肺野透亮度减低,磨玻璃样改变,局限或广泛分布的斑片状、大片状阴影,进展迅速。

2.颅脑 CT 和(或)MRI　颅脑 CT 检查可用于鉴别颅内出血、脑疝、颅内占位等病变。神经系统受累者 MRI 检查可出现异常改变,合并脑干脑炎者可表现为脑桥、延髓及中脑的斑点状或斑片状长 T1 长 T2 信号。并发急性弛缓性麻痹者可显示受累节段脊髓前角区的斑点状对称或不对称的长 T1 长 T2 信号。

(三)心电图

可见窦性心动过速或过缓,Q-T 间期延长,ST-T 改变。

(四)脑电图

神经系统受累者可表现为弥漫性慢波,少数可出现棘(尖)慢波。

(五)超声心动图

重症患儿可出现心肌收缩和(或)舒张功能减低,节段性室壁运动异常,射血分数降低等。

六、诊断标准

结合流行病学史、临床表现和病原学检查做出诊断。

临床诊断病例

1.流行病学史　常见于学龄前儿童,婴幼儿多见。流行季节,当地托幼机构及周围人群有手足口病流行,发病前与手足口病患儿有直接或间接接触史。

2.临床表现符合上述临床表现。极少数病例皮疹不典型,部分病例仅表现为脑炎或脑膜炎等,诊断需结合病原学或血清学检查结果。

确诊病例

在临床诊断病例基础上，具有下列之一者即可确诊。

1.肠道病毒（CV-A16、EV-A71 等）特异性核酸检查阳性。

2.分离出肠道病毒，并鉴定为 CV-A16、EV-A71 或其他可引起手足口病的肠道病毒。

3.急性期血清相关病毒 IgM 抗体阳性。

4.恢复期血清相关肠道病毒的中和抗体比急性期有 4 倍及以上升高。

七、鉴别诊断

（一）其他儿童出疹性疾病

手足口病普通病例需与儿童出疹性疾病，如丘疹性荨麻疹、沙土皮疹、水痘、不典型麻疹、幼儿急疹、带状疱疹、风疹以及川崎病等鉴别；CV-A6 或 CV-A10 所致大疱性皮疹需与水痘鉴别；口周出现皮疹时需与单纯疱疹鉴别。可依据病原学检查和血清学检查进行鉴别。

（二）其他病毒所致脑炎或脑膜炎

由其他病毒引起的脑炎或脑膜炎如单纯疱疹病毒、巨细胞病毒、EB 病毒等，临床表现与手足口病合并中枢神经系统损害的重症病例表现相似。对皮疹不典型者，应当结合流行病学史并尽快留取标本，进行肠道病毒尤其是 EV-A71 的病毒学检查，结合病原学或血清学检查结果做出诊断。

（三）脊髓灰质炎

重症病例合并急性弛缓性瘫痪时需与脊髓灰质炎鉴别，后者主要表现为双峰热，病程第 2 周退热前或退热过程中出现弛缓性瘫痪，病情多在热退后到达顶点，无皮疹。

（四）肺炎

重症病例可发生神经源性肺水肿，应与肺炎鉴别。肺炎患儿一般无皮疹，胸片可见肺实变病灶、肺不张及胸腔积液等，病情加重或减轻呈逐渐演变的过程。

八、重症病例的早期识别

重症病例诊疗关键在于及时准确地识别第 2 期和第 3 期，阻止发展为第 4 期。年龄 3 岁以下、病程 3 天以内和 EV-A71 感染为重症高危因素，下列指标提示患儿可能发展为重症病例危重型：

1.持续高热　体温大于 39 ℃，常规退热效果不佳。

2.神经系统表现　出现精神萎靡、头痛、眼球震颤或上翻、呕吐、易惊、肢体抖动、吸吮无力、站立或坐立不稳等。

3.呼吸异常　呼吸增快、减慢或节律不整，安静状态下呼吸频率超过 30～40 次/分。

4.循环功能障碍　心率增快（>160 次/分）、出冷汗、四肢末梢发凉、皮肤发花、血压升高、毛细血管再充盈时间延长（>2 秒）。

5.外周血白细胞计数升高　外周血白细胞计数≥15×10^9/L，除外其他感染因素。

6.血糖升高　出现应激性高血糖，血糖>8.3 mmol/L。

7.血乳酸升高　出现循环功能障碍时，通常血乳酸≥2.0 mmol/L，其升高程度可作为判断预后的参考指标。

九、治疗

（一）一般治疗

普通病例门诊治疗。注意隔离，避免交叉感染；清淡饮食；做好口腔和皮肤护理。

积极控制高热。体温超过 38.5 ℃者,采用物理降温(温水擦浴、使用退热贴等)或应用退热药物治疗。常用药物有:布洛芬口服,5～10 mg/(kg·次);对乙酰氨基酚口服,10～15 mg/(kg·次);两次用药的最短间隔时间为 6 小时。

保持患儿安静。惊厥病例需要及时止惊,常用药物有:如无静脉通路可首选咪达唑仑肌肉注射,0.1～0.3 mg/(kg·次),体重＜40 kg者,最大剂量不超过 5 mg/次,体重＞40 kg者,最大剂量不超过 10 mg/次;地西泮缓慢静脉注射,0.3～0.5 mg/(kg·次),最大剂量不超过 10 mg/次,注射速度 1～2 mg/min。需严密监测生命体征,做好呼吸支持准备;也可使用水合氯醛灌肠抗惊厥;保持呼吸道通畅,必要时吸氧;注意营养支持,维持水、电解质平衡。

(二)病因治疗

目前尚无特效抗肠道病毒药物。研究显示,干扰素 α 喷雾或雾化、利巴韦林静脉滴注早期使用可有一定疗效,若使用利巴韦林应关注其不良反应和生殖毒性。不应使用阿昔洛韦、更昔洛韦、单磷酸阿糖腺苷等药物治疗。

(三)液体疗法

重症病例可出现脑水肿、肺水肿及心功能衰竭,应控制液体入量,给予生理需要量 60～80 mL/(kg·d)(脱水剂不计算在内),建议匀速给予,即 2.5～3.3 mL/(kg·h),注意维持血压稳定。休克病例在应用血管活性药物同时,给予生理盐水 5～10 mL/(kg·次)进行液体复苏,15～30 分钟内输入,此后酌情补液,避免短期内大量扩容。仍不能纠正者给予胶体液(如白蛋白或血浆)输注。

有条件的医疗机构可依据中心静脉压(CVP)、动脉血压(ABP)等指导补液。

(四)降颅压

常用甘露醇,剂量为 20％甘露醇 0.25～1.0 g/(kg·次),每 4～8 小时 1 次,20～30 min快速静脉注射;严重颅内高压或脑疝时,可增加频次至每 2～4 小时 1 次。

严重颅内高压或低钠血症患儿可考虑联合使用高渗盐水(3％氯化钠)。有心功能障碍者,可使用利尿剂,如呋塞米 1～2 mg/kg 静脉注射。

(五)血管活性药物

第3期患儿血流动力学改变为高动力高阻力型,以使用扩血管药物为主。可使用米力农,负荷量50～75 μg/kg,15分钟输注完毕,维持量从 0.25 μg/(kg·min)起始,逐步调整剂量,最大可达 1 μg/(kg·min),一般不超过 72 小时。高血压者应将血压控制在该年龄段严重高血压值以下(具体血压值见表 3-15),可用酚妥拉明 1～20 μg/(kg·min),或硝普钠 0.5～5 μg/(kg·min),由小剂量开始逐渐增加剂量,直至调整至合适剂量,期间密切监测血压等生命体征。

表 3-15 儿童(≤5 岁)严重高血压参考值

性别	年龄	收缩压/mmHg	舒张压/mmHg
女	≤3 岁	≥110	≥72
	≤4 岁	≥112	≥73
	≤5 岁	≥114	≥76

性别	年龄	收缩压/mmHg	舒张压/mmHg
男	≤3 岁	≥112	≥73
	≤4 岁	≥114	≥74
	≤5 岁	≥117	≥77

第 4 期血压下降时，可应用正性肌力及升压药物治疗，如：多巴胺 $5\sim20~\mu g/(kg\cdot min)$、去甲肾上腺素 $0.05\sim2~\mu g/(kg\cdot min)$、肾上腺素 $0.05\sim2~\mu g/(kg\cdot min)$ 或多巴酚丁胺 $2.5\sim20~\mu g/(kg\cdot min)$ 等，从低剂量开始，以能维持接近正常血压的最小剂量为佳。

以上药物无效者，可试用血管加压素或左西孟旦等药物治疗，血管加压素 $20~\mu g/kg$，每 4 小时 1 次，静脉缓慢注射，用药时间视血流动力学改善情况而定；左西孟旦负荷剂量 $6\sim12~\mu g/kg$ 静脉注射，维持量 $0.1~\mu g/(kg\cdot min)$。

（六）静脉丙种球蛋白

第 2 期不建议常规使用静脉丙种球蛋白。有脑脊髓炎和持续高热等表现者以及危重病例可酌情使用，剂量 $1.0~g/(kg\cdot d)$，连用 2 天。

（七）糖皮质激素

有脑脊髓炎和持续高热等表现者以及危重病例酌情使用。可选用甲基泼尼松龙 $1\sim2~mg/(kg\cdot d)$，或氢化可的松 $3\sim5~mg/(kg\cdot d)$，或地塞米松 $0.2\sim0.5~mg/(kg\cdot d)$，一般疗程 3～5 天。

（八）机械通气

1.机械通气指征　　出现以下表现之一者，可予气管插管机械通气：

（1）呼吸急促、减慢或节律改变。

（2）气道分泌物呈淡红色或血性。

（3）短期内肺部出现湿性啰音。

（4）胸部 X 线检查提示肺部明显渗出性病变。

（5）脉搏血氧饱和度（SpO_2）或动脉血氧分压（PaO_2）下降。

（6）面色苍白、紫绀、皮温低、皮肤发花、血压下降。

（7）频繁抽搐或昏迷。

2.机械通气模式　　常用压力控制通气，也可选用其他模式。有气漏或顽固性低氧血症者可考虑使用高频通气（HFV）。

3.机械通气参数调节目标　　维持动脉血氧分压（PaO_2）在 $60\sim80~mmHg$ 以上，动脉血氧饱和度（SaO_2）92%～97%，控制肺水肿和肺出血。

对于出现肺水肿或肺出血者或仅有中枢性呼吸衰竭者，按照机械通气呼吸机初调参数表（见表 3-16）进行调节。

若肺出血未控制或血氧未改善，可每次增加 PEEP $1\sim2~cmH_2O$，一般不超过 $20~cmH_2O$，注意同时调节 PIP，以保证正常氧合水平。肺水肿及出血控制后，逐步下调呼吸机参数。

表 3-16　机械通气治疗时呼吸机初调参数

类别	吸入氧浓度（FiO$_2$）	气道峰压（PIP）	呼气末正压（PEEP）	呼吸频率（f）	潮气量（V_t）
肺水肿或肺出血者	60％～100％	20～30 cmH$_2$O（含 PEEP）	8～12 cmH$_2$O	20～40 次/min	6～8 mL/kg
仅有中枢性呼吸衰竭者	21％～40％	15～20 cmH$_2$O（含 PEEP）	4～5 cmH$_2$O	20～40 次/min	6～8 mL/kg

4.机械通气管理

(1)镇痛与镇静:气管插管前需要进行充分的镇静、镇痛处理。药物包括:咪达唑仑静脉泵注,0.1～0.3 mg/(kg·h);芬太尼静脉注射,1～2 μg/kg,注射时间>60 秒;芬太尼静脉维持泵注:1～4 μg/(kg·h)。

(2)机械通气过程中避免频繁、长时间吸痰造成气道压力降低,要保持气道通畅,防止血凝块堵塞气管导管。

撤机指征

(1)自主呼吸恢复正常,咳嗽反射良好。

(2)氧合指数(PaO$_2$/FiO$_2$)≥200 mmHg,PEEP＜10 cmH$_2$O 时,开始做撤机评估。

(3)血气分析好转,胸片肺部渗出与肺水肿好转。

(4)意识状态好转。

(5)循环稳定。

(九)其他

1.血液净化　危重症患儿有条件时可开展床旁连续性血液净化治疗,目前尚无具体推荐建议。血液净化辅助治疗有助于降低"儿茶酚胺风暴",减轻炎症反应,协助液体平衡和替代肾功能等,适用于第 3 期和第 4 期患儿。

2.体外生命支持　包括体外膜肺(ECMO)、体外左心支持(ECLVS)、或 ECMO＋左心减压(LV vent)等。适用于常规治疗无效的合并心肺衰竭的危重型患儿,其中 ECMO＋左心减压适用于合并严重肺水肿和左心衰竭的重症患儿。严重脑功能衰竭的患儿不建议使用。

(十)恢复期治疗

针对患儿恢复期症状进行康复治疗和护理,促进各脏器功能尤其是神经系统功能的早日恢复。

(十一)中医辨证论治

手足口病属于中医"瘟疫、温热夹湿"等范畴,传变特点具有"卫气营血"的规律,根据病症,分期辨证论治。

1.出疹期　湿热蕴毒,郁结脾肺证。

(1)症状:手、足、口、臀部等部位出现斑丘疹、丘疹、疱疹,伴有发热或无发热,倦怠,流涎,咽痛,纳差,便秘。甚者可出现大疱、手指脱甲。

(2)舌象脉象指纹:舌质淡红或红,苔腻,脉数,指纹红紫。

(3)治法:清热解毒,化湿透邪。

（4）基本方：甘露消毒丹。

（5）常用药物：黄芩、茵陈、连翘、金银花、藿香、滑石、牛蒡子、白茅根、薄荷、射干。

（6）用法：口服，每日 1 剂，水煎 100～150 mL，分 3～4 次口服。灌肠，煎煮取汁 50～100 mL，日 1 剂灌肠。

（7）加减：持续发热、烦躁、口臭、口渴、大便秘结，加生石膏、酒大黄、大青叶。

（8）中成药：可选用具有清热解毒、化湿透疹功效且有治疗手足口病临床研究报道的药物。

2.风动期　毒热内壅，肝热惊风证。

（1）症状：高热，易惊，肌肉瞤动，瘛疭，或抽搐，或肢体痿软无力，呕吐，嗜睡，甚则昏矇、昏迷。

（2）舌象脉象指纹：舌暗红或红绛，苔黄腻或黄燥，脉弦细数，指纹紫滞。

（3）治法：解毒清热，息风定惊。

（4）基本方：清瘟败毒饮合羚角钩藤汤。

（5）常用药物：生石膏、水牛角、银花、连翘、生大黄、黄连、丹皮、紫草、生地、钩藤、羚羊角粉。

（6）加减：高热持续，伴有神昏者加用安宫牛黄丸，伴有便秘者加用紫雪散。

（7）用法：口服，每日 1 剂，水煎 100～150 mL，分 3～4 次口服。灌肠，煎煮取汁 50～100 mL，日 1 剂灌肠。

（8）中成药：可选用具有解毒清热、息风定惊功效且有治疗手足口病临床研究报道的药物。

3.喘脱期　邪闭心肺，气虚阳脱证。

（1）症状：壮热，喘促，神昏，手足厥冷，大汗淋漓，面色苍白，口唇紫绀。

（2）舌象脉象指纹：舌质紫暗，脉细数或沉迟，或脉微欲绝，指纹紫暗。

（3）治法：固脱开窍，清热解毒。

（4）基本方：参附汤、生脉散合安宫牛黄丸。

（5）常用药物：人参、制附片、麦冬、山萸肉、人工牛黄、羚羊角粉、炒栀子、黄连、天竺黄、石菖蒲、郁金。

（6）用法：口服，每日 1 剂，水煎 100～150 mL，分 3～4 次口服。灌肠，煎煮取汁 50～100 mL，日 1 剂灌肠。

（7）中成药：可选用具有固脱开窍、清热解毒功效且有治疗相关病症临床研究报道的药物。

4.恢复期　气阴不足，络脉不畅证。

（1）症状：乏力，纳差，或伴肢体痿软，或肢体麻木。

（2）舌象脉象指纹：舌淡红，苔薄腻，脉细，指纹色淡或青紫。

（3）治法：益气通络，养阴健脾。

（4）基本方：生脉散合七味白术散。

（5）常用药物：党参、五味子、麦冬、白术、茯苓、玉竹、藿香、木香、葛根。

（6）用法：每日 1 剂，水煎分 3～4 次口服。

（7）中成药：可选用具有益气、养阴、通络功效且有相关病症临床研究报道的药物。

（8）非药物治疗：针灸、推拿等可帮助功能恢复。

注：处方药物具体剂量应根据患儿年龄规范使用，只适用于病症的治疗，不适用于疾病的预防。

十、预防

（一）一般预防措施

保持良好的个人卫生习惯是预防手足口病的关键。勤洗手，不要让儿童喝生水，吃生冷食物。儿童玩具和常接触到的物品应当定期进行清洁消毒。避免儿童与患手足口病儿童密切接触。

（二）接种疫苗

EV-A71 型灭活疫苗可用于 6 月龄至 5 岁儿童预防 EV-A71 感染所致的手足口病，基础免疫程序为 2 剂次，间隔 1 个月，鼓励在 12 月龄前完成接种。

（三）加强医院感染控制

医疗机构应当积极做好医院感染预防和控制工作。各级各类医疗机构要加强预检分诊，应当有专门诊室（台）接诊手足口病疑似病例；接诊手足口病病例时，采取标准预防措施，严格执行手卫生，加强诊疗区域环境和物品的消毒，选择中效或高效消毒剂如含氯（溴）消毒剂等进行消毒，75％乙醇和 5％来苏对肠道病毒无效。

手足口病临床处置流程图如图 3-13 所示。

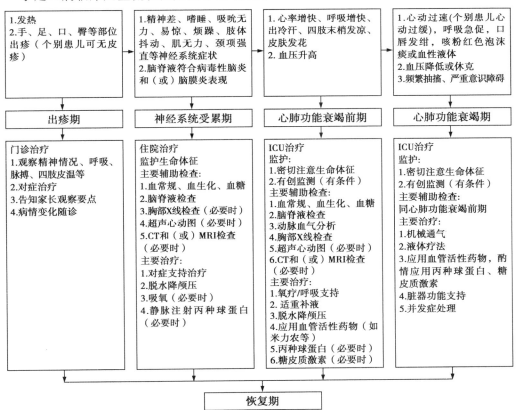

图 3-13　手足口病临床处置流程图

（二）手足口病聚集性疫情处置案例

案例❶　D区某幼儿园一起手足口病突发疫情处置

2013年6月4日到24日,D区某幼儿园出现手足口病例16例。接到疫情报告后,疾控中心工作人员前往该幼儿园进行疫情流行病学调查处置,采取了一系列措施,使疫情得到了有效控制,流行病学调查处理情况如下:

1.背景

手足口病是多种肠道病毒引起的一种常见传染病。多发生于5岁以下儿童,潜伏期为2～10天,可引起手、足、口腔等部位的疱疹。少数患者可引起心肌炎、肺水肿、无菌性脑膜脑炎等并发症。引起手足口病的肠道病毒包括肠道病毒71(EV71)和A组柯萨奇病毒(CoxA)、埃可病毒(Echo)的某些血清型,其中EV71型传染性强,易引起重症病例。5月26日发生首例病例,至7月7日最后一例病例出现,历经40天,共出现患儿和可疑患儿30名,无死亡病例,罹患率为15%。教职工和保健老师均未发病。

2.组织调度

接到疫情报告后,区县疾控中心工作人员立即深入现场进行流行病学调查,采取了以下预防控制措施:对临床确诊病例及疑似病例进行隔离治疗,家人负责护理,对密切接触者进行医学观察,若出现手足口病疑似症状,立即就诊。从6月25日开始,全园闭园2周。如2周内出现续发病例,延迟1周;进一步加强园内消毒工作,对儿童玩具、教学用具及餐饮用具进行消毒;对儿童被褥进行暴晒消毒;对上下楼扶手、楼梯进行消毒;对园内厕所、室内空气及外环境进行消毒;对儿童经常玩耍的广场内玩具设施进行消毒。在手足口流行期间,尽量减少儿童在广场内集体游玩的机会;做好医院的预检分诊工作,避免院内感染的出现;教育儿童养成正确洗手、勤洗手的好习惯。

3.现场调查

该幼儿园位于甲市D区,共有班级8个,其中大、中班各3个,小班2个,共有学生200名。教职工15名,保健大夫1名。幼儿园分上下两层,其中一楼为小班,二楼为中班和大班。每层都有独立的洗手池,一楼大厅为公共娱乐场所。幼儿园每天早上进行晨检,建立了相应的卫生制度和消毒隔离制度。

4.流行病学调查结果

搜索2013年5月20日至7月9日的该幼儿园发生的确诊病例(经过实验室检测,肠道病毒阳性者)、可疑病例(凡该幼儿园中手、足、舌、两颊及臀部等有可疑皮疹、疱疹,发热或精神状态差的儿童)、临床病例(具有手足口病临床表现的可疑病例)。

采用统一的个案调查表对该幼儿园老师、手足口患儿、疑似患儿及其家长进行面对面访谈,了解其基本信息、临床症状、可疑危险因素等。选择与患儿年龄相符的儿童作为对照组进行流行病学调查,同时对幼儿园园区的卫生状况、教室分布情况、洗手池使用情况及通风情况进行调查。

发病时间为5月份2例,26日1例,30日1例,6月份共出现25例,6月22日和6月23日分别出现3例,达到高峰,具体如图3-14所示。6月26日和6月27日分别出现2例,其余时间均为1例。7月份共3例,7月3日1例,7月6日1例,7月7日1例,进入收尾阶段。30名发病儿童中,男孩16人,罹患率为8%,女孩14,罹患率为7%,男女生的罹患率之间差别无统计学意义($p > 0.05$)。年级分布中,大班5人,其中大(一)班2人,大(二)班1人,大(三)班2人,中班21人,其中中(一)6人,中(二)班7人,中(三)班8人,小班4人,其中小(一)班2人,小(二)班2人。患儿年龄大多集中在3～5岁,其中2～3岁4人,3～4岁10人,4～5岁11人,5～6岁5人。

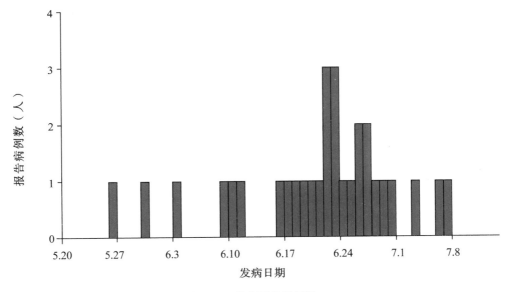

图3-14 幼儿园发病情况

30例患病儿童临床表现中,18例患儿发热,体温在37～38℃,均有手足疱疹。无发热儿童出疹部位统计显示,单一部位出疹的有7例,以手部为主;有两个出疹部位的有2例,以手、足部为主;手足口三个部位出疹的有2例;另有1例手足口及臀部均出疹(见表3-17)。

表3-17 病例主要临床表现

症状	人数	百分比
发热伴手足疱疹	18	60.00%
单一部位出疹(手部为主)	7	20.00%
两个出疹部位(手足)	2	6.67%
三个部位出疹(手足口)	2	6.67%
手足口、臀部出疹	1	6.67%

选取没有发病的30名儿童作为对照组,将可能的危险因素进行病例对照研究,结果显示:去小广场玩耍、与患儿有亲密接触均为此次手足口发病的危险因素($p < 0.05$),具体如表3-18所示。

表 3-18　病例组与对照组危险因素分析

变量	病例组	对照组	OR	χ^2	p
去小广场玩耍					
是	22	11	4.75	8.15	<0.05
否	8	19			
与患儿有密切接触					
是	20	9	4.67	8.07	<0.05
否	10	21			
有不良洗手习惯					
是	8	6	1.45	0.37	>0.05
否	22	24			

5.采集样本及病原检测结果

采集患儿、可疑患儿及对照组儿童的大便标本，采用荧光 PCR 试剂盒进行核酸检测。采集到 30 份患儿和 30 份对照组儿童的大便标本，对标本进行荧光 PCR 检测，发现 18 例患者中 11 例 EV71 病毒阳性，4 例为其他肠道病毒阳性。30 例对照组儿童中 4 例其他肠道病毒阳性，其余阴性。患儿与对照组之间 EV71 阳性率具有统计学差异（$p<0.05$）（见表 3-19）。

表 3-19　病例组与对照组病原学检测结果

组别	EV71 阳性数	EV71 阴性数	χ^2	p 值
病例组	18	12	14.06	<0.05
对照组	4	26		

6.疫情发生因素分析

暴发是指 1 周内，同一托幼机构或学校等集体单位发生 10 例及以上手足口病病例或同一自然村发生 5 例及以上手足口病病例。从流行曲线可以看出，6 月 17～24 日出现一次小的暴发，病原学检查发现，为 EV71 感染引起。综合流行病学调查、临床表现及病原学检查，本次暴发为由一起 EV71 病毒密切接触传播引起的手足口病流行。6 月 24 日疾控中心工作人员介入调查后，要求幼儿园立即关园，之后病例数稍微有所减少，但仍出现了二代病例，推测可能为潜伏期内发病或者传播途径未得到有效控制所致。

病例发病集中在 3～5 岁，可能与这个年龄段的儿童未养成良好的卫生习惯，且免疫系统未发育成熟有关。男孩罹患率为 8%，女孩罹患率为 7%，男女生的罹患率之间差别无统计学意义（$p>0.05$）。提示手足口的发病男女均易感，与国内同类报告一致。

病例主要集中在中班，对幼儿园进行环境卫生学调查发现，中班共三个班，均位于二楼且彼此相邻，三个班级共用一个洗手池和厕所。推测可能是由于共用厕所时接触到患儿的分泌物而导致园内传播。建议幼儿园增设洗手池，尽量做到每个班级洗手池分开使用,减少因密切接触导致的手足口传播。

对病例进行个案调查时发现,70%的病例居住在幼儿园附近,且80%的病例经常放学后去某小区附近的小广场玩耍。进而选取未发病的对照组儿童进行病例对照研究,显示经常去小广场玩耍、与患儿密切接触是此次手足口发病的危险因素。推测儿童在小广场玩耍时可能接触到手足口患儿的口腔分泌物等因此发病,并立即组织专业人员对小广场的玩具设施进行了消毒处理。自6月29日对小广场进行消毒后,病例数减少;自7月7日末例病例后,无新发病例出现,提示采取的措施对此次暴发有效。因此,在手足口高发期间定时对广场内玩具设施进行消毒是防控手足口病的有效措施,可以为以后的手足口防控提供参考。

7.结论

本起疫情为EV71引起的手足口病暴发,与手足口病患儿接触和去小广场玩耍为此次发病的危险因素,手足口病在园内传播的原因可能是幼儿共用洗手间引起的。

案例 2 B区某幼儿园一起临床诊断手足口病突发疫情处置

2018年6月20~26日,B区疾控中心通过疫情网络发现某幼儿园有10名幼儿临床诊断为手足口病。因该园涉及病例数已达到突发公共卫生事件信息报告标准要求,经请示区卫生行政部门同意报告突发公卫事件信息。区县疾控工作人员于26日前往该幼儿园进行疫情流行病学调查处置。

1.背景

此次疫情首例病例为某班的一名女孩孙某某,3岁,6月19日发病,20日因口腔疱疹到就诊于甲市某某医院,临床诊断为手足口病,给予抗病毒、对症治疗,医院疫情报告人员进行疫情报告。首例病例后截至25日陆续有7名儿童因口腔疱疹症状到B区某某医院就诊,临床诊断为手足口病。26日12:00,幼儿园采取停园、疫源地消毒等措施;截至26日17:00,医疗机构共计诊断报告该幼儿园10例手足口病病例,罹患率为8.33%,达到手足口病疫情暴发标准。

2.组织调度

在接到疫情报告后,针对这起疫情的现场调查情况和疫情进展,根据《手足口病聚集性和暴发疫情处置工作规范(2018版)》要求,指导幼儿园采取以下防控措施:

(1)隔离治疗病例:要求所有病例居家隔离治疗至症状消失后一周。在隔离期的患儿不要与健康儿童接触。指导家长做好患儿污染物、生活用品等消毒处理。

(2)停园:根据疫情发展,采取停园措施,进行终末消毒,6月26日起停园10天。

(3)个案流调、标本送检:区疾控中心对报告的所有病例进行了流行病学调查核实,填写手足口病个案流调表,对该园进行病例搜索,一旦发现类似病例,要求及时到医疗机构就诊并明确诊断。同时采集部分典型患儿标本进行病原学检测,明确引起本地疫情的病原学病因。

(4)病例搜索:班主任和卫生保健老师对其他健康儿童进行电话随访,了解儿童的生活情况,掌握幼儿发病和病情进展情况,发现有新发病儿童及时上报疾控中心和教育部门。

(5)消毒:指导幼儿园老师对幼儿园严格进行消毒,疾控中心派出专业人员协助幼儿园老师对该幼儿园进行全面彻底消毒。

（6）培训、措施整改：要求该幼儿园在闭园期间针对手足口病防治工作进行整改，全面做好消毒设施配备、相关人员手足口防治知识培训等各项工作。一旦复园要加强晨检、午检、缺课登记，加强幼儿活动室、玩具、日常用品、环境的消毒工作，加大日常消毒频次，并做好登记。注意室内通风。

（7）宣传教育：通过张贴宣传画、发放宣传单等方式，做好家长的说明解释工作，避免引起社会恐慌。

（8）疫情报告：事件发生后，区疾控中心立即向市疾控部门、区卫生行政部门做了报告。根据《国家突发公共卫生事件相关信息报告管理规范》的要求，经请示区卫生行政部门同意，疾控中心已于6月26日进行了突发性公共卫生事件信息网络直报。

3.现场调查

经过现场查看，该幼儿园位于某某路，是一所民办幼儿园。现有5个班（1班、2班、3班、4班、5班），混龄（3～6岁），共有托幼儿童120名，大部分儿童居住在周围小区，教职工28名。班级空间设计是每个班有独立的活动室、寝室和就餐室，每一楼的班级共用一个卫生间（三层楼），卫生间入口悬挂孩子们的擦手小毛巾，一楼为3班和4班，二楼为1班、2班和5班，三楼为共用的大活动室。园区有保健医生进行晨检、午检工作，园内整体环境尚可，日常消毒措施包括84消毒、紫外线消毒等，欠缺传染病防控宣教工作记录。

4.流行病学调查及分析

此幼儿园儿童主要来源是周围小区的孩子，住址以某某街道办事处为主，10病例中8例病例居住地址为某某街道办事处（80.0%），某某2街道办事处1例（10.0%），某某3街道办事处1例（10.0%）。

首例病例于6月19日出现症状，自述未接触已知手足口患者或其他传染患者。20日共诊断报告2例病例，占发病总数的20%。24日1例出现症状，25日进入发病高峰，5例出现症状，25日共诊断报告6例病例，占发病总数的60%；26日2例出现症状，26日共诊断报告2例病例，占发病总数的20%；27日起至今未出现新发病例，具体如图3-15所示。

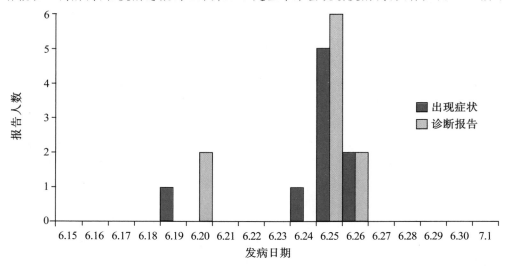

图 3-15　病例发病和诊断报告的时间分布

10例手足口病病例中,男孩8例,女孩2例,男孩手足口病罹患率为11.3%,女孩手足口病的罹患率为4.1%,男、女病例性别比为4∶1,男女儿童手足口病罹患率差异无统计学意义($\chi^2=1.960,p=0.162$)。幼儿园儿童年龄范围为3～6岁,其中3岁儿童手足口病罹患率为18.2%(4/22),4岁儿童手足口病罹患率为8.5%(6/71),5～6岁儿童无病例发生。不同年龄儿童手足口病罹患率无统计学差异($\chi^2=5.249,p=0.154$)。

10例病例分布于幼儿园的4个班,其中3班3例病例,罹患率为12.5%(3/24),4班1例病例,罹患率为4.3%(1/23),1班2例病例,罹患率为10.0%(2/20),2班4例病例,罹患率为16.7%(4/24),5班未出现病例。不同班儿童的手足口罹患率无统计学差异($\chi^2=5.915,p=0.206$)。4例病例所在班位于一楼,罹患率为8.5%(4/47),6例病例所在班位于二楼,罹患率为8.2%(6/73),两层楼的罹患率无统计学差异($\chi^2=0.003$,$p=0.955$)。

10例病例的临床症状均为口腔疱疹或溃疡,无发热或手、足等皮疹症状。1例病例到甲市某某医院就诊,临床诊断为手足口病,9例病例到B区某某医院就诊,临床诊断为手足口病,10例病例均在家隔离服用抗病毒药物治疗,恢复状况良好,无后遗症。

5.采集样本及病原检测结果

区疾控中心在疫情发生后及时对发病在3天内的5例病例采集粪便标本,送至甲市疾控中心实验室检测,核酸检测结果显示5例标本均为其他肠道病毒(一)、EV71型(一)、CoxA16(一)。

6.疫情发生因素分析

病毒可能是外来传染源引入,幼儿园卫生保健老师陈述晨午检发现可疑口腔疱疹病例时,询问得知周末在小区跟其他孩子一起玩耍。由于每层楼层共用一个卫生间,发生首例病例后,为疾病在不同班级间的传播提供了条件,容易出现多个班疫情蔓延的现象。幼儿园孩子居住地址集中,可能存在病例孩子潜伏期和健康孩子玩耍的情况,加重疫情蔓延。幼儿园的传染病防控园内培训和宣传教育工作记录欠缺,可能存在面向园内老师、孩子和家长的宣教工作不到位的情况。

鉴于肠道病毒通用引物阴性,且病例仅有口腔疱疹,无发热及手足皮疹症状,本次疫情可能为其他消化道病毒引起;也可能由于病毒载量较小,采集标本时病例已自愈。

7.疫情处置评估

经过采取以上积极措施,疫情得到有效控制。以手足口病最长潜伏期推测本次疫情,该园17日未发生新病例后已经复课。虽然本次疫情未确诊为手足口病,但基本可以确定为某种消化道病毒引起。建议幼托机构:

(1)严格落实晨午检和缺课追踪,一旦发现发热、皮疹等患儿,要及时就医并隔离管理。对患儿所用的物品及环境进行消毒处理。

(2)对公共区域定期清洁通风,对门把手、楼梯扶手、桌面、便器按钮、电梯按钮、上下床扶手等接触频繁部位定期消毒。保持厕所卫生,每日进行消毒。

(3)定期对儿童玩具、水杯、毛巾、餐具等个人生活用品进行清洗消毒。

(4)采用儿歌、动画、做游戏等儿童易接受方式,教育儿童养成饭前、便后、外出玩耍后及时正确洗手,不混用毛巾、水杯等良好卫生习惯。

(5)清洁人员做好个人防护,正确配制消毒液,规范开展环境、物品的清洁与消毒,防止交叉感染。

（6）发现短期内病例增多时，应及时报告辖区疾控机构，并配合落实相关防控措施。

编者注

引起手足口病的肠道病毒具有较强的耐酸性，但不耐紫外线、不耐热，对去氯胆酸盐类物质和乙醚敏感性较低。甲醛、碘酒、氧化剂以及部分含氯物质对该病毒的清除和抑制作用也比较明显。医用来苏水和医用酒精基本上不会对该病毒起到任何抑制作用。手足口病的消杀与常见病毒不同，通常采用紫外线、足够浓度的含氯消毒剂以及高温或沸水蒸泡来进行。

手足口病容易引起托幼机构、家庭聚集性疫情，扩散蔓延较快，需引起重点关注。高发季节基层疾控机构需密切关注疫情动态，及时对聚集性疫情进行调查处理，联合教育部门加强对托幼机构、小学等重点单位进行督导。一旦发生聚集（暴发）疫情，要严格按照规定落实停班、关园措施，并加强停课儿童的管理，控制社区传播。同时，要加强农村和社区散居儿童预防控制工作，切实将防控措施落实到位，降低发病。

手足口病一般症状轻微，但 EV-A71 型引起重症或死亡的风险较大，一旦发现该分型需引起足够重视。如存在重症高危因素建议提前接种 EV-A71 型疫苗。医院诊断时大多不进行病毒分型检测，建议基层疾控部门条件许可时在高发季节对辖区内手足口病患者进行定期抽检，了解病毒型别分布，防止重症风险。

十一、腺病毒

（一）腺病毒疫情处置要点［资料来源：《儿童腺病毒肺炎诊疗规范（2019 年版）》（国卫办医函〔2019〕582 号）（节选）］

人腺病毒（human adenovirus，HAdV）肺炎是儿童社区获得性肺炎中较为严重的类型之一，多发于 6 个月至 5 岁儿童，部分患儿临床表现重，肺外并发症多，重症病例易遗留慢性气道和肺疾病，是目前造成婴幼儿肺炎死亡和致残的重要原因之一，需要高度关注。腺病毒肺炎占社区获得性肺炎的 4%～10%，重症肺炎以 3 型及 7 型多见。

人腺病毒感染潜伏期一般为 2～21 天，平均为 3～8 天，潜伏期末至发病急性期传染性最强。有症状的感染者和无症状的隐性感染者均为传染源。

传播途径包括：

（1）飞沫传播：是呼吸道感染腺病毒的主要传播方式。

（2）接触传播：手接触被腺病毒污染的物体或表面后，未经洗手而触摸口、鼻或眼睛。

（3）粪口传播：接触腺病毒感染者的粪便。腺病毒肺炎最常发生于 6 个月至 5 岁，尤其是 2 岁以下儿童。患慢性基础疾病和免疫功能受损者（如器官移植、HIV 感染、原发性免疫缺陷等）更易发生重症。

目前发病机制尚未完全阐明，认为与腺病毒本身以及诱发机体的炎症反应有关，其引起的肺部和全身炎症反应较其他病毒更重，可发展为多脏器功能衰竭。腺病毒和炎性介质可引起支气管和细支气管黏膜水肿，充血，坏死脱落，坏死物阻塞管腔；同时引起黏液分泌增加，阻塞管腔。支气管和细支气管周围以及管壁、肺泡壁、肺泡间隔和肺泡腔内有中性粒细胞、淋巴细胞等炎性细胞浸润。严重者可破坏弹力纤维、软骨和平滑肌,使气道失去正常结构。

起病急,常在起病之初即出现 39 ℃ 以上的高热,可伴有咳嗽、喘息,轻症一般在 7～11 天体温恢复正常,其他症状也随之消失。重症患儿高热可持续 2～4 周,以稽留热多见,也有不规则热型,一些患儿最高体温超过 40 ℃。呼吸困难多始于病后 3～5 天,伴全身中毒症状,精神萎靡或者烦躁,易激惹,甚至抽搐。部分患儿有腹泻、呕吐,甚至出现严重腹胀。少数患儿有结膜充血、扁桃体有分泌物。体格检查肺部细湿啰音多于 3 天后出现,可伴有哮鸣音。

重症患儿一般情况差,面色苍白或发灰,精神萎靡或者烦躁,容易激惹,呼吸增快或困难,口唇发绀,鼻翼扇动,三凹征明显,心率增快,可有心音低钝,肝脏肿大,意识障碍和肌张力增高。

血液常规和生化检查:

(1)血常规。白细胞可正常、升高或下降。

(2)C 反应蛋白(CRP)。可正常或升高,HAdV-3 型感染儿童的血清 CRP 水平较其他型更高。

(3)降钙素原(PCT)。重症患儿 PCT 可＞0.5 ng/mL。

(4)其他。HAdV-7 型易出现贫血、血小板减少和肝肾功能受损。合并心肌损伤者肌酸磷酸激酶同工酶、肌钙蛋白或肌红蛋白升高,危重患儿更明显。

一般轻型腺病毒肺炎的炎症反应不突出,白细胞计数正常或降低,以淋巴细胞分类为主,CRP 正常。而重症腺病毒肺炎的炎症反应强烈,在病程中常见白细胞计数升高并以中性粒细胞为主,CRP 和 PCT 升高,但起病初期 3 天内,一般白细胞计数和 CRP 正常,而PCT 可升高。

病原学检查:

(1)病毒分离和血清学鉴定。传统的病毒分离和血清分型方法虽是诊断腺病毒的金标准,但不适于临床早期诊断。

(2)抗原检测。针对腺病毒衣壳六邻体抗原进行检测,多采用免疫荧光方法,标本为鼻咽抽吸物、鼻咽拭子、痰液及肺泡灌洗液,发病 3～5 天内检出率最高,重症病例 2～3 周仍可阳性。

(3)PCR 检测。比传统的病毒培养和病毒抗原检测敏感性更高,标本为鼻咽拭子或痰液、支气管肺泡灌洗液等。实时定量 PCR 可对病毒进行定量分析,帮助预测病情严重程度。

(4)其他方法。宏基因测序在诊断腺病毒感染以及分型方面具有优势,但价格昂贵,结果需要专业人员判定,不推荐常规开展。该方法主要用于特殊人群如合并基础疾病、免疫缺陷病、其他方法检测阴性或病情危重以及混合感染需尽早明确病原的患儿,结果判断必须结合临床。

诊断:

根据流行病学史、临床和影像学表现以及腺病毒病原学进行诊断。强调在病原学诊断之前根据临床表现对本病进行早期识别,并及时进行病原学检查,采取隔离措施以及恰当的经验性治疗。若当地有腺病毒感染病例,高热持续 3 天以上、面色苍白、精神反应差、肺部有啰音、心率增快,应当高度警惕本病的可能,尽早行病原学检查,以早期诊断。

防控措施：

腺病毒肺炎患儿应当隔离治疗。临床疑似病例应当单间隔离，确诊病例可以同时安置于多人房间，床间距＞1 m。患者的活动应当尽量限制在隔离病房内，原则上不设陪护。其他措施包括：

(1)隔离病房应当设立明确的标识，通风良好，房门必须随时保持关闭，有专用的卫生间、洗手池，配备方便可取的手消毒剂。

(2)腺病毒在一些物体(如水槽和毛巾)的表面可存活较长时间，且其对酒精、乙醚等常用消毒剂不敏感。因此，被腺病毒污染的物体表面和器具需要使用含氯、过氧乙酸等的消毒剂消毒或采用加热消毒处理。

(3)听诊器、温度计、血压计等医疗器具应当专人专用，非专人专用的医疗器具在用于其他患者前，应当进行彻底清洁和消毒。

(4)每一患者食具和便器应当专用。

(5)医务人员在接诊、救治和护理 HAdV 感染疑似病例或确诊病例时，应当做好个人防护，严格执行标准预防，接触隔离和飞沫隔离措施，落实手卫生。

(二)腺病毒聚集性疫情处置案例

案例❶ B 区某小学一起腺病毒暴发疫情处置

2017 年 10 月，B 区疾病预防控制中心接某小学卫生保健室电话报告，称其某班级近两天发热学生突然增多，陆续有学生出现发热、头痛、咽痛等症状。B 区疾控随即赶赴该校开展了调查处置，并采取了相应的防控措施。次日上午，甲市疾控中心传染病所工作人员及 B 区疾控中心工作人员再次到该学校进行疫情的后续调查工作。

1.基本情况

该小学位于 B 区中心地带，是一所公立小学。全校分为 6 个年级 17 个班，学生共约700 人，教职工 50 人。本次疫情发生的某班有学生 46 人。学校卫生条件尚可，教室通风良好，院内设置有医务室，并有专职保健医生。

2.疫情情况

据学校有关人员介绍，该学校陆续有学生因发热、咽痛等症状请假，到处置日时已累计 35 名学生出现类似症状，均请假回家隔离治疗，到目前为止未出现新发病例。病例三间分布如下。

人群分布：35 例病例为学生，男生 13 例，女生 22 例，年龄在 7～9 岁，其中 7 岁 3 例、8 岁 16 例、9 岁 16 例。

班级分布：三年级 1 班 20 例、三年级 1 班 6 例、二年级 3 班 6 例、三年级 1 班 3 例。

时间分布：16 日 5 例、17 日 10 例、18 日 4 例、19 日 7 例、20 日 6 例、22 日 3 例。

35 名病例均有发热，伴有头痛、咽痛、全身酸痛、流鼻涕等症状，最低体温 37.5 ℃，最高体温 40 ℃。病例在家隔离服药治疗或医院输液治疗，病情恢复良好，未出现住院病例。首发病例出现 21 日后，35 名学生全部痊愈返校。

3.病原学监测结果

B 区疾病预防控制中心对在校的 10 例病例采集了咽拭子标本，并送甲市疾控中心进行检测。经甲市疾病预防控制中心病毒所检测,10 份标本的腺病毒检验均为阳性。

4.结论与分析

本次疫情因学校对学生发热症状监测不严格,导致疫情出现一定扩散后才上报。但在报告后,疾控部门及时进行调查处置,学校及时要求学生进行居家隔离治疗,防止了疫情的进一步扩散。由于腺病毒并非法定传染病,因此依赖于学校症状监测系统进行早期发现。为防止以后类似疫情再次发生,建议学校及其校医院加强传染病症状监测系统的培训与管理,同时针对本次暴发疫情提出以下措施:

(1)建议发生病例的班级加强消毒强度和频次,教室加强开窗通风。学校建立健全晨检及缺课原因追踪制度,并做好相关记录,发现有发热、咽痛症状的学生,及时劝其去医院诊治,痊愈后方可返校。发现聚集性病例,及时上报当地卫生和教育部门。

(2)建议学校暂停各班交叉的社团活动,避免疫情进一步扩散。疫情期间给家长做好宣传解释工作,避免引起恐慌。学校开展流感等传染病预防知识宣传教育,提高师生对传染病的认识。促使学生养成良好的生活习惯,如合理饮食,加强体育锻炼,保证充足的睡眠,以增强体质。

(3)为了便于疫情控制需要,疾控中心及时加强跟教育局沟通联系,及时通报疫情情况。

(4)今后学校出现聚集性发热病例疫情时,应尽早向当地卫生和教育部门报告,及时采取防控措施,以减少疫情扩散。

编者注

腺病毒(adenovirus)核酸为线性双链 DNA,共 36 kb(kilobase)。衣壳为 20 面体立体对称的结构,直径为 70~90 nm,由 252 个蛋白亚单位和纤维组成,其中 240 个是具有 α 抗原的六邻体(hexon),剩余 12 个为五邻体(penton),位于 20 面体顶端;五邻体具有向外伸展的纤维,纤维末端具有一个顶球。邻体基底具有 β 抗原,可使细胞从生长处脱落,引起细胞病变。向外伸展的纤维具有 γ 抗原,可根据其凝集大白鼠或恒河猴红细胞的活性进行分型。

腺病毒分为感染鸟类和哺乳动物的两个属,其中可感染人类的腺病毒称为人类腺病毒分为 A~G 共 7 个组,每一组包括若干血清型。不同腺病毒感染的器官不同。其中与呼吸道疾病相关的腺病毒主要为 B、C 和 E 组腺病毒,B 组中的 7 型和 3 型为我国呼吸道腺病毒的主要感染型,C 组的 1 型和 2 型主要分布在我国南方地区,55 型也逐渐在我国流行。病毒性胃肠炎主要由 F 组的 40 型和 41 型引起。

约 5% 的儿童急性上呼吸道感染由腺病毒引起,腺病毒感染是小学等儿童聚集场所需要特别注意的公共卫生事件。不过腺病毒感染后多为自限性,症状相对较轻,对应症状进行治疗和支持治疗即可。但 2022 年 3 月 31 日,英国苏格兰报告了 5 例不明原因重症肝炎儿童。此后,英美等 35 个国家陆续报告了 1000 多例不明原因儿童肝炎。其中部分病例需开展肝脏移植;少数病例有生命危险。2023 年 3 月 30 日,《自然》(Nature)杂志同期 3 篇独立研究论文用证据表明,该不明原因儿童肝炎与 2 型腺相关病毒(adeno-associated virus 2,AAV2)有关。因此,腺病毒虽非法定报告传染病,但对儿童腺病毒感染也不能掉以轻心;尤其是学校等儿童聚集性场所应尽量减少腺病毒的传播,以防止类似并发症的发生。

十二、水痘

（一）水痘聚集性疫情处置要点

水痘是一种全球分布的高传染性病毒性疾病。致病原为疱疹病毒科双链 DNA 水痘-带状疱疹病毒（varicella-zoster virus，VZV），仅一种血清型，人是唯一自然宿主。病毒通过空气飞沫或直接接触传播，通过鼻咽部黏膜进入人体，潜伏期通常为 14～16（10～21）天，全年皆可发病，以冬春季多见，易在托幼机构、中小学校等集体单位暴发或流行。临床特点为小疱皮疹伴瘙痒，通常起始于头面部并逐渐扩散至躯干和四肢，早期可有发热和不适。一般 7～10 天皮疹逐渐干枯结痂并消失。通常是一种良性的儿童期疾病，但有时会并发肺炎或脑炎，导致永久的后遗症或死亡。水痘并发症和死亡常见于成人，健康成年人病死率高出 5～9 岁儿童 30～40 倍。患者出疹前几天至疱疹结痂期间都具有传染性且传染性极强，接触者易感时续发率约 90％，因此，温带地区成年人水痘血清学检测大多数呈阳性。免疫功能正常者自然感染后会产生终身免疫，诊断性检测时使用病毒膜蛋白和糖蛋白血清抗体，但血清抗体并不表示具有免疫力。有抗体的人群中约 20％没有检测到细胞介导的 VZV 免疫，未测出抗体的人群也可能因为细胞介导免疫完整而具备免疫力。

10％～20％的病例在症状消失后，病毒仍停留在感觉神经中枢，以后会出现沿神经分布成簇状的小疱疹，即带状疱疹。约 15％的患者会出现患处疼痛或麻木，有时会导致永久性神经痛，免疫缺陷患者可能会致命。带状疱疹发病时也有传染性。

（二）水痘聚集性疫情处置案例

案例 ❶　甲市一起小学水痘暴发疫情调查

2021 年 6 月 15 日，甲市 E 区在疫情系统中上报一起学校水痘疫情。经核实，甲市某某医院于 6 月 10～14 日报告某某学校 10 例水痘病例，达到突发公共卫生事件上报和处置标准。为防止疫情扩散，疾控中心工作人员立即赴现场开展现场调查和疫情处置。

1.学校基本情况

报告病例学校为某某学校，校址位于 E 区某某街道办事处驻地，有 3 个年级（小学二至四年级），58 个教学班，学生 2557 人，教师 142 人。教学楼分四层，一层为二年级，二层为三年级，三层和四层为四年级，其中四年级 1～8 班在四层。

学校每层均有教职工专用洗手间，洗手间配洗手液，每层有公用热水接水点。教室所有学生如厕需要到操场东南角集体开放蹲式厕所，前往查看洗手池处洗手液盒子均已空，无洗手液添加。

2.调查处理经过

经分析，E 区自 2021 年 4 月份以来水痘病例报告显著高出既往 3 年、5 年平均发病水平。对某某街道某某社区水痘发病情况分析发现，2021 年 3 月中旬以来社区内有零星散在发病，一直持续至 5 月底，6 月聚集为某某学校暴发，具体如图 3-16 所示。

（1）病例定义和病例搜索

本次调查的可能病例定义为：2021 年 1 月 1 日至 6 月 15 日，该学校师生中出现发热、特征性皮疹等症状者，或经任何医疗机构怀疑为水痘的病例。对 10 例病例进行流行病学调查，采集 9 例病例血清标本送市级实验室进行 IgM 检测。病例搜索主要通过以下方式进行：询问学校班级老师学生缺课、请假情况；查阅学校缺勤、缺课记录；搜索查阅本区中国疾病预防控制信息系统。经询问该校卫生老师，既往未关注到聚集性水痘发病。

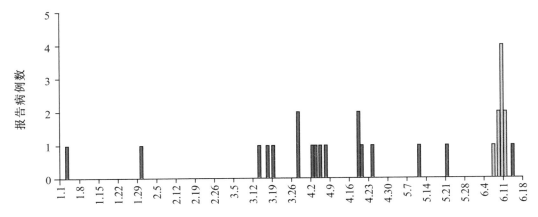

图 3-16　2021 年疫情暴发学校及所在社区水痘发病情况

（2）病例流行病学调查和处置

当前该校 10 例报告病例中 9 例居住在某某小区，1 例居住在某某 2 小区，9 例病例在小区内居住地点较为分散，无明显聚集。对 6 月 7 日首发病例进行调查，父母电话告知班主任其于 6 月 9 日 21:00 于甲市某某医院就诊，诊断为疑似水痘病例。

人群分布：6 名女生，4 名男生；均为 10～11 岁儿童。

班级分布：9 例为四年级 7 班，1 例为 6 班，7 班 9 例学生座次相对分散。

发病时间分布：10 例病例发病时间集中在 6 月 7～11 日，其中 6 月 10 日发病 4 例，具体如图 3-17 所示。

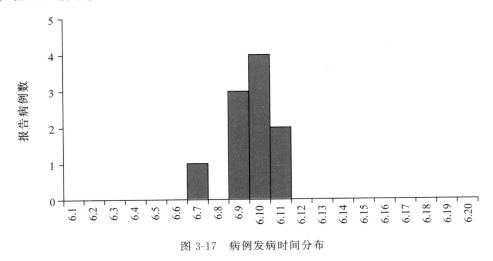

图 3-17　病例发病时间分布

对 10 例病例进行流行病学调查，发现病例临床症状表现均以出疹（10/10）、发热为主

（5/10），具体如表 3-20 所示。

表 3-20　10 例水痘病例的临床症状、体征

症状	病例数（$n=10$）	比例
皮疹	10	100%
发热	5	50%
食欲不振	1	10%
咽痛	1	10%
其他（瘙痒等）	4	40%

（3）水痘疫苗免疫史情况

通过班级老师组织收集该校学生在本次暴发前接种水痘疫苗的情况，未能提供接种证、准确接种时间的学生，根据姓名和出生日期从预防接种信息管理系统中查询补充水痘疫苗接种史信息。

某某学校学生水痘疫苗接种覆盖率约为 81.06%，完成 2 剂次接种 35.41%，随年级升高 2 剂次水痘疫苗接种率呈下降趋势，具体如表 3-21 所示。对四年级发病楼层进行重点调查和分析：至少接种 1 剂次水痘疫苗占 76.60%，完成 2 剂次水痘疫苗接种仅占 27.02%。各班接种率水平不一，具体如表 3-22 所示。

发病的 10 名病例中，未接种水痘疫苗 7 名，接种 1 剂次水痘疫苗 3 名，完成接种 2 剂次水痘疫苗 0 人。

表 3-21　某某学校各年级水痘疫苗接种史情况

	n	既往水痘疫苗接种史							无免疫史者既往患水痘
		至少1剂	1剂	2剂	无	不详	至少1剂	完成2剂	
一年级	1077	936	325	615	113	28	86.91%	57.10%	17
二年级	927	791	348	443	114	22	85.33%	47.79%	21
三年级	846	678	370	308	113	55	80.14%	36.41%	15
四年级	720	558	58	200	131	31	77.50%	27.78%	22
五年级	675	547	377	170	97	31	81.04%	25.19%	13
六年级	445	343	254	89	47	55	77.08%	20.00%	12
七年级	408	297	239	58	91	20	72.79%	14.22%	17
八年级	339	257	215	42	70	12	75.81%	12.39%	17
合计	5437	4407	2486	1925	776	254	81.06%	35.41%	134

表 3-22 发病楼层四年级 1～8 班学生水痘疫苗接种史

	n	既往水痘疫苗接种史							无免疫史者既往患水痘
		至少 1 剂	1 剂	2 剂	无	不详	至少 1 剂	完成 2 剂	
1 班	45	33	20	13	11	1	73.33%	28.89%	3
2 班	44	4	23	11	7	3	77.27%	25.00%	2
3 班	45	35	22	13	7	3	77.78%	28.89%	1
4 班	45	6	22	14	9	0	80.00%	31.11%	0
5 班	44	31	23	8	10	3	70.45%	18.18%	2
6 班	45	35	25	10	10	0	77.78%	22.22%	1
7 班	46	34	24	10	12	0	73.91%	21.74%	3
8 班	45	37	19	18	5	3	82.22%	40.00%	1
合计	359	275	178	97	71	13	76.60%	27.02%	13

（4）实验室结果

经甲市疾控中心病毒实验室血清学检测，9 例病例的 IgM 抗体均为阳性。

3. 结论与分析

经流行病学调查、免疫史核对和实验室检测，基本可以确定本次疫情是由于水痘-带状疱疹病毒在未完成完整免疫接种的学生中传播导致。本次疫情处置中发现，1 针疫苗有效性约在 70% 左右，2 针疫苗有效性为 100%，可见防控水痘聚集性疫情的重点在加强水痘疫苗接种覆盖率上。

4. 采取措施

（1）控制和隔离传染源

6 月 11 日 E 区疾控中心在疫情网发现 4 例病例时，已建议发病班级停课 2 周，所有患病学生隔离治疗（至皮疹全部结痂为止），并密切关注该班级全部学生身体状况，嘱家长若发现学生出现发热、出疹等症状及时就医并向老师报告。

（2）开窗通风，环境卫生消杀

发病班级进行彻底消毒，同时做好其他班级、食堂等公共场所的清洁消毒工作。桌面、地面、门把手等用 84 消毒液擦拭消毒，室内开窗通风，紫外线消毒。

（3）密切监测在校学生和教师健康状况

落实晨午检、缺课原因追踪制度，以班为单位做好登记。发现发热、出疹等症状的学生及时通知家长带去医院诊治，避免带病上课。出现聚集性疫情及时向属地防疫部门报告，并及时向教育部门通报疫情情况。

（4）做好健康宣教

开展水痘、流感等呼吸道传染病预防知识宣传，做好师生、家长的健康教育，提高防护意识，避免恐慌情绪。进一步提醒学校和社区做好学生接种证查验和疫苗补种工作，如需查验技术指导疾控部门可给予培训师资培训支持。

5.发现的问题及建议

（1）校内感染可能性大,应密切关注后续发病情况

该起疫情集中在一个班,仅1例在隔壁班,经询问发病病例现住址相对分散,放学后较少外出,无共同小饭桌或辅导班暴露史,校内感染可能性大。考虑该校学生水痘疫苗接种率较高,可能首发病例症状不明显而未被发现。发病病例中5例无发热,仅有出疹症状,早期家长以为粉刺,经老师提醒为水痘时才就诊。

（2）进一步加强学校缺课登记制度和家长对疫苗接种的重视程度

在调查现场发现,学校和家长对于水痘疫情发生后的处理较为谨慎和及时,如环境消杀和隔离停课等。但学校未能提供缺课登记,家长对接种史的重视程度也不够。预防接种证是儿童接种记录凭证,家长应妥善保管以备今后在入托入学或出国时查验。

（3）水痘疫苗接种率尤其是完成两剂次接种比例较低

本地调查发现,全校学生一剂次水痘疫苗接种率为80%左右,2剂次约为35%,距离有效阻断水痘传播的免疫屏障要求仍有差距。当前水痘疫苗不在入托入学查验范围,因此,完成2剂次接种者较少,需要加强健康宣教以提高家长对水痘疫情的认识和疫苗接种重视程度。

（4）免疫预防管理和服务方面仍需优化和完善

此次免疫史调查,在免疫规划信息系统平台核对部分学生接种史时发现:有学生电子接种档案仅含有狂苗或流感记录,或两份档案中一份含常规免疫接种记录,一份仅含狂苗接种记录(为狂犬疫苗门诊新建档接种)。反映出当前免疫预防管理方面现况:流动儿童异地接种不规范,狂犬暴露处置门诊和常规门诊分开管理导致重复建档等。建议今后不论成人儿童、不论常规或狂犬暴露处置门诊,均要在系统中查询确认无档后,方可重新建档,并对儿童既往接种史予以补录,提醒受种者补种未种疫苗。

（5）经验教训

对病例流调、现场环境查看及问询时机转瞬即逝,应做到提前准备、一次性询问完全。譬如此次流调病例时小饭桌、辅导班信息可添加进去,向老师询问学校班级分布和学生分布时可随时录音记录等。

编者注

水痘作为非法定传染病,其症状较轻且可自愈。除小心复发带状疱疹外,只处理聚集性疫情即可。水痘传染性极强,防控较难。本次案例处置可见接种两剂次的儿童无一发病,因此预防的重点在于加强水痘疫苗接种覆盖率上。如已突发水痘聚集性疫情,可采取建议发病班级停课,患病学生隔离治疗,发病班级、食堂等公共场所清洁消毒,监测在校师生健康状况、疫苗补种等措施来控制疫情进一步发展。

十三、猴痘

（一）猴痘疫情处置要点

猴痘是一种由猴痘病毒(monkeypox virus,MPXV)感染所致的人兽共患病毒性疾病,临床上主要表现为发热、皮疹、淋巴结肿大。该病主要流行于中非和西非。2022年

5月以来,一些非流行国家也报道了猴痘病例,并存在社区传播。2022年9月,我国报告首例猴痘输入病例,2023年6月以来,我国多个省份先后报告多例猴痘病例,引发新增本土续发疫情和隐匿传播的风险较高。

1.病原学

猴痘病毒归类于痘病毒科正痘病毒属,是对人类致病的四种正痘病毒属之一,另外三种是天花病毒、痘苗病毒和牛痘病毒。电镜下猴痘病毒颗粒呈砖形或椭圆形,大小为200 nm×250 nm,有包膜,病毒颗粒中有结构蛋白和DNA依赖的RNA多聚酶,基因组为双链DNA,长度约197 kb。猴痘病毒有两个分支:分支Ⅰ曾称为中非分支或刚果盆地分支;分支Ⅱ曾称为西非分支,包括Ⅱa和Ⅱb两个子分支。引发2022年全球非地方性流行区猴痘暴发疫情的毒株为Ⅱb分支,目前我国报告发现的毒株序列均属于Ⅱb分支。

猴痘病毒的主要宿主为非洲啮齿类动物(包括非洲松鼠、树松鼠、冈比亚袋鼠、睡鼠等)。猴痘病毒耐干燥和低温,在土壤、痂皮和衣被上可生存数月。其对热敏感,加热至56 ℃ 30分钟或60 ℃ 10分钟可灭活;紫外线和一般消毒剂均可使之灭活;对次氯酸钠、氯二甲酚、戊二醛、甲醛和多聚甲醛等敏感。

2.流行病学

猴痘病毒的宿主尚不明确,目前认为非洲啮齿类动物(非洲松鼠、树松鼠、冈比亚袋鼠、睡鼠等)可能为其自然宿主。传染源包括猴痘病例及感染的啮齿类动物、猴和猿等灵长类动物。

猴痘病毒主要经黏膜和破损皮肤侵入人体,主要通过直接接触病例的病变皮肤或黏膜传播,亦可通过接触被病毒污染的物品、长时间近距离吸入病例呼吸道飞沫传播,接触感染动物的呼吸道分泌物、病变渗出物、血液及其他体液,或被感染动物咬伤、抓伤感染传播。

人群普遍易感,接种过天花疫苗者对猴痘病毒存在一定程度的交叉保护力。2021年以前的猴痘疫情主要在中非和西非地区呈地方性流行,主要通过接触感染动物传播,所引发的人传人疫情传播链较短,主要为儿童及青壮年的散发病例及聚集性疫情,通过家庭或旅行方式偶尔播散至其他国家和地区。2022年5月以来全球多国暴发的疫情主要在男男性行为(MSM)人群中经性接触传播,大部分病例为青壮年男性,通过大型聚会以及后续在社区的MSM人群扩散,并传播至全球多个国家和地区。

3.临床特征

(1)潜伏期:5~21天,多为6~13天。

(2)传染期:病例出现症状后至皮疹结痂自然脱落并形成新皮肤前具有传染性。有调查提示一些病例可能在出现症状前1~4天存在传染性。

(3)早期症状:可出现发热、头痛、背痛、肌痛和淋巴结肿大等。

(4)皮疹和黏膜疹:通常在热退后出现,有些病例可出现在全身症状之前。皮疹发生常经过斑疹、丘疹、水疱、脓疱、结痂至痂皮脱落几个阶段,不同形态的皮疹可同时存在,可伴有明显痒感和疼痛,可累及口腔咽喉黏膜、肛门、生殖器、结膜和角膜等。痂皮脱落后可遗留红斑或色素沉着甚至瘢痕,瘢痕持续时间可长达数年。

(5)病程及严重程度:猴痘病程为2~4周,免疫力低下患者的病程可能较长。猴痘为自限性疾病,大多数病例症状会自行消失,也有重症和死亡发生,主要为儿童、孕妇和免疫力低下人群。2022年以来全球多国猴痘暴发疫情中,大多数病例临床表现较轻,部分病例无全身症状,皮疹仅限于生殖器、肛门直肠黏膜部位,死亡病例主要为未得到治疗的艾滋病病毒感染者等免疫力低下人群。2022年以来全球非地方性流行区病例的病死率约为0.1%。西非分支病死率约3%,刚果盆地分支病死率约10%。

4.实验室检查

猴痘病毒核酸检测首选皮肤或黏膜病变部位标本,可同时采集口咽拭子标本。各省首例猴痘确诊病例标本应送中国疾控中心病毒病所进行复核;本土疫情中的首发或早期确诊病例、与早期病例有流行病学关联的关键确诊病例、感染来源不明的本土确诊病例、境外输入确诊病例阳性标本等,荧光定量PCR检测Ct值≤32时进行病毒基因测序。所有测序原始数据、组装序列及测序样本送检单应在获得序列48小时内报送中国疾控中心病毒病所进行汇总、分析。以上确诊病例应至少采集一套标本(包括核酸检测阳性者的皮肤或黏膜病变标本、口咽拭子标本以及发病急性期和恢复期双份血清)送中国疾控中心病毒病所进行复核。

5.诊断和鉴别诊断

(1)诊断标准:出现上述临床表现者,同时具备以下流行病史中的任一项可诊断为疑似病例:①发病前21天内有境外猴痘病例报告地区旅居史;②发病前21天内与猴痘病例有密切接触;发病前21天内接触过猴痘病毒感染动物的血液、体液或分泌物。疑似病例且猴痘病毒核酸检测阳性或培养分离出猴痘病毒可诊断为确诊病例。对符合疑似病例或确诊病例标准的病例,应按相关要求进行传染病报告。

(2)鉴别诊断:主要和水痘、带状疱疹、单纯疱疹、麻疹、登革热等其他发热出疹性疾病鉴别,还要和皮肤细菌感染、疥疮、梅毒和过敏反应等鉴别。

6.治疗

目前国内尚无特异性抗猴痘病毒药物,主要是对症支持和并发症的治疗。

(1)对症支持治疗:卧床休息,注意补充营养及水分,维持水、电解质平衡。体温高者,物理降温为主,超过38.5℃者,予解热镇痛药退热,但要注意防止大量出汗引发虚脱;保持皮肤、口腔、眼及鼻等部位清洁及湿润,避免搔抓皮疹部位皮肤,以免继发感染;皮疹部位疼痛严重时可予镇痛药物。

(2)并发症治疗:继发皮肤细菌感染时给予有效抗菌药物治疗,根据病原菌培养分离鉴定和药敏结果加以调整;不建议预防性应用抗菌药物;出现角膜病变时,可应用滴眼液,辅以维生素A等治疗;出现脑炎时给予镇静、脱水降颅压、保护气道等治疗。

(3)心理支持治疗:患者常存在紧张、焦虑、抑郁等心理问题,应加强心理支持、疏导和相关解释工作,根据病情及时请心理专科医师会诊并参与疾病诊治,必要时给予相应药物辅助治疗。

(4)中医治疗:根据中医"审因论治""三因制宜"原则辨证施治;临床症见发热者推荐使用升麻葛根汤、升降散、紫雪散等;临床症见高热、痘疹密布、咽痛、多发淋巴结肿痛者推荐使用清营汤、升麻鳖甲汤、宣白承气汤等。

7.出院标准

患者体温正常,临床症状明显好转,结痂脱落。

8.疫情监测和报告

（1）监测病例定义

1）猴痘样症状者：不明原因急性皮疹（面部或口腔黏膜、四肢、生殖器或会阴、肛周等部位），伴发热（＞37.3 ℃）或淋巴结肿大者。

2）疑似病例：猴痘样症状者，发病前21天内具备以下流行病学史中的任何一项：①有猴痘病例报告地区旅居史；②有猴痘确诊病例或疑似病例接触史；③有同性性行为，或性伴有同性性行为史；④有地方性流行区可疑动物接触史。

3）确诊病例：猴痘样症状者、疑似病例及密切接触者，经实验室检测猴痘病毒核酸阳性或病毒分离阳性者。

（2）多渠道监测

1）医疗机构监测：各级各类医疗机构要开展猴痘样症状监测，尤其是皮肤（性病）科、肛肠科、艾滋病自愿咨询检测门诊等要重点关注猴痘样症状者。发现猴痘样症状者，应主动询问流行病学史，记录患者现住址及联系方式，采集标本送疾控机构进行猴痘核酸检测。具备猴痘病毒检测能力及猴痘病毒实验活动资质的医疗机构也可开展检测。

2）重点人群监测：各级各类医疗机构、疾控机构在对 MSM 等重点人群开展诊疗或检测咨询服务时，应主动询问是否有猴痘样症状及其可疑接触史。如发现猴痘样症状者和疑似病例，应及时采集标本进行猴痘病毒核酸检测。

3）入境人员监测：海关收到猴痘相关异常健康申报或检疫发现有猴痘样症状的入境人员，应及时进行标本采集和核酸检测，并发放"就诊方便卡"，要求其尽快就诊；对于核酸检测阳性者，将相关信息通报辖区疾控机构，由相关部门进一步调查处置。

4）重点场所污水监测：有条件的地区可根据当地疫情形势，经评估对 MSM 经常出入的酒吧、会所、浴池等重点活动场所开展污水监测。

（3）病例报告

相关医疗机构根据临床表现、流行病学和实验室检测结果，及时对患者进行诊断。诊断的疑似病例和确诊病例应于 24 小时内通过中国疾病预防控制信息系统的监测报告管理模块进行网络直报。如为境外输入病例需填写输入来源国家或地区。不具备网络直报条件的医疗卫生机构，需在规定时限内将传染病报告卡信息报告属地乡镇卫生院、社区卫生服务中心或县级疾控机构进行网络报告，同时传真或寄送传染病报告卡至代报单位。负责病例网络直报的医疗卫生机构，要根据实验室检测结果、流调进展及时对病例信息进行复核、订正。各县（市、区）出现首例猴痘确诊病例或者 2 例及以上存在流行病学关联的确诊病例，应当在 2 小时内通过突发公共卫生事件报告管理信息系统报告，事件级别选择"未分级"。

9.疫情处置

（1）病例管理

各地发现猴痘疑似病例和确诊病例应当及时转运至医疗机构进行隔离治疗，如临床症状明显好转，病变部位已结痂，可转为居家隔离治疗，直至皮疹结痂自然脱落，解除居家隔离。对病情较轻且具备居家隔离治疗条件的确诊病例，经医疗机构与疾控机构联合评估后，可直接采取居家隔离治疗。对于实行居家隔离治疗的确诊病例发放《猴痘病例居家隔离治疗健康告知书》。确诊病例居家隔离治疗期间，单人单间居住，避免与家人有皮肤或黏膜直接接触,做好被污染物品的消毒,非必要不外出,确须外出时穿长衣长裤、佩戴医用外科口罩,避免前往人群聚集场所,避免与其他人有皮肤或黏膜直接接触;指定医疗机构安排专人负责上门或电话随访,提供健康咨询和医疗指导。

（2）流行病学调查

县（市、区）级疾控机构接到辖区疑似病例和确诊病例报告后,及时组织开展流行病学调查,查找感染来源,掌握、追踪和管理密切接触者,分析传播链及传播特征,及时发现潜在的风险人群及其范围、特征,有针对性地开展宣传教育和综合干预。调查过程中发挥多部门联防联控的协同作用,尽可能获取全面准确的流调信息。调查内容主要包括病例基本信息、发病就诊情况、临床表现、转归及实验室检测;发病前 21 天内与可疑感染来源的接触史、接触场所及接触方式;发病后至隔离治疗前的具体活动地点、与其有皮肤或黏膜直接接触者,以及发病前 4 天内与其有性接触者。

（3）密切接触者的判定

密切接触者是指直接接触病例的病变部位及其被污染物品,或感染动物及其分泌物、渗出物等污染物的人员;以及职业暴露或长时间近距离吸入病例呼吸道飞沫等,经评估有感染风险的人员,具体情形包括:

1）与疑似病例或确诊病例发病后有皮肤或黏膜直接接触的人员,接触方式包括性接触、抚摸、拥抱和亲吻等。

2）与有皮疹症状的疑似病例或确诊病例共用衣物、被褥、餐具等物品的人员。

3）医疗诊疗、采样或实验室检测等操作过程中可能暴露于病毒,经评估有感染风险的医疗卫生工作人员。

4）与疑似病例或确诊病例发病前 4 天内有性接触,并经流行病学调查专业人员评估有感染风险的人员,亦可判定为密切接触者。

5）在狭小密闭空间与疑似病例或确诊病例长时间近距离接触（如长时间共处同一封闭空间）,经流行病学调查专业人员评估有感染风险的人员,亦可判定为密切接触者。

6）接触感染猴痘病毒的动物及其分泌物、渗出物等污染物,而未采取有效个人防护的人员。

7）其他可能存在病毒暴露风险的人员。

（4）密切接触者的管理

1）管理期限与方式:病例发现地疾控机构或密切接触者所在地疾控机构应于追踪到密切接触者当天及时开展猴痘病毒核酸检测,通知并指导密切接触者做好自我健康监测,健康监测期限为自最后密切接触之日算起 21 天;自我健康监测期间可正常生活与工作,需避免与他人发生性接触等密切接触,避免捐献血液等。

2）知情告知:实施健康监测时,疾控机构或基层医疗卫生机构应口头告知健康监测的缘由、期限、注意事项和疾病相关知识,以及负责随访疾控机构或基层医疗卫生机构联系人和联系方式,并发放《猴痘密切接触者健康告知书》。

3）定期随访:疾控机构或基层医疗卫生机构应在第 7、14、21 天电话或上门主动询问密切接触者自我健康监测情况,提供咨询指导建议。发现异常情况,及时调查处置。

4）自我健康监测:坚持每天做好体温测量和症状监测,主要症状包括发热（＞37.3 ℃）、皮疹、浅表淋巴结肿大等。密切接触者一旦出现相关症状应及时前往医疗机构就诊或与随访联系人取得联系,接受猴痘病毒核酸检测。

（5）消毒与人员防护

做好病例衣物、毛巾、床单、餐具等个人用品,以及可能被病例分泌物、渗出物、体液等污染的环境和物体表面的消毒。从事病例诊治护理、流行病学调查、环境清洁消毒、标本采集和实验室检测等工作人员在工作期间做好个人防护。

10.猴痘疫情流行病学调查指南

（1）调查目的

查找感染来源,掌握、追踪和管理密切接触者。分析传播链及传播特征。及时发现潜在的风险人群及其特征、范围,有针对性地开展宣传教育和综合干预。

（2）调查对象

疑似病例、确诊病例和聚集性疫情。

（3）调查方法和内容

通过查阅资料,询问病例、诊治医生、家属和知情人等进行流行病学调查。如病例的病情允许,调查时应先调查病例本人,再对其诊治医生、家属和知情者进行调查。开展个案调查时,要认真、详细了解和记录病例基本信息、发病就诊情况、临床表现、转归及实验室检测信息;发病前21天内与可疑感染来源的接触史、接触场所及接触方式;发病后至隔离治疗前的具体活动地点、与其有皮肤或黏膜直接接触者,以及发病前4天内与其有性接触者。

1）基本情况:如姓名、性别、年龄、住址、国籍、联系方式等。

2）发病就诊情况:临床表现、实验室检测、发病就诊经过和病情变化与转归。

3）感染来源调查:对病例发病前21天内的暴露史开展调查,包括境内外猴痘病例报告地区旅行史或居住史,对可疑的感染来源要详细询问接触时间、方式、频次、地点及接触时采取的防护措施等,特别是性接触史。调查时,若发现调查表中未列入,但具备重要流行病学意义的内容也应进行详细询问和记录。

4）密切接触者调查及判定:对病例传染期的活动情况和人群接触情况进行追踪和排查后,判定其密切接触者。

（4）组织与实施

按照"属地化管理"原则,由病例现住址所在的县（市、区）级疾控部门组织辖区疾控机构开展猴痘病例的流行病学调查,就诊医疗机构提供诊疗信息。调查单位应根据调查计划和调查目的,确定调查人员组成和职责分工,及时开展病例流行病学个案调查。调查过程中发挥多部门联防联控的协同作用,尽可能获取全面准确的流调信息。调查期间,调查人员要做好个人防护。

（5）信息的上报与分析

疾控机构完成调查后,应做好病例分析总结,及时将流行病学个案调查表、调查报告等资料逐级报送上级疾控机构,并做好调查资料的保管和存档。病例流调信息要按有关规定,严格做好信息安全和个人隐私信息保护。

（二）猴痘疫情处置案例

案例❶　C区一例猴痘确诊病例的调查处置报告

2023年6月29日,C区疾控中心接甲省某某医院报告,该院接诊一名疑似猴痘患者。接报后,C区疾控中心立即启动应急响应,同时上报甲市疾控中心,市、区两级疾控中心启动应急预案,按照《猴痘防控技术指南（2022版）》《甲省猴痘疫情监测预警工作方案》等文件要求,开展流行病学调查、采样检测等应急处置工作,19时,甲市疾控中心实验室反馈,该患者猴痘核酸检测阳性,现将有关情况报告如下:

1.病例基本情况

性别男,年龄25岁,户籍地为甲省丁市某某县某某村,现住址为甲省甲市C区某某小区（同租3人）,发病前21天内无境外旅居史和境外人员接触史,未接种过天花疫苗。其工作单位为甲市C区某某商业区火锅店（领班）,主要从事点餐、送餐、倒水等服务工作。

2.发病就诊情况

患者自述6月19日起生殖器出现变白症状,6月22日前往甲市某某医院泌尿外科就诊,经检测HPV、HIV及梅毒均为阴性。6月23日出现发热、咽痛,最高体温为37.5 ℃,当日前往某某街某某诊所输液,输液3天。6月27日生殖器部位出现水疱,后手部、颈部、后背出现水疱,下颌下淋巴结肿大、乏力。期间6月27日到甲省某某院泌尿感染科就诊（接诊医生:初某某）,HIV及梅毒均为阴性。6月29日再次到甲省某某医院专家门诊就诊（接诊医生:田某某）,医生怀疑猴痘感染。

3.流行病学调查情况

患者自述发病前21天内无境外旅居史,无暴露于有临床症状（如结膜炎、呼吸症状或皮疹）的进口或野生啮齿类和灵长类动物,发病前21天内无暴露于疑似病例、确诊病例;无固定性伴侣。

患者长期在JX省上班,5月15日从JX省返回甲省甲市,6月12日早上7:40从甲市某某站坐大巴返回丁市老家,6月16日早上8时乘私家车返回甲市。患者自述6月16日22时左右,在甲市某某酒店（C区某某路××号沿街综合楼）发生无保护男男性行为,同性伴侣为张某某（长期在A市工作）。自述5月15日返回甲市后,仅发生过此次性行为。患者6月29日电话联系张某某,称其未出现类似猴痘临床表现。

患者自述每天日程:每日上午在家休息,下午16:00左右上班,到次日凌晨2:00～3:00下班回家,和同住人员无交集,日常不与他人共用餐具及个人用品。

4.密切接触者情况

截至6月29日16时,初步判定其密切接触者4人,一般接触者22人,其他密切接触者仍在追踪。

（1）密切接触者详情

1)一名发生同性性行为人员。张某某,长期在A市工作,已向A市疾控中心发送协查函。

2)三名合租人员。王某某,详细信息略。李某某,详细信息略。刘某,详细信息略。

（2）一般接触者情况

1）甲省某某医院2名医疗机构接诊人员。初某某,详细信息略,单位:甲省某某医院泌尿感染科。田某某,详细信息略,单位:甲省某某医院。

2）甲市某某医院2名接诊人员。姜某某、董某,详细信息略。

3）甲市C区某某诊所2名接诊人员。任某某,详细信息略。武某,详细信息略。

4）某某火锅店工作人员14人（同事）。详细信息略。

5）甲市某某酒店2人。董某某、李某,详细信息略。

5.重点场所管理情况

某某火锅店位于甲市某某区某某路某某号,该单位工作人员23人,面积450 m²,单间2个,每个25 m²,厨房100 m²左右,大厅200 m²左右,无卫生间。

甲市某某酒店位于甲市C区某某路某某号,该单位工作人员11人,面积3000 m²左右,房间84间,每个25 m²左右,大厅150 m²左右,无公用卫生间。

患者租住房子:甲市C区某某小区。

6.采样及检测情况

6月29日13:00,经甲省某某医院检测猴痘病毒核酸检测结果阳性。

6月29日采集疱疹液、咽拭子、血液送往省、市疾控实验室进行检测。当日19:20甲市疾控中心核酸检测结果为阳性,19:30省疾控中心核酸检测结果为阳性,为西非分支。

7.感染来源分析

该患者近期曾发生高危性行为,综合流行病学调查和实验室检测结果,判定为猴痘病毒确诊病例。

8.已采取的防控措施

（1）成立省、市、区联合调查组开展处置工作。接到报告后,我中心在第一时间报告上级单位,与省、市疾控中心专家共同会商,按省市专家指导意见及相关方案预案,开展流行病学调查处置、观察治疗,按照相关要求将该阳性人员转运至定点医疗机构。

（2）按照《猴痘防控技术指南（2022版）》《甲省猴痘疫情监测预警工作方案》等文件对相关密切接触者及重点人员进行排查并开展监测,动态评估密接人员感染风险,并对密接人员进行21天居家健康监测。

（3）排查并及时对阳性人员居住地、所前往的公共场所等地,对患者合租房、工作场所进行环境消杀。

9.启示和建议

通过本次调查处置,发现相较其他传染病,猴痘有其特殊性。猴痘患者多为特殊人群,注重隐私保护,大多会隐瞒很多接触或暴露的细节;同时猴痘病毒又不及艾滋病等同传播类型疾病高危,不能引起患者足够重视,可能会有隐瞒病情、讳疾忌医等情况。

建议疾控机构相关科室利用好艾滋病防治综合干预服务体系,认真做好重点人群健康监测。配合海关做好入境人员卫生检疫,加强猴痘高发国家（地区）入境人员健康监测。同时将监测范围扩大到男男性行为、性病皮肤科就诊患者等重点人群,重点关注出现猴痘样症状和21天内有出入境史的人员。

建议疾控相关专业人员强化技术培训和健康宣教。举办猴痘等输入性传染病防治及诊疗技术培训班,进一步提高防治能力和水平。严格按照国家统一口径开展猴痘防控知识宣教,提高公众特别是有国外旅行史人员的防护意识。同时积极开展舆情监测,普及疫情防控知识,及时向公众解疑释惑,做好疫情防控风险沟通。

编者注

猴痘是一种自限性疾病,大多预后良好。在我国尚属于新发传染病,区(县)内发现首例或聚集性病例(≥2 例)需要通过突发公共卫生事件信息管理系统上报。猴痘疑似病例和确诊病例应当及时转运至医疗机构进行隔离治疗,症状较轻且具备居家隔离条件时可居家治疗。疾控机构或基层医疗卫生机构指导密切接触者做好自我健康监测,健康监测期限为最后密切接触之日起 21 天。密切接触者自我健康监测期间可正常生活与工作,需避免与他人发生性接触等密切接触,避免捐献血液等;坚持每天做好体温测量和症状监测,出现猴痘样症状应及时就诊并主动报告可疑接触史。辖区疾控机构或基层医疗卫生机构应在密切接触者自我健康监测第 7 天、14 天、21 天上门或电话对其进行随访,提供咨询指导,发现异常情况及时进行处置。猴痘在我国尚未流行,为切实保障人民身体健康,一旦发现疑似病例时就应迅速处置,防止隐秘传播,做到早发现、早报告、早诊断、早调查、早处置。

猴痘感染者主要以 MSM 等特殊群体为主,往往涉及较混乱的多人性生活。调查对象往往存在配合难度大,或不说真话的情况,容易造成调查不彻底,结论不可信等问题。流调时应注意甄别内容真实性。

猴痘防控应充分利用我国艾滋病防治综合干预服务体系,开展 MSM 重点人群宣传干预,防范疫情传播扩散,形成常态化综合防控一体化应对机制。在现有艾滋病防治综合干预服务体系基础上,综合运用行为学干预方法和手段,通过宣传教育、促进安全性行为、动员检测、外展服务、同伴教育和互联网干预等,从多个层面提供猴痘综合干预服务。

疾控机构要加强工作人员猴痘知识培训,对重点人群提供防控知识宣传、检测咨询与动员、治疗和关怀等服务,在工作中要注意保护重点人群个人隐私。疾控机构可通过互联网、同伴教育、外展活动等多种形式动员有猴痘样症状或可疑接触史的重点人群进行猴痘检测。针对不同时期猴痘传播特点,定期或不定期组织专家、专业人员、同伴教育员利用互联网和社交媒体平台进行在线宣教。疾控机构要定期指导更新相关专业信息,确保宣传内容科学、有效。

十四、疑似疫苗异常反应

(一)疑似疫苗异常反应处置要点[资料来源:《预防接种异常反应鉴定办法》中华人民共和国(卫生部令第 63 号)]

第一章 总 则

第一条 为规范预防接种异常反应鉴定工作,根据《疫苗流通和预防接种管理条例》和《医疗事故处理条例》的规定,制定本办法。

第二条 预防接种异常反应,是指合格的疫苗在实施规范接种过程中或者实施规范接种后造成受种者机体组织器官、功能损害,相关各方均无过错的药品不良反应。

第三条 受种者或者监护人（以下简称受种方）、接种单位、疫苗生产企业对预防接种异常反应调查诊断结论有争议申请预防接种异常反应鉴定的，适用本办法。

预防接种异常反应调查诊断按照卫生部的规定及《预防接种工作规范》进行。

因接种单位违反预防接种工作规范、免疫程序、疫苗使用指导原则、接种方案等原因给受种者造成损害，需要进行医疗事故技术鉴定的，按照医疗事故技术鉴定办法办理。

对疫苗质量原因或者疫苗检验结果有争议的，按照《药品管理法》的规定，向药品监督管理部门申请处理。

第四条 预防接种异常反应鉴定工作应当遵循公开、公正的原则，坚持实事求是的科学态度，做到事实清楚、定性准确。

第五条 预防接种异常反应鉴定由设区的市级和省、自治区、直辖市医学会负责。

第二章 鉴定专家库

第六条 省、自治区、直辖市医学会建立预防接种异常反应鉴定专家库，为省级、设区的市级医学会的预防接种异常反应鉴定提供专家。专家库由临床、流行病、医学检验、药学、法医等相关学科的专家组成，并依据相关学科设置专业组。

医学会可以根据预防接种异常反应鉴定的实际情况，对专家库学科专业组予以适当增减，对专家库成员进行调整。

第七条 具备下列条件的医药卫生等专业技术人员可以作为专家库候选人：

（一）有良好的业务素质和执业品德。

（二）受聘于医药卫生机构或者医药卫生教学、科研等机构并担任相应专业高级技术职务3年以上。

（三）流行病学专家应当有3年以上免疫预防相关工作经验；药学专家应当有3年以上疫苗相关工作经验。

（四）健康状况能够胜任预防接种异常反应鉴定工作。

符合前款（一）（四）项规定条件并具备高级技术职务任职资格的法医可以受聘进入专家库。

省、自治区、直辖市医学会原则上聘请本行政区域内的专家进入专家库；当本行政区域内的专家不能满足建立专家库需要时，可以聘请本行政区域外的专家进入专家库。

第八条 医药卫生机构或者医药卫生教学、科研机构、医药卫生专业学会应当按照医学会要求，推荐专家库候选人；符合条件的个人经所在单位同意后也可以直接向组建专家库的医学会申请进入专家库。

医学会对专家库成员候选人进行审核。审核合格的，予以聘任，并发给中华医学会统一格式的聘书和证件。

第九条 专家库成员聘用期为4年。在聘用期间出现下列情形之一的，医学会根据实际情况及时进行调整：

（一）因健康原因不能胜任预防接种异常反应鉴定的。

（二）变更受聘单位或者被解聘的。

（三）不具备完全民事行为能力的。

（四）受刑事处罚的。

（五）违反鉴定工作纪律，情节严重的。

（六）省级以上卫生行政部门和药品监督管理部门规定的其他情形。

聘用期满需继续聘用的，由原聘医学会重新审核、聘用。

第三章 申请与受理

第十条 各级各类医疗机构、疾病预防控制机构和接种单位及其执行职务的人员发现预防接种异常反应、疑似预防接种异常反应或者接到相关报告，应当及时向所在地的县级卫生行政部门、药品监督管理部门报告。

第十一条 省级、设区的市级和县级疾病预防控制机构应当成立预防接种异常反应调查诊断专家组，负责预防接种异常反应调查诊断。调查诊断专家组由流行病学、临床医学、药学等专家组成。

县级卫生行政部门、药品监督管理部门接到疑似预防接种异常反应的报告后，对需要进行调查诊断的，交由县级疾病预防控制机构组织专家进行调查诊断。

有下列情形之一的，应当由设区的市级或者省级预防接种异常反应调查诊断专家组进行调查诊断：

（一）受种者死亡、严重残疾的。

（二）群体性疑似预防接种异常反应的。

（三）对社会有重大影响的疑似预防接种异常反应。

第十二条 预防接种异常反应调查诊断专家组应当依据法律、行政法规、部门规章和技术规范，结合临床表现、医学检查结果和疫苗质量检验结果等，进行综合分析，做出调查诊断结论。

死亡病例调查诊断需要尸检结果的，受种方拒绝或者不配合尸检，承担无法进行调查诊断的责任。

调查诊断专家组在做出调查诊断后 10 日内，将调查诊断结论报同级卫生行政部门和药品监督管理部门。

第十三条 调查诊断怀疑引起疑似预防接种异常反应的疫苗有质量问题的，药品监督管理部门负责组织对相关疫苗质量进行检验，出具检验结果报告。

第十四条 受种方、接种单位、疫苗生产企业对预防接种异常反应调查诊断结论有争议时，可以在收到预防接种异常反应调查诊断结论之日起 60 日内向接种单位所在地设区的市级医学会申请进行预防接种异常反应鉴定，并提交预防接种异常反应鉴定所需的材料。

第十五条 有关预防接种异常反应鉴定材料应当包括下列内容：

（一）预防接种异常反应调查诊断结论。

（二）受种者健康状况、知情同意告知以及医学建议等预防接种有关记录。

（三）与诊断治疗有关的门诊病历、住院志、体温单、医嘱单、化验单（检验报告）、医学影像检查资料、病理资料、护理记录等病历资料。

（四）疫苗接收、购进记录和储存温度记录等。

（五）相关疫苗该批次检验合格或者抽样检验报告，进口疫苗还应当由批发企业提供进口药品通关文件。

（六）与预防接种异常反应鉴定有关的其他材料。

受种方、接种单位、疫苗生产企业应当根据要求，分别提供由自己保存或者掌握的上述材料。

负责组织鉴定的医学会因鉴定需要可以向医疗机构调取受种者的病程记录、死亡病例讨论记录、会诊意见等病历资料。

第十六条 有下列情形之一的，医学会不予受理预防接种异常反应鉴定：

（一）无预防接种异常反应调查诊断结论的。

（二）已向人民法院提起诉讼的（人民法院、检察院委托的除外），或者已经人民法院调解达成协议或者判决的。

（三）受种方、接种单位、疫苗生产企业未按规定提交有关材料的。

（四）提供的材料不真实的。

（五）不缴纳鉴定费的。

（六）省级卫生行政部门规定的其他情形。

不予受理鉴定的，医学会应当书面说明理由。

第十七条 对设区的市级医学会鉴定结论不服的，可以在收到预防接种异常反应鉴定书之日起 15 日内，向接种单位所在地的省、自治区、直辖市医学会申请再鉴定。

第十八条 申请预防接种异常反应鉴定，由申请鉴定方预缴鉴定费。经鉴定属于一类疫苗引起的预防接种异常反应的，鉴定费用由同级财政部门按照规定统筹安排；由二类疫苗引起的预防接种异常反应的，鉴定费用由相关的疫苗生产企业承担。不属于异常反应的，鉴定费用由提出异常反应鉴定的申请方承担。预防接种异常反应鉴定收费标准按照国家有关规定执行。

第四章 鉴 定

第十九条 负责鉴定的医学会应当根据受理的预防接种异常反应鉴定所涉及的学科专业，确定专家鉴定组的构成和人数。专家鉴定组人数为 5 人以上单数。专家鉴定组的人员由受种方在专家库中随机抽取。受种方人员较多的，可以由受种方推选 1—2 名代表人随机抽取专家鉴定组成员。推选不出的，由医学会负责抽取。

第二十条 鉴定组成员有下列情形之一的，应当回避：

（一）受种者的亲属。

（二）接种单位的工作人员。

（三）与预防接种异常反应鉴定结果有利害关系的人员。

（四）参与预防接种异常反应调查诊断的人员。

（五）其他可能影响公正鉴定的人员。

第二十一条 专家鉴定组应当认真审查材料，必要时可以听取受种方、接种单位、疫苗生产企业的陈述，对受种者进行医学检查。

负责鉴定的医学会可以根据专家鉴定组的要求进行调查取证，进行调查取证时不得少于 2 人。调查取证结束后，调查人员和调查对象应当在有关文书上签字。如调查对象拒绝签字的，应当记录在案。

医学会组织鉴定时可以要求受种方、接种单位、疫苗生产企业必须如实提供相关材料,如不提供则承担相关不利后果。

第二十二条　专家鉴定组应当妥善保管鉴定材料,保护当事人的隐私,保守有关秘密。

第二十三条　专家鉴定组组长由专家鉴定组成员推选产生,也可以由预防接种异常反应争议所涉及的主要学科中资深的专家担任。

第二十四条　专家鉴定组可以根据需要,提请医学会邀请其他专家参加预防接种异常反应鉴定。邀请的专家可以提出技术意见、提供有关资料,但不参加鉴定结论的表决。

邀请的专家不得有本办法第二十条规定的情形。

第二十五条　疑难、复杂并在全国有重大影响的预防接种异常反应鉴定,地方医学会可以要求中华医学会给予技术指导和支持。

第二十六条　专家鉴定组应当认真审阅有关资料,依照有关规定和技术标准,运用科学原理和专业知识,独立进行鉴定。在事实清楚的基础上,进行综合分析,做出鉴定结论,并制作鉴定书。鉴定书格式由中华医学会统一制定。

鉴定结论应当按半数以上专家鉴定组成员的一致意见形成。专家鉴定组成员在鉴定结论上签名。专家鉴定组成员对鉴定结论的不同意见,应当予以注明。

第二十七条　预防接种异常反应鉴定书由专家鉴定组组长签发。鉴定书应当加盖预防接种异常反应鉴定专用章。

医学会应当在做出鉴定结论10日内将预防接种异常反应鉴定书送达申请人,并报送所在地同级卫生行政部门和药品监督管理部门。

第二十八条　预防接种异常反应鉴定书应当包括下列内容:

(一)申请人申请鉴定的理由。

(二)有关人员、单位提交的材料和医学会的调查材料。

(三)接种、诊治经过。

(四)对鉴定过程的说明。

(五)预防接种异常反应的判定及依据。

(六)预防接种异常反应损害程度分级。

经鉴定不属于预防接种异常反应的,应当在鉴定书中说明理由。

第二十九条　医学会参加预防接种异常反应鉴定会的工作人员,对鉴定过程应当如实记录。

第三十条　医学会应当自收到有关预防接种异常反应鉴定材料之日起45日内组织鉴定,出具预防接种异常反应鉴定书。情况特殊的可延长至90日。

第三十一条　卫生行政部门、药品监督管理部门等有关部门发现鉴定违反本办法有关规定的,可以要求医学会重新组织鉴定。

第三十二条　医学会应当将鉴定的文书档案和有关资料存档,保存期限不得少于20年。

第三十三条　省、自治区、直辖市医学会应当于每年4月30日前将本行政区域上一年度预防接种异常反应鉴定情况报中华医学会,同时报同级卫生行政部门、药品监督管理部门。

设区的市级医学会应当于每年3月31日前将本行政区域上一年度预防接种异常反

应鉴定情况报省、自治区、直辖市医学会,同时报同级卫生行政部门、药品监督管理部门。

第五章　附则

第三十四条　因预防接种异常反应需要对受种者予以补偿的,按照《疫苗流通和预防接种管理条例》第四十六条的规定执行。

第三十五条　本办法自 2008 年 12 月 1 日起施行。1980 年 1 月 22 日卫生部发布的《预防接种后异常反应和事故的处理试行办法》同时废止。

(二)疑似疫苗异常反应处置案例

案例❶　H 区一例疑似预防接种异常反应死亡事件处理报告

2018 年 7 月 27 日,甲市 H 区疾控中心接到报告,H 区某街道办事处发生一例 1 岁 3 月龄儿童接种水痘减毒活疫苗后死亡的病例,事件如下。

1.事件发生经过

于某,男,于 2018 年 7 月 9 日上午 10:30 左右接种水痘减毒活疫苗第 1 剂次,观察 30 分钟无异常后离开。根据家长口述,回家途中哭闹不止,当天晚上发烧至 39.8 ℃;10 号到 H 区某某医院门诊治疗;12 号入院治疗,病情危重,当天转入某某儿童医院重症监护室继续治疗;7 月 18 日患儿病情危重,脏器功能损害严重,患儿家长要求出院,出院后于 7 月 18 日下午 6 时在家中死亡。临床诊断:肝衰竭、消化道出血、疱疹性咽峡炎、先天性遗传代谢病(先天性代谢缺陷)、肝性脑病。

据家长口述,该儿童死亡后,已经下葬。某某疫苗公司问题疫苗曝光以后,家长翻看接种记录发现,所接种的水痘疫苗系某某疫苗公司生产,故怀疑孩子接种的水痘疫苗有问题。7 月 25 日孩子父亲和 2 名亲属共 3 人到接种单位咨询,表示怀疑疫苗有问题,当时 3 人情绪比较平稳,并未有过激言辞;7 月 26 日监护人写出书面申请,要求给予说法。

甲市 H 区疾控中心接到报告后,立即报告 H 区卫计局和甲市疾控中心,7 月 27 日当晚,甲省疾控中心、甲市疾控中心、H 区疾控中心联合组成专家组赴该街道办事处开展现场调查工作。

2.调查结果

(1)基本情况

该儿童为 2017 年 4 月 1 日出生,男孩。

(2)本次预防接种情况

1)本次接种组织实施情况:2018 年 7 月 9 日 10 时 30 分左右,该患儿家长带领儿童按照免疫程序接种水痘减毒活疫苗第 1 剂次。预防接种门诊工作人员经过预检,并询问婴儿精神状态及一般情况,均符合接种条件,履行了告知义务;经家长在《甲省儿童预防接种通知书》签字同意后,常规消毒,使用一次性无菌自毁型注射器于右上臂三角肌附着处皮下注射水痘疫苗 0.5 mL;向家属交代注意事项,观察 30 分钟无异常后离开。

2)接种同批次疫苗其他人员反应情况:经调查,H 区已经接种该批次疫苗 784 支,目前未接到其他疑似异常反应报告。

3)同批次疫苗使用及库存情况:该批次疫苗为某某有限责任公司生产,批号为×××××××××,有效期至 2019 年 12 月 14 日。该儿童接种所用注射器为某某 2 公司生产的 0.5 mL 一次性自毁式注射器，批号××××××××××，有效期至 2019 年 2 月 28 日，为省疾控中心逐级供应。该批次疫苗 H 区共购进 1000 支，已接种 784 支，库存 216 支，某某疫苗公司疫苗事件曝光以后，库存疫苗已经全部停止接种，退回 H 区疾病预防控制中心封存。

4）预防接种门诊和接种人员资质情况。接种单位为 H 区卫计局批准设置的预防接种门诊（每三年参加卫计局组织的考核审核），在有效期内；接种人员具备有效期内的预防接种资质（每年参加各级组织的综合培训）。

3.既往史

患儿母亲主诉既往健康，否认遗传病史和传染病史，孩子为第三胎，第三产，足月顺产，出生体重 3500 g，阿氏评分 10 分。患儿按照国家免疫程序于 4 月 2 日 9 时接种乙肝疫苗第 1 剂次和卡介苗，未出现不良反应，之后按照免疫程序接种乙肝疫苗 2 剂次、脊灰疫苗 3 剂次、无细胞百白破疫苗 3 剂次、麻风疫苗 1 剂次、A＋C 结合疫苗 1 剂次、乙脑疫苗 1 剂次，均未发现不良反应。患儿有一哥哥 2 岁时夭折，死因不明，父母体健，否认近亲结婚，否认家族性传染病史和遗传病史。

4.发病和治疗情况

患儿于 2018 年 7 月 9 日上午 10：30 左右接种水痘减毒活疫苗第 1 剂次 0.5 mL，观察 30 分钟无异常后离开。根据家长口述，回家途中哭闹不止，当天晚上发烧至 39.8 ℃；10 日到 H 区某某医院门诊治疗；12 日入院治疗，因病情危重，在 H 区某某医院医生的建议下，12 日下午转入某某儿童医院重症监护室继续治疗。某某儿童医院入院检查显示：患儿神志不清、反应差、呼吸急促……四肢少动、四肢肢端凉；临床给予血浆置换、连续床旁血液净化治疗，并给予头孢他啶、利巴韦林、甘露醇、还原型谷胱甘肽、异甘草酸镁、地塞米松、门冬氨酸鸟氨酸、乌司他丁、白蛋白、奥美拉唑、甘油磷酸钠、腺苷蛋氨酸等治疗。7 月 18 日病情危重，脏器功能损害严重，患儿家属主动要求出院，于 7 月 18 日下午 6：00 左右在家中死亡。

5.诊疗及辅助检查情况

患儿 7 月 9 日晚出现发热，体温为 39.8 ℃，10 日在 H 区某某医院门诊诊断为"疱疹性咽峡炎"，12 日入院诊断为"疱疹性咽峡炎、上消化道出血、非感染性腹泻"。甲市某某儿童医院重症监护室住院 6 天后病情危重，家属要求出院，7 月 18 日出院诊断显示：肝衰竭、消化道出血、疱疹性咽峡炎、先天性遗传代谢病（先天性代谢缺陷）、肝性脑病。患儿于 7 月 18 日下午 6：00 左右在家中死亡。

（1）H 区某某医院实验室检查主要异常指标

2018 年 7 月 12 日 07：49 采集动脉血标本，8：01 报告结果，主要异常指标为实测总血红蛋白 118 g/L（120～170 g/L），血细胞比容 36.2（40～50），二氧化碳分压 24.8 mmHg（35～45 mmHg），标准碱剩余－7.6 mmol/L（－3～3 mmol/L），实际碱剩余－6.7 mmol/L（－3～3 mmol/L），氧饱和度 98.7％（93％～98％），标准碳酸氢盐浓度 19.0 mmol/L（22～26 mmol/L），血浆碳酸氢盐浓度 16.7 mmol/L（24～32 mmol/L），二氧化碳总量 17.4 mmol/L（24～32 mmol/L），全血含氧量 7.3 mL/dL，还原血红蛋白分数 1.3％（2％～6％）。

2018 年 7 月 10 日 10：36 采集静脉血标本，11：02 分报告结果主要异常指标有，单核细胞比率 14.41%(3%~10%)，单核细胞计数 $0.93\times10^9(0.1\times10^9\sim0.6\times10^9)$，血红蛋白 110.00 g/L(120~140 g/L)，血细胞比容 29.70%(40%~50%)。

2018 年 7 月 12 日 07:19 采集静脉血，14:22 报告结果，主要异常指标为腺苷脱氢酶 46.40 U/L(0~25 U/L)，谷丙转氨酶 9275 U/L(9~50 U/L)，谷草转氨酶 10528 U/L(15~40 U/L)，总胆红素 104.03 μmol/L(0~26 μmol/L)，直接胆红素 51.14 μmol/L(0~8 μmol/L)，间接胆红素 52.89 μmol/L(0~16 μmol/L)。

（2）某某儿童医院实验室检查主要异常指标

2018 年 7 月 17 日 11:33 分采集动脉血，主要异常指标有 pH 值为 7.46(7.35~7.45)，二氧化碳分压 19 mmHg(35~45 mmHg)，标准碳酸氢根 17.9 mmol/L(21~25 mmol/L)，总二氧化碳 14.1 mmol/L(23~27 mmol/L)，乳酸 11.6 mmol/L(0.7~2.1 mmol/L)。

2018 年 7 月 17 日 12:02 静脉血浆标本，主要异常指标为，凝血酶原时间 40.3 s(10~15 s)，国际标准化比值 3.36(0.8~1.25)，部分凝血酶原时间 180 s(24~38 s)。

2018 年 7 月 17 日 11:43 血液标本，主要异常指标为，白细胞 $11.65\times10^9(4\times10^9\sim10\times10^9)$，红细胞 2.72×10^{12} $(3.5\times10^9\sim5.5\times10^9)$，血红蛋白 74.00 g/L(110~170 g/L)，血小板 $59.00\times10^9(100\times10^9\sim300\times10^9)$。

6.联合调查组采取的主要措施

对该批次疫苗购进、运输、储存情况进行了调查。调查结果显示，疫苗运输储存均在冷链条件下进行，疫苗批签发合格证、分发手续、温度监测记录等相关资料齐全。

加强该批次疫苗受种人员不良反应监测。全区未收到其他受种人员不良反应的报告。

某某疫苗公司生产的该批次水痘疫苗已经全部停止接种，回收至 H 区疾病预防控制中心封存。

接种单位通过全国疑似预防接种异常反应信息管理系统对该病例做了报告，并报告食品药品监督管理局。

7.调查诊断会议结论

经调查，本次预检和接种严格按照《预防接种工作规范》的要求进行，疫苗通过省平台招标采购，注射器为省疾控中心逐级供应，疫苗运输储存温度、医院接种门诊单位和人员资质均符合要求。按照相关规定，材料收集齐全后，由市级调查诊断专家组判断该患儿接种水痘减毒活疫苗后死亡是否属于预防接种异常反应。

2018 年 8 月 17 日，综合分析受种者发病过程、诊疗过程并结合现场询问家属情况，甲市预防接种异常反应调查诊断专家组得出如下结论：①患儿接种当天发热、第二天发生疱疹性咽峡炎，与水痘减毒活疫苗生物学特性所致疾病不吻合；②根据患儿发病时间、病史、临床资料，结合家族史，考虑遗传代谢性疾病；③患儿发病和死亡与接种水痘减毒活疫苗无关，不属于预防接种异常反应。

8.后续处置

调查诊断专家组出具书面诊断结论，通过快递寄送至患儿监护人本人，并告知当事人如对调查诊断结论有异议，可在接到调查诊断书之日起 60 日内，向甲市医学会申请鉴定，并提交预防接种异常反应鉴定所需材料。如怀疑该批次水痘疫苗质量不合格或怀疑接种单位接种过程不符合规范，可提起诉讼。

结论书送达后，H区疾控中心专业人员给予耐心的解释，从政策、法规和专业层面讲解相关政策，并告知如有任何问题，必须依法依规，在法律允许的范围内，用法律途径解决问题，避免使用过激的方式。当事人一开始情绪比较激动，经过多次疏导，表示接受调查诊断结论，不申请鉴定，也不走法律途径，更不会采取上访等极端措施。

9.经验总结

此次突发公共卫生事件能够顺利解决，未引起当事人采取上访等极端措施，得益于以下做法：

（1）快速报告：H区疾控中心接到事件报告后，立即向区卫计局、甲市疾控中心汇报，接种单位报告给当地食品药品监督所并转报区食品药品监督管理局，甲市疾控中心立即报告甲市卫计委和甲省疾控中心。

（2）处置迅速：甲省疾控中心、甲市疾控中心、H区疾控中心当晚立即组织专业技术队伍组成调查组，赴接种单位调查，并与患儿家属见面，开展调查核实和资料收集工作。资料收集齐全后，立即召开专家组会议，开展调查诊断工作。

（3）思想到位：调查诊断结论书出具以后，同时将相关的法律法规知识告知当事人，并做好相关的宣传解释工作和思想工作。

（4）程序合法：本次事件，无论报告、处置、调查诊断、宣传解释，均依法依规，无论处置时限还是处置程序，均符合法律法规的规定和相关政策的要求，从而避免了当事人对调查组工作态度、处置规程等方面的投诉。

编者注

健康儿童接种水痘减毒活疫苗的不良效应大多只表现为接种后几小时内注射部位的红肿（27%），有些受种者（<5%）会出现伴有皮疹的轻微水痘样疾病。接种疫苗后有少数人出现轻微的带状疱疹。

水痘疫苗接种禁忌证包括对任何疫苗成分（包括新霉素）的过敏史，妊娠，患有严重疾病及任何类型的晚期免疫功能失调，急性淋巴细胞性白血病，正接受系统性类固醇治疗［成人>20 mg/d，儿童>1 mg/(kg·d)］。接种疫苗后6周内不要使用水杨酸盐。

怀疑与预防接种有关的死亡、严重残疾、群体性疑似预防接种异常反应、对社会有重大影响的疑似预防接种异常反应，市级或者省级疾病预防控制机构在接到报告后会立即组织预防接种异常反应调查诊断专家组进行调查。本起事件H区疾控接到报告后，及时向同级、上级卫生行政部门、药品监督管理部门报告。省、市、区三级疾控部门反应迅速，及时对该事件进行了调查处置。专家组通过深入调查，核实了事件的基本情况，发生时间和人数，主要临床表现，初步临床诊断，疫苗接种等，完善了调查诊断所需的相关资料。通过对收集资料的分析，专家组得出最终的调查诊断结论。后期工作人员积极与受种者监护人进行政策沟通，对疑似预防接种异常反应发生原因、事件处置的相关政策等问题进行解释和说明。各部门处理得当，本次事件得到顺利解决。做好预防接种异常反应鉴定和处理工作，对于维护社会稳定，保持免疫规划工作健康持续发展有着积极的意义。

十五、传染性海绵状脑病(朊粒病)

(一)传染性海绵状脑病处置要点[资料来源:《克-雅病诊断》(WS/T 562—2017)(节选)]

1.诊断原则

根据患者的流行病学史、临床症状、临床辅助检查、实验室及基因学检测综合判断。诊断结果分为疑似诊断、临床诊断和确诊诊断,其中病例的确诊诊断依赖于在患者的脑组织中检出具有蛋白酶抗性的 PrP^{Sc} 和/或出现海绵状变性和/或具有特定的 PRNP 基因突变。

2.诊断依据

2.1 散发型克-雅病

2.1.1 病史与流行病学史

a)具有进行性痴呆症状;

b)临床病程<2 年;

c)常规检测排除其他疾病;

d)无明确医源性接触史。

2.1.2 临床表现

a)肌阵挛;

b)视觉障碍或小脑共济失调;

c)锥体/锥体外系功能异常;

d)无动性缄默。

2.1.3 临床检查

特征性的临床检查结果如下:

a)在病程中脑电图出现周期性三相波;

b)头颅 MRI 成像可见壳核/尾状核异常高信号,或者弥散加权像显示对称性灰质"缎带(ribbon)征"。

2.1.4 实验室检测

特征性的实验室检测结果如下:

a)脑脊液 14-3-3 蛋白检测为阳性(见附录 A);

b)脑组织病理学检测显示具有典型/标准的神经病理学改变,即出现海绵状变性(见附录 C);

c)脑组织免疫组织化学检测存在蛋白酶抗性 PrP^{Sc} 的沉积(见附录 D);

d)脑组织 Western 印迹法检测存在蛋白酶抗性 PrP^{Sc}(见附录 E)。

2.1.5 诊断分类

诊断分类主要包括以下三种:

a)疑似诊断:符合 2.1.1 加 2.1.2 任意两条;

b)临床诊断:在疑似诊断基础上,符合 2.1.3 任意一条或符合 2.1.4a);

c)确诊诊断:在疑似诊断基础上,符合 2.1.4 中 b)、c)、d)任意一条。

2.2 医源型克-雅病

2.2.1 病史与主要临床表现

与散发型克-雅病相似。

2.2.2 诊断分类

诊断分类仅为确诊诊断。在散发型克-雅病确诊诊断基础上，符合以下任意一项：

a)接受由人脑提取的垂体激素治疗的患者出现进行性小脑综合征；

b)确定的暴露危险，例如曾接受过来自 CJD 患者的硬脑膜移植、角膜移植等手术。

2.3 变异型克-雅病

2.3.1 病史与流行病学史

病史与流行病学史如下：

a)进行性神经精神障碍；

b)病程≥6 个月；

c)常规检查不提示存在有其他疾病；

d)无明确医源性接触史；

e)排除遗传或家族型人类朊病毒病。

2.3.2 临床表现

临床表现如下：

a)早期精神症状（抑郁、焦虑、情感淡漠、退缩、妄想）；

b)持续性疼痛感（疼痛和/或感觉异常）；

c)共济失调；

d)肌阵挛、舞蹈症、肌张力障碍；

e)痴呆。

2.3.3 临床检测

特征性的临床检测结果如下：

a)早期脑电图无典型的三相波（晚期可能出现三相波）；

b)MRI：弥散加权像、液体衰减反转恢复成像显示双侧丘脑枕（后结节）高信号。

2.3.4 实验室检测

特征性的实验室检测结果如下：

a)扁桃体 Western 印迹法检测存在蛋白酶抗性 PrP^{Sc}（见附录 E）或扁桃体免疫组织化学检测证实具有 PrP^{Sc} 沉积（见附录 F）；

b)脑组织病理学检测显示，大脑和小脑广泛的空泡样变（见附录 B）；

c)脑组免疫组织化学检测证实具有"花瓣样"的蛋白酶抗性 PrP^{Sc} 斑块沉积（见附录 C）；

d)脑组织 Western 印迹法检测存在蛋白酶抗性 PrP^{Sc}（见附录 D）。

2.3.5 诊断分类

诊断分类包括以下三种：

a)疑似诊断：符合 2.3.1 加 2.3.2 中的任意 4 项加 2.3.3a)；

b)临床诊断：在疑似诊断的基础上符合 2.3.3b)；或 2.3.1 加 2.3.4a)；

c)确诊诊断：在 2.3.1 加 2.3.4 中 b)、c)、d)任意一条。

2.4 遗传或家族型人类朊病毒病

2.4.1 病史与流行病学史

在一级亲属中存在遗传或家族型人类朊病毒病确诊病例。

2.4.2 诊断分类

诊断分类包括以下两种：

a)疑似诊断：在符合 sCJD 疑似诊断标准或出现进行性神经精神症状的基础上，加2.4.1。

b)确诊诊断：在疑似诊断的基础上，患者 PRNP 基因序列检测（见附录 G）证实具有特定的基因突变（参见附录 H）。

3.鉴别诊断

克-雅病的诊断应与病毒性脑炎、桥本脑病、线粒体脑病、阿尔茨海默病、血管性痴呆、中枢神经系统淋巴瘤及其他脑肿瘤、皮层静脉血栓形成及副肿瘤性亚急性小脑变性相鉴别（参见附录 I）。

附录 A 脑脊液 14-3-3 蛋白 Western blot 检测

A.1 原理

CJD 患者脑脊液中 14-3-3 蛋白含量往往增高。脑脊液经 SDS-PAGE 电泳、电转后，14-3-3 蛋白与特异性抗体进行反应，显色后出现 30KD 左右的蛋白条带。

A.2 实验主要仪器

蛋白电泳和电转装置。

A.3 实验步骤

按如下操作步骤进行：

a)脑脊液中加入 5×上样缓冲液，100 ℃ 煮沸 5 min。

b)常规制备 15％分离胶和 5％浓缩胶，常规上样，使用浓缩胶 80 V，分离胶 156 V 的电压条件下电泳 2 h。200 mA 稳流 70 min（湿式）或 60 mA 60 min（半干式）电转移到硝酸纤维素膜。

c)转移完毕，膜用 5％脱脂奶缓冲液（20 mmol/L Tris-HCl，pH7.5，0.15 mmol/L NaCl，0.05％ Tween20），1∶1000 稀释一抗（一抗为 14-3-3 蛋白特异性多克隆抗体），室温振荡孵育 2 h 或 4 ℃ 孵育过夜。缓冲液洗 3 次，共 30 min。

d)与辣根过氧化物酶标记的抗兔 IgG 二抗（用缓冲液进行 1∶5000 稀释）37 ℃ 振荡孵育 1 h。缓冲液洗 3 次，共 30 min。

e)ECL 显色。

A.4 结果判定

阳性对照采用羊脑组织匀浆液，或 14-3-3 阳性脑脊液；显色后在 30KD 位置出现一条蛋白条带，与阳性对照中蛋白条带泳动位置相同，即可判定为脑脊液中 14-3-3 阳性。

附录 B 脑组织病理学检测

B.1 中枢神经组织分区采集

中枢神经组织分区采集包括以下五个步骤：

a)除去硬脑膜，称重；

b)中枢神经组织经福尔马林固定，固定最佳时间为 10～21 d；

c）脑组织,常规途径及方法切脑、分区取材,分别记录、标记;

d）脊髓,切开脊髓硬膜,分别记录、标记颈、胸、腰部脊髓组织块。然后采集脊神经根节;

e）标本感染性的清除,在进一步检测之前,所有的固定组织应在96％以上的甲酸溶液中浸泡至少1 h。需要注意的是,由于变性剂相互作用可产生化学反应,任何事先经过酚处理的组织都不能再进行96％以上甲酸处理,故这些组织仍具有感染性。

B.2　标本脱水、浸蜡

脱水、浸蜡按下列程序进行:

70％乙醇　　　1 h　　18～20 ℃

80％乙醇　　　1 h　　18～20 ℃

90％乙醇　　　1 h　　18～20 ℃　　重复两次

无水乙醇　　　2 h　　18～20 ℃　　重复两次

二甲苯　　　　1 h　　18～20 ℃　　重复两次

浸蜡　　　　　1 h　　58 ℃

浸蜡　　　　　1.5 h　58 ℃　　　　重复两次

B.3　制片

制片主要包括以下四步:

a）组织标本蜡块的修块、切片、制片按常规病理学方法进行;

b）如果组织蜡块未经96％甲酸处理,操作人员应戴金属网状手套防护以免损伤;

c）用于常规病理检测和免疫组织化学检测的脑组织片厚度为5 μm;

d）废弃组织、蜡块、碎片等收集后134 ℃高压灭菌1 h或焚烧。

B.4　HE染色

HE染色按常规病理学方法进行。

B.5　结果判定

B.5.1　sCJD、gCJD或fCJD、iCJD

在大脑、小脑皮质、皮质下灰质中出现海绵状病变。

B.5.2　vCJD

丘脑后部大量星形胶质细胞增生,神经元丢失,即有大量的PrP^{Sc}沉积的海绵状变性,特别是在大脑和小脑皮层灰质区在淀粉样斑块周围围绕着一圈海绵状空泡（花瓣样）。

B.5.3　GSS

很少或几乎没有海绵状变性。

B.5.4　FFI

显著的丘脑神经元丢失和胶质增生,很少或几乎没有海绵状变性。

附录C　脑组织PrP^{Sc}的免疫组织化学检测

C.1　原理

PrP^{Sc}具有抵抗变性剂、蛋白酶的水解作用,组织切片经高压水解、变性剂或蛋白酶处理破坏PrP^{C}后,以朊蛋白特异性抗体进行免疫组织化学染色,光学显微镜下观测PrP^{Sc}蛋白沉积。

C.2 主要实验仪器

光学显微镜。

C.3 实验步骤

实验操作按如下顺序进行：

a)组织切片置于56 ℃烘烤24 h,常规脱蜡至水;

b)取出后浸入水中5 min,饱和苦味酸浸泡15 min,除去福尔马林色素;

c)水洗3次,每次5 min,除去苦味酸;

d)3%过氧化氢/甲醇封闭15～20 min(阻断内源性过氧化物酶);

e)水洗3次,每次5 min;

f)高压水解(121 ℃,双蒸水)10 min,或微波炉(高功率挡,双蒸水)3次,每次5 min;

g)取出后室温冷却;

h)在含量不小于96%的甲酸中浸泡5～10 min(石蜡包埋前未作甲酸处理的标本);

i)水洗3次(缓慢水滴洗);

j)4mol/L异硫氰酸胍浸泡2 h(4 ℃);

k)充分水洗;

l)血清封闭1∶100稀释的正常羊血清/磷酸盐缓冲液(PBS)封闭20 min;

m)弃封闭液,加第一抗体(用1∶100正常羊血清/PBS稀释)孵育过夜,朊蛋白特异性单克隆抗体(如3F4),稀释度为1∶500～1∶1000;

n)PBS洗3次,每次5 min;

o)加第二抗体(用1∶100正常羊血清/PBS稀释)孵育30 min,辣根过氧化物酶(HRP)标记的抗兔抗体1∶200稀释,用于多克隆抗体检测;或HRP标记的抗小鼠抗体1∶200稀释,用于单克隆抗体检测;

p)PBS洗3次,每次5 min;

q)3,3′-二氨基联苯胺(DAB)显色后,充分水洗;

r)苏木素(轻微)复染;

s)常规脱水、透明、封片。

C.4 结果观察

PrP^{Sc}蛋白阳性染色呈褐色,分布可呈散在型、斑块型和混合型,细胞核呈淡蓝色。

C.5 结果判定

C.5.1 sCJD、iCJD、gCJD或fCJD

具有PrP^{Sc}的沉积(斑块型、弥漫性突触型、斑块/空泡周围型)。

C.5.2 vCJD

在细胞周围和血管周围出现无明确形态的PrP^{Sc}斑块,特别是在小脑。

C.5.3 GSS

可见特征性的淀粉样斑块沉积。

C.5.4 FFI

很少或几乎没有PrP^{Sc}的沉积。

附录 D 脑组织 PrP^Sc 的 Western blot 检测

D.1 原理

PrP^Sc 蛋白具有抵抗蛋白酶 K 水解且经蛋白酶 K 消化后分子量变小的特点。提取脑组织蛋白，经蛋白酶 K 水解后进行 SDS-PAGE 电泳。蛋白电泳条带电转至硝酸纤维素膜或尼龙膜，与 PrP 特异性单克隆抗体反应。具有蛋白酶抗性的蛋白条带显色后，位置在 17~27 KD。

D.2 主要实验仪器

包括以下几种：

a）组织研磨器；

b）离心机；

c）蛋白电泳/电转装置。

D.3 脑组织的提取和处理

脑组织的研磨、提取应在生物安全二级以上实验室中进行。操作人员需穿戴防护工作服、防护口罩、眼睛防护装置、双层手套、防护鞋套等。如果需要振荡器，应使用低功率挡；冰冻脑组织应在生物安全柜内解冻，切取少量组织（<100 mg）放入冻存管，称重；具体操作按如下顺序进行：

a）按 1∶10（m/V）比例加入适量的提取缓冲液，将组织转移到组织研磨器，制备 10% 的脑组织匀浆。研磨器使用后在 2 mol/L NaOH 或 5% NaClO（20000 μg/g 游离氯）溶液中浸泡至少 1 h。

b）脑组织匀浆转移到冻存管，4 ℃，2000r/min 离心，10 min。

c）收集上清液，-20 ℃保存。所有使用的试管、移液器头浸入 2 mol/L NaOH 或 5% NaClO（20000 μg/g 游离氯）溶液中浸泡至少 1 h。

D.4 蛋白酶 K 水解及电泳、电转

按如下步骤操作：

a）脑组织匀浆中加入终浓度 20 μg/mL 的蛋白酶 K，37 ℃作用 1~2 h。

b）加入等体积的 2× 上样缓冲液，100 ℃煮沸 10 min。

c）常规制备 15% 分离胶和 5% 浓缩胶。常规上样，使用浓缩胶 80 V，分离胶 156 V 的电压条件下电泳 2 h。200 mA 稳流 70 min（湿式）或 60 mA 60 min（半干式）电转移到硝酸纤维素膜。

D.5 蛋白印迹反应

按如下步骤操作：

a）转膜完毕，膜用 5% 脱脂奶缓冲液（20 mmol/L Tris-HCl，pH7.5，0.15 mmol/L NaCl，0.05% Tween20）溶液封闭过夜。

b）与 1∶8000 稀释的 PrP 特异性单克隆抗体（如 3F4 抗体），室温振荡孵育 2 h 或 4 ℃孵育过夜。缓冲液洗 3 次，共 30 min。

c）与辣根过氧化物酶标记的抗鼠 IgG 二抗（用缓冲液进行 1∶10000 稀释）室温振荡孵育 2 h。缓冲液洗 3 次，共 30 min。

d）增强型化学发光显色（ECL）溶液中显色。

D.6 结果判定

阳性对照采用羊瘙痒病毒株 263 K 感染仓鼠脑组织提取物,或确诊的 CJD 患者脑组织提取物。阴性对照为正常仓鼠脑组织提取物,或非 CJD 患者脑组织提取物。阳性、阴性对照的处理、蛋白酶 K 水解及蛋白印迹反应按 D.3、D.4、D.5 进行。脑组织提取物经蛋白酶 K 水解后仍在 17~27 KD 位置出现多条(一般为三条)显色蛋白条带,与未经蛋白酶 K 消化的 PrP 蛋白显色条带(一般为三条,电泳迁移位置在 30~35 KD)相比,蛋白酶处理的 PrP 显色条带的泳动位置明显下移。以此可判定脑组织中 PrP^{Sc} 蛋白呈阳性。

附录 E vCJD 患者扁桃体 PrP^{Sc} 的 Western blot 检测

E.1 原理

PrP^{Sc} 蛋白具有抵抗蛋白酶 K 水解且经蛋白酶 K 消化后分子量变小的特点。提取扁桃体活检组织蛋白,经蛋白酶 K 水解后进行 SDS-PAGE 电泳。蛋白电泳条带电转至硝酸纤维素膜或尼龙膜,与 PrP 特异性单克隆抗体反应。具有蛋白酶抗性的蛋白条带显色后,位置在 17KD~27KD。

E.2 主要实验仪器

包括以下几种:

a)组织研磨器;

b)离心机;

c)蛋白电泳/电转装置。

E.3 扁桃体活检组织的处理

具体操作按如下顺序进行:

a)按 1∶10(m/V)比例加入适量的提取缓冲液,将扁桃体活检组织转移到组织研磨器,制备 10% 的组织匀浆。研磨器使用后在 2 mol/L NaOH 或 5% NaClO(20000 μg/g 游离氯)溶液中浸泡至少 1 h。

b)扁桃体活检组织匀浆转移到冻存管,4 ℃,2000 r/min 离心,10 min。

c)收集上清液,−20 ℃保存。所有使用的试管、移液器头浸入 2 mol/L NaOH 或 5% NaClO(20000 μg/g 游离氯)溶液中浸泡至少 1 h。

E.4 蛋白酶 K 水解及电泳、电转

按如下步骤操作:

a)扁桃体活检组织匀浆中加入终浓度 20 μg/mL 的蛋白酶 K,37 ℃作用 1~2 h。

b)加入等体积的 2× 上样缓冲液,100 ℃煮沸 10 min。

c)常规制备 15% 分离胶和 5% 浓缩胶。常规上样,使用浓缩胶 80 V,分离胶 156 V 的电压条件下电泳 2 h。200 mA 稳流 70 min(湿式)或 60 mA 60 min(半干式)电转移到硝酸纤维素膜。

E.5 蛋白印迹反应

按如下步骤操作:

a)转膜完毕,硝酸纤维素膜用 5% 脱脂奶缓冲液(20 mmol/L Tris-HCl,pH 7.5,0.15 mmol/L NaCl,0.05%Tween20)溶液封闭过夜。

b)与 1∶8000 稀释的 PrP 特异性单克隆抗体(如 3F4 抗体),室温振荡孵育 2 h 或 4 ℃孵育过夜。缓冲液洗 3 次,共 30 min。

c)与辣根过氧化物酶标记的抗鼠 IgG 二抗（用缓冲液进行 1：10000 稀释）室温振荡孵育 2 h。缓冲液洗 3 次，共 30 min。

d)增强型化学发光显色（ECL）溶液中显色。

E.6　结果判定

阳性对照采用羊瘙痒病毒株 263K 感染仓鼠脑组织提取物，或确诊的 CJD 患者脑组织提取物。阴性对照为正常仓鼠脑组织提取物，或非 CJD 患者脑组织提取物。阳性、阴性对照的处理、蛋白酶 K 水解及蛋白印迹反应按 E.3、E.4、E.5 进行。扁桃体活检组织提取物经蛋白酶 K 水解后仍在 17～27 KD 位置出现多条（一般为三条）显色蛋白条带，与未经蛋白酶 K 消化的 PrP 蛋白显色条带（一般为三条，电泳迁移位置在 30～35 KD）相比，蛋白酶处理的 PrP 显色条带的泳动位置明显下移。以此可判定扁桃体活检组织中 PrP^{Sc} 蛋白呈阳性。扁桃体活检不建议作为常规检查，在脑电图出现典型的三相波形后不应进行。对临床表现与 vCJD 相似，以及 MRI 未出现双侧丘脑枕（后结节）高信号病例的诊断有意义。

附录 F　vCJD 患者扁桃体 PrP^{Sc} 的免疫组织化学检测

F.1　原理

PrP^{Sc} 具有抵抗变性剂、蛋白酶的水解作用，组织切片经高压水解、变性剂或蛋白酶处理破坏 PrP^{C} 后，以朊蛋白特异性抗体进行免疫组织化学染色，光学显微镜下观测 PrP^{Sc} 蛋白沉积。

F.2　主要实验仪器

光学显微镜。

F.3　实验步骤

实验操作按如下顺序进行：

a)扁桃体组织切片置于 56 ℃烘烤 24 h，常规脱蜡至水；

b)取出后浸入水中 5 min，饱和苦味酸浸泡 15 min，除去福尔马林色素；

c)水洗 3 次，每次 5 min，除去苦味酸；

d)3% 过氧化氢/甲醇封闭 15～20 min（阻断内源性过氧化物酶）；

e)水洗 3 次，每次 5 min；

f)高压水解（121 ℃，双蒸水）10 min，或微波炉（高功率挡，双蒸水）3 次，每次 5 min；

g)取出后室温冷却；

h)在含量不小于 96% 的甲酸中浸泡 5～10 min（石蜡包埋前未作甲酸处理的标本）；

i)水洗 3 次（缓慢水滴洗）；

j)4 mol/L 异硫氰酸胍浸泡 2 h（4 ℃）；

k)充分水洗；

l)血清封闭 1：100 稀释的正常羊血清/磷酸盐缓冲液（PBS）封闭 20 min；

m)弃封闭液，加第一抗体（用 1：100 正常羊血清/PBS 稀释）孵育过夜，朊蛋白特异性单克隆抗体（如 3F4），稀释度为 1：500～1：1000；

n)PBS 洗 3 次，每次 5 min；

o)加第二抗体（用 1：100 正常羊血清/PBS 稀释）孵育 30 min，辣根过氧化物酶（HRP）标记的抗兔抗体 1：200 稀释，用于多克隆抗体检测；或 HRP 标记的抗小鼠抗体

1∶200稀释,用于单克隆抗体检测;

p)PBS 洗 3 次,每次 5 min;

q)3,3′-二氨基联苯胺(DAB)显色后,充分水洗;

r)苏木素(轻微)复染;

s)常规脱水、透明、封片。

F.4　结果观察及判定

光镜观察扁桃体活检切片中 PrP^{Sc} 蛋白阳性染色呈褐色,分布可呈散在型、斑块型和混合型,细胞核呈淡蓝色。扁桃体活检不建议作为常规检查,在脑电图出现典型的三相波形后不应进行。对临床表现与 vCJD 相似,以及 MRI 未出现双侧丘脑枕(后结节)高信号病例的诊断有意义。

附录 G　PRNP 基因序列、129 位及 219 位氨基酸多态性检测

G.1　血液样品采集

血液样品采集注意事项如下:

a)PRNP 基因扩增可以使用全血或白细胞。常用抗凝剂为柠檬酸,也可用其他抗凝剂如 EDTA,肝素会对 PCR 反应起抑制作用。

b)血液样品储存应为-70 ℃,在此条件下 DNA 样品可长期保存。

c)PCR 扩增、血液样品的处理和储存应在不同的实验室(空间)中进行。

G.2　DNA 的提取

使用商品化 DNA 提取试剂盒或其他方法提取血液样品 DNA。在整个提取过程中都应注意防止 DNA 污染;同时测定提取 DNA 的浓度。

G.3　PCR

G.3.1　PCR 反应前注意事项

在整个 PCR 扩增过程应防止 DNA 污染,如试管、加样吸头、手套等。PCR 反应的操作应严格按照四区划分的原则进行试剂分装、核酸提取、PCR 扩增和核酸电泳(必要时)。

G.3.2　PCR 引物

PRNP 基因 PCR 上下游引物如下:

上游引物:5′-GGCAAACCTTGGATGCTGG-3′

下游引物:5′-CCCACTATCAGGAAGATGAGG-3′

标准 PCR 各种成分(50 μL 体积)

DNA 模板 3 μL、PCR 底物 25 μL、PrP 1-253 上游引物 1 μL、PrP 1-253 下游引物 1 μL、双蒸水 20 μL、总体积 50 μL

G.3.3　标准 PCR 循环条件

PRNP 基因 PCR 扩增条件:

94 ℃ 5 min(预变性)

94 ℃ 55 s(变性)

55 ℃ 55 s(退火)

72 ℃ 55 s(延伸)

循环次数:30 个。

G.3.4　结果判定

PCR 产物长度：759 bp。

G.4　常规基因序列测定

按常规方法进行基因序列测定。

附录 H　遗传或家族型人类朊病毒病 PRNP 基因突变位点

H.1 gCJD 或 fCJD

D178N-129 V、V180I、V180I＋M232R、T183A、T188A、T188K、E196K、E200K、V203I、R208H、V210I、E211Q、M232R、R148H、4 个额外八肽插入、5 个额外八肽插入、6 个额外八肽插入、7 个额外八肽插入及 2 个八肽重复缺失。

H.2 GSS

P102 L、P105 L、A117 V、G131 V、F198S、D202N、Q212P、Q217R、M232T 及 8 个额外八肽插入。

H.3 FFI

D178N-129MM。

H.4　未分类的遗传或家族型人类朊病毒病

密码子点突变：H187R，216 八肽重复区（9 个额外八肽）插入。

附录 I　克-雅病的鉴别诊断

I.1　病毒性脑炎

尤其是单纯疱疹病毒性脑炎，患者常表现为精神症状、癫痫、发热、认知障碍及头痛。起病急，进展迅速。病变常位于颞叶内侧，也可累及额叶，DWI 较 T2WI 发现病变更敏感，部分影像学表现与 CJD 类似，但前者常有脑实质的坏死、出血，腰穿显示脑脊液压力增高，白细胞和蛋白轻度增高等，根据临床病史、脑脊液检查及影像学表现可予以鉴别。

I.2　桥本脑病

可分为：血管炎型，表现为反复的卒中样发作如一过性神经功能缺损、失语、癫痫或急性意识障碍；缓慢进展型，隐袭起病，早期表现为意识模糊、焦虑或痴呆。无局灶性神经功能缺损的体征，但神经心理测试常提示严重的认知功能障碍。两种类型均可出现癫痫发作、肌阵挛、震颤、昏迷、锥体外系症状及小脑性共济失调。特征是血清抗甲状腺球蛋白（antithyroglobulin）抗体（TGAb）或抗甲状腺过氧化物酶（antimicrosomal）抗体（TMAb）的增高，皮质激素治疗有效。

I.3　线粒体脑病

主要为 MELAS 型（线粒体脑病伴乳酸中毒及卒中样发作），为线粒体 DNA 突变所致，临床上可引起亚急性痴呆需与 CJD 鉴别，患者常有卒中发作、癫痫和偏头痛，可有痴呆、乳酸中毒等症状。DWI 上可显示皮层异常高信号，T2WI 及 FLAIR 上显示脑回明显肿胀以及层状坏死，此征象不符合 CJD 表现。

I.4　阿尔茨海默病

潜隐起病，早期出现记忆力障碍，病程进展较缓慢，临床上以智能损害为主，伴有精神及行为改变，辅助检查中无 CJD 典型的脑电图，头颅 MRI 显示以双侧海马更为突出的脑萎缩改变，脑脊液 14-3-3 蛋白阴性。

I.5　血管性痴呆

主要临床表现为与血管事件相关的、阶梯性进展的痴呆,但头颅 MRI 可见多发性脑梗死以及白质疏松。

I.6　中枢神经系统淋巴瘤及其他脑肿瘤

均可表现急、慢性痴呆,但头颅 MRI 的占位性病变可资鉴别。

I.7　皮层静脉血栓形成

一些疾病可引起静脉血栓性脑病。如硬脑膜动静脉瘘可引起临床上可逆性痴呆,常有颅内压增高出血、头痛、癫痫等,但临床症状为非特异性。MR DWI 也可表现有与 CJD 类似的皮层高信号,脑血管造影检查可与之鉴别。

I.8　副肿瘤性亚急性小脑变性

特点是亚急性、进行性、双侧性小脑功能障碍,可伴有痴呆。早期头颅 MRI 正常,晚期表现小脑萎缩。常见脑脊液淋巴细胞增多、蛋白含量高,常见于肺癌或女性生殖系统肿瘤患者。

（二）传染性海绵状脑病（朊粒病）疫情处置案例

案例❶　一例疑似克-雅病病例的调查处置

2013 年,甲市疾控中心接到一例疑似克-雅病病例的报告,并立即前往调查处置。

1.病例发病与就诊经过

患者庄某某,女,51 岁,汉族,厨师。患病前在某汽车贸易有限公司的餐厅工作,平日负责公司员工一日三餐的制作和分发。

2012 年 6 月,患者出现烦躁,睡眠障碍,浑身乏力症状,随后出现言语障碍,记忆力下降、反应迟钝、视力模糊等脑部症状。2012 年 11 月,其到甲市某医院东院门诊处就诊时,被诊断为轻微脑梗。随后其从医院取药后前往某卫生院进行输液治疗,疗程 13 天,病情稍有好转。

2013 年 1 月,患者由于记忆力持续下降、睡眠增多、反应迟钝加重,到甲市军区总医院神经内科治疗,诊断为颅内病变、高血压病。经治疗病情未见好转,便于 2 月出院。出院后依照"神经衰弱"症状自行进行中医药治疗 1 个月,期间前往卯市及戊市医院进行治疗,用药不详,病情未见好转。

2013 年 4 月,再次前往医院就诊。其进行磁共振检查后,取回药品返回家中进行输液治疗。5 月,因睡眠障碍、智能下降等脑部症状到另一医院就诊,诊断为:痴呆待查、可疑 CJD、高血压病后进行住院治疗,但症状无明显好转。自述仍出现睡眠较多、记忆力、计算力下降,定向力差,言语不清等症状,并于 5 月下旬出院。

2013 年 7 月,患者因高烧 39.2 ℃、意识不清,前往甲市立医院急诊内科就诊,于急诊室内观察治疗。两日后患者前往甲省某某医院急诊科就诊,收治于感染性疾病科。当时患者已处于昏迷状态,四肢无活动能力。经入院治疗 9 日后,患者症状无好转,自愿出院返回父母家中。

2.流行病学调查情况

（1）居住环境

患者居住地小区人口数大约1100人，大部分为当地村民回迁。居住环境尚可，小区内无牛羊养殖、屠宰和贩卖等商家。其父母居住地为一村落，村内约100户，总人口数438人，村内环境一般。因村中土地较少，大部分人都外出务工。村内无牛羊养殖、贩卖。

（2）接触史

患者常住甲市，无外出史，无国外旅居史，无牛羊等贩卖、养殖、屠宰史，无克-雅病患者接触史，平时不进食牛羊肉。2005年与前夫离婚，离婚前两人共同经营一家包子店，无牛羊肉接触史。自2008至2012年一直在前述某公司餐厅从事餐饮工作，期间很少购买、加工牛羊肉。

（3）既往病史

患者既往有高血压病，有脑梗病史，有剖宫产手术史和输血史。1986年患者曾在甲市某医院因剖宫产手术后身体虚弱，输血200 mL。医院登记中输血血源无记录。

（4）家族病史

患者家庭成员中从未出现类似患者。

患者爷爷奶奶，既往身体健康，90多岁后自然死亡。父亲，78岁，既往身体健康；母亲，76岁，有七八年脑梗史。据患者姨妈反映患者父亲精神不太正常，平日很少与熟人交流。

姨妈，女，64岁，有冠心病史，无其他疾病。近一年来，患者经常与其一起居住。

患者在家中为长女，有弟、妹3人。

患者弟弟，男，49岁，建筑工人，育有一子一女，女儿，27岁，儿子，24岁。3人既往身体健康。

患者妹妹，女，45岁，农民，有脑血栓病史，调查前曾因脑血栓住院治疗，育有2个女儿，2人既往身体健康。

患者小弟，男，42岁，建筑工人，育有1子，17岁，2人既往身体健康。

患者儿子，男，27岁，身体健康。

3.临床症状与体征

2012年6月开始，患者无明显诱因出现心烦、失眠、浑身乏力等症状，随后出现言语减少、记忆力下降。10月开始出现口眼歪斜、步态不稳、四肢抖动等症状。

2013年1月体格检查结果显示：体温36.1 ℃，脉搏78次/分，呼吸16次/分，血压130/90 mmHg。血常规显示：WBC $10.43×10^9/L$，N% 92.5%，甲功、肝功、血脂、心肌酶、生化、凝血、血免疫球蛋白＋补体、抗O、类风湿因子、CRP、血肿瘤标记物均未见明显异常。血沉22 mm/h，血抗核提取物抗体谱均为阴性。腰穿示脑压150 mmH$_2$O，脑脊液常规、生化、免疫球蛋白未见明显异常，细菌学涂片阴性。脑电图见前头区略明显20～30 mV 6～7 Hz慢波，上述慢活动增加，停深呼吸后可减少，显示边缘状态脑电图。颅脑MRI显示双侧额叶、顶叶、枕叶皮层异常信号，考虑炎性可能性大，疑似中枢神经系统血管炎、急性播散性脑脊髓炎（ADEM）。经过治疗，2013年2月症状略有好转，吃饭走路能自理。

2013年4月，患者出现昏睡、意识不清等症状，MR检查显示双侧放射冠及左枕叶可见多发斑点、斑片状等 T1 长 T2 异常信号灶,液体衰减反转恢复(FLAIR)呈高信号,弥散加权成像(DWI)(B=1000)示双侧顶、枕、颞叶内多发斑点、片状高信号,ADC 呈低信号,增强扫描未见明显强化,脑池、脑沟及脑室未见扩大机变形,中线结构无移位。诊断 DWI 示双侧顶、枕、颞叶内多发异常信号,符合脑炎 MR 表现,脑内多发缺血灶。

2013 年 5 月,入院后病情进行性发展,记忆力减退加重,反应迟钝,意识不清,语言障碍。查体:体温 39.2 ℃,脉搏 132 次/分,呼吸 24 次/分,血压 130/100 mmHg。精神极差,反应迟钝,记忆力、计算力、定向力明显减退。神态恍惚,双侧瞳孔直径 2 mm,对光反射存在,等大等圆,咽充血。双肺呼吸音粗,可闻少许水泡音。颅脑 MRI 显示双侧额叶、顶叶、枕叶皮层异常信号。脑电图显示轻度异常脑电图。

4.病原学检测

2013 年 5 月,经中国疾病预防控制中心病毒所检测,患者脑脊液、血液标本,结果为脑脊液 14-3-3 蛋白阳性,血液 PRNP 基因序列分析显示:与标准序列比对序列无突变,129 位氨基酸多态性为 M/M 型,219 位氨基酸多态性为 E/E 型。

5.讨论

克-雅病发病危险因素一般认为有食源性、医源性、遗传性和不明原因四种。

患者在医院就诊时的主治医生陈述,患者出现短时间内进行性痴呆加重,精神状况不佳、认知能力急剧下降,脑电图显示双侧大脑皮层呈花边状,且年龄与老年痴呆病例高发年龄不符,并通过临床实验室检查排除其他可能的疾病。结合以上条件,医生临床诊断为克雅氏病。

患者一直在甲市居住,无外地旅游史、出国史,无牛羊养殖、屠宰、贩卖史。患者自述平日不食牛羊肉,作为厨师也没有牛羊等畜产品的加工史,饮食导致发病的可能性较小。

据文献报道,器官移植、输血也是克-雅病发病的危险因素。患者曾于 1986 年剖宫产并进行输血,通过进一步调查取证,医院只有患者的入院记录,无出院记录及输血记录,输血血源等资料不详。输血线索中断,不能排除患者发病是由于输血引起。

除以上两种感染的危险因素,家族遗传也是感染克-雅病的重要危险因素。但患者的基因序列与标准序列比对无突变,患者家庭成员中无类似患者。

6.初步结论及建议

根据患者流行病学调查结果、既往临床资料、患者收治医院主治医生的病例讨论结果、脑电图和磁共振检查、标本实验室检测结果综合分析,患者临床诊断为克-雅病。由于患者与家庭成员基因序列未检测到突变,基本排除自身基因变异及家族遗传发病可能。

建议建立、健全监测网络,收集和分析相关病例信息,为预防和控制该病积累资料。目前克-雅病仍属于无法治愈的致死性疾病。由于该病的罕见性,目前尚存在一些漏诊、误诊病例。及早做出克-雅病的正确的临床诊断,有助于加强医护人员的认知和防范,杜绝医源性感染的发生。

编者注

朊粒(prion)是一类不含核酸,特殊的可具传染性的蛋白质。朊粒可使人类和动物脑组织呈海绵状改变,导致神经系统退行性病变,所造成的疾病通常俗称为朊粒病(prion diseases)或传染性海绵状脑病(transmissible spongiform encephalopathies)。人朊粒病包括人克-雅病（Creutzfeldt Jakob disease，CJD）、新型克-雅病（new variant CJD，nvCJD）、杰茨曼-斯脱司勒-史茵克综合征（Gerstmann-Straussler-Scheinker syndrome）、致死性家族失眠症（fatal familial insomnia）、库鲁病（Kuru disease）等，动物朊粒病包括牛海绵状脑病（bovine spongiform encephalopathy，BSE）、羊瘙痒症（scrapie of sheep and goat）、传染性雪貂白质脑病（transmissible mink encephalopathy）和大耳鹿慢性消耗病（chronic wasting disease of mule deer），具体如表3-23所示。这些疾病潜伏期长，且只发生中枢神经系统病变，一旦开始发病会进展迅速至死亡。患者可能出现痴呆、癫痫、共济失调或眼球震颤等症状，病理变化主要是神经元的退行性变、空泡变性、淀粉样斑块形成、星状细胞增生等，在脑部形成海绵状空泡，不触发炎症反应，不产生免疫应答。

表 3-23　朊粒病的主要分类及首次发现时间

疾病种类	感染途径	首次发现
人类朊粒病		
克-雅病（CJD）	自身变异（85%～90%）	1921年
	家族遗传（5%～10%）	1924年
	体液传播、器官移植（小于5%）	1974年
新型克-雅病（nvCJD）	食用BSE病兽	1996年
杰-斯-史综合征（GSSS）	家族遗传	1936年
库鲁病（Kuru disease）	食用患者	1957年
致死性家族失眠症（FFI）	自身变异	1986年
	家族遗传	1999年
动物朊粒病		
羊瘙痒症（scrapie）	遗传、体液、食用病兽	1723年
传染性雪貂白质脑病（TME）	体液、食用病兽	1947年
大耳鹿慢性消耗病（CWD）	体液、食用病兽	1967年
牛海绵状脑病（BSE）	体液、食用病兽	1986年
猫海绵状脑病	体液、食用病兽	1986年
野生反刍动物海绵状脑病	体液、食用病兽	1990年

朊粒可通过5 nm的滤膜，对蛋白酶、温度（80 ℃）、甲醛、乙醇、电离辐射和紫外线等抵抗力强，对酚类、乙醚、丙酮、强去污剂和含氯消毒剂等敏感。

朊粒的主要结构成分被认为是一种具有蛋白酶抗性的蛋白质（proteinase-resistant protein，PrP）。正常的人、动物的脑组织存在一种PrP分子亚型，即PrP^C（cellularisoform of PrP），也称为PrP$^{33\sim35}$（分子量33 000～35 000），现有的研究认为其为朊粒突变前的分子。PrP^{C}对蛋白酶敏感，虽然是正常结构蛋白，但具体作用不明。正常情况下，PrP^{C}合成后约在5小时内降解。人PrP^{C}的基因位于第20号染色体的短臂，全长

759 kb，包括 1 个外显子和 1 个开放式读码框（ORF），无内含子，编码 253 个氨基酸。如该基因发生变异，即可能产生遗传型朊粒病。

在基因变异或尚不明确的原因下，具有 4 个 α-螺旋结构的 PrP^C 可能发生三维构象上的变化，转化为具有 4 个 β-折叠和 2 个 α-螺旋结构，能够抵抗蛋白酶的疏水性糖蛋白 PrP^{Sc}（scrapieisoform of PrP），部分文献称为 $PrP^{27～30}$（分子量为 27 000～30 000），最初由羊瘙痒病因子感染的仓鼠脑组织分离得到。

PrP^C 转变为 PrP^{Sc} 后可抵抗蛋白酶的水解，降解时间延长到 24 小时以上。与此同时也具有了传染性，PrP^{Sc} 会与 PrP^C 结合形成 PrP^{Sc}-PrP^C 复合物，并由复合物逐渐转变为两分子 PrP^{Sc}；此后不断重复这一过程而形成指数型增长。指数增长且难以水解，会使 PrP^{Sc} 沉积于神经元溶酶体内，使被感染的脑组织细胞损伤，甚至凋亡和坏死。脑细胞破坏后会释出朊粒，继续感染其他脑细胞，导致大量神经细胞感染死亡。继而导致脑组织中留下大量空洞而形成海绵状，即海绵状脑病（spongiform encephalopathies）。

目前朊粒病仍较难在生前诊断，绝大部分病例死后经病理学检查后才确诊。脑脊液中脑蛋白 14-3-3 阳性对诊断具有较高的价值，灵敏度和特异度均在 92% 以上。脑蛋白 14-3-3 是一种神经元蛋白，正常脑组织中含有大量 14-3-3，能维持其他蛋白构型的稳定，但正常脑脊液中不应该存在。当脑组织被朊粒病大量破坏后，脑蛋白 14-3-3 被释放到脑脊液中，其浓度可以反映脑组织细胞破坏程度。

本案例中，医生临床诊断患者为克-雅病后，未进一步临床分型。患者脑脊液中脑蛋白 14-3-3 阳性，由克-雅病诊断标准可知，为散发型克-雅病的特征性实验室检测结果；但因无脑组织相关检查不能确诊，最终可定义为散发型克-雅病临床诊断病例，其病因较大可能为自身 PrP^C 蛋白变异。

朊粒病既是遗传病又是传染病，目前没有特效治疗方法，一旦发病目前已知最终结局均为死亡，且自身突变型可能遗传给下一代，转变为家族遗传病。因此，积极预防为目前该病防控的唯一手段。疾控和相关监督、检疫单位应从源头阻断传播，采取对遗传性朊粒病家族进行监测；神经外科应尽量使用一次性手术器械或严格消毒，严格检疫进口活牛或牛肉制品等措施，真正起到一级预防"上医医未病之病"的积极作用。

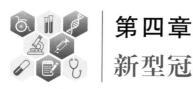

第四章
新型冠状病毒感染防控专题

2019年年底,W市开始发现不明原因肺炎患者,疑似SARS。2020年1月,甲市首次出现新型冠状病毒感染病例。2023年2月16日,中共中央政治局常务委员会召开会议指出:三年多来,我国因时因势优化调整防控政策措施,高效统筹疫情防控和经济社会发展,成功避免了致病力较强、致死率较高的病毒株的广泛流行,有效保护了人民群众生命安全和身体健康,我国已取得疫情防控重大决定性胜利。

实践证明,党中央对疫情形势的重大判断、对防控工作的重大决策、对防控策略的重大调整是完全正确的,措施是有力的,群众是认可的,成效是巨大的。

当前全国疫情防控形势总体向好,平稳进入"乙类乙管"常态化防控阶段。但全球疫情仍在流行,病毒还在不断变异。深入总结三年多来特别是2023年的经验做法,完善相关机制和举措,巩固住来之不易的重大成果,是一项重要任务。

新型冠状病毒感染的防控工作大致分为三个阶段:

(1)初期病例以散发为主,主要为入境人员。此阶段以"严防死守"为主要方针,根据实时国家政策对所有新冠感染者接触的所有可能的密切接触者和密切接触者的密切接触者进行隔离医学观察,对已感染病例阳性前数天接触的环境进行消杀处置,对病例进行"14+N"等隔离治疗措施。

(2)病毒变异后感染能力增强。指示病例发现时,大多已出现社会面隐秘传播。此阶段,以流行病学调查溯源和"传播链分析"为主,主要工作集中在摸清疫情源头,切断传播途径,做好风险人员管控,盯紧关键环节,总结经验教训,消除薄弱环节,以防止大规模疫情的发生。

(3)新型冠状病毒感染防控进入"乙类乙管"阶段以后,疫情防控工作重心转移到"疫情监测"和"常态化预警"能力的建设上,主要工作包括建立健全疫情监测体系、信息报告制度,及时准确预警并采取必要的紧急防控措施。根据疫苗保护情况,科学谋划下一阶段疫苗接种工作,促进提升老年人接种率。

为了保护好抗疫斗争的重要成果,讲好基层疾控抗疫故事,本章将这三个阶段的主要抗疫防疫工作分别整理,总结经验教训,以期为以后可能出现的未知传染性疾病防控工作提供参考。

对于几乎未知的新出现的传染性病原体,很可能没有有效的治疗手段,面对未知最需要的是坚定必胜的信心。预防与流调是最初的屏障,也是控制疫情最有效的方法。只要做好必要的知识储备、完全准备，我们必将在新时代新征程上披荆斩棘、奋勇前进。

第一节 个案防控

2020年年初，我国在W市外开始发现新的新冠病毒感染确诊病例，疫情出现全国传播的趋势。为了在散发阶段控制和阻断疫情，加强对病例的早期发现，根据全国疫情的发展形势，国家卫生健康委员会出台了新型冠状病毒感染的肺炎诊疗防控方案。随着对新型冠状病毒及其引起疾病的逐步了解，国家卫生健康委员会不断修订防控方案，防控措施逐渐完善，期间将疾病名称从"新型冠状病毒感染的肺炎"修订为"新冠病毒感染"。第三版作为第一阶段早期最初雏形的方案，在疫情防控中发挥了重要作用。

一、个案防控阶段新型冠状病毒防控方案——参见《新型冠状病毒感染的肺炎防控方案（第三版）》（国卫办疾控函〔2020〕80号）

为做好全国新型冠状病毒感染的肺炎防控工作，加强新型冠状病毒感染肺炎疫情相关机构的组织协调，完善疫情信息监测报告，做到"早发现、早报告、早诊断、早隔离、早治疗"，控制疫情传播，降低病死率，切实维护人民群众身体健康和生命安全，维护社会稳定，根据新型冠状病毒感染的肺炎纳入乙类法定传染病甲类管理、全国疫情形势变化和病例流行病学、临床研究进展，在第二版防控方案的基础上更新制定本版方案。

一、目的

及时发现和报告新型冠状病毒感染的肺炎病例（疑似病例和确诊病例）、感染者（轻症病例和无症状感染者），了解疾病特征与暴露史，规范密切接触者管理，指导公众和特定人群做好个人防护，严格特定场所的消毒，有效遏制社区扩散和蔓延，减少新型冠状病毒感染对公众健康造成的危害。

二、适用范围

适用于指导各地开展防控工作。本方案将根据疫情形势的变化和评估结果，及时更新。

三、防控措施

（一）健全防控机制，加强组织领导

高度重视新型冠状病毒感染的肺炎疫情防控工作。各级卫生健康行政部门在本级政府领导下，加强对本地疫情防控工作的指导，组建防控技术专家组，按照"预防为主、防治结合、科学指导、及时救治"的工作原则，组织有关部门制定并完善相关工作和技术方案等，规范开展新型冠状病毒感染的肺炎防控工作。强化联防联控，加强部门间信息互通和措施互动，定期会商研判疫情发展趋势，商定防控政策。

各级卫生健康行政部门负责疫情控制的总体指导工作，落实防控资金和物资。

各级疾控机构负责开展监测工作的组织、协调、督导和评估，进行监测资料的收集、分析、上报和反馈；开展现场调查、实验室检测和专业技术培训；开展对公众的健康教育与风险沟通，指导做好公众和特定人群的个人防护，指导开展特定场所的消毒。

各级各类医疗机构负责病例的发现与报告、隔离、诊断、救治和临床管理，开展标本采集工作，并对本机构的医务人员开展培训，做好院内感染的防控。

（二）病例与突发事件的发现与报告

各级各类医疗机构、疾控机构按照《新型冠状病毒感染的肺炎病例监测方案（第三版）》开展新型冠状病毒感染的肺炎病例和感染者的监测、发现和报告工作。

1.病例发现

各级各类医疗机构在新型冠状病毒感染的肺炎监测和日常诊疗过程中，应提高对新型冠状病毒感染的肺炎病例的诊断和报告意识，对于不明原因发热或咳嗽、气促等症状的病例，应注意询问发病前14天内有武汉市或其他有本地病例持续传播地区的旅行史、居住史，是否曾接触过以上地区的发热或有呼吸道症状的患者，有无聚集性发病或与确诊病例和新型冠状病毒感染者的接触史。

基层相关组织将近14天内有武汉市或其他有本地病例持续传播地区的旅行史或居住史，并且出现呼吸道症状、发热、畏寒、乏力、腹泻、结膜充血等症状者，作为重点风险人群筛查，由专业机构采样检测。

2.病例报告

发现新型冠状病毒感染的肺炎疑似病例、确诊病例、轻症病例和无症状感染者时，具备网络直报条件的医疗机构应当立即进行网络直报。不具备网络直报条件的，应当立即向当地县（区）级疾控机构报告，并于2小时内寄送出传染病报告卡，县（区）级疾控机构在接到报告后立即进行网络直报。负责病例网络直报的医疗机构或疾控机构，应按照《新型冠状病毒感染的肺炎病例监测方案（第三版）》要求，根据实验室检测结果、病情进展及时对病例分类、临床严重程度等信息进行订正。

3.突发事件的发现与报告

各县（区）首例新型冠状病毒感染的肺炎确诊病例，以及符合《新型冠状病毒感染的肺炎病例监测方案（第三版）》中聚集性疫情，辖区疾控中心应在2小时内通过突发公共卫生事件报告管理信息系统进行网络直报，事件严重级别可先选择"未分级"。卫生健康行政部门根据事件调查及后续进展，依据风险评估结果对事件定级后，可对事件级别进行相应调整。

（三）流行病学调查

县（区）级疾控机构接到辖区内医疗机构或医务人员报告新型冠状病毒感染的肺炎疑似病例、确诊病例，轻症病例、无症状感染者，以及聚集性疫情，应当按照《新型冠状病毒感染的肺炎流行病学调查方案（第三版）》在24小时内完成流行病学调查。

县（区）级疾病预防控制机构完成个案调查后，应于2个小时内将个案调查表通过传染病网络报告信息系统进行上报，同时将流行病学调查分析报告报送本级卫生健康行政部门和上级疾控机构。

（四）标本采集与检测

收治病例的医疗机构要采集病例的相关临床标本，尽快将标本送至当地指定的疾控机构或医疗机构或第三方检测机构实验室进行相关病原检测。

采集的临床标本包括患者的上呼吸道标本（如咽拭子、鼻拭子等）、下呼吸道标本（如呼吸道吸取物、支气管灌洗液、肺泡灌洗液、深咳痰液等）、眼结膜拭子、粪便标本、抗凝血和血清标本等。临床标本应尽量采集病例发病早期的呼吸道标本(尤其是下呼吸道标本)和发病 7 天内急性期血清以及发病后第 3～4 周的恢复期血清。

标本采集、运送、存储和检测暂按二类高致病性病原微生物管理,按照《病原微生物实验室生物安全管理条例》及《可感染人类的高致病性病原微生物菌(毒)种或样本运输管理规定》(卫生部令第 45 号)及其他相关要求执行。

(五)病例救治及院内感染预防控制

病例需收治在指定医疗机构,承担新型冠状病毒感染的肺炎病例救治的医疗机构,应做好医疗救治所需的人员、药品、设施、设备、防护用品等保障工作。

医疗机构应按照《医疗机构内新型冠状病毒感染预防与控制技术指南(第一版)》的要求,重视和加强隔离、消毒和防护工作,全面落实防止院内感染的各项措施,做好预检分诊工作,做好发热门诊、急诊,及其他所有普通病区(房)的院感控制管理。对肺炎病例(包括疑似病例和确诊病例)以及感染者中的轻症病例实行隔离治疗,疑似病例应当进行单间隔离治疗。如当地发生强度较大流行,医疗资源紧张时,轻症病例和无症状感染者可采取居家治疗和观察。须由所在地疾病预防控制机构、社区卫生服务中心进行登记管理,做好居家隔离的指导、观察和治疗。

医疗机构应当严格按照《医疗机构消毒技术规范》,做好医疗器械、污染物品、物体表面、地面等的清洁与消毒;按照《医院空气净化管理规范》要求进行空气消毒。在诊疗新型冠状病毒感染的肺炎患者过程中产生的医疗废物,应根据《医疗废物处理条例》和《医疗卫生机构医疗废物管理办法》的有关规定进行处置和管理。

(六)密切接触者的追踪和管理

由县(区)级卫生健康行政部门会同相关部门组织实施密切接触者的追踪和管理。对疑似病例、确诊病例、轻症病例和无症状感染者的密切接触者实行居家或集中隔离医学观察,每日至少进行 2 次体温测定,并询问是否出现急性呼吸道症状或其他相关症状及病情进展。密切接触者医学观察期为与病例或感染者末次接触后 14 天。

(七)宣传教育与风险沟通

积极开展舆情监测,普及疫情防控知识,开展群防群控,及时向公众解疑释惑,回应社会关切,做好疫情防控风险沟通工作。要加强重点人群、重点场所以及大型人群聚集活动的健康教育和风险沟通工作,特别是通过多种途径做好公众和特定人群个人防护的指导,减少人群中可能的接触或暴露。在疫情发展不同阶段,通过对社会公众心理变化及关键信息的分析及时调整健康教育策略,及时组织相应的科普宣传。做好返校师生和返岗人员的健康提示和健康管理。

(八)加强医疗卫生机构专业人员培训

对医疗卫生机构专业人员开展新型冠状病毒感染的肺炎病例的发现与报告、流行病学调查、标本采集、实验室检测、医疗救治、院感防控、密接管理、个人防护等内容的培训,提高防控和诊疗能力。

(九)加强实验室检测能力及生物安全防护意识

各省级疾控机构、具备实验室检测能力的地市级疾控机构以及指定的医疗卫生机构要做好实验室诊断方法建立和试剂、技术储备,随时按照实验室生物安全规定开展各项实验室检测工作。

（十）及时做好特定场所的消毒

及时做好病例（疑似病例和确诊病例）和感染者（轻症病例和无症状感染者）居住过的场所，如病家、医疗机构隔离病房、转运工具以及医学观察场所等特定场所的消毒工作，必要时应及时对物体表面、空气和手等消毒效果进行评价。

（十一）加强重点场所、机构、人群的防控工作

强化多部门联防联控工作机制，最大程度减少公众聚集性活动，因地制宜落实车站、机场、码头、商场等公众聚集场所和汽车、火车、飞机等密闭交通工具的通风、消毒、测体温等措施。

加强学校、托幼机构等集体生活单位的防治工作，做好晨检制度和因病缺勤登记制度。加强流动人口较多城市的防治工作，做好春节期间和节后人口流动压力倍增的防控准备。加强农村外出返乡的农民工、学生、经商等人员的健康教育。

（十二）科学分类实施防控策略

对于不同疫情形势地区，采取不同的防控策略。对于未发现病例社区，实施采取"外防输入"的策略；对于出现病例或传播链清楚的暴发疫情社区，采取"内防扩散、外防输出"的策略；对于疫情传播的社区，采取"内遏蔓延、外防输出"的策略，详见《关于加强新型冠状病毒感染的肺炎疫情社区防控工作的通知》（肺炎机制发〔2020〕5号）中《新型冠状病毒感染的肺炎疫情社区防控工作方案（试行）》。

附件一 新型冠状病毒感染的肺炎病例监测方案（第三版）

2019年12月以来，湖北省武汉市发现新型冠状病毒感染的肺炎病例。根据全国疫情形势进展，出现了聚集性病例和武汉市旅行史的确诊病例，境外多个国家和地区发现了来自武汉市的无明确市场暴露史的确诊病例。为指导各地及时发现和报告该新型冠状病毒感染病例，做到早发现、早报告，防止疫情扩散，制定本方案。湖北省武汉市的监测工作参照执行，具体方案由当地另行制定。

一、目的

（一）及时发现和报告新型冠状病毒感染的肺炎病例和聚集性病例。

（二）掌握全国新型冠状病毒感染疫情的特点，及时研判疫情发生发展趋势。

二、监测定义

（一）疑似病例

1.流行病学史

（1）发病前14天内有武汉市或其他有本地病例持续传播地区的旅行史或居住史。

（2）发病前14天内曾接触过来自武汉市或其他有本地病例持续传播地区的发热或有呼吸道症状的患者。

（3）有聚集性发病或与确诊病例、轻症病例和无症状感染者有流行病学关联。

2.临床表现

（1）发热。

（2）具有肺炎影像学特征。

（3）发病早期白细胞总数正常或降低，或淋巴细胞计数减少。

有流行病学史中的任何一条，同时符合临床表现中1和2条、或2和3条；无明确流行病学史的，符合临床表现中的3条。

（二）确诊病例

疑似病例具备以下病原学证据之一者

（1）呼吸道标本或血液标本实时荧光 RT-PCR 检测新型冠状病毒核酸阳性。

（2）病毒基因测序，与已知的新型冠状病毒高度同源。

（三）轻症病例

临床症状轻微，无明显肺炎表现，呼吸道标本新型冠状病毒病原学检测阳性。

（四）无症状感染者

无临床症状，呼吸道标本新型冠状病毒病原学检测阳性。

（五）聚集性疫情

聚集性疫情是指 14 天内在小范围（如一个家庭、一个工地、一个单位等）发现 2 例及以上的确诊病例、轻症病例或无症状感染者，且存在因密切接触导致的人际传播的可能性，或因共同暴露而感染的可能性。

三、工作内容

（一）病例发现

（1）各级各类医疗机构应提高对新型冠状病毒感染的肺炎病例的诊断和报告意识，对于不明原因发热或咳嗽、气促等症状的病例，应注意询问发病前 14 天内有武汉市等有本地病例持续传播地区的旅行史、居住史，是否曾接触过以上地区的发热或有呼吸道症状的患者，有无聚集性发病或与确诊病例、新型冠状病毒感染者的接触史。

（2）基层相关组织将近 14 天内有武汉市或其他有本地病例持续传播地区的旅行史或居住史，并且出现呼吸道症状、发热、畏寒、乏力、腹泻、结膜充血等症状者，作为重点风险人群筛查，由专业机构采样检测。

（二）病例报告

各级各类医疗机构发现符合疑似病例、确诊病例、轻症病例、无症状感染者时，应于 2 小时内进行网络直报。疾控机构在接到报告后应立即调查核实，于 2 小时内通过网络直报系统完成报告信息的三级确认审核。不具备网络直报条件的医疗机构，应立即

向当地县（区）级疾控机构报告，并于 2 小时内将填写完成的传染病报告卡寄出；县（区）级疾控机构在接到报告后，应立即进行网络直报，并做好后续信息的订正。

对诊断的所有病例，在网络直报病种中选择"新型冠状病毒感染的肺炎"，并在"病例分类"中分别选择"疑似病例""确诊病例""阳性检测"进行报告。其中对诊断为"轻症病例"和"无症状感染者"，在网络直报系统中统一选择"阳性检测"报告。在"临床严重程度"分类中，对于"疑似病例""确诊病例"选择"普通肺炎病例""重症肺炎病例"或"危重症肺炎病例"进行报告；对于"阳性检测"选择"无症状感染者"或"轻症病例"进行报告。

上报的"疑似病例"确诊后，病例报告单位应及时在"病例分类"中订正为"确诊病例"。对于"轻症病例""无症状感染者"根据临床进展，及时予以报告、订正。对所有病例，在"临床严重程度"中，根据疾病进展及时进行订正，以病例最严重的状态为其最终状态。

（三）事件的发现与报告

根据《国家突发公共卫生事件应急预案》《国家突发公共卫生事件相关信息报告管理工作规范（试行）》要求，各县（区）首例新型冠状病毒感染的肺炎确诊病例、聚集性疫情，辖区疾控中心应通过突发公共卫生事件报告管理信息系统在 2 小时内进行网络直报，事件

级别可先选择"未分级"。卫生健康行政部门

根据事件调查及后续进展，依据风险评估结果对事件定级后，可对事件级别进行相应调整，并将事件初次、进展和结案报告及时进行网络直报。

（四）流行病学调查

县（区）级疾控机构接到新型冠状病毒感染的肺炎疑似病例、确诊病例、轻症病例和无症状感染者报告后，应于24小时内完成个案调查，并及时进行密切接触者登记。具体内容见《新型冠状病毒感染的肺炎病例流行病学调查方案（第三版）》和《新型冠状病毒感染的肺炎病例密切接触者管理方案（第三版）》。

县（区）级疾病预防控制机构完成个案调查后，应将个案调查表及时通过网络直报系统进行上报。具体报告方式和网址根据《中国疾病预防控制中心关于加强新型冠状病毒感染的肺炎报告工作的通知》（中疾控传防发〔2020〕11号）执行。

县（区）级疾控机构应及时将流行病学调查分析报告报送本级卫生健康行政部门和上级疾控机构。

（五）标本采集和实验室检测

收治疑似病例、聚集性疫情病例的医疗机构要采集病例的相关临床标本，尽快将标本送至当地指定的疾控机构、医疗机构或第三方检测机构进行相关病原学检测。

采集的临床标本包括患者的上呼吸道标本（如咽拭子、鼻拭子等）、下呼吸道标本（如深咳痰液、呼吸道吸取物、支气管灌洗液、肺泡灌洗液等）、眼结膜拭子、粪便标本、抗凝血和血清标本等。临床标本应尽量采集病例发病早期的呼吸道标本（尤其是下呼吸道标本）和发病7天内急性期血清以及发病后第3~4周的恢复期血清。

临床标本采集和实验室检测具体要求见《新型冠状病毒感染的肺炎实验室检测技术指南（第三版）》。

标本采集、运送、存储和检测暂按二类高致病性病原微生物管理，按照《病原微生物实验室生物安全管理条例》及《可感染人类的高致病性病原微生物菌（毒）种或样本运输管理规定》（卫生部令第45号）及其他相关要求执行。

（六）病例诊断流程要求

各地区新型冠状病毒感染的肺炎聚集性病例，由地（市）级疾控机构进行复核确认。对于聚集性病例的标本，应将原始标本逐级上送省级、国家级疾控机构进一步鉴定。如果出现大规模社区持续传播时，经地（市）级疾控机构评估认可后，由指定的医疗机构实验室进行确认。

各级疾控机构或医疗机构检测标本时，应参见《新型冠状病毒感染的肺炎实验室检测技术指南（第三版）》。

附件二　新型冠状病毒感染的肺炎流行病学调查方案（第三版）

为掌握新型冠状病毒感染的肺炎病例发病情况、暴露史、接触史等流行病学相关信息，做好密切接触者的排查，防范新型冠状病毒感染的肺炎病例的蔓延和传播，特制定本方案。

一、调查目的

(1)调查病例的发病和就诊情况、临床特征、危险因素和暴露史。

(2)发现和管理密切接触者。

二、调查对象

新型冠状病毒感染的肺炎疑似病例、确诊病例,轻症病例、无症状感染者,以及聚集性疫情。

三、调查内容和方法

(一)个案调查

县(区)级疾控机构接到报告后,应于 24 小时内完成流行病学调查,可通过查阅资料、询问病例、知情人和接诊医生等方式开展。如果病例的病情允许,则调查时应先调查病例本人,再对其诊治医生、家属和知情者进行调查。

调查内容包括基本情况、发病与就诊、暴露史和危险因素、实验室检测、密切接触者等,详见附表。

(1)基本情况:姓名、性别、年龄、住址、联系方式等信息。

(2)发病与就诊:临床表现、发病就诊经过。

(3)危险因素和暴露史:对病例发病前 14 天内的暴露史开展调查,主要调查其发病前武汉市或其他有本地持续传播地区旅行史或居住史,与发热或呼吸道症状患者的接触史,医院就诊、农贸市场等相关暴露史。

(4)实验室检测:标本类型、采样时间、检测结果等。

(5)密切接触者判定:对疑似病例、确诊病例、轻症病例发病后或者无症状感染者检测阳性后的活动情况和人群接触情况进行追踪和排查,判定密切接触者。密切接触者定义和判定标准按照《新型冠状病毒感染的肺炎病例密切接触者管理方案(第三版)》执行。

(二)聚集性疫情调查

县(区)级疾控机构根据网络直报信息和病例个案调查情况,依据《新型冠状病毒感染的肺炎病例监测方案(第三版)》的定义,判定聚集性疫情后,应立即开展调查。调查内容除所有病例的感染来源、密切接触者等信息外,重点调查病例间的流行病学联系,分析传播链,按照《国家突发公共卫生事件相关信息报告管理工作规范(试行)》的要求,填报事件的基本信息、初次、进展和结案报告。

四、组织与实施

按照"属地化管理"原则,由病例发病前的居住地、发病后的活动范围、就诊医疗机构所在的县(市、区)级卫生健康行政部门组织疾病预防控制机构开展新型冠状病毒感染的肺炎病例的流行病学调查。调查单位应迅速成立现场调查组,根据制定的调查计划,明确调查目的,确定调查组人员组成和各自的职责与分工。调查期间,调查人员要做好个人防护。市级、省级、国家级疾病预防控制中心将根据疫情处理需要赶赴现场,与前期抵达的调查机构组成联合调查组开展现场流行病学调查。

五、信息的上报与分析

县(区)级疾病预防控制机构完成个案调查或聚集性疫情调查后,应于 2 个小时内,将个案调查表或调查报告及时通过网络报告系统进行上报。同时将流行病学调查分析报告报送本级卫生健康行政部门和上级疾控机构。

附件三　新型冠状病毒感染的肺炎病例密切接触者管理方案(第三版)

为了做好新型冠状病毒感染的肺炎病例密切接触者的判定和管理,有效控制疾病的传播,基于目前对新型冠状病毒感染的认识,疾病的潜伏期最长约为 14 天,病例存在人传人情况，制定本方案。

一、判定标准

密切接触者指与疑似病例、确诊病例、轻症病例发病后，无症状感染者检测阳性后，有如下接触情形之一，但未采取有效防护者：

（1）共同居住、学习、工作，或其他有密切接触的人员，如近距离工作或共用同一教室或在同一所房屋中生活。

（2）诊疗、护理、探视病例的医护人员、家属或其他有类似近距离接触的人员，如到密闭环境中探视患者或停留，同病室的其他患者及其陪护人员。

（3）乘坐同一交通工具并有近距离接触人员，包括在交通工具上照料护理人员、同行人员（家人、同事、朋友等）、或经调查评估后发现有可能近距离接触病例（疑似病例、确诊病例）和感染者（轻症病例、无症状感染者）的其他乘客和乘务人员。

（4）现场调查人员调查后经评估认为符合其他与密切接触者接触的人员。

判定的密切接触者请填入《新型冠状病毒感染的肺炎病例密切接触者登记表》。

二、管理要求

（一）接触者管理

各地卫生健康行政部门会同相关部门组织实施密切接触者的医学观察。拒不执行者，可以由当地公安机关协助采取强制隔离措施。

（1）实施医学观察时，应当书面或口头告知医学观察的缘由、期限、法律依据、注意事项和疾病相关知识，以及负责医学观察的医疗卫生机构及联系人和联系方式。

（2）密切接触者一般采取居家隔离医学观察，无法居家隔离医学观察者，可安排集中隔离观察。医学观察期限为自最后一次与病例、感染者发生无有效防护的接触后14天。确诊病例和感染者的密切接触者在医学观察期间若检测阴性，仍需持续至观察期满。疑似病例在排除后，其密切接触者可解除医学观察。

（3）居家或集中医学观察对象应相对独立居住，尽可能减少与共同居住人员的接触，做好医学观察场所的清洁与消毒工作，避免交叉感染，具体内容见《特定场所消毒技术方案（第一版）》。观察期间不得外出，如果必须外出，经医学观察管理人员批准后方可，并要佩戴一次性外科口罩，避免去人群密集场所。

（4）对乘坐飞机、火车和轮船等同一交通工具及共同生活、学习、工作中密切接触者之外的一般接触者要进行健康风险告知，嘱其一旦出现发热、咳嗽等呼吸道感染症状以及腹泻、结膜充血等症状时要及时就医，并主动告知近期活动史。

（二）医学观察期间措施

1. 医学观察期间，应采取以下措施

（1）指定医疗卫生机构人员每天早、晚对密切接触者各进行一次体温测量，并询问其健康状况，填写密切接触者医学观察记录表，填《新型冠状病毒感染的肺炎病例密切接触者医学观察登记表》，并给予必要的帮助和指导。《新型冠状病毒感染的肺炎病例密切接触者医学观察统计日报表》和《新型冠状病毒感染的肺炎病例密切接触者医学观察每日统计汇总表》供各地进行密切接触者医学观察情况汇总时参考。

（2）实施医学观察的工作人员应做好个人防护，防护措施见《特定人员个人防护方案（第一版）》。

2.医学观察期间,密切接触者一旦出现任何症状(包括发热、寒战、干咳、咳痰、鼻塞、流涕、咽痛、头痛、乏力、肌肉酸痛、关节酸痛、气促、呼吸困难、胸闷、结膜充血、恶心、呕吐、腹泻和腹痛等),则立即向当地的卫生健康部门报告,并按规定送定点医疗机构诊治,采集标本开展实验室检测与排查工作。如排查结果为疑似病例、确诊病例或轻症病例,应对其密切接触的人员进行医学观察。

3.医学观察期满时,如密切接触者无异常情况,应及时解除医学观察。

(三)集中医学观察场所

(1)集中医学观察场所的选择及内部设施要求如下:

1)集中医学观察场所应选择下风向,相对偏远,交通便利区域;距人口密集区较远(至少大于500米)、相对独立的场所。不得在医疗机构设置集中隔离场所。

2)集中医学观察场所内部根据需要进行分区,分为生活区、物质保障供应区和病区等,分区标示要明确。有保证集中隔离人员正常生活的基础设施,应具备通风条件,并能满足日常消毒措施的落实。

3)应当具有独立化粪池。污水在进入市政排水管网前,进行消毒处理,定期投放含氯消毒剂,消毒1.5小时后,总余氯量10 mg/L。消毒后污水应当符合《医疗机构水污染物排放标准》(GB 18466—2005)。如无独立化粪池,则用专门容器收集排泄物,消毒处理后再排放,消毒方式参照《疫源地消毒总则》(GB 19193—2015)。

(2)集中医学观察场所需提供单间,一旦出现发热、咳嗽等呼吸道感染等、以及腹泻、结膜充血等症状,及时进行标本采集检测排查。

附件1　交通工具密切接触者判定指引

(一)飞机

(1)一般情况下,民用航空器舱内病例座位的同排和前后各三排座位的全部旅客以及在上述区域内提供客舱服务的乘务人员作为密切接触者。其他同航班乘客作为一般接触者。

(2)乘坐未配备高效微粒过滤装置的民用航空器,舱内所有人员。

(3)其他已知与病例有密切接触的人员。

(二)铁路旅客列车

(1)乘坐全封闭空调列车,病例所在硬座、硬卧车厢或软卧同包厢的全部乘客和乘务人员。

(2)乘坐非全封闭的普通列车,病例同间软卧包厢内,或同节硬座(硬卧)车厢内同格及前后邻格的旅客,以及为该区域服务的乘务人员。

(3)其他已知与病例有密切接触的人员。

(三)汽车

(1)乘坐全密封空调客车时,与病例同乘一辆汽车的所有人员。

(2)乘坐通风的普通客车时,与病例同车前后3排座位的乘客和驾乘人员。

(3)其他已知与病例有密切接触的人员。

(四)轮船

与病例同一舱室内的全部人员和为该舱室提供服务的乘务人员。

如与病例接触期间,患者有高热、打喷嚏、咳嗽、呕吐等剧烈症状,不论时间长短,均应作为密切接触者。

附件四　新型冠状病毒感染的肺炎实验室检测技术指南（第三版）

为指导各级疾控部门和其他相关机构开展新型冠状病毒感染的肺炎实验室检测工作，特制定本技术指南。本指南主要介绍目前已经比较成熟、易于实施的核酸检测方法。

一、标本采集

（一）采集对象

新型冠状病毒感染的肺炎疑似病例、疑似聚集性病例患者，其他需要进行新型冠状病毒感染诊断或鉴别诊断者，或其他需要进一步筛查检测的环境或生物材料（如溯源分析）。

（二）标本采集要求

（1）从事新型冠状病毒检测标本采集的技术人员应经过生物安全培训（培训合格）和具备相应的实验技能。采样人员个人防护装备（personal protective equipment，PPE）要求：N95及以上防护口罩、护目镜、连体防护服、双层乳胶手套、防水靴套；如果接触了患者血液、体液、分泌物或排泄物，应及时更换外层乳胶手套。

（2）住院病例的标本由所在医院的医护人员采集。

（3）密切接触者标本由当地指定的疾控机构、医疗机构负责采集。

（4）根据实验室检测工作的需要，可结合病程多次采样。

（三）标本采集种类

每个病例必须采集急性期呼吸道标本（包括上呼吸道标本和下呼吸道标本）；重症病例优先采集下呼吸道标本（如支气管或肺泡灌洗液等）；出现眼部感染症状的病例，需采集眼结膜拭子标本；出现腹泻症状的病例，需留取便标本。可根据临床表现与采样时间间隔进行采集。

其他研究材料依据设计需求采集。

标本种类：

（1）上呼吸道标本：包括咽拭子、鼻拭子、鼻咽抽取物等。

（2）下呼吸道标本：包括深咳痰液、呼吸道抽取物、支气管灌洗液、肺泡灌洗液、肺组织活检标本。

（3）血液标本：尽量采集发病后7天内的急性期抗凝血，采集量5 mL，以空腹血为佳，建议使用含有EDTA抗凝剂的真空采血管采集血液。

（4）血清标本：尽量采集急性期、恢复期双份血清。第一份血清应尽早（最好在发病后7天内）采集，第二份血清应在发病后第3～4周采集。采集量5 mL，建议使用无抗凝剂的真空采血管。血清标本主要用于抗体的测定，从血清抗体水平对病例的感染状况进行确认。血清标本不进行核酸检测。

（5）眼结膜标本：出现眼部感染症状的病例需采集眼结膜拭子标本。

（6）便标本：出现腹泻症状的患者需采集便标本。

（四）标本采集方法。

（1）咽拭子：用2根聚丙烯纤维头的塑料杆拭子同时擦拭双侧咽扁桃体及咽后壁，将拭子头浸入含3 mL病毒保存液（也可使用等渗盐溶液、组织培养液或磷酸盐缓冲液）的管中，尾部弃去，旋紧管盖。

（2）鼻拭子：将1根聚丙烯纤维头的塑料杆拭子轻轻插入鼻道内鼻腭处，停留片刻后缓慢转动退出。取另一根聚丙烯纤维头的塑料杆拭子以同样的方法采集另一侧鼻孔。上述两根拭子浸入同一含 3 mL 采样液的管中,尾部弃去,旋紧管盖。

(3)鼻咽抽取物或呼吸道抽取物:用与负压泵相连的收集器从鼻咽部抽取黏液或从气管抽取呼吸道分泌物。将收集器头部插入鼻腔或气管,接通负压,旋转收集器头部并缓慢退出,收集抽取的黏液,并用 3 mL 采样液冲洗收集器 1 次(亦可用小儿导尿管接在 50 mL 注射器上来替代收集器)。

(4)深咳痰液:要求患者深咳后,将咳出的痰液收集于含 3 mL 采样液的 50 mL 螺口塑料管中。

(5)支气管灌洗液:将收集器头部从鼻孔或气管插口处插入气管(约 30 cm 深处),注入 5 mL 生理盐水,接通负压,旋转收集器头部并缓慢退出。收集抽取的黏液,并用采样液冲洗收集器 1 次(亦可用小儿导尿管接在 50 mL 注射器上来替代收集)。

(6)肺泡灌洗液:局部麻醉后将纤维支气管镜通过口或鼻经过咽部插入右肺中叶或左肺舌段的支管,将其顶端契入支气管分支开口,经气管活检孔缓缓加入灭菌生理盐水,每次 30~50 mL,总量 100~250 mL,不应超过 300 mL。

(7)血液标本:建议使用含有 EDTA 抗凝剂的真空采血管采集血液标本 5 mL,室温静置 30 分钟,1500~2000 rpm 离心 10 分钟,分别收集血浆和血液中细胞于无菌螺口塑料管中。

(8)血清标本:用真空负压采血管采集血液标本 5 mL,室温静置 30 分钟,1500~2000 rpm 离心 10 分钟,收集血清于无菌螺口塑料管中。

(9)粪便标本:如患者发病早期出现腹泻症状,则留取粪便标本 3~5 mL。

(10)眼结膜拭子标本:眼结膜表面用拭子轻轻擦拭后,将拭子头进入采样管中,尾部弃去,悬紧管盖。

其他材料:依据设计需求规范采集。

(五)标本包装

标本采集后在生物安全二级实验室生物安全柜内分装。

(1)所有标本应放在大小适合的带螺旋盖内有垫圈、耐冷冻的样本采集管里,拧紧。容器外注明样本编号、种类、姓名及采样日期。

(2)将密闭后的标本放入大小合适的塑料袋内密封,每袋装一份标本。样本包装要求要符合《危险品航空安全运输技术细则》相应的标准。

(3)涉及外部标本运输的,应根据标本类型,按照 A 类或 B 类感染性物质进行三层包装。

(六)标本保存

用于病毒分离和核酸检测的标本应尽快进行检测,能在 24 小时内检测的标本可置于 4 ℃保存;24 小时内无法检测的标本则应置于−70 ℃或以下保存(如无−70 ℃保存条件,则于−20 ℃冰箱暂存)。血清可在 4 ℃存放 3 天,−20 ℃以下可长期保存。应设立专库或专柜单独保存标本。标本运送期间应避免反复冻融。

(七)标本送检

标本采集后应尽快送往实验室,如果需要长途运输标本,建议采用干冰等制冷方式进行保藏。

1.上送标本

各省（自治区、直辖市）聚集性病例的标本，上送中国疾病预防控制中心病毒病预防控制所进行检测复核，并附样本送检单。

2.病原体及标本运输

（1）国内运输

新型冠状病毒毒株或其他潜在感染性生物材料的运输包装分类属于 A 类，对应的联合国编号为 UN2814，包装符合国际民航组织文件 Doc9284《危险品航空安全运输技术细则》的 PI602 分类包装要求；环境样本属于 B 类，对应的联合国编号为 UN3373，包装符合国际民航组织文件 Doc9284《危险品航空安全运输技术细则》的 PI650 分类包装要求；通过其他交通工具运输的可参照以上标准包装。

新型冠状病毒毒株或其他潜在感染性材料运输应按照《可感染人类的高致病性病原微生物菌（毒）种或样本运输管理规定》（原卫生部令第 45 号）办理《准运证书》。

（2）国际运输

新型冠状病毒毒株或样本在国际间运输的，应规范包装，

按照《出入境特殊物品卫生检疫管理规定》办理相关手续，并满足相关国家和国际相关要求。

（3）毒株和样本管理

新型冠状病毒毒株及其样本应由专人管理，准确记录毒株和样本的来源、种类、数量，编号登记，采取有效措施确保毒株和样本的安全，严防发生无用、恶意使用、被盗、被抢、丢失、泄露等事件。

二、新型冠状病毒的实验室检测

新型冠状病毒感染的常规检测方法是通过实时荧光 RT-PCR 鉴定。任何新型冠状病毒的检测都必须在具备适当条件的实验室由经过相关技术安全培训的人员进行操作。本指南中的核酸检测方法主要针对新型冠状病毒基因组中开放读码框 1ab（openreading frame 1ab，ORF1ab）和核壳蛋白（nucleocapsid protein，N）。

在实验室要确认一个病例为阳性，满足以下条件：

同一份标本中新型冠状病毒 2 个靶标（ORF1ab、N）特异性实时荧光 RT-PCR 检测结果均为阳性。如果出现单个靶标阳性的检测结果，则需要重新采样，重新检测。

阴性结果也不能排除新型冠状病毒感染，需要排除可能产生假阴性的因素，包括：样本质量差，比如口咽等部位的呼吸道样本；样本收集的过早或过晚；没有正确的保存、运输和处理样本；技术本身存在的原因，如病毒变异、PCR 抑制等。

三、实时荧光 RT-PCR 方法检测新型冠状病毒核酸

（一）目的

规范实时荧光 RT-PCR 方法检测新型冠状病毒核酸的工作程序，保证实验结果的正确可靠。

（二）范围

适用于实时荧光 RT-PCR 方法检测新型冠状病毒核酸。

（三）职责

检测人员：负责按照本检测细则对被检样本进行检测。

复核人员：负责对检测操作是否规范以及检测结果是否准确进行复核。

部门负责人：负责对科室综合管理和检测报告的审核。

（四）样本接收和准备

核对被检样本姓名、性别、年龄、编号及检测项目等；待检样本的状态如有异常，需注明；待检样本应存放于－70 ℃冰箱保存。

（五）检测项目

1.新型冠状病毒核酸测定（实时荧光 RT-PCR 方法）

推荐选用针对新型冠状病毒的 ORF1ab、N 基因区域的引物和探针。

靶标一（ORF1ab）：

正向引物（F）：CCCTGTGGGTTTTACACTTAA

反向引物（R）：ACGATTGTGCATCAGCTGA

荧光探针（P）：

5′-FAM-CCGTCTGCGGTATGTGGAAAGGTTATGG-BHQ1-3′

靶标二（N）：

正向引物（F）：GGGGAACTTCTCCTGCTAGAAT

反向引物（R）：CAGACATTTTGCTCTCAAGCTG

荧光探针（P）：5′-FAM-TTGCTGCTGCTTGACAGATT-TAMRA-3′

核酸提取和实时荧光 RT-PCR 反应体系及反应条件参考相关厂家试剂盒说明。

2.结果判断

阴性：无 Ct 值或 Ct≥40。

阳性：Ct 值＜37，可报告为阳性。

灰度区：Ct 值在 37～40，建议重复实验，若重做结果 Ct 值＜40，扩增曲线有明显起峰，该样本判断为阳性，否则为阴性。

注：如果用的是商品化试剂盒，则以厂家提供的说明书为准。

四、病原生物安全实验活动要求

根据目前掌握的新型冠状病毒的生物学特点、流行病学特征、临床资料等信息，该病原体暂按照病原微生物危害程度分类中第二类病原微生物进行管理，具体要求如下：

（一）病毒培养

病毒培养是指病毒的分离、培养、滴定、中和试验、活病毒及其蛋白纯化、病毒冻干以及产生活病毒的重组实验等操作。上述操作应当在生物安全三级实验室的生物安全柜内进行。使用病毒培养物提取核酸，裂解剂或灭活剂的加入必须在与病毒培养等同级别的实验室和防护条件下进行，裂解剂或灭活剂加入后可比照未经培养的感染性材料的防护等级进行操作。实验室开展相关活动前，应当报经国家卫生健康委批准，取得开展相应活动的资质。

（二）动物感染实验

动物感染实验是指以活病毒感染动物、感染动物取样、感染性样本处理和检测、感染动物特殊检查、感染动物排泄物处理等实验操作，应当在生物安全三级实验室的生物安全柜内操作。实验室开展相关活动前，应当报经国家卫生健康委批准，取得开展相应活动的资质。

（三）未经培养的感染性材料的操作

未经培养的感染性材料的操作是指未经培养的感染性材料在采用可靠的方法灭活前进行的病毒抗原检测、血清学检测、核酸提取、生化分析，以及临床样本的灭活等操作，应当在生物安全二级实验室进行，同时采用生物安全三级实验室的个人防护。

（四）灭活材料的操作

感染性材料或活病毒在采用可靠的方法灭活后进行的核酸检测、抗原检测、血清学检测、生化分析等操作应当在生物安全二级实验室进行。分子克隆等不含致病性活病毒的其他操作，可以在生物安全一级实验室进行。

附件五　特定人群个人防护指南（第一版）

本指南用于新型冠状病毒感染的肺炎疫情防控工作中，开展流行病学调查、隔离病区及医学观察场所工作人员，及参与病例和感染者转运、尸体处理、环境清洁消毒、标本采集和实验室工作等专业人员。

一、个人防护装备及使用

接触或可能接触新型冠状病毒感染的肺炎病例和感染者、污染物（血液、体液、分泌物、呕吐物和排泄物等）及其污染的物品或环境表面的所有人员均应使用个人防护装备，具体包括：

（一）手套

进入污染区域或进行诊疗操作时，根据工作内容，佩戴一次性使用橡胶或丁腈手套，在接触不同患者或手套破损时及时消毒，更换手套并进行手卫生。

（二）医用防护口罩

进入污染区域或进行诊疗操作时，应佩戴医用防护口罩（N95及以上）或动力送风过滤式呼吸器，每次佩戴前应做佩戴气密性检查，穿戴多个防护用品时，务必确保医用防护口罩最后摘除。

（三）防护面屏或护目镜

进入污染区域或进行诊疗操作，眼睛、眼结膜及面部有被血液、体液、分泌物、排泄物及气溶胶等污染的风险时，应佩戴防护面屏或护目镜，重复使用的护目镜每次使用后，及时进行消毒干燥，备用。

（四）医用一次性防护服

进入污染区域或进行诊疗操作时，应更换个人衣物并穿工作服（外科刷手服或一次性衣物等），外加医用一次性防护服。

二、手卫生

无明显污染物时，应使用速干手消毒剂。有肉眼可见污染物时，应使用洗手液在流动水下洗手，然后使用速干手消毒剂。

在日常工作中应严格采取手卫生措施，尤其是戴手套和穿个人防护装备前，对患者进行无菌操作前，有可能接触患者血液、体液及其污染物品或污染环境表面之后，脱去个人防护装备过程中，需特别注意执行手卫生措施。

三、特定人群个人防护

（一）流行病学调查人员

对密切接触者调查时，穿戴一次性工作帽、医用外科口罩、工作服、一次性手套，与被调查对象保持 1 米以上距离。

对疑似、确诊病例、轻症病例和无症状感染者调查时,建议穿戴工作服、一次性工作帽、一次性手套、医用一次性防护服、医用防护口罩(N95 及以上)、防护面屏或护目镜、工作鞋或胶靴、防水靴套等,对疑似、确诊病例、轻症病例和无症状感染者也可考虑采取电话或视频方式流调。

(二)隔离病区工作人员及医学观察场所工作人员

建议穿戴工作服、一次性工作帽、一次性手套、医用一次性防护服、医用防护口罩(N95 及以上)或动力送风过滤式呼吸器、防护面屏或护目镜、工作鞋或胶靴、防水靴套等。

(三)病例(疑似病例、确诊病例)和感染者(轻症病例、无症状感染者)转运人员

建议穿戴工作服、一次性工作帽、一次性手套、医用一次性防护服、医用防护口罩(N95 及以上)或动力送风过滤式呼吸器、防护面屏或护目镜、工作鞋或胶靴、防水靴套等。

(四)尸体处理人员

建议穿戴工作服、一次性工作帽、一次性手套和长袖加厚橡胶手套、医用一次性防护服、医用防护口罩(N95 及以上)或动力送风过滤式呼吸器、防护面屏、工作鞋或胶靴、防水靴套、防水围裙或防水隔离衣等。

(五)环境清洁消毒人员

建议穿戴工作服、一次性工作帽、一次性手套和长袖加厚橡胶手套、医用一次性防护服、医用防护口罩(N95 及以上)或动力送风过滤式呼吸器、防护面屏、工作鞋或胶靴、防水靴套、防水围裙或防水隔离衣,使用动力送风过滤式呼吸器时,根据消毒剂种类选配尘毒组合的滤毒盒或滤毒罐,做好消毒剂等化学品的防护。

(六)标本采集人员

建议穿戴工作服、一次性工作帽、双层手套、医用一次性防护服、医用防护口罩(N95 及以上)或动力送风过滤式呼吸器、防护面屏、工作鞋或胶靴、防水靴套。必要时,可加穿防水围裙或防水隔离衣。

(七)实验室工作人员

建议至少穿戴工作服、一次性工作帽、双层手套、医用一次性防护服、医用防护口罩(N95 及以上)或动力送风过滤式呼吸器、防护面屏或护目镜、工作鞋或胶靴、防水靴套。必要时,可加穿防水围裙或防水隔离衣。

四、防护装备脱卸的注意事项

(1)脱卸时尽量少接触污染面。

(2)脱下的防护眼罩、长筒胶鞋等非一次性使用的物品应直接放入盛有消毒液的容器内浸泡;其余一次性使用的物品应放入黄色医疗废物收集袋中作为医疗废物集中处置。

(3)脱卸防护装备的每一步均应进行手消毒,所有防护装备全部脱完后再次洗手、手消毒。

附件六　特定场所消毒技术方案(第一版)

一、消毒原则

(一)范围和对象确定

根据流行病学调查结果确定现场消毒的范围、对象和时限。病例(疑似病例、确诊病例)和感染者(轻症病例、无症状感染者)居住过的场所,如家庭、医疗机构隔离病房、转运

工具等应进行随时消毒,在病例出院或死亡后,轻症病例或无症状感染者核酸检测阴转后均应进行终末消毒。

（二）方法选择

医疗机构应尽量选择一次性诊疗用品,非一次性诊疗用品应首选压力蒸汽灭菌,不耐热物品可选择化学消毒剂或低温灭菌设备进行消毒或灭菌。

环境物体表面可选择含氯消毒剂、二氧化氯等消毒剂擦拭、喷洒或浸泡消毒。

手、皮肤建议选择有效的消毒剂如碘伏、含氯消毒剂和过氧化氢消毒剂等手皮肤消毒剂或速干手消毒剂擦拭消毒。

室内空气消毒可选择过氧乙酸、二氧化氯、过氧化氢等消毒剂喷雾消毒。

所用消毒产品应符合国家卫生健康部门管理要求。

二、消毒措施

（一）随时消毒

随时消毒是指对病例（疑似病例、确诊病例）和感染者（轻症病例、无症状感染者）污染的物品和场所及时进行的消毒处理。患者居住过的场所如家庭、医疗机构隔离病房、医学观察场所以及转运工具等,患者排出的污染物及其污染的物品,应做好随时消毒,消毒方法参见终末消毒。有人条件下,不建议喷洒消毒。患者隔离的场所可采取排风（包括自然通风和机械排风）措施,保持室内空气流通。每日通风2～3次,每次不少于30分钟。

有条件的医疗机构应将患者安置到负压隔离病房,疑似病例应进行单间隔离,确诊病例可多人安置于同一房间。非负压隔离病房应通风良好,可采取排风（包括自然通风和机械排风）,也可采用循环风空气消毒机进行空气消毒。无人条件下还可用紫外线对空气进行消毒,用紫外线消毒时,可适当延长照射时间到1小时以上。医护人员和陪护人员在诊疗、护理工作结束后应洗手并消毒。

（二）终末消毒

终末消毒是指传染源离开有关场所后进行的彻底的消毒处理,应确保终末消毒后的场所及其中的各种物品不再有病原体的存在。终末消毒对象包括病例（疑似病例、确诊病例）和感染者（轻症病例、无症状感染者）排出的污染物（血液、分泌物、呕吐物、排泄物等）及其可能污染的物品和场所,不必对室外环境（包括空气）开展大面积消毒。病例和感染者短暂活动过的无明显污染物的场所,无须进行终末消毒。

1.病家

在病例住院或死亡后,轻症病例或无症状感染者核酸检测阴转后均应进行终末消毒,包括:住室地面、墙壁,桌、椅等家具台面,门把手,患者餐（饮）具、衣服、被褥等生活用品,玩具,卫生间包括厕所等。

2.交通运输工具

病例（疑似病例、确诊病例）和感染者（轻症病例、无症状感染者）离开后应对交通运输工具进行终末消毒,包括:舱室内壁、座椅、卧铺、桌面等物体表面,食饮具,所用寝（卧）具等纺织品,排泄物、呕吐物及其污染的物品和场所,火车和飞机的卫生间等。

3.医疗机构

医疗机构发热门诊、感染科门诊等每日工作结束后,以及病区隔离病房,在病例住院或死亡后,轻症病例或无症状感染者核酸检测阴转后,均应做好终末消毒,包括:地面、墙壁,桌、椅、床头柜、床架等物体表面,患者衣服、被褥等生活用品及相关诊疗用品,以及室内空气等。

4.终末消毒程序

终末消毒程序按照《疫源地消毒总则》(GB 19193—2015)附录 A 执行。现场消毒人员在配制和使用化学消毒剂时应做好个人防护。

三、常见污染对象的消毒方法

(一)室内空气

居住过的场所如家庭、医疗机构隔离病房等室内空气的终末消毒可参照《医院空气净化管理规范》(WS/T 368—2012),在无人条件下可选择过氧乙酸、二氧化氯、过氧化氢等消毒剂,采用超低容量喷雾法进行消毒。

(二)污染物(患者血液、分泌物、呕吐物和排泄物)

少量污染物可用一次性吸水材料(如纱布、抹布等)蘸取 5000～10000 mg/L 的含氯消毒液(或能达到高水平消毒的消毒湿巾/干巾)小心移除。

大量污染物应使用含吸水成分的消毒粉或漂白粉完全覆盖,或用一次性吸水材料完全覆盖后用足量的 5000～10000 mg/L 的含氯消毒液浇在吸水材料上,作用 30 分钟以上(或能达到高水平消毒的消毒干巾),小心清除干净。清除过程中避免接触污染物,清理的污染物按医疗废物集中处置。患者的排泄物、分泌物、呕吐物等应有专门容器收集,用含 20000 mg/L 含氯消毒剂,按粪、药比例 1∶2 浸泡消毒 2 h。

清除污染物后,应对污染的环境物体表面进行消毒。盛放污染物的容器可用含有效氯 5000 mg/L 的消毒剂溶液浸泡消毒 30 分钟,然后清洗干净。

(三)地面、墙壁

有肉眼可见污染物时,应先完全清除污染物再消毒。无肉眼可见污染物时,可用 1000 mg/L 的含氯消毒液或 500 mg/L 的二氧化氯消毒剂擦拭或喷洒消毒。地面消毒先由外向内喷洒一次,喷药量为 100～300 mL/m²,待室内消毒完毕后,再由内向外重复喷洒一次。消毒作用时间应不少于 30 分钟。

(四)物体表面

诊疗设施设备表面以及床围栏、床头柜、家具、门把手、家居用品等有肉眼可见污染物时,应先完全清除污染物再消毒。无肉眼可见污染物时,用 1000 mg/L 的含氯消毒液或 500 mg/L 的二氧化氯消毒剂进行喷洒、擦拭或浸泡消毒,作用 30 分钟后清水擦拭干净。

(五)衣服、被褥等纺织品

在收集时应避免产生气溶胶,建议均按医疗废物集中焚烧处理。无肉眼可见污染物时,若需重复使用,可用流通蒸汽或煮沸消毒 30 分钟;或先用 500 mg/L 的含氯消毒液浸泡 30 分钟,然后按常规清洗;或采用水溶性包装袋盛装后直接投入洗衣机中,同时进行洗涤消毒 30 分钟,并保持 500 mg/L 的有效氯含量;贵重衣物可选用环氧乙烷方法进行消毒处理。

(六)手卫生

参与现场工作的所有人员均应加强手卫生措施,可选用有效的含醇速干手消毒剂,特殊条件下,也可使用含氯或过氧化氢手消毒剂;有肉眼可见污染物时应使用洗手液在流动水下洗手,然后消毒。

（七）皮肤、黏膜

皮肤被污染物污染时，应立即清除污染物，再用一次性吸水材料蘸取 0.5％碘伏或过氧化氢消毒剂擦拭消毒 3 分钟以上，使用清水清洗干净；黏膜应用大量生理盐水冲洗或 0.05％碘伏冲洗消毒。

（八）餐（饮）具

餐（饮）具清除食物残渣后，煮沸消毒 30 分钟，也可用有效氯为 500 mg/L 含氯消毒液浸泡 30 分钟后，再用清水洗净。

（九）交通运输和转运工具

应先进行污染情况评估，火车、汽车和轮船有可见污染物时应先使用一次性吸水材料蘸取 5000～10000 mg/L 的含氯消毒液（或能达到高水平消毒的消毒湿巾/干巾）完全清除污染物，再用 1000 mg/L 的含氯消毒液或 500 mg/L 的二氧化氯消毒剂进行喷洒或擦拭消毒，作用 30 分钟后清水擦拭干净。对飞机机舱消毒时，消毒剂种类和剂量按中国民航的有关规定进行。织物、坐垫、枕头和床单等建议按医疗废物收集集中处理。

（十）患者生活垃圾

患者生活垃圾按医疗废物处理。

（十一）医疗废物

医疗废物的处置应遵循《医疗废物管理条例》和《医疗卫生机构医疗废物管理办法》的要求，规范使用双层黄色医疗废物收集袋封装后按照常规处置流程进行处置。

（十二）尸体处理

患者死亡后，要尽量减少尸体移动和搬运，应由经培训的工作人员在严密防护下及时进行处理。用 3000～5000 mg/L 的含氯消毒剂或 0.5％过氧乙酸棉球或纱布填塞患者口、鼻、耳、肛门、气管切开处等所有开放通道或创口；用浸有消毒液的双层布单包裹尸体，装入双层尸体袋中，由民政部门派专用车辆直接送至指定地点尽快火化。

（十三）注意事项

现场消毒工作应在当地疾病预防控制机构的指导下，由有关单位及时进行消毒，或由当地疾病预防控制机构负责对其进行消毒处理。医疗机构的随时消毒和终末消毒由医疗机构安排专人进行，疾病预防控制机构做好技术指导。非专业人员开展消毒工作前应接受当地疾病预防控制机构专业培训，采取正确的消毒方法并做好个人防护。

四、消毒效果评价

必要时应及时对物体表面、空气和手等消毒效果进行评价，由具备检验检测资质的实验室相关人员进行。

（一）物体表面

按 GB 15982—2012《医院消毒卫生标准》附录 A 进行消毒前后物体表面的采样，消毒后采样液为相应中和剂。

消毒效果评价一般以自然菌为指标，必要时，也可根据实际情况，用指示菌评价消毒效果，该指示菌抵抗力应等于或大于现有病原体的抵抗力。以自然菌为指标时，消毒后消毒对象上自然菌的杀灭率≥90％，可判为消毒合格；以指示菌为指标时，消毒后指示菌杀灭率≥99.9％，可判为消毒合格。

（二）室内空气

按 GB 15982—2012《医院消毒卫生标准》附录 A 进行消毒前后空气采样，消毒后采样平板中含相应中和剂。消毒后空气中自然菌的消亡率≥90％，可判为消毒合格。

（三）工作人员手

按 GB 15982—2012《医院消毒卫生标准》附录 A 进行消毒前后手的采样，消毒后采样液为相应中和剂。消毒前后手上自然菌的杀灭率≥90％，可判为消毒合格。

（四）医院污水消毒效果。

按 GB 18466《医疗机构水污染物排放标准》相关规定进行评价。

二、个案防控阶段案例

新型冠状病毒感染疫情散发阶段以流行病学调查和密切接触者隔离为主要工作，一旦发现阳性感染者要求立即前往调查处置，4 小时内完成核心流调报告，24 小时内完成初步流调报告。密切接触者一旦判定，需要就地静止等待隔离。通常要求当天完成运往集中隔离点的运输工作。密切接触者的密切接触者通常也需要集中隔离。

（一）一般个案流调案例

案例❶ D 区一例新型冠状病毒感染疑似病例的调查处置

2020 年 1 月 23 日 11 时，D 区疾控中心传染病防治科接某医院报告，该院收诊一名新型冠状病毒感染疑似病例。按照国家防控方案和上级要求，中心立即组织流行病学调查人员、采样人员赶往医院，进行了流行病学调查与处理，现将调查报告汇报如下：

1.发病、诊疗及临床表现

病例性别为女，现年 29 岁，职业为家务及待业。2020 年 1 月 11 日患者前往湖北省 W 市探亲，1 月 15 日返回甲市。患者 1 月 16 日开始无明显诱因出现发热、乏力、咳嗽（自感有痰，未咳出）、鼻塞、寒战、咽痛、头痛、肌肉酸痛等症状，最高体温 38.5 ℃。患者自行前往小区门口诊所就诊并取药（诊所名字待查），在家服药后病情无明显好转（服用药物：布洛芬、肺宁颗粒、阿莫西林、双黄连、复方氯酚烷胺胶囊等）。患者于 1 月 23 日出现咽干、口渴、鼻塞和轻度干咳等症状，遂到附近某医院就诊。医院体检显示体温 37 ℃。血常规检查显示：WBC $4.61×10^9$/L，N％ 50.7％，L％ 40.9％。双肺呼吸音粗，未闻及干（湿）啰音。1 月 23 日，CT 显示：左肺下叶内侧基底段可见高密度影、右肺下叶外侧基底段可见磨玻璃样改变。

经医院院内专家会诊，符合新冠病毒感染疑似病例的定义。

2.流行病学调查

（1）发病前 14 天居住和旅行史

患者的家庭成员共三人，平日与丈夫、女儿（3 岁）一同居住。患者职业为家务与待业，平日在家照看孩子。患者一家三口于 2020 年 1 月 11 日去 W 市探亲，亲戚家庭住址不详，患者于 1 月 15 日返回甲市。

（2）暴露史

患者在 W 市探亲期间，居住在某宾馆（宾馆名称不详），未居住在亲戚家中。但探亲期间多次前往其亲戚家就餐,并曾于 1 月 12 日一起前往 W 市飞鸟世界游玩。患者前往 W 市飞鸟世界游览时,观赏过孔雀、天鹅、海鸥、野鸭、鸵鸟等多种动物,曾近距离（0.5 m）喂食天鹅、鸳鸯等水禽动物,接触时未采取任何有效防护。患者自述其 W 市某亲戚于 1 月 14 日出现发热的症状,但前往医院进行 CT 检测时未出现明显异常。截至目前,该亲戚尚未被诊断为新型冠状病毒感染的肺炎病例。

3.接触者调查与管理

患者于 1 月 16 日开始出现症状,发病后未自行隔离。据患者自述:16 日 19:00 左右,患者佩戴外科口罩前往所住社区门诊咨询用药及剂量,与一名戴口罩的男医生大约交谈 10 分钟左右后步行回家。该医生已作为密切接触者纳入医学观察。1 月 19 日晚上 7:00 左右患者婆婆前来家中探望儿媳,并于 20 日早上 5:00 左右离开,期间无其他亲朋好友及邻居探视。患者丈夫 1 月 20 日出现发热等症状,前往某市立医院行血常规和胸片检测,未有明显异常。医院同病房就诊病例、接诊医务人员已作为密切接触者纳入医学观察。患者女儿期间一直与患者同住,1 月 23 日调查时自述无症状,与患者丈夫、婆婆同时纳入医学观察。1 月 25 日患者女儿、26 日患者婆婆、28 日患者丈夫先后于医学观察期间新冠核酸检测阳性。

4.实验室检测结果

2020 年 1 月 23 日 13 时已采集患者鼻、咽拭子,抗凝血清,非抗凝血清送往甲市疾病预防控制中心,经疾控中心实验室荧光 RT-PCR 检测,其标本新型冠状病毒核酸阳性,后将其标本送至甲省疾控中心进一步确认。1 月 24 日 2 时,接省疾控检测结果反馈为阳性,将该病例传染病报告卡订正为确诊病例。

5.调查结论与研判

结合病例临床表现、流行病学调查和实验室检测结果综合分析,确定该病例为新型冠状病毒感染确诊病例,感染来源推测可能为其前往 W 市探亲时感染。虽无明确阳性病例接触史,但存在疫区旅居史,可能为间接接触传播、空气传播或飞沫传播。其家人返回甲市 10 天、11 天、13 日后发病,推测二代病例的可能性较大,较大可能为被首发病例感染。

6.处置工作

(1)已将患者隔离至单独病房,对病例积极开展救治工作。

(2)已按照新型冠状病毒感染的肺炎病例的防控方案要求完成病例的网络直报工作。

(3)开展病例、医护人员的新型冠状病毒感染的肺炎防护知识宣传工作。

(4)医院按照要求做好病房的隔离消毒工作。医护人员按照防护标准做好个人防护。

(5)市疾控中心已前往患者住址、曾经就诊诊所、甲市某医院开展密切接触者搜索工作。

7.启示与建议

(1)该患者首诊为非新冠定点医院,建议随后安排负压转运车辆及时转入定点医院进行规范隔离治疗。转运时,驾驶员及随行人员均需佩戴二级及以上防护。转院后,首诊医院要即时进行终末消毒,包括:地面,墙壁,桌、椅、床头柜、床架等物体表面,患者衣服、被褥等生活用品及相关诊疗用品,以及室内空气等。负压转运车辆也应进行终末消毒,包括:车辆内壁、座椅、卧铺、桌面等物体表面,食饮具,所用寝(卧)具等纺织品,排泄物、呕吐物及其污染的物品和场所。

（2）隔离病房室内空气的终末消毒参照《医院空气净化管理规范》(WS/T 368—2012)。少量污染物可用一次性吸水材料蘸取 5000～10000 mg/L 含氯消毒液移除,大量污染物应作用 30 分钟以上后清除。患者的排泄物、分泌物、呕吐物等应有专门容器收集,以两倍容量的 20000 mg/L 含氯消毒剂浸泡 2 小时。盛放污染物的容器用 5000 mg/L 氯消毒剂浸泡 30 分钟。

有肉眼可见污染物时,应先完全清除污染物,清除后对污染的环境物体表面进行消毒。地面消毒先由外向内喷洒一次,喷药量为 100～300 mL/m²,待室内消毒完毕后,再由内向外重复喷洒一次。作用时间不少于 30 分钟。

诊疗设施设备表面以及床围栏、床头柜、家具、门把手、家居用品等用 1000 mg/L 的含氯消毒液作用 30 分钟后清水擦拭。衣物建议均按医疗废物集中焚烧处理,需回收时可用流通蒸汽或煮沸消毒 30 分钟;贵重衣物可选用环氧乙烷消毒。餐(饮)具应煮沸 30 分钟或 500 mg/L 含氯消毒液浸泡 30 分钟。

现场工作人员应选用有效的手消毒剂加强手卫生,有肉眼可见污染物时使用洗手液在流动水下洗手,然后消毒。皮肤被污染物污染时,应立即清除污染物,再用一次性吸水材料蘸取 0.5% 碘伏或过氧化氢消毒剂擦拭消毒 3 分钟以上,使用清水清洗干净;黏膜应用大量生理盐水冲洗或 0.05% 碘伏冲洗消毒。

负压转运车辆应先进行污染情况评估,有可见污染物时同医院消毒。织物、坐垫、枕头和床单等建议按医疗废物收集集中处理。

（3）消毒效果评价

按《医院消毒卫生标准》(GB 15982—2012)附录 A 进行。物体表面、室内空气、工作人员手自然菌的杀灭率≥90% 消毒合格;以指示菌为指标时,杀灭率需≥99.9%。

医院污水消毒效果按《医疗机构水污染物排放标准》(GB 18466—2005)相关规定进行评价。

（4）继续开展密切接触者搜索工作,确定密切接触者最终名单,并开展医学观察工作。

案例 ❷　A 区一例新冠病毒感染病例的调查处置

2020 年 1 月 23 日,A 区某医院报告收诊一名新型冠状病毒感染肺炎疑似病例,市、区疾控中心立即开展流行病学调查处置。1 月 24 日确诊为新冠病毒感染,2 月 13 日患者出院;2 月 6 日,所有密切接触者解除医学观察。现将流行病学调查处置情况报告如下。

1.基本情况

患者性别男,44 岁,甲省某交通分公司职员,患者患病前长期在 W 市工作和居住,现居住于甲市 C 区。

2.发病、诊疗经过及临床表现

患者于 2020 年 1 月 19 日无明显诱因出现发热症状(体温 38.5 ℃),19 日、20 日两次到 W 市某医院就诊,做血常规、胸透检查,显示有轻微炎症,期间未戴口罩。1 月 20 日,给予头孢克肟、连花清瘟胶囊口服,效果欠佳。

1 月 23 日 9:30,患者乘出租车到甲省某医院发热门诊就诊,全程戴口罩。11:00 乘坐出租车到本次报告医院发热门诊就诊。患者有发热,伴有咽痛、头痛、乏力等症状。血常规显示：WBC $4.64×10^9/L$，N％ 62.7％，L％ 25.9％。胸部 CT 显示，右肺下叶斑片状、磨玻璃状阴影，左肺上叶胸膜下少许斑片影。

1 月 24 日入院治疗，1 月 26 日诊断为重症肺炎，进行抗感染、抗病毒、调节免疫及营养支持等综合治疗。2 月 8 日，患者病情好转，转为轻症肺炎。经治疗，患者临床症状消失，连续三次呼吸道标本新型冠状病毒核酸检测阴性，符合解除隔离和出院标准，2 月 13 日，患者出院。

2 月 23 日患者粪便、血清复查阴性，同日转院继续隔离。2 月 27 日前往定点医院首次复诊并转为居家隔离，3 月 2 日粪便检测阴性，3 月 9 日咽拭子检测阴性，3 月 12 日前往甲市传染病医院二次复诊，未见异常后解除居家隔离。

3.流行病学调查

发病前 14 天内旅居史：1 月 19 日之前，患者一直在 W 市工作。19 日因无明显诱因发热，到 W 市某医院就诊，20 日同一医院再次就诊。1 月 21 日，与家人从 W 市乘高铁（途径 HF 市中转）到达甲市（另一家人 1 月 16 日先行到达甲市），后乘出租车到亲戚家。期间于亲戚家中单独居住一屋，未与别人共餐，未外出，无访客，戴口罩。1 月 23 日到甲市某医院就诊。

暴露史该患者长居 W 市，发病前 14 天内未曾接触过发热、有呼吸道症状的患者，未到过活禽及水产市场，自述坐过地铁，未戴口罩。

4.接触者调查与管理

经流行病学调查，患者的密切接触者有：患者同住及高铁（HF 市至甲市）同乘人员，共计 9 人如表 4-1 所示，均已实施集中隔离医学观察。

表 4-1　密切接触者

性别	年龄	与病例关系	最早接触时间	最后接触时间	接触频率	接触地点	接触方式
女	44	同住	1.21	1.23	①	①	①②③④
男	13	同住	1.21	1.23	①	①	①②③
男	87	同住	1.21	1.23	②	①	②
女	83	同住	1.21	1.23	①	②	②
男	44	同车厢	1.21	1.21	②	⑤	⑨
男	32	同车厢	1.21	1.21	②	①	⑨
女	37	同车厢	1.21	1.21	②	⑤	⑨
男	5	同车厢	1.21	1.21	②	⑤	⑨
男	23	同车厢	1.21	1.21	②	⑤	⑨

注：(1)接触频率：①经常；②一般；③偶尔。

(2)接触地点：①家中；②医疗机构；③工作场所；④娱乐场所；⑤其他（请在表格中注明）。

(3)接触方式：①同餐；②同住；③同屋；④同床；⑤同室工作学习；⑥诊疗、护理；⑦同病房；⑧娱乐活动；⑨其他（请在表格中注明）。

截至 2 月 6 日,所有密切接触者隔离观察期间均未出现发热等疑似症状,且采集鼻咽拭子标本进行新冠病毒核酸检测均为阴性,均解除医学观察。

5.实验室检测结果

1 月 23 日,甲市疾控中心对患者鼻、咽拭子,深咳痰液及全血(各 1 份)进行检测,检测结果为患者痰液、咽拭子新型冠状病毒核酸阳性。

2 月 3 日、2 月 4 日和 2 月 10 日对患者鼻、咽拭子标本集性检测,结果均为新型冠状病毒核酸阴性。2 月 11 日,对患者粪便标本进行检测,结果为新型冠状病毒核酸阴性。

6.调查结论与研判

结合病例临床表现、流行病学调查和实验室检测结果综合分析,确定该患者为新冠病毒感染确诊病例,可能是其在 W 市接触过阳性人员而感染,密切接触者中未发现二代病例。

7.疫源地调查及处理

C 区疾病预防控制中心对患者居住房间、小区等相关疫点进行了终末消毒。

2 月 1 日对患者所居住小区内楼栋进行管理,2 月 6 日解除管理。

案例❸ B 区一起家庭聚集性新型冠状病毒感染疫情调查处置

2020 年 1 月 25 日,B 区某医院报告 1 例新型冠状病毒感染确诊病例,对其密切接触者筛查发现 2 例核酸检测阳性者,判定为一起新型冠状病毒感染聚集性疫情,调查处置结果如下:

1.病例基本情况

指示病例:男,34 岁,工程师,工作单位为某科技有限公司,现住址为甲市 B 区。

病例 2:女,60 岁,家务劳动,与指示病例同住,为其家人。

病例 3:女,2 岁,散居儿童,与指示病例同住,为其家人。

2.病例发病、诊疗经过及临床表现

指示病例:患者 1 月 15 日出现乏力、咽痛、咳嗽、嗓子痒等症状,未服药。1 月 16 日 20:00 左右到甲省某医院急诊就诊,服用连花清瘟、左氧氟沙星,症状无改善。1 月 18 日开始出现发热,体温最高 39.5 ℃。1 月 19 日由其家人驾车前往 B 区某医院急诊室就诊,遵医嘱口服肺力咳、切诺,1 月 20 日咳嗽加重。1 月 21~23 日由其家人驾车前往 B 区某医院急诊室就诊治疗,血常规可见白细胞正常,无淋巴细胞降低,胸部 CT 考虑双肺炎症,建议转院。1 月 24 日由其家人驾车前往甲省某医院急诊就诊,考虑为病毒性肺炎,转院至定点医院,血常规显示:WBC $3.5×10^9$/L,N% 64.3%,L% 25.1%。胸 CT 显示:双肺感染性病变。经省某医院专家会诊,1 月 24 日诊断为新冠病毒感染疑似病例,1 月 25 日确诊并由 120 救护车转运至省某医院。经治疗后患者临床症状消失,连续两次呼吸道标本新型冠状病毒核酸检测阴性,符合解除隔离和出院标准,2 月 13 日患者出院。2 月 14 日至 23 日居家隔离观察,2 月 23~27 日在甲市某酒店集中隔离观察,2 月 28 日到甲市某医院进行复查,采集患者鼻、咽拭子、血、粪便进行检测,结果显示阴性。2 月 28 日至 3 月 12 日居家隔离观察。3 月 12 日第二次到甲市某医院复查,采集患者鼻拭子、咽拭子、血、粪便进行检测,结果显示阴性。

病例 2:平日与指示病例共同生活。1 月 25 日前嗓子曾出现不适感,3 天后自愈(未服药）。1月25日9:00起进行居家医学观察，体温正常，无咳嗽、气促等症状。1月26日收治于甲市某医院，并确诊为新冠病毒感染轻型病例，一直未出现典型症状。经治疗，患者连续两次呼吸道标本新型冠状病毒核酸检测阴性，符合解除隔离和出院标准，2月9日出院。2月10日至3月8日居家隔离观察，其中2月24日到甲市某医院进行复查，采集患者鼻、咽拭子、血、粪便进行检测，结果显示阴性，3月8日第二次到甲市某医院复查，采集患者鼻、咽拭子、血、粪便进行检测，结果显示阴性。

病例3：平日与指示病例共同生活。1月24日下午出现发热症状，体温最高39℃，服用布洛芬后退烧。1月25日9:00患者进行居家医学观察，医学观察结果显示体温正常，无咳嗽、气促症状。1月25日居家采样送检，1月26日确定核酸检测阳性后，由"120"救护车送往甲市某医院隔离治疗，入院当天体温36℃，双肺呼吸音粗，一直未出现典型症状。经治疗，患者连续两次呼吸道标本新型冠状病毒核酸检测阴性，符合解除隔离和出院标准，2月9日，患者出院。2月10日至3月8日居家隔离观察，其中2月24日到甲市某医院进行复查，采集患者鼻拭子、咽拭子、血、粪便进行检测，结果显示阴性，3月8日第二次到甲市某医院复查，采集患者鼻、咽拭子、血、粪便进行检测，结果显示阴性。

3. 流行病学调查情况

指示病例为某科技有限公司销售工程师，平时居住在甲市。1月2日到乙市出差，当日下午和3日上午在乙市某展厅参加公司年会，参会人数约10人，1月3日与同事李某乘坐高铁返回甲市。1月15日发病后与朋友陈某和武某乘坐同一辆车前往某商场。1月15日11:00～13:00，自驾去亲戚家。其他时间除看病外均居家，未外出。

病例2自1月15～24日与指示病例共同居住，共同生活。期间曾乘坐电梯到邻居家借东西，曾去过居住小区的京东便利店买菜（短时间停留），有时戴口罩；1月21日，曾去亲戚家走访，停留20分钟。

病例3是指示病例的女儿，平日共同生活，以居家和小区内活动为主。

4. 调查结论

2020年1月15～25日，共同居住的3名病例相继确诊，符合新冠病毒感染聚集疫情判定标准。

从初步流调结果判断，指示病例有外出史，不能排除乘坐高铁过程中呼吸道传播和接触传播的可能性。病例2和病例3与指示病例共同生活，可能为同住时感染，存在接触和呼吸道飞沫传播的可能。

5. 已采取的措施

3名患者均已在定点医院隔离病房隔离治疗，并治愈出院。对发现的35名密切接触者进行排查及核酸检测，无新增病例，所有密切接触者均已解除医学观察。已按照新冠病毒感染病例的防控方案要求完成病例的网络直报工作。规范开展了疫点及公共场所卫生学处置工作。

案例④　某医院一起聚集性新型冠状病毒感染疫情处置

2020年1月28日至2月5日，甲市某医院陆续报告4例新型冠状病毒感染的肺炎确诊病例，病例存在聚集性现象。甲市疾病预防控制中心立即组织专业人员开展现场调查，现将调查处置情况报告如下：

1.病例基本情况

首发病例：男，35 岁，某家具城卯市分店员工，现住址为 B 区。

病例 2：女，8 岁，首发病例家人，现住址为 B 区。

病例 3：男，40 岁，某家具城午市分店员工，现住址为 B 区。

病例 4：女，50 岁，某家具城卯市分店负责人，现住址为 E 区。

2.流行病学调查情况

病例关系：首发病例与病例 2 是父女关系，与病例 3 病例 4 互为同事关系。

病例 1（首发）自述无 W 市旅居史，有外地市旅居史。自述 1 月 15 日乘坐高铁自甲市西到 A 市南站，19 日乘坐高铁自 A 市南至戊市，20 日上午乘坐高铁自戊市返回甲市西，20 日下午乘坐高铁自甲市西至卯市，22 日下午开车回甲市。1 月 25 日下午开始出现发热症状，最高体温 38.0 ℃，自行服药治疗。1 月 25～27 日戴口罩、单独吃饭，未外出。1 月 28 日自驾车前往 B 区某医院急诊科就诊，10 点 15 分到发热门诊诊治。

病例 2 在 2020 年 1 月 18 日至 23 日期间，因支气管肺炎（支原体感染）于甲市某医院住院治疗。1 月 20 日病例 1 去医院探望 2 小时，1 月 23 日又去医院探望后一同回家。1 月 23～25 日，与病例 1 同吃同住。1 月 25～27 日，同病例 1 在家，但未同吃同住。1 月 24～27 日，由其母亲陪同去某医院儿科治疗后回家。1 月 29 日起，作为首发病例的密切接触者，于 B 区集中隔离观察，出现症状为轻度发热，体温 37.8 ℃，轻度咳嗽。

病例 3 于 1 月 15 日乘坐高铁自午市北至 Q 区东，同站换乘至 A 市南，入住 A 市当地某酒店，1 月 16 日在酒店参加年会（500 人，自助餐），17 日参观 A 市的 2 个分店，1 月 18 日在酒店参加会议（桌餐，就餐人数 1700～1800 人），与首发病例同厅就餐；1 月 19 日乘坐高铁回戊市，与首发病例同车次不同车厢；1 月 19 日晚在戊市某酒店参加年会（约 150 人，桌餐），与首发病例互相敬酒；1 月 20 日自驾回午市，同行 3 人，均未戴口罩。1 月 20～22 日在午市上班，1 月 22 日晚自驾返回甲市。患者于 1 月 24 日出现发热症状，体温最高 38 ℃，伴乏力及周身肌肉酸痛。1 月 27 日自驾（戴 N95 口罩）去甲省某医院发热门诊就诊，说明情况后立即转诊到某医院发热门诊，查血常规、胸部 CT 无明显异常后返回甲省某医院接受输液治疗（左氧氟沙星、头孢类静脉滴注 5 天及地塞米松 3 天），治疗后仍有发热。1 月 31 日再次驾车到某医院就诊（戴 N95 口罩），留观治疗。

病例 4 因作为病例 3 的密切接触者而进行筛查时发现。无 W 市居住史及旅行史，有 A 市、戊市出差史，1 月 14 日乘坐高铁从 GM 区至甲市，回到 E 区家中（接触其丈夫和女儿）。1 月 15 日，乘坐高铁从甲市西至 A 市南，当晚入住 A 市某酒店，接触同事纪某某，在该酒店住宿。1 月 16 日在 A 市某酒店参加公司年会，1 月 17 日参观 A 市的两个分店，1 月 18 日在 A 市某酒店参加公司表彰会，1 月 17～18 日入住 A 市某酒店（同住人纪某某）。1 月 19 日乘坐高铁自 A 市南至甲市西，换乘高铁另一列车后自甲市西至戊市，到戊市某酒店参加分公司年会（同行同事张某，男，25 岁，目前健康）。1 月 20 日和同事（王某某、张某某、董某）一起乘公司车回 GM 区，1 月 21～22 日，在公司上班 2 天。1 月 22 日晚 19 时，自驾车从 GM 区回甲市，22:45 到达 E 区家中。1 月 23 日自驾车去亲戚家（接触亲戚王某某、郭某某，接触时间约半小时，自述全程佩戴口罩）。1 月 24 日居家观察，1 月 25 日与亲戚王某某、郭某某一起吃饭。2 月 4 日凌晨左右，D 区新型冠状病毒感染的肺炎疫情处置工作领导小组（指挥部办公室）反馈给 E 区该密切接触者的信息，E 区于 2 月

4 日 2 时许将该密切接触者接至集中留观点医学观察(见图 4-1)。

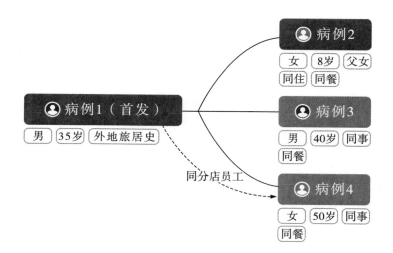

图 4-1　某公司年会传播链图

3.实验室检测

1 月 28 日采集首发病例鼻、咽拭子 1 份,全血标本 1 份,经甲市疾控中心检测,结果为新型冠状病毒核酸阳性。

1 月 30 日采集病例 2 鼻、咽拭子 1 份,经甲市疾控中心检测,结果为新型冠状病毒核酸阳性。

2 月 1 日采集病例 3 鼻、咽拭子 1 份,经甲市疾控中心检测,结果为新型冠状病毒核酸阳性。

2 月 4 日采集病例 4 鼻、咽拭子标本,经甲市疾控中心检测,结果为新型冠状病毒核酸阳性。

4.调查结论

因 14 天内发现 4 例新型冠状病毒感染者,且首发病例与病例 2 为父女关系,居住在同一个家庭,与病例 3、病例 4 共同参加公司年会,符合新冠聚集性疫情定义,判断为一起新型冠状病毒感染聚集性疫情。

5.已采取的措施

(1)病例经医院隔离治疗后均已治愈出院。

(2)医院按照要求做好病房的隔离消毒工作。医护人员按照防护标准做好个人防护。

(3)已按照新型冠状病毒感染的肺炎病例的防控方案要求完成病例的网络直报工作。

(4)病家进行了终末消毒。

(二)复阳人员

1.复阳病例调查处置要点

(1)实验室检测的线索提示:在调查过程中,往往会出现许多提示该病例为复阳病例的线索,如病例核酸检测 Ct 值持续较高,虽有波动但无下降趋势;病例核酸检测 Ct 值忽高忽低或时阴时阳。

（2）病例的流行病学史：在进行流行病学调查时，除病例有明确的新冠病毒感染史外，也要寻找病例的疫区旅居史、该病例既往与其他病例的明确接触史、该病例既往有无出现症状但未进行检测的情况等。

（3）实验室检测辅助佐证：目前来看，新冠血清抗体检测是应对复阳病例判定较为有针对性且比较高效便捷的检测手段，但要注意抗体检测的试剂和方法对实验结果解读的影响。

2.复阳病例流行病学调查案例

案例❶　甲市 C 区一例新冠病毒核酸异常人员（复阳）的调查情况

1.事件概况

刘某某，男，41 岁，住址为甲市 C 区某社区。同住人员情况：老板许某某，已接种 2 针新冠疫苗；同事林某，未接种新冠疫苗。

2.发病和就诊信息

刘某某既往体健，作为新冠病毒阳性感染者在癸市于 3 月 8 日住院，4 月 9 日出院，在集中隔离点留观至 5 月 10 日解除隔离。

3.流行病学调查

14 天内外地旅居史：癸市。

具体活动轨迹如下：

5 月 14 日刘某某在癸市站乘坐动车到达甲市西站，随后自甲市西站乘坐出租车前往所住社区。到达后，在出租屋内和两个同事共同居住。

5 月 15 日全天，自述居家未外出，由同事带饭回家中。

5 月 16 日前往公司并打扫卫生，中午至公司楼下早餐店就餐，随后返回公司，下班后前往公司附近核酸采样点采集核酸。晚餐在公司楼下餐馆就餐，后陪同其老板外出，自述未下车，一直在车中等待。当晚直接返回家中。

5 月 17 日 2:00 接疾控中心通知，其混检标本初筛阳性，后经单采单检复核阴性。经初步调查后转运至隔离点继续隔离观察。

4.病例实验室检测情况

5 月 16 日，全民核酸检测"二十混一"结果阳性，Ct 值 N/ORF：33.207/32.912（明德试剂），原管复测 Ct 值 N/ORF：31.7/32.9（明德试剂）。

5 月 17 日，新冠病毒核酸单采单检结果均为阴性。

5 月 18 日，C 区疾控中心检测其样本：Ct 值 N/ORF：37.672/38.139。

5 月 19 日至 5 月 22 日，新冠病毒核酸单采单检结果均为阴性。

5 月 23 日，C 区疾控中心检测其样本：Ct 值 N/ORF：28.670/30.389（明德试剂）。甲市疾控中心进行复核检测：首次检测 Ct 值 N/ORF：32/33.65（伯杰试剂）；第二次检测 Ct 值 N/ORF：36.32/39.55（伯杰试剂）。

5 月 24 日，C 区疾控中心检测其样本：Ct 值 N/ORF：39.482/－（明德试剂）。

此后未再检出阳性样本。

5.案例分析

该病例复阳时距其解除隔离已过 7 天，距其出院已过 39 天，此时出现复阳情况并不多见。在实际工作中,确实存在出现复阳间隔时间更长的病例。病例阳性Ct值随有所波动,但总体维持较高水平,没有明细下降趋势;其流行病史明确有新冠病毒感染病史;未发现其出现相关临床症状及影像学变化,血常规正常,故判定其为新冠病毒感染复阳病例。其核心密切接触者(同住家人)以及其他接触人员均未出现感染情况,考虑其不具备感染活性。

案例❷ 甲市A区一例新冠病毒核酸异常人员(复阳)的调查情况

1.事件概况

2022年10月15日,对甲省某某医院住院患者进行"应检尽检"例行检测时,样本中出现一管"二十混一"初筛阳性,经流调和追阳工作,发现涉及的1人为入境复阳人员。

2.病例实验室检测情况

病例核酸检测单采单检Ct值N/ORF:38.00/36.28(明德试剂);再次复核Ct值N/ORF:37.109/35.564(伯杰试剂);血清抗体检测结果:IgM 0.052,IgG 56.960;该病例其他同管人员(包括同病房人员)单采单检双试剂检测结果均为阴性。

3.案例分析

该病例阳性Ct值高于35,流行病史明确有新冠病毒感染病史,"3天2检"核酸检测Ct值无下降趋势,无新冠肺炎相关临床症状及影像学变化,辅助以血清抗体检测结果,可判定其为新冠病毒感染复阳病例。其核心密切接触者(同病房患者及陪护)以及其他接触人员均未出现感染情况,同样考虑其不具备感染活性。

案例❸ 甲市G区一例新冠病毒核酸异常人员(复阳)的调查情况

1.病例基本信息

2022年10月4日,在对甲市G区某镇区域全员核酸样本进行检测时发现一管"二十混一"阳性样本。经流调和追阳工作,发现涉及的1人6月26日至8月17日曾出境前往迪拜,入境后解除隔离后复阳,最终判定其为入境复阳人员。

2.病例实验室检测情况

10月4日检测的该"二十混一"阳性样本初筛阳性,Ct值N/ORF:36.69/35.90(伯杰试剂);对原样本进行复核,结果Ct值N/ORF:35.637/35.426(明德试剂);10月4日对该复阳人员单采单检结果为阳性,Ct值N/ORF:38.980/37.887(伯杰试剂),复核Ct值N/ORF:－/38.58(明德试剂);10月6日对该复阳人员单采单检结果为阴性。

3.案例分析

该病例单采阳性Ct值高于35,其单采单检核酸样本Ct值高于混检样本的线索为调查提供了线索。虽无明确新冠病毒感染病史,但在流调过程中发现其在2个月内有疫区旅居史,"3天2检"核酸检测Ct值无下降趋势,无新冠肺炎相关临床症状及影像学变化,可判定其为新冠病毒感染复阳病例。其核心密切接触者(同病房患者及陪护)以及其他接触人员均未出现感染情况,考虑其不具备感染活性。

复阳结果判定如下:

有关新冠复阳结果的判定,如新冠病毒核酸检测阳性,Ct值较高,且连续检测无明显波动,流行病学调查发现既往(近期)曾明确感染新冠病毒,或来自新冠病毒流行区(即便未检出过阳性)存在既往感染可能,并不一定确定新近感染,可考虑存在"复阳"的可能性。

(1)新冠病毒核酸检测阳性,Ct 值≥35,流行病史明确有新冠病毒感染病史,"3 天 2 检"核酸检测 Ct 值无下降趋势,无新冠肺炎相关临床症状及影像学变化,血常规正常,可诊断复阳。

(2)新冠病毒核酸检测阳性,Ct 值≥35,流行病学调查未发现既往明确感染新冠病毒,但有新冠病毒流行区旅居史,"3 天 2 检"核酸检测 Ct 值无下降趋势,无新冠肺炎相关症状及影像学变化,血常规正常,可诊断复阳。

(3)对于 Ct 值在 32~35,"3 天 2 检"核酸检测 Ct 值无下降趋势,无新冠肺炎相关症状及影像学变化,血常规正常,经医疗组和疫情防控组专家综合研判,可诊断为复阳。

(4)条件允许时,可以结合血清抗体检测或病毒分离培养进行辅助判定。

复阳一般发生在康复后的 1 个月内,但少数也会发生在康复后的 1~2 个月内。一般免疫功能正常的感染者康复后,可以获得 3 个月以上的保护力,期间发生"二次感染"的概率非常低。

编者注

复阳是指感染者痊愈后,核酸检测结果再次由阴性转为阳性。这是因为被感染的细胞被免疫系统杀死后,核酸片段也随之排出体外,它不是完整的病毒,不具备感染活性,对正常生活没有影响。而二次感染是指感染者首次感染后已经康复了,但又发生了第二次感染,主要是新冠病毒变异株的突破性感染。通常二次感染者体内病毒载量较高,有传染性。复阳现象对新冠病毒的核酸检测工作尤其是核酸混检工作产生了很大干扰,对异常结果的调查以及对复阳结果的判定尤为重要。

2021 年 1 月 27 日,《新英格兰医学杂志》中一项对新冠患者呼吸道样本的长期持续检测发现,患者排出病毒失活的时间远短于核酸转阴所需时间。从患者发病到呼吸道样本中病毒失活的中位时间是 7 天,最长 12 天;而发病到核酸检测转阴的中位时间则为 34 天。与此同时,只有当核酸检测 Ct 值≤28.4 时,病毒培养才能检出活病毒。距离发病时间越长、核酸检测出的病毒载量越少,检出活病毒的概率也越小。可见新冠患者病程后期,虽然核酸检测仍为阳性,但排出体外的病毒大多已死亡,不具备感染能力;复阳患者病程更长,感染能力理应更低。

疫情初期专家建议,应对复阳患者进行病毒培养:如果病毒培养阳性,就证明其仍具有传染性,需进行隔离治疗。由于新冠病毒培养需要生物安全三级实验室,实际对复阳病例管理时通常不具备培养的技术条件。随着疫情的发展,病毒的变异以及研究的深入,防控方案调整为以 Ct 值 35 作为是否具有传染性的临界点;Ct 值为 32~35 时可以根据流行病学调查情况判断。

今后如出现新发传染病也可以新冠作为参考,应注意患者病原检测阳性时间与感染能力需经过研究或实践检验,不应武断、"一刀切"进行疫情防控。

第二节　规模性疫情防控

随着新型冠状病毒在全世界的传播,病毒核酸逐渐变异,先后出现了大量变异型毒株,疫情防控形势也随之不断变化。

2020年2月,新冠病毒刺突蛋白的614位天冬氨酸被观测到突变为甘氨酸(D614G)。由于刺突蛋白是病毒进入细胞并被抗体识别的重要结构区域,这次突变对新冠传播起到了促进作用。2020年6月,D614G突变毒株成为世界范围内具有最大流行优势的毒株。许多研究认为它突变后感染性进一步增强。

此后世界范围内新冠病毒先后出现了四次比较典型的变异,世界卫生组织按照希腊字母表命名,分别为2020年9月在英国发现的阿尔法(alpha,B.1.1.7)毒株,2020年5月在南非发现的贝塔(beta,B.1.351)毒株,2020年11月在巴西发现的伽马(gamma,P.1)毒株和2020年10月在印度发现的德尔塔(delta,B.1.617.2)毒株。随着德尔塔毒株的出现,新冠病毒传播能力大大加强。

随着病毒传播能力的增强,我国的新冠防控方案也发生了较大的变化。2020年9月15日,我国国家卫生健康委员会公布《新冠病毒感染防控方案(第七版)》。2021年5月14日,为了应对德尔塔毒株的出现,发布了《新型冠状病毒肺炎防控方案(第八版)》(联防联控机制综发〔2021〕51号)。第八版防控方案较好地体现了病毒大多隐秘传播这一时期的防控政策。

一、规模性疫情阶段新冠病毒疫情防控方案

(一)参见《新型冠状病毒肺炎防控方案(第八版)》(联防联控机制综发〔2021〕51号)

为指导各地做好新冠病毒感染(以下简称新冠肺炎,COVID-19)疫情的常态化防控工作,全面落实"外防输入、内防反弹"的防控策略,根据新冠肺炎乙类传染病甲类管理的要求,在前七版防控方案基础上,制定本方案。

一、总体要求

坚持"预防为主、防治结合、依法科学、分级分类"的原则,坚持常态化精准防控和局部应急处置有机结合,按照"及时发现、快速处置、精准管控、有效救治"的工作要求,坚决防范境外疫情输入和境内疫情反弹,全力做好常态化疫情防控工作。落实"早预防、早发现、早报告、早隔离、早治疗"措施,坚持"人物同防",加强重点时段、重点地区、重点人群疫情防控,及时发现散发病例和聚集性疫情,做到早、小、严、实,科学精准,有力、有序、有效处置疫情,发现一起扑灭一起,不断巩固疫情防控成果,切实维护人民群众生命安全和身体健康。

二、病原学和流行病学特征

新型冠状病毒(2019-nCoV,以下简称新冠病毒)属于β属冠状病毒,对紫外线和热敏感,乙醚、75%乙醇、含氯消毒剂、过氧乙酸和氯仿等脂溶剂均可有效灭活病毒。人群普遍易感。基于目前的流行病学调查和研究结果,新冠肺炎潜伏期为1～14天,多为3～7天;发病前1～2天和发病初期的传染性相对较强;传染源主要是新冠肺炎确诊病例和无症状感染者;主要传播途径为经呼吸道飞沫和密切接触传播,接触病毒污染的物品也可造成感染,在相对封闭的环境中暴露于高浓度气溶胶情况下存在经气溶胶传播可能;由于在粪便、尿液中可分离到新冠病毒,应当注意其对环境污染可能造成接触传播或气溶胶传播。新冠病毒在流行过程中基因组不断发生变异,目前研究提示部分变异病毒传播力增高,但

其潜在致病力和对疫苗效果的影响有待进一步研究。

三、公共措施

（一）宣传教育

充分发挥互联网、微博、微信、客户端等新媒体和广播、电视、报纸、宣传品等传统媒体作用，全方位开展新冠肺炎防控知识宣传教育，强调每个人是自己健康的第一责任人，倡导群众坚持勤洗手、戴口罩、常通风、公筷制、"一米线"、咳嗽礼仪等良好卫生习惯和健康生活方式，提高居民自我防护意识和健康素养。倡导居民减少人员流动和聚集，提倡节庆文明新风，不大办婚丧嫁娶等。加强疫情防控工作人员新冠肺炎防控知识和策略措施培训，消除恐慌心理，科学精准落实各项防控措施，引导公众养成自觉的防疫行为。宣传教育内容可参考《公民防疫基本行为准则》。

（二）疫苗接种

（1）做好职业暴露风险较高的人群、有在境外感染风险的人群、维持社会正常生产生活运行的人员以及维持社会基本运行的关键岗位职业等重点人群中18周岁及以上人群接种工作，为其提供健康保护。

（2）做好边境口岸等重点地区、服务业、劳动密集型行业、高等院校在校学生和各类学校教职工等疾病传播风险较高18周岁及以上人群接种工作，为其他有接种意愿的18周岁及以上人群接种，降低人群感染和发病风险。

（3）根据疫苗研发进展和临床试验结果，进一步完善疫苗接种策略。

（三）爱国卫生运动。坚持预防为主，深入开展爱国卫生运动，突出农村、城乡结合部、公共聚集场所等重点地区和薄弱环节，创新方式方法，持续推进城乡环境整治，不断完善公共卫生设施。倡导文明健康绿色环保的生活方式，开展健康知识普及，树立良好饮食风尚，推广文明健康生活习惯。推动爱国卫生运动进社区、进村镇、进家庭、进学校、进企业、进机关，推动将健康融入所有政策，发动群众广泛参与爱国卫生运动。

四、疫情监测

（一）疫情发现报告

（1）病例发现报告。各级各类医疗机构要加强发热、干咳、乏力、咽痛、嗅（味）觉减退、腹泻等症状监测，一旦发现发热等可疑患者及时开展实验室检测，对病例应在2小时内通过中国疾病预防控制信息系统进行网络直报。社区卫生服务站、村卫生室和个体诊所发现发热等可疑患者后要在2小时内报告社区卫生服务中心或乡镇卫生院，落实"村报告、乡采样、县检测"核酸检测策略，尽早发现疫情。加强对密切接触者和密切接触者的密切接触者（以下简称密接的密接）、入境人员、高风险职业人群、纳入社区管理的重点人群的健康监测，一旦出现以上症状应及时送医开展核酸检测。

（2）无症状感染者发现报告。无症状感染者是指新冠病毒病原学检测呈阳性但无相关临床表现者。主要通过密切接触者和密接的密接、入境人员、高风险职业人群等重点人群核酸检测、传染源追踪、流行病学调查、人群筛查等途径发现。对发现的无症状感染者应在2小时内通过中国疾病预防控制信息系统进行网络直报，并在2小时内转运至定点医疗机构进行集中隔离医学观察。如后续出现相关症状或体征需在24小时内订正为确诊病例。

（3）聚集性疫情发现报告。聚集性疫情是指14天内在学校、居民小区、工厂、自然村、医疗机构等范围内发现 5 例及以上病例和无症状感染者。主要通过常规诊疗活动、传染病网络直报数据审核分析、病例或无症状感染者流行病学调查、重点场所和重点机构人员以及重点人群的健康监测等途径发现。聚集性疫情应在 2 小时内在突发公共卫生事件报告管理信息系统网络报告。

（二）多渠道监测预警

按照点与面结合、传染病监测系统与其他部门监测系统结合的原则，开展人、物、环境等多渠道监测。

（1）医疗机构就诊人员监测。各级各类医疗机构，特别是基层医疗卫生机构医务人员应当提高对新冠肺炎病例的发现和报告意识，对所有发热患者和其他无发热的可疑患者，不明原因肺炎和住院患者中严重急性呼吸道感染病例，所有新入院患者及其陪护人员开展新冠病毒核酸检测。

（2）风险职业人群监测。对进口冷链食品监管和从业人员，集中隔离场所管理和服务人员，口岸进口货物直接接触人员，新冠肺炎病例定点医疗机构的医务人员，普通医疗机构发热门诊和急诊等科室医务人员，国际交通运输工具从业人员，船舶引航员等登临外籍船舶作业人员，移民、海关以及市场监管系统一线工作人员开展健康监测和每周全员核酸检测。发现发热、干咳、乏力、咽痛、嗅（味）觉减退、腹泻等症状者及时到具有发热门诊（诊室）的医疗机构就诊并进行核酸检测。对农贸（集贸）市场、普通医疗机构其他科室、快递外卖、交通运输等特定服务场所和行业人员每周开展抽样核酸检测。

（3）重点人群健康监测。对纳入社区管理的来自中高风险地区人员、解除医学观察人员、出院新冠肺炎患者、入境人员等做好健康监测，发现发热、干咳、乏力、咽痛、嗅（味）觉减退、腹泻等症状者及时到具有发热门诊（诊室）的医疗机构就诊并进行核酸检测。

（4）物品和环境监测。对进口冷链食品及其加工、运输、存储、销售等场所环境开展抽样核酸检测；对陆路、海路和航空口岸中来自高风险国家和低温运输环境的进口货物及其货舱、货柜、车厢、集装箱和货物存放场所开展抽样核酸检测，冬季低温条件下可增加检测频次和抽样数量。对设有发热门诊的医疗机构的环境和城市具有冷链食品批发销售的大型农批市场的环境定期开展核酸检测。对大型海运进口冷冻物品加工处理场所定期开展污水监测。

（5）重点机构监测。本县（区）出现 1 例及以上本土确诊病例或无症状感染者后，对辖区内的养老福利机构、精神专科医院、监管场所、人员密集型场所（如生产车间、商场超市、培训机构）、托幼机构和学校等重点机构人员，做好人员的每日健康监测，发现发热、干咳、乏力、咽痛、嗅（味）觉减退、腹泻等症状者及时到具有发热门诊（诊室）的医疗机构就诊并进行核酸检测。

（6）集中隔离场所监测。集中隔离场所启用期间，定期开展环境核酸检测。

（7）病原监测。对本土疫情中的首发或早期病例、与早期病例有流行病学关联的关键病例、感染来源不明的本土病例、境外输入病例、入境物品及相关环境阳性标本开展病毒基因序列测定和比对分析，动态了解病毒基因变异情况，及时发现感染来源。

（8）分析预警。加强部门间信息共享，开展疫情监测综合分析和风险研判，提出风险评估结果和预警响应建议，及时向社会发布疫情信息和健康风险提示。多渠道监测预警要求详见《新冠肺炎监测方案》。

五、疫情处置

疫情发生后,应立即启动应急指挥体系,以街道(乡镇)为单位划分风险等级并动态调整,做好分区分级精准管控。低风险区域要落实常态化防控措施,加强疫情监测,做好疫情处置相关准备。中高风险区域要果断采取一系列应急处置措施,依法依规采取限制聚集性活动和实施交通管控等措施,做到发现一起、扑灭一起。

(一)传染源控制

(1)确诊病例。发现后应在 2 小时内转运至定点医疗机构进行治疗和隔离医学观察。病例治愈出院后,应当继续隔离医学观察 14 天。核酸复检呈阳性,并出现发热、咳嗽等临床表现,CT 影像学显示肺部病变加重,应当尽快转至定点医疗机构,按照确诊病例的要求进行隔离收治。核酸检测呈阳性但无临床表现和 CT 影像学进展者,按照无症状感染者进行集中隔离管理。

(2)疑似病例。在定点医疗机构单人单间隔离治疗,连续 2 次新冠病毒核酸检测阴性(采样时间至少间隔 24 小时),且发病 7 天后新冠病毒特异性抗体 IgM 和 IgG 仍为阴性,可排除疑似病例诊断。有疫苗接种史者,血清学 IgM 和 IgG 不作为排除指标。

(3)无症状感染者。应当在定点医疗机构进行集中隔离医学观察 14 天,原则上连续 2 次标本核酸检测呈阴性者(采样时间至少间隔 24 小时)可解除集中隔离医学观察,核酸检测仍为阳性且无相关临床表现者需继续集中隔离医学观察,在观察期间连续 2 次核酸检测阴性可解除集中隔离医学观察。集中隔离医学观察期间,应当开展血常规、CT 影像学检查和抗体检测;符合诊断标准后,及时订正为确诊病例。解除集中隔离医学观察的无症状感染者,应当继续进行 14 天的居家医学观察并于第 2 周和第 4 周到定点医疗机构随访复诊。

(二)流调与溯源

根据流行病学调查结果,组织开展传播风险评估,精准划定管控区域范围至最小单元(如楼栋、病区、居民小区、自然村组等)并实施封闭管控。按照属地化管理原则,由报告病例和无症状感染者的医疗卫生机构所在县(区)级联防联控机制组织开展流行病学调查。要加强与核酸检测机构和定点医院的工作衔接,发挥信息技术优势,规范高效开展个案调查、密切接触者追踪和聚集性疫情调查,提高流调质量和效率。尽可能在 24 小时内完成病例和无症状感染者的个案调查,及时开展聚集性疫情调查,并按照规定报告信息。具体内容详见《新冠肺炎疫情流行病学调查指南》。通过流行病学调查、病毒全基因测序比对、核酸筛查、血清抗体动态检测和大数据等技术手段,从人、物品和环境等方面逐一分析论证,综合研判病毒来源和传播途径,指导疫情防控工作。

(三)密切接触者判定与管理

根据流行病学调查结果,由公共卫生专业技术人员科学判定密切接触者和密接的密接,并将其于 12 小时内转运至集中隔离场所进行隔离医学观察。对密切接触者采取 14 天的集中隔离医学观察,在集中隔离医学观察的第 1、4、7 和 14 天分别进行一次核酸检测。解除隔离后开展 7 天居家健康监测,期间做好体温、症状等监测,减少流动,外出时做好个人防护,不参加聚集性活动,并在第 2 天和第 7 天各开展一次核酸检测。

密接的密接集中隔离医学观察期限根据密切接触者的核酸检测结果确定,如密切接触者在隔离医学观察期间前两次核酸检测均为阴性,且其密接的密接第 1、4、7 天核酸检测阴性,可于第 7 天解除隔离医学观察;如密切接触者前两次核酸检测有阳性结果,其密接的密接按照密切接触者管理至期满 14 天。

隔离医学观察期间每日应做好体温和症状监测。具体内容详见《密切接触者判定与管理指南》。

（四）重点人群核酸检测

根据疫情形势和流行病学调查结果,开展风险评估,确定核酸检测人群的范围和先后次序,制定可操作性检测方案,迅速组织调度核酸检测力量(包括第三方检测机构),做好采样检测的组织和质量控制。按照涉疫地人员,14 天内到过涉疫地人员,高风险地区人员,中低风险地区的重点人群等圈层逐步扩大核酸检测范围。分类采取 1∶1 单样检测和 5∶1、10∶1 混样检测。核酸检测机构应在 12 小时内向送样单位反馈检测结果。

（五）转运

发现的病例和无症状感染者,密切接触者、密接的密接应安排专用车辆在规定时限内转运至定点医疗机构或集中隔离场所,转运过程中应严格落实个人防护及车辆消毒措施。出院或解除隔离后,要尽快返回家中,过程中做好个人防护,规范佩戴口罩。具体内容详见《新冠肺炎疫情相关人员转运工作指南》。

（六）隔离管理

合理选择集中隔离场所,按照"三区两通道"(生活区、医学观察区和物资保障供应区,工作人员通道和隔离人员通道)标准设置并规范管理,严格做到单人单间。要配备配齐工作人员,落实对外封闭管理、内部规范管理、清洁消毒和垃圾处理、环境监测等措施,并做好服务保障和心理支持。隔离场所工作人员严格做好个人防护、健康监测和定期核酸检测。居家医学观察应在社区医务人员指导下进行,单独居住或单间居住,尽量使用单独卫生间,做好个人防护,尽量减少与其他家庭成员接触,医学观察期间不得外出。具体内容详见《新冠肺炎疫情隔离医学观察指南》。

（七）社区（村）管控

健全社区（村）疫情防控工作体系,建立街道(乡镇)干部、网格员、基层医务工作者、民警、志愿者"五包一"社区防控责任制,压实"四方责任"。落实健康宣教、环境整治、人员排查、居家管理、关爱服务等网格化管理措施,重点加强对居家医学观察人员的管理和健康监测。发生疫情后,落实社区管控措施,配合专业部门做好人员转运、流行病学调查、环境采样检测以及终末消毒等工作,做好居家观察人员的管理服务、生活保障和心理疏导等工作。

农村地区和城乡结合部要健全县乡村三级包保机制,加强节假日返乡人员的登记摸排和健康监测,落实各项管控措施。

社区（村）管控具体要求详见《社区（村）新冠肺炎疫情防控工作指南》。

（八）消毒

各级联防联控机制负责组织相关部门和专业机构开展消毒工作。疫情期间,应加强环境和物体表面的预防性消毒,同时做好垃圾、粪便和污水的收集和无害化处理。病例或无症状感染者住院、转运期间,应对其可能污染的环境和物品进行随时消毒。病例和无症状感染者转移后,应立即在当地疾控机构指导下,对其居住或活动过的场所进行终末消毒。

农村地区消毒前,应针对农村实际情况,制定消毒方案,

并做好消毒宣教工作。在低温下消毒时,应选择合法有效的低温消毒剂,与合适的消毒设备配套使用。

具体内容详见《新冠肺炎疫情消毒技术指南》。

（九）心理健康服务

各地要制定受疫情影响人群心理干预方案,梳理当地线上线下各类心理服务资源,建立健全疫情防控心理干预队伍。建立完善由市级设立心理专班、县级综合医院设立心理专员、社区卫生服务中心(乡镇卫生院)设立心理专干的心理干预"三专"服务网络,建立健全心理热线服务,加强对各类人群的心理健康知识科普宣教。出现聚集性疫情时,加大心理健康科普宣教力度,组织精神卫生和心理健康专业人员对确诊患者及家属、隔离人员、疫情防控一线工作人员等开展针对性心理干预。具体内容详见《新冠肺炎疫情心理健康服务技术指南》。

（十）疫情信息发布

发生疫情后,当地联防联控机制应及时发布权威信息,疫情信息应以网络直报数据为准,并不得晚于次日召开新闻发布会,并建立每日例行新闻发布会机制。组织相关领域专家,通过接受媒体采访等形式解疑释惑、普及防护知识,及时回应热点问题。

六、实验室检测

医疗卫生机构要及时采集实验室检测标本。承担标本检测工作的医疗机构、疾控机构、其他部门专业机构或第三方检测机构应当在12小时内反馈实验室检测结果。标本采集、运送、存储和检测应严格按照规定执行。无症状感染者、入境人员、密切接触者在隔离观察期间应采集鼻咽拭子进行核酸检测,出院或解除隔离时应同时采集2份鼻咽拭子样本,分别使用不同核酸检测试剂检测,2次检测原则上由不同检测机构开展。

各省份疫情防控指挥部协调省级疾控机构、入境海关、定点医院等,对所有输入病例、入境物品及相关环境阳性样本,及本土疫情中的首发或早期病例、与早期病例有流行病学关联的关键病例、感染来源不明的本土病例采集标本、疫苗接种后核酸检测阳性者标本,由省级疾控机构开展病毒基因序列测定,及时将基因测序结果报送中国疾控中心,并将标本送至中国疾控中心进行复核。不具备基因测序能力的省份,直接将标本送至中国疾控中心。

如测序结果显示为新发现的变异株,省级疾控机构应第一时间将全基因组序列报送中国疾控中心并将标本送至中国疾控中心进行复核。中国疾控中心获得序列结果后应在24小时内将序列比对分析结果反馈送检单位。

具体要求详见《新冠病毒样本采集和检测技术指南》。

七、境外输入疫情防控

坚持人物同查、人物共防,有效防范境外疫情通过入境人员和进口货物输入传播的风险。加强各方信息沟通与共享,落实入境人员闭环转运、隔离管理、核酸检测等防控措施。解除隔离前,第一入境地省级联防联控机制应及时将入境人员姓名、身份证号或护照号、手机号码、来源国家和地区、入境时间、解除隔离时间、拟去向地址等信息推送至目的地省级联防联控机制。对入境人员实施14天隔离医学观察措施。对完成远端核酸检测(有疫苗接种史者仅需核酸检测阴性)的入境人员,具备封闭转运管理条件、居家隔离条件(有独

立房间和独立卫生间）并能进行社区精准管控的可在自愿基础上实施"7＋7"隔离医学观察措施。解除隔离后开展 7 天居家健康监测，期间做好体温、症状等监测，减少流动，外出时做好个人防护，不参加聚集性活动，并在第 2 天和第 7 天各开展一次核酸检测。

加强对进口冷链食品及其加工、运输、存储、销售场所环境，进口高风险非冷链集装箱货物的抽样检测和预防性消毒，推广低温消毒技术。严格进口冷链食品境内生产、流通、销售全程防控和追溯管理。

加强口岸进口货物直接接触人员管理，强化单位主体责任，完善相关人员管理制度，配备必要防护物资，落实员工健康教育、健康监测、核酸检测等防控措施。具体内容详见《新冠肺炎境外输入疫情防控要点》。

八、加强重点环节防控

（一）重点人群

对于新冠病毒暴露风险高、传播风险大、抵抗力较低的人群，要加强健康宣教，督促落实戴口罩、手卫生、咳嗽礼仪等日常防护措施，减少参加聚集性活动，加强健康监测，按要求接受核酸检测和疫苗接种。

（二）重点机构

对人员密集易发生聚集性疫情的机构，加强内部管控、清洁消毒、通风换气和个人防护等防控措施。医疗机构应严格落实预检分诊、发热门诊和院感防控各项要求，基层医疗卫生机构和个体诊所要建立发热等患者接诊指引。发生疫情后，重点机构要根据当地风险级别，进一步强化防控措施，养老院、护理院、儿童福利院和监管场所可采取封闭管理，不提供堂食，避免聚集互访等措施，学校和托幼机构等可停止线下授课。

（三）重点场所

对车站、机场、码头、农贸（集贸）市场、商场等人员密集且流动性大的场所和汽车、火车、飞机等密闭交通工具，要落实通风换气、清洁消毒、体温监测等防控措施。发生疫情后，重点场所要根据当地风险级别，进一步强化防控措施，必要时可调整营业时间，控制人员密度，避免聚集性活动，降低公共交通工具的满载率。

（四）冷链食品生产经营场所

对冷链食品生产经营场所新冠病毒传播风险进行评估，提出有针对性的卫生学要求，改进生产、加工、装卸、运输、贮存及销售等相关场所的环境卫生条件，切实落实场所清洁消毒和从业人员日常防护、健康监测、核酸检测等防控措施，降低疫情发生和传播风险。

具体内容详见《重点场所、重点机构、重点人群和特定人群新冠肺炎疫情防控技术指南》。

九、组织保障

（一）健全指挥体系

地方各级党委政府要落实属地责任，健全疫情防控指挥体系，明确部门职责和分工。建立指挥系统启动机制、信息报告制度、工作例会制度、工作台账制度、对外沟通联络机制、督导检查制度、应急演练制度、城市支援制度等工作机制和制度。指挥体系要保持 24 小时持续运转，发现疫情后立即激活，由当地党政主要负责同志统一指挥、联合指挥、靠前指挥，各工作组配合协作，快速有序处置疫情。加强对各级党政领导干部疫情防控政策和策略措施等培训、演练，提高科学指挥能力。要建立专家会商和决策咨询制度，做到依法科学和精准有效应对。

（二）强化信息支撑

依托现有信息平台或单独建设应急处置信息平台，横向整合各部门疫情相关数据，纵向贯通国家信息平台，提升监测预警能力。融合实验室检测、大数据、流行病学调查、密切接触者管理、病例转运和诊疗等信息，实现疫情防控工作和信息的双闭环管理。要逐步完善平台功能应用，为疫情风险研判、防控措施制定和资源统筹调配提供支撑。

（三）加强能力建设

各级疫情防控指挥部要按照疫情不同情景能力储备要求，结合当地实际，做好专业防控人员、核酸检测能力、定点医院、集中隔离场所、防疫物资等储备。要坚持平战结合的原则，制定梯次调度方案和应急预案，高效应对不同规模疫情，并定期培训演练，全面提升应急反应和精准防控能力。

（四）加强物资保障

各级疫情防控指挥部要完善应急预案，做好物资储备和调用机制。根据疫情防控形势及实际需要，及时协调医疗物资、居民生产生活物资等的供应。要科学规范确定省内外交通管控措施，保障应急物资运输、民生保障车辆及其他符合防疫安全要求车辆通行。

（五）强化督导检查

各级疫情防控指挥部要结合当地疫情形势和防控工作需要，定期组织开展对重点地区、重点场所、重点人群防控以及应急处置演练、能力储备等工作的督导检查，及时发现问题和薄弱环节，并督促整改，避免过度防控与层层加码，确保疫情防控各项政策措施规范落地落实。

附件1 公民防疫基本行为准则

（1）勤洗手：手脏后，要洗手；做饭前，餐饮前，便前，护理老人、儿童和患者前，触摸口鼻和眼睛前，要洗手或手消毒；外出返家后，护理患者后，咳嗽或打喷嚏后，做清洁后，清理垃圾后，便后，接触快递后，接触电梯按钮、门把手等公共设施后，要洗手或手消毒。

（2）科学戴口罩：有发热咳嗽等症状时，就医时，拥挤时，乘电梯时，乘坐公共交通工具时，进入人员密集的公共场所时，要戴口罩。

（3）注意咳嗽礼仪：咳嗽打喷嚏时，用纸巾捂住口鼻，无纸巾时用手肘代替，注意纸巾不要乱丢。

（4）少聚集：疫情期间，少聚餐聚会，少走亲访友，少参加喜宴丧事，非必要不到人群密集的场所。

（5）文明用餐：不混用餐具，夹菜用公筷，敬酒不闹酒，尽量分餐食；食堂就餐时，尽量自备餐具。

（6）遵守1米线：排队、付款、交谈、运动、参观时，要保持1米以上社交距离。

（7）常通风：家庭人多时，房间有异味、油烟时，有患者时，访客离开后，多开窗通风。

（8）做好清洁消毒：日常保持房间整洁。处理冷冻食品的炊具和台面，患者及访客使用的物品和餐饮具，要及时做好消毒。

（9）保持厕所卫生：勤清洁厕所，马桶冲水前盖盖，经常开窗或开启排气扇，保持地漏水弯有水。

（10）养成健康生活方式：加强身体锻炼，坚持作息规律，保证睡眠充足，保持心态健康；健康饮食，戒烟限酒；有症状时，及时就医。

(11)疫苗接种：响应国家新冠病毒疫苗接种政策，积极配合疫苗接种，保护个人健康。

附件2　新冠肺炎监测方案

为指导各地开展新冠肺炎监测工作，落实早发现早报告，有效防范境外输入病例引起的疫情扩散及境内疫情反弹，巩固当前防控成效，特制定本方案。

一、监测目的

(1)及时发现和报告新冠病毒感染者和聚集性疫情，及早采取防控措施，防止疫情扩散。

(2)动态监测病毒变异情况，了解病毒变异对病原检测和疫苗保护效果影响。

二、监测定义

(一)疑似病例定义

有下述流行病学史中的任何1条，且符合临床表现中任意2条；无明确流行病学史的，符合临床表现中的3条；或符合临床表现中任意2条，同时新冠病毒特异性IgM抗体阳性(近期接种过新冠病毒疫苗者不作为参考指标)。

(1)流行病学史：①发病前14天内有病例报告社区的旅行史或居住史；②发病前14天内与新冠病毒感染的患者和无症状感染者有接触史；③发病前14天内曾接触过来自有病例报告社区的发热或有呼吸道症状的患者；④聚集性发病(14天内在小范围如家庭、办公室、学校班级等场所，出现2例及以上发热和/或呼吸道症状的病例)。

(2)临床表现：①发热和(或)呼吸道症状等新冠肺炎相关临床表现；②具有新冠肺炎影像学特征；③发病早期白细胞总数正常或降低，淋巴细胞计数正常或减少。

(二)确诊病例定义

疑似病例具备以下病原学或血清学证据之一者：①新冠病毒核酸检测阳性；②未接种新冠病毒疫苗者新冠病毒特异性IgM抗体和IgG抗体均为阳性。

(三)无症状感染者定义

病原学检测呈阳性，无相关临床表现，如发热、干咳、乏力、咽痛、嗅(味)觉减退、腹泻等可自我感知或可临床识别的症状与体征，且CT影像学无新冠肺炎影像学特征者。

三、人、物和环境监测

(一)医疗机构就诊人员监测

各级各类医疗机构，特别是基层医疗卫生机构医务人员应当提高对新冠肺炎病例的发现和报告意识，尤其关注以下情形。

(1)加强对发热、干咳、乏力、咽痛、嗅(味)觉减退、腹泻等症状病例的监测，对所有发热患者开展新冠病毒核酸检测。对无发热但有干咳、乏力、咽痛、嗅(味)觉减退、腹泻等症状者，具有新冠肺炎流行病学史，或从事高风险职业人员(接诊发热或感染性疾病的医务人员，口岸检疫和边防检查人员，口岸进口货物直接接触人员，从事冷链食品监管和从业人员，隔离场所管理和服务人员，农贸(集贸)市场从业人员等)的可疑患者应当及时检测。

(2)对不明原因肺炎和住院患者中严重急性呼吸道感染病例开展新冠病毒核酸检测。

(3)对所有新入院患者及其陪护人员开展新冠病毒核酸检测。社区卫生服务站、村卫生室和个体诊所发现的发热等可疑患者后要在2小时内报告社区卫生服务中心或乡镇卫生院，落实"村报告、乡采样、县检测"，尽早发现疫情。

（二）风险职业人群监测

（1）定期全员核酸检测。相关部门或机构对进口冷链食品监管和从业人员，集中隔离场所管理和服务人员，口岸进口货物直接接触人员，新冠肺炎病例定点医疗机构的医务人员，普通医疗机构发热门诊和急诊等科室医务人员，国际交通运输工具从业人员，船舶引航员等登临外籍船舶作业人员，移民、海关以及市场监管系统一线工作人员开展健康监测和每周一次全员核酸检测。发现发热、干咳、乏力、咽痛、嗅（味）觉减退、腹泻等症状者及时到具有发热门诊（诊室）的医疗机构就诊并进行核酸检测。

（2）定期抽样核酸检测。相关部门或机构对农贸（集贸）市场、普通医疗机构其他科室、快递外卖、交通运输等特定服务场所和行业人员每周开展一次抽样核酸检测。各地可根据实际情况将其他"愿检尽检"人群纳入监测，适当扩展抽样核酸检测范围。

（三）重点人群健康监测

相关部门对纳入社区管理的来自中高风险地区人员、解除医学观察人员、新冠肺炎出院患者、入境人员等做好 7 天或 14 天的健康监测，发现发热、干咳、乏力、咽痛、嗅（味）觉减退、腹泻等症状者及时到具有发热门诊（诊室）的医疗机构就诊并进行核酸检测。

（四）重点机构监测

本县（区）出现 1 例及以上本土确诊病例或无症状感染者后，辖区内的养老福利机构、精神专科医院、监管场所、人员密集型场所（如生产车间、商场超市、培训机构）、托幼机构和学校等重点机构人员的每日健康监测，发现发热、干咳、乏力、咽痛、嗅（味）觉减退、腹泻等症状者及时到具有发热门诊（诊室）的医疗机构就诊并进行核酸检测。

（五）物品和环境监测

（1）进口物品及环境：对进口冷链食品及其加工、运输、存储、销售等场所环境开展抽样核酸检测；对陆路、海路和航空口岸中来自高风险国家和低温运输环境的进口货物及其货舱、货柜、车厢、集装箱和货物存放场所开展抽样核酸检测，冬季低温条件下可增加检测频次和抽样数量。重点对进口冷链食品或进口货物的内外包装表面，以及运输工具、冰箱、冷库、仓库、货舱、货柜、车厢、集装箱等接触频次较多部位进行采样。

（2）医疗机构：对设有发热门诊的医疗机构的环境定期开展核酸检测。重点对门急诊等高风险环境的门把手、接诊台面、检查设备等接触较多的部位进行采样检测。

（3）集中隔离场所：集中隔离场所启用期间，定期开展环境核酸检测。重点对生活区、工作人员通道和隔离人员通道门把手、垃圾、台面、清洁工具等部位进行采样检测。

（4）农贸（集贸）市场：对城市具有冷链食品批发销售的大
型农贸（集贸）市场的环境定期开展核酸检测。重点对冷链食品摊位、存储场所及污水等进行采样检测。

（5）污水：对大型的进口冷冻物品加工处理场所定期开展污水监测，重点对场所的污水管道、排水渠、污水井等进行采样检测。

四、病原监测

（一）病毒全基因组测序

1.测序对象和数量

（1）所有境外输入病例的标本、入境物品及相关环境阳性标本。

（2）本土疫情中的首发或早期病例、与早期病例有流行病学关联的关键病例、感染来源不明的本土病例标本。

（3）疫苗接种后核酸检测阳性者标本。

2.测序要求

（1）测序单位：以省份为单位确定开展新冠病毒全基因组测序的机构，包括省级疾控机构和科研机构；不具备测序能力的省份，可将标本送中国疾控中心完成测序。

（2）测序方法：建议首选膜吸附法（人工）提取核酸，以二代测序技术进行新冠全基因组测序。具备测序条件的省份要在接收标本后 24 小时内开展测序工作。各省份要建立本省输入、本土病例新冠病毒基因组数据库，及时进行序列对比分析，不具备序列比对分析能力的省份将序列上传至中国疾控中心，由中国疾控中心协助完成。

（3）结果报告与反馈：关键样本要求实验室收到样本后一周内提供测序结果报告，并在获得测序结果后 4 小时内将基因序列原始数据（一般为 fastq 格式）和测序样本相关信息通过信息报送网络模块上传。不具备测序条件的省份要在病例报告后 48 小时内将病例标本送达中国疾控中心，中国疾控中心收到标本后应在 48 小时内启动序列测定工作，获得序列信息后 24 小时内向送样单位反馈分析结果。

（二）病毒分离培养

（1）病毒分离培养对象：所有境外输入病例的标本、本土疫情中的首发或早期病例、与早期病例有流行病学关联的关键病例、感染来源不明的本土病例以及疫苗接种后核酸阳性者标本，核酸检测 Ct 值低于 30 开展病毒分离培养。

（2）标本要求：进行病毒分离的标本采集时应使用不含病毒灭活剂的采样液。

（3）结果报告与反馈：具有新冠病毒分离、培养资质的省级疾控机构应开展病毒分离培养工作，收到关键样本后 96 小时内开展相关工作，在获得分离毒株后 96 小时内将毒株送中国疾控中心保存备案，并将毒株序列等相关信息通过信息报送网络模块上传。不具备病毒分离条件的省份，要在病例报告后 48 小时内将病例标本送达中国疾控中心，中国疾控中心收到标本后应在 96 小时内启动病毒分离工作，获得毒株后 96 小时内反馈分析结果。

（三）上送样本要求

所有输入病例、入境物品及相关环境阳性样本，及本土疫情中的首发或早期病例、与早期病例有流行病学关联的关键病例、感染来源不明的本土病例阳性标本、疫苗接种后核酸检测阳性者标本及病毒基因测序结果和病毒分离毒株均应上送中国疾控中心。上送标本应同时平行采集 2 次，混入 1 管中，然后平均分装成 2 份，一份由各省（市）疾控机构留存开展相关实验室工作，另一份应在 48 小时内启动送样程序，上送中国疾控中心。

（四）管理要求

（1）阳性样本保存要求。各省级疾控机构应保存本省所有新冠病毒核酸阳性样本，核酸检测阳性样本应于−70 ℃专库/专柜长期保存，阴性样本待核实无误后由各单位妥善处理。

（2）标本复核：省级疾控机构应及时将新发现的变异株基因组序列测定结果和标本报送中国疾控中心进行分析复核。

（3）定期通报：中国疾控中心负责每月对各省病原监测工作情况进行总结通报。

五、变异株影响监测

（一）监测对象

我国新发现的所有新冠病毒变异株，以及所有世界卫生组织（WHO）定义为"关注变异株"（Variant of Interest，VOI）和"关切变异株"（Variant of Concern，VOC）。

（1）关注变异株：指可导致社区传播或聚集性疫情，或在多个国家检测发现的病毒变异株。

（2）关切变异株：指在监测发现的关注变异株中，可能会导致传播力增强、毒力增加、改变疾病严重程度，或对现有的诊断、治疗药物与疫苗等防治手段带来影响的病毒变异株。

（二）监测要求

（1）具备评估能力的省级疾控机构应对本省新发现的新冠病毒变异株及时开展新冠病毒核酸检测试剂和疫苗保护效果影响的评估，同时将评估结果报送中国疾控中心进行复核；不具备评估能力的省份，可按要求将标本送中国疾控中心开展核酸检测试剂和疫苗保护效果影响的评估。

（2）中国疾控中心发现变异株影响检测试剂灵敏性和疫苗保护效果时，应及时将相关情况上报国务院联防联控机制综合组。

（3）对发现影响检测试剂灵敏性的变异株，中国疾控中心及具备条件的省级疾控机构实验室应及时根据变异株核酸序列，建立特异核酸检测方法。

六、监测信息报告

（一）病例信息报告与订正

各级各类医疗卫生机构发现疑似病例、确诊病例时，应当于 2 小时内通过中国疾病预防控制信息系统进行网络直报。所有报告病例应填报"病例分类"，选择"疑似病例"或"确诊病例"。疾控机构在接到报告后应当立即调查核实，于 2 小时内通过网络直报系统完成报告信息的三级确认审核。不具备网络直报条件的医疗机构，应当立即向当地县级疾控机构报告，并于 2 小时内将填写完成的传染病报告卡寄出。县级疾控机构接到报告后，应当立即进行网络直报，并做好后续信息的订正。

第三方检测机构发现检测样本结果为阳性的，应当立即上报所在地县级卫生健康行政部门，并由医疗机构或属地疾控机构在 2 小时内将相关信息进行传染病网络直报。定点医疗机构根据其后续临床诊断与进展对已报告信息予以订正，如出现临床表现，应将其由无症状感染者订正为确诊病例。

疑似病例确诊或排除后应当及时订正。所有病例根据病情变化 24 小时内订正临床严重程度。病例出院后，在 24 小时内填报出院日期。病例死亡后，在 24 小时内填报死亡日期。出院后的确诊病例出现"复阳"情况，可在该个案的传染病报告卡中进行备注说明，无须进行重复报告。

各县（区）出现首例新冠肺炎确诊病例，辖区疾控机构应当通过突发公共卫生事件报告管理信息系统在 2 小时内进行网络直报，事件级别选择"未分级"。根据对事件的调查评估，及时进行调整并报告。

（二）无症状感染者信息报告与订正

各级各类医疗卫生机构发现无症状感染者时，应当于 2 小时内进行网络直报，在病例类型处选择"阳性检测"，临床严重程度中只能选择"无症状感染者"。发病日期为阳性标本采集时间，诊断日期为阳性检出时间。如后续出现相关症状或体征，需在 24 小时内订正为确诊病例，其发病日期订正为临床症状或体征出现的时间。解除集中隔离医学观察后，医疗卫生机构需于 24 小时内在网络直报系统传染病报告卡中填报解除隔离日期。解除隔离后的无症状感染者出现"复阳"情况，可在该个案的传染病报告卡中进行备注说明，无须进行重复报告。

（三）核酸检测数据报送

各省联防联控机制每月收集辖区内人群、物品和环境核酸检测数量和阳性数，并将汇总数据报送至国务院联防联控机制综合组。

七、监测管理要求

各省联防联控机制要按照本方案的要求，结合当地情况细化本省的新冠肺炎监测工作实施方案。指导各有关部门做好信息报告工作，提高信息报告的及时性、准确性和完整性。监测过程中，有关病毒毒株和标本的采集、运送、保藏和检测等各项活动均应遵守国家相关生物安全管理规定。各地要建立督导和评估机制，督促监测工作任务落实，评估监测工作质量。

附件 3　新冠肺炎疫情流行病学调查指南

为指导各地疾控机构规范开展新冠肺炎的流行病学调查工作，掌握病例发病情况、暴露史、接触史等流行病学相关信息，分析聚集性疫情的传播特征和传播链，做好密切接触者的追踪判定，防范新冠肺炎疫情的蔓延和传播，特制定本指南。

一、调查目的

(1)调查病例的传染源，追踪和判定密切接触者；

(2)调查病例发病和就诊情况、临床特征和危险因素等；

(3)调查分析聚集性疫情的传播特征和传播链。

二、调查对象

新冠肺炎疑似病例、确诊病例和无症状感染者，以及聚集性疫情。

三、调查方法

按照属地化管理原则，病例就诊和发现无症状感染者的医疗卫生机构所在县（区）联防联控机制组织开展流行病学调查。

调查单位应当迅速成立现场调查组，多部门密切协作，明确调查目的，制定调查计划，确定调查组人员及职责分工。调查组接到病例和无症状感染者报告后，立即开展流行病学调查。

调查期间，充分利用信息化和大数据手段，通过病例和无症状感染者居住（工作）环境等现场调查和定点医院驻点调查相结合，查明病例和无症状感染者活动轨迹，规范开展个案调查、密切接触者追踪和聚集性疫情调查。调查过程中，调查人员要做好个人防护。市级、省级、国家级疾控机构可根据疫情处理需要赶赴现场，参与、指导开展流行病学调查。

四、调查内容

（一）个案调查

县级疾控机构接到报告后，尽可能于 24 小时内完成病例和无症状感染者的基本信息、发病与就诊、危险因素与暴露史、实验室检测及疫苗接种情况等信息调查，填写个案调查表。

（1）基本信息调查。可通过查阅资料、询问病例和无症状感染者、知情人和接诊医生等方式开展。在出院病例完成14天隔离管理和健康状况监测后，收集填报病例样本采集与检测信息，定点医疗机构和隔离场所工作人员应做好主动配合，提供详细信息。

（2）感染来源调查。运用大数据收集病例和无症状感染者的活动轨迹，确定旅行史、接触史、暴露史等相关信息，分析可能的感染来源。首先应当明确其是否为境外或境内其他地区输入病例，如感染地为境内其他地区，应当与感染地疾控机构联系并核实相关信息。如感染地为本地，应当明确其是否为输入继发病例或本地传播引起。如现有流行病学调查资料不能明确其感染来源，应当对发病前14天内的密切接触人员进行新冠病毒核酸和血清学筛查，同时对可能被污染的物品和环境进行采样检测，必要时开展病毒基因测序，尽可能查明其感染来源。

（3）追踪判定密切接触者。根据病例和无症状感染者活动轨迹，按照《密切接触者判定与管理指南》的要求，由流行病学调查专业人员综合判定密切接触者、密接的密接。

（4）污染范围调查。调查病例发病前2天或无症状感染者采样前2天至被隔离前的活动轨迹，结合大数据，根据活动范围判定可能的污染范围。

（二）聚集性疫情调查

县级疾控机构根据网络直报信息和病例个案调查情况，对符合定义的聚集性疫情立即开展调查。调查内容包括病例的感染来源、密切接触者等信息，重点调查病例间的流行病学联系，分析传播链和传播途径。

五、信息的上报与分析

县级疾控机构接到病例、无症状感染者个案调查报告后，尽可能于24小时内完成基本信息、发病与就诊、危险因素与暴露史、实验室检测等信息调查，填写个案调查表。完成调查后，登录中国疾病预防控制信息系统监测报告管理中"流病调查"模块，于24小时内填报个案调查表，并以附件方式上传该个案的word版流调报告。各地需注重对个案调查表中实验室检测结果的填报，要求对每一次采样检测信息均进行报告。做好流行病学调查信息质量审核和个案调查表中信息订正。

出现聚集性疫情后，辖区疾控机构应当通过突发公共卫生事件报告管理信息系统在2小时内进行网络直报，事件级别选择"未分级"。根据对事件的调查评估，及时进行调整并报告。对5例以下病例和无症状感染者且有流行病学关联的聚集性发病事件也应当通过突发公共卫生事件报告管理信息系统报告。聚集性疫情调查结果按照《国家突发公共卫生事件相关信息报告管理工作规范（试行）》的要求，填报事件的基本信息、初次、进展和结案报告，并将聚集性疫情病例关键信息登记表附在结案报告中。

附件 3-1　新冠肺炎聚集性疫情调查与分析方法

一、聚集性疫情定义

聚集性疫情是指14天内在学校、居民小区、工厂、自然村、医疗机构等小范围内发现5例及以上病例和无症状感染者。

二、聚集性疫情发现

（1）通过病例的个案调查，查找有密切接触或共同暴露史的确诊病例、疑似病例或无症状感染者。

（2）通过中国疾病预防控制信息系统，查找同单位或同住址，且发病间隔在 1 至 2 个潜伏期内的确诊病例、疑似病例或无症状感染者。

（3）汇总分析个案流调报告，查找不同地区、在发病前 14 天内均有乘坐同一航班和火车车次，或参加相同旅行团或会议等具有共同暴露史的确诊病例、疑似病例或无症状感染者。

三、调查内容

（一）病例和密切接触者调查

聚集性疫情相关病例的调查应重点关注：①病例及密切接触人员有无境内有病例报告社区，或境外疫情严重国家或地区的旅行或居住史；②是否接触过来自境内有病例报告的社区，或境外疫情严重国家或地区的发热或有呼吸道症状的患者；③接触类型、接触距离、频率及采取的个人防护措施情况等；④病例相关活动轨迹；⑤核实并登记病例姓名、身份证号码及联系电话（常用手机号）。

初始调查时，聚集性疫情相关病例的时间范围可不限于 14 天，相关疑似病例和无症状感染者也需纳入调查。结案时，应根据流行病学和实验室调查做出是否为聚集疫情相关病例的最终判定。

密切接触者调查时应重点关注：①密切接触者发病、标本采集和检测情况；②密切接触类型，如聚餐、家庭共同生活、同乘交通工具等；③密切接触者转归情况。

（二）病例暴露场所调查

（1）家庭暴露：调查病例共同居住的家庭成员人数、接触及个人防护情况；家庭环境，包括房间数、面积和通风与空调使用情况，洗手设施情况；单元楼的电梯使用及消毒情况等。

（2）聚餐暴露：调查聚餐时间、地点和人员及座位分布，聚餐环境、通风与空调使用情况、洗手设施情况，可能导致传播风险增加的行为等。

（3）集体单位：调查病例所在工作场所的人员数量、工位分布、车间分布、工作接触方式及工作人员防护情况，工作场所、食堂、宿舍、卫生间等相关场所的环境卫生、中央空调、新风系统使用与通风情况、洗手设施情况，电梯使用及消毒情况。

（4）交通工具：调查乘坐的交通工具种类、座位分布、通风和空调使用及消毒情况、洗手设施情况，同乘人员数量、健康状况和个人防护情况等。

（5）公共场所：病例暴露于商场、超市、公共浴池、酒店、养老院、医院、婚礼/葬礼现场等公共场所停留时间，人员数量或密集程度及个人防护情况，公共场所布局与面积、通风和空调使用情况、电梯使用及消毒情况、洗手设施情况等。

（三）采样与检测

所有病例应按照相关要求开展标本采集与检测。对相关暴露场所可疑物品和环境开展采样检测，必要时对相关暴露场所的接触人员进行人员筛查。聚集性疫情的首例病例怀疑为无症状感染者或潜伏期内传播等特殊情形，在 2 次核酸检测阴性的情况下，建议增加采样和检测频次，并采集发病后 7 天内和 3~4 周后的双份血清标本留存备查。

四、资料分析

（一）病例传播链分析

根据病例发病时间绘制流行曲线，结合与首例病例的关系、发病前 14 天暴露史及发病后的活动轨迹,绘制发病时序图或病例关系图,分析传播链。

（二）病例代际分析

根据流行曲线、时序图或病例关系图,结合潜伏期、暴露史,逐一判断病例代际。每起聚集性疫情的代际判定可参照以下原则:

第一代病例通常为发病时间最早的病例,即聚集性疫情的首例。如果怀疑存在无症状感染者或潜伏期传染的情况,需结合流行病学调查和实验室检测结果进行综合分析判定。

第二代病例判定原则上符合以下三个条件:①发病前 14 天内仅与第一代病例有过接触史;②未曾到过或居住在境内有病例报告的社区,或境外疫情严重的国家或地区;③无医院就诊等其他可疑暴露史,或所在地区未发生明显的社区传播。

第三代及以上病例判定可参照二代病例判定原则。若病例在发病前 14 天内与前两代病例均有接触,则代际无法判断。

（三）潜伏期分析

对单个病例准确计算潜伏期应符合以下三个条件:①二代病例与首例病例有明确的接触史;②二代病例与首例病例接触时间较短;③二代病例除与首例病例接触之外,在发病前无任何其他相关暴露史或接触史。

在聚集性疫情中,若发现单个病例的潜伏期超过现有研究的最短和最长潜伏期范围异常值,应核实是否符合上述条件,确认病例发病时间和与首例接触时间的准确性。

（四）潜伏期传染性分析

在聚集性疫情中,若判定首例存在潜伏期传播,需满足以下三个条件:①首例与二代病例接触时均无任何临床症状或体征,且二者发病后无接触史;②二代病例在末次接触首例后 14 天内发病;③二代病例除与首例接触外,无其他相关暴露史或接触史。

建议调查时,首例应尽早采样,若首例阳性标本的采样时间早于二代病例的发病时间,则证据更强。此外,还建议采集首例发病后 7 天内和 3～4 周后的双份血清标本留存备查。

（五）无症状感染者传染性分析

在聚集性疫情中,若判定无症状感染者为传染源,需满足以下三个条件:①无症状感染者与二代病例有明确的接触史,且二代病例发病后与该无症状感染者无接触史;②二代病例在末次接触无症状感染者后 14 天内发病;③二代病例除与首例接触外,无其他相关暴露史或接触史。

建议调查时,应尽早采样,若无症状感染者阳性标本的采样时间早于二代病例的发病时间,则证据更强。此外,还建议采集调查当日及 3 至 4 周后的血清标本留存备查。

（六）传播途径分析

在现场调查中,应注意收集病例间的接触方式、距离及时间,接触时个人防护和手卫生等相关情况,调查暴露场所的面积、人员密度、通风及空调使用情况,综合分析可能的传播途径。

发生在飞机、高铁车厢、网吧、歌厅等密闭空间的聚集性疫情,分析发病与首例病例座位距离、近距离交谈时间,厕所暴露、手卫生及个人防护等相关因素的关联性。如飞沫传播和接触传播无法解释病例的时间和空间分布,怀疑气溶胶传播的可能时,建议尽可能采集机舱、高铁车厢及厕所等相关场所的空气样品、空调通风系统环境涂抹拭子等，检测病毒含量和活性。

五、调查报告撰写提纲

（一）背景

介绍事件的发现和报告过程；当地疫情概况，包括发病数、死亡数和病死率等。

（二）流行病学调查

（1）描述事件病例总数和分类（包括确诊病例、疑似病例和无症状感染者）、重症及死亡情况。

（2）按发病日期逐一描述每例病例的基本情况（姓名、年龄、性别、职业、发病时的居住地址、身份证号码）、发病和诊疗经过、临床表现、标本采集和检测情况、病情进展及转归情况、暴露史、密切接触者、发病后活动轨迹、个人防护措施情况等。

（3）根据病例调查结果，绘制流行曲线、时序图、病例关系图，梳理总结聚集性疫情调查的关键信息。

（三）病例暴露场所调查

描述暴露场所的环境、共同暴露人数、人员接触和防护情况。必要时，可绘制暴露场所平面图。

（四）密切接触者调查

描述病例与其密切接触者的关系、接触方式和频率、最早和最后接触时间，确定密切接触者总数、转归情况及人数。

（五）采取的措施

描述针对此次聚集性疫情采取防控措施的种类、时间及落实情况。

（六）调查结论

判断疫情传播代际和传播链，明确传染来源和传播途径。

（七）建议

基于此次聚集性疫情调查结果和发现的问题，提出针对性防控建议。

六、信息报告

各县（区）出现聚集性疫情，辖区疾控机构应当通过突发公共卫生事件报告管理信息系统在2小时内进行网络直报，事件级别选择"未分级"。根据对事件的调查评估，及时进行调整并报告。对5例以下病例且有流行病学关联的聚集性发病事件也应当通过突发公共卫生事件报告管理信息系统报告。

附件4　密切接触者判定与管理指南

为指导各地进一步做好新冠肺炎病例和无症状感染者的密切接触者、密接的密接的判定，及时追踪和管理密切接触者和密接的密接，结合近期国内外新冠肺炎最新研究结果，制定本指南。

一、判定原则

（一）密切接触者

疑似病例和确诊病例症状出现前2天开始，或无症状感染者标本采样前2天开始，与其有近距离接触但未采取有效防护的人员。流行病学调查专业人员根据流行病学调查结果，结合相关部门提供的大数据信息，依据以下原则判定密切接触者：

（1）同一房间共同生活的家庭成员。

（2）直接照顾者或提供诊疗、护理服务者。

（3）在同一空间内实施可能会产生气溶胶诊疗活动的医护人员。

（4）在办公室、车间、班组、电梯、食堂、教室等同一场所有近距离接触的人员。

（5）密闭环境下共餐、共同娱乐以及提供餐饮和娱乐服务的人员。

（6）探视病例的医护人员、家属或其他有近距离接触的人员。

（7）乘坐同一交通工具并有近距离接触（1米内）人员，包括交通工具上照料护理人员、同行人员（家人、同事、朋友等）。

（8）暴露于被病例或无症状感染者污染的环境和物品的人员。

（9）现场调查人员评估认为其他符合密切接触者判定标准的人员。

（二）密接的密接

密切接触者与病例或无症状感染者的首次接触（病例发病前2天或无症状感染者标本采样前2天至被隔离管理前这段时间内，密切接触者与病例或无症状感染者的第一次接触）至该密切接触者被隔离管理前，与密切接触者有共同居住生活、同一密闭环境工作、聚餐和娱乐等近距离接触但未采取有效防护的人员，调查中要以与密切接触者接触频繁的家属和同事等人群为重点。

（三）一般接触者

与疑似病例、确诊病例和无症状感染者在乘坐飞机、火车和轮船等同一交通工具、共同生活、学习、工作以及诊疗过程中有过接触，以及共同暴露于商场、农贸（集贸）市场、公交车站、地铁内等公共场所的人员，但不符合密切接触者判定原则的人员。

二、接触者管理

（一）管理方式与期限

1.密切接触者管理

发现密切接触者应当于12小时内转运至集中隔离场所，进行集中隔离医学观察。转运过程中做好被转运人和转运工作人员的个人防护，做好转运工具的消毒。密切接触者的集中隔离观察期限为自最后一次与病例、无症状感染者发生无有效防护接触后14天；对于特殊人群可采取居家医学观察，应当加强指导和管理，严格落实居家医学观察措施。

（1）14岁及以下儿童。若其父母或家人均为密切接触者，首选集中隔离医学观察，在做好个人防护和保持人际距离的情况下，儿童可与父母或家人同居一室。如仅儿童为密切接触者，可在社区医务人员指导下，做好个人防护和保持人际距离，由家人陪同儿童居家医学观察；有基础疾病的人员和老年人不能作为儿童的陪护人员。

（2）半自理及无自理能力的密切接触者。原则上实施集中隔离医学观察措施，由指定人员进行护理。如确实无法进行集中隔离医学观察，可在社区医务人员指导下，采取居家医学观察。有基础疾病的人员和老年人不能作为陪护人员。

2.密接的密接管理

发现密接的密接应当于12小时内转运至集中隔离场所，进行集中隔离医学观察。转运过程中做好被转运人和转运工作人员的个人防护，做好转运工具的消毒。密接的密接集中隔离医学观察期限根据密切接触者的核酸检测结果确定，如密切接触者在隔离医学观察期间前两次核酸检测均为阴性，其密接的密接第1天、4天、7天核酸检测阴性可解除隔离医学观察；如密切接触者前两次核酸检测有阳性，其密接的密接按照密切接触者管理。

3.一般接触者管理

一般接触者要做好登记，并进行健康风险告知，一旦出现发热、干咳、乏力、咽痛、嗅（味）觉减退、腹泻等症状时要及时就医。

在农村地区发生聚集性疫情，集中隔离场所短期内难以满足集中隔离需求时，对密接的密接、密切接触者可考虑采取居家医学观察措施，期间严格落实封村、封户，并加大核酸检测频次。

（二）管理流程

（1）知情告知：实施医学观察时，应当书面或口头告知医学观察的缘由、期限、法律依据、注意事项和疾病相关知识，以及负责医学观察的医疗卫生机构及联系人和联系方式。

（2）核酸检测：密切接触者在集中隔离医学观察的第1天、4天、7天和14天分别进行一次核酸检测。解除隔离后第2天、7天各开展一次核酸检测。密接的密接在集中隔离医学观察第1天、4天、7天各开展一次核酸检测。

（3）健康监测：每天早、晚对密切接触者和密接的密接各进行一次体温测量，并询问其健康状况，给予必要的帮助和指导。

（4）异常症状处理：医学观察和健康监测期间，密切接触者和密接的密接一旦出现任何症状，如发热、干咳、乏力、咽痛、嗅（味）觉减退、腹泻等，需立即向当地疾控机构报告，并按规定送定点医疗机构诊治，采集标本开展实验室检测与排查工作。如排查结果为疑似病例、确诊病例，应当对其密切接触的人员进行调查和医学观察。

（5）医学观察隔离解除：医学观察期满时，如无异常情况，应当按时解除医学观察。疑似病例在排除后，其密切接触者和密接的密接即可解除医学观察。

（三）管理要求

集中或居家医学观察对象应当独立居住，尽可能减少与共同居住人员的接触，观察期间原则上不得外出。如果必须外出，须经医学观察管理人员批准，并佩戴一次性外科口罩，避免去人群密集场所。

（四）信息报告

实施密切接触者医学观察的医疗卫生机构应当填写《密切接触者医学观察健康状况监测个案表》，做好登记和统计汇总。及时通过密切接触者医学观察健康状况信息网络报告模块进行上报。各地需对每一例上报信息做好质量审核。

附件5　新冠肺炎疫情相关人员转运工作指南

为指导各地做好新冠病毒感染的病例、无症状感染者、发热患者、密切接触者、密接的密接和入境人员的转运，有效降低转运过程中的传播风险，防止疫情扩散，制定本指南。

一、病例和无症状感染者

（一）转运车辆

（1）病例转运使用的救护车，需具备转运呼吸道传染病患者基本条件，尽可能使用负压救护车进行转运。

（2）专车专用，驾驶室与车厢严格密封隔离，车内设专门的污染物品放置区域，配备防护用品、消毒液、快速手消毒剂。

（3）转运时应保持密闭状态，转运后及转运下一例患者前应对车辆进行严格消毒处理。

（4）转运重症病例时，应随车配备必要的生命支持设备，防止患者在转运过程中病情进一步恶化。

（二）工作人员防护

转运病例时医务人员应穿防护服，戴手套、工作帽、医用防护口罩、防护面屏或护目镜；司机应穿工作服，戴医用防护口罩、手套。转运后须及时更换全套防护物品。

（三）病例防护

病例转运过程中，做好个人防护，规范佩戴 N95 口罩和手套。

（四）车辆消毒

（1）转运过程中，若出现人员呕吐、吐痰，应立即用一次性吸水材料加足量消毒剂或消毒干巾对呕吐物进行覆盖，清除呕吐物后，再对呕吐物污染过的地面、车壁等进行消毒处理。

（2）转运结束后，应对车辆进行终末消毒，开窗通风，使用过氧化氢喷雾或含氯消毒剂擦拭消毒车厢及其物体表面。发热患者需要转运时参照以上要求执行。

二、密切接触者、密接的密接和入境人员

（一）转运车辆

（1）专车专用，驾驶室与车厢做好物理隔离，车内设专门的污染物品放置区域，配备防护用品、消毒液、快速手消毒剂。

（2）转运过程中，若出现人员呕吐、吐痰，应立即用一次性吸水材料加足量消毒剂或消毒干巾对呕吐物进行覆盖，清除呕吐物后，再对呕吐物污染过的地面、车壁等进行消毒处理。

（3）转运后，应开窗通风；使用过氧化氢喷雾或含氯消毒剂擦拭消毒车厢及其物体表面。

（二）工作人员防护

转运时工作人员应穿防护服，戴手套、工作帽、医用防护口罩；司机应穿工作服，戴医用防护口罩、手套。转运后须及时更换全套防护物品。

（三）人员防护

转运过程中控制同车人员数量，尽量间隔就坐，做好个人防护，规范佩戴医用防护口罩和手套，减少相互交流。

三、出院病例和解除隔离人员

病例和无症状感染者出院后、密切接触者和入境人员解除隔离后，要尽快返回家中，过程中做好个人防护，规范佩戴口罩。

附件 6　新冠肺炎疫情隔离医学观察指南

一、集中隔离医学观察

（一）管理对象

（1）确诊病例、疑似病例、无症状感染者的密切接触者及其密接的密接。

（2）入境人员。

（3）其他根据防控工作需要应隔尽隔人员。

（二）场所要求。

1.选址

合理利用现有的资源，遵循影响面小、安全性高的原则。

（1）应当相对独立，与人口密集居住与活动区域保持一定防护距离，远离污染源，远离易燃易爆品生产、储存区域，以及存在卫生污染风险的生产加工区域，不得在医疗机构设置集中隔离场所。

（2）具有较完备的城市基础设施，应当为合法建筑，其基础设施必须符合国家现行的建筑安全、消防安全、抗震防灾、城市建设、环境保护等标准要求，配备有保证集中隔离人员正常生活的基础设施。优先选择楼层较低的建筑作为隔离场所，确保室内各类设施的安全，尤其高楼层窗户、阳台、天井等应当加强封闭式安全防护。

2.设置

集中医学观察场所内部根据需要合理分区和设置通道（"三区两通道"）。

（1）"三区"：指生活区、医学观察区和物资保障供应区等，不同区域之间应有严格分界，需采取物理隔断方式进行隔离，并设置明显标识。

（2）"两通道"：应包括工作人员通道和隔离人员通道。两通道不能交叉，尽量分布在场所两端，并设置明显标识。具备条件的观察点，可根据实际情况将垃圾清运通道与隔离人员进出的通道分开。

（3）医疗废弃物暂存点：应在观察点设置医疗废弃物暂存点，由专人管理，有明确警示标识。按《医疗废弃物管理条例》和《医疗卫生机构医疗废物管理办法》的规定，每日及时清运。

（4）设施与条件要求：观察对象独立房间和独立卫生间，应当具备通风条件，窗户限位，满足日常消毒措施的落实。房间内及楼层的卫生间均配备肥皂或洗手液、流动水和消毒用品。每个房间在卫生间和生活区各放置一个垃圾桶，桶内均套上医疗废物包装袋。

（5）最好具有独立化粪池：污水在进入市政排水管网前，进行消毒处理，消毒后污水应当符合《医疗机构水污染物排放标准》（GB 18466—2005）；如无独立化粪池，则用专门容器收集排泄物，消毒处理后再排放，消毒方式参照《新冠肺炎疫情消毒技术指南》中粪便与污水消毒方法。

（三）人员配置与职责

1.人员配置

在集中隔离观察点设立临时办公室，下设防控消毒组、健康观察组、信息联络组、安全保卫组、后勤保障组、病例转运组、人文关怀组，观察点工作人员实行封闭管理。具体人员配置如下，人员可兼职不同组工作。

（1）观察点负责人：1名，要求具有较强管理和协调能力的政府部门工作人员担任。

（2）医务人员：按照医务人员与观察对象不低于2∶50的比例配备。

（3）其他工作人员：包括信息联络、清洁消毒、安全保障、后勤保障、心理辅导等方面的人员，人员可兼职。根据各地新冠防控观察点管理工作经验，其他工作人员数量可参考按照医务人员数量的3～4倍进行配备。

2.人员职责

（1）负责人：全面负责本观察点的工作，包括人员安排及对外联络等工作。

(2)医务人员:负责观察点医疗相关工作,包括观察对象本底信息核查、症状、体温监测、心理监测、常规医疗服务、人员转运、健康教育和指导工作人员个人防护等。

(3)信息联络员:负责观察点的各种信息收集、表格填写及对外报送工作。

(4)清洁消毒员:负责观察点使用期间和解除隔离后的内部和外环境的清洁消毒工作。

(5)安全保障员:负责观察点的负责隔离观察点封闭管理和安全保障工作。

(6)后勤保障员:负责观察对象和工作人员的生活保障,以及观察点的各种物资的保障工作。

(7)心理辅导人员:负责观察对象和工作人员的人文关怀工作。

(四)观察点启用条件

(1)观察点需按照设置要求改造、验收合格。

(2)防疫和应急物资到位。

(3)工作人员经培训后进驻观察点。

(4)配有专用人员转运车辆。

(五)管理要求

集中隔离医学观察场所由所属地市、县(市、区)政府和乡镇(街道)负责统一管理,当地公安部门、卫生健康行政部门、疾控机构、乡镇(街道)等共同开展集中隔离医学观察场所的具体工作。

1.管理制度

观察点需建章立制,包括工作制度,如工作人员职责分工、核酸阳性检出者转出方案、观察对象就医方案、应急处置预案等;相关台账,如人员基本信息台账、核酸检测记录、体温监测记录、消毒记录等。确保各项工作有章可循,防止观察点交叉感染。

2.人员信息管理

辖区政府或疫情防控指挥部对隔离人员的姓名、性别、年龄、现住址、联系电话、身份证号、健康状况(是否有基础疾病、精神疾病,服药情况,是否有需要陪护的儿童、老年人、无自理能力的病患,是否为孕产妇等)等信息进行登记,鼓励利用信息化手段进行管理,及时向观察点推送转运观察对象名单与基本信息。观察对象进驻观察点后,医务人员尽快(不超过 24 小时)核实观察对象基本信息和健康相关情况。

3.卫生防疫要求

(1)居住期间,应当尽可能减少直接接触,近距离接触时需做好佩戴口罩等个人防护措施。

(2)所有观察对象在观察期间不允许与其他观察对象接触。除工作人员外,严格限制人员进出。如确需前往集中观察点内公共区域活动的,应当佩戴医用防护口罩,彼此间保持 1 米以上距离,减少驻留时间,尽量不触碰公共区域物品及设施。

(3)应定时开窗通风,并根据气候条件适当调节开窗时间;使用空调系统通风时,应选择分体空调,如使用集中空调,保证空调运行正常,加大新风量,全空气系统关闭回风。

(4)每天对走道、楼梯等场所进行 1 次消毒,至少清理 1 次垃圾,必要时及时清理。隔离期间房间和卫生间可由隔离人员自行消毒。对临时设置的集中隔离医学观察场所,要进一步强化消毒措施,增加消毒频次。

（5）加强隔离医学观察点食品卫生安全管理，做好生活保障。

（6）严格按照标准做好隔离场所医疗废弃物的处置和粪便污水的消毒处理，有效降低疾病的传播风险。

（7）物品、家具表面等可能被污染的表面每天消毒2次，受唾液、痰液等污染随时消毒。消毒时用有效氯为500～1000 mg/L含氯消毒液、75%酒精或其他可用于表面消毒的消毒剂擦拭消毒，作用30分钟后清水擦净。

（8）餐具首选煮沸消毒15分钟，也可用250～500 mg/L含氯消毒液溶液浸泡15分钟后再用清水洗净。

（9）拖布和抹布等卫生用具应当按房间分区专用，使用后以1000 mg/L含氯消毒液进行浸泡消毒，作用30分钟后用清水冲净，晾干存放。

（10）单人隔离使用的厕所每天消毒1次。便池及周边可用2000 mg/L的含氯消毒液擦拭消毒，作用30分钟。厕所门把手、水龙头等手经常接触的部位，可用有效氯为500 mg/L的含氯消毒液或其他可用于表面消毒的消毒剂擦拭消毒，作用30分钟后清水擦净。

（11）出现病例的房间、设施及物品在疾控部门指导下由专业人员进行终末消毒及评估。

（12）解除隔离观察转出后的房间、设施及物品，由观察点工作人员进行清洁和消毒。

（13）隔离场所所有垃圾包括观察对象餐盒、生活垃圾等均应当装入黄色医用垃圾处理袋内，按医疗垃圾要求，每日集中回收至隔离点垃圾贮存站。隔离场所贮存垃圾可根据实际贮存量每2～3天由医疗废物处置单位用专车进行回收处置，并做好日期、数量、交接双方签名登记工作。

4.工作人员要求

（1）集中观察点工作人员工作期间应当做好个人防护，穿戴一次性工作帽、医用外科口罩、工作服、一次性手套，与被隔离对象保持1米以上距离。如转运患者或因其他工作需要与被隔离对象近距离接触时，应当佩戴N95口罩。工作后注意洗手和消毒。

（2）医护人员要加强对现场消毒人员培训，确保现场消毒人员能够正确进行个人防护、消毒剂配制、手卫生，规范开展消毒操作。

（3）保洁或消毒人员在配制消毒液时，应当穿戴医用外科口罩、乳胶手套、护目镜或防护面屏、工作服等。

（4）所有工作人员应做好健康监测和定期核酸检测。

5.健康监测要求

（1）医护人员要登记所有隔离对象基本情况，全面落实集中隔离人员健康监测工作，每天早、晚对其各进行一次健康状况监测，并做好记录。鼓励使用新技术手段对隔离人员开展体温监测，了解其是否有基础疾患，保障隔离期间的正常用药。

（2）在监测过程中发现隔离对象出现发热、干咳、乏力、咽痛、嗅（味）觉减退、腹泻等症状时，应当及时向当地卫生健康行政部门和辖区疾控机构报告，并按规定立即转至定点医疗机构。

6.心理健康服务要求

隔离场所心理辅导人员要及时向隔离人员提供心理支持、心理疏导等服务，缓解隔离人员的负面情绪,预防与减轻疫情所致的心理困顿,防范心理压力引发的极端事件。发现隔离人员可能有精神卫生问题时,及时向对口精神卫生医疗机构转介。

7.解除隔离流程

(1)解除隔离前的准备工作:解除隔离前,做好解除观察对象的信息统计,并传递给所在社区,做好接收准备。

(2)资料准备:观察点提供解除集中医学观察证明和最新核酸检测结果。

(3)健康教育:告知观察对象返家后应配合社区做好健康监测,出现异常症状及时报告。

(六)保障要求

(1)组织保障:当地政府组织卫生健康、公安、文旅、消防、应急管理等相关部门,疾控机构、医疗机构等相关单位,街道(乡镇)和社区(村),建立协调机制,明确职责,分工协作。

(2)人员保障:根据隔离对象的数量,设置足够数量的医护人员、公安人员和服务人员等,落实重要岗位24小时值班制度。

(3)物资保障:集中医学观察场所应当配备体温计、听诊器等医疗器材及口罩、消毒剂等个人防护用品和消毒产品。储备足够的防护物资(包括一次性医用外科口罩、N95医用防护口罩、医用手套、医用防护服、医用防护眼罩等)、消杀设施和消毒药品、急救设施和药品等。保障有常见病、慢性病的观察对象正常用药,满足需要康复和看护的观察对象相应需求,提供一日三餐、热水供应、取暖、洗澡以及网络等基本生活所需。

(4)安全保障:各地要将隔离点安全保障工作统筹纳入当地疫情防控总体工作部署,建立严格的管理制度,落实安全管理责任。要加强对隔离点的安全保护,安排专人负责安全巡查。加强涉隔离点不稳定因素摸排,扎实做好治安秩序维护和应急处置准备。深入排查和整改隔离点各类安全隐患,严密人防、物防、技防措施。对新建或改建的隔离点,要加强建筑施工安全和建筑材料防火安全等指导服务,一体落实消防安全措施,防范发生次生问题和安全事件。

(5)信息保障:建立集中医学观察人员信息管理平台,及时交换纳入与解除医学观察人员信息,做好人员无缝对接。

(6)强化督导:由辖区疫情防控指挥部组织开展观察点工作督导,重点督导观察点人员配备、职责分配、规章制度建立、工作流程及记录、人员上岗前是否经过专业培训、台账建立、医疗废弃物处置、突发情况应急处置等内容。

二、居家医学观察

(一)管理对象

(1)密切接触者和密接的密接中特殊人群。如家庭成员中仅14岁及以下儿童或孕产妇为密切接触者或密接的密接;患有基础性疾病或为半自理及无自理能力特殊人群。

(2)实施"7＋7"的入境人员。

(3)出院后的患者和解除隔离后的无症状感染者。

(4)其他经专业人员评估无法进行集中隔离医学观察的人员。

(二)管理期限

实施"7＋7"的入境人员,结束集中隔离医学观察后继续7天居家医学观察,其他人员均采取14天居家医学观察。

（三）场所要求

（1）居家医学观察者最好单独居住；如果条件不允许，选择一套房屋里通风较好的房间作为隔离室，保持相对独立。

（2）在相对独立的隔离室放置桌凳，作为非接触式传递物品的交接处。

（3）房间不应使用空调，尤其不能使用和其他房间共通的中央空调。

（4）条件允许的情况下，尽量使用单独卫生间，避免与其他家庭成员共用卫生间。

（5）房间内应当配备体温计、纸巾、口罩、一次性手套、消毒剂等个人防护用品和消毒产品及带盖的垃圾桶。

（四）管理要求

1.居家医学观察者管理要求

（1）应在社区医务人员指导下进行居家医学观察。

（2）居家医学观察期间，其日常生活、用餐尽量限制在隔离房间内，拒绝一切探访，其他人员尽量不进入隔离房间。

（3）隔离房间内活动可不戴口罩，离开隔离房间时要戴口罩。尽量减少与其他家庭成员接触，必须接触时保持1米以上距离，戴好口罩，做好个人防护。

（4）居家医学观察期间不得外出，如果必须外出，经所在社区医学观察管理人员批准后方可，并要佩戴一次性外科口罩，避免去人群密集场所。

（5）如居家医学观察者为哺乳期母亲，在做好个人防护的基础上可继续母乳喂养婴儿。

（6）孕产妇可进行正常产检，应当提前预约，避免集中候诊，做好防护，尽量缩短就医时间，回家后及时洗手。

（7）患有基础疾病的居家医学观察者应当按时服药，不可擅自停药，药物储备不足时，可在就近的社区卫生服务机构开药，也可由家属代取药物，就医时做好自身防护。

2.健康监测要求

（1）社区工作人员应当对本辖区内的居家医学观察人员做好登记。

（2）居家医学观察者应当每天早、晚各进行一次体温测量和自我健康监测，并将监测结果主动报告至社区医学观察管理人员。

（3）医学观察期间，如居家医学观察者出现发热、干咳、乏力、咽痛、嗅（味）觉减退、腹泻等症状时，社区管理人员应当及时向当地卫生健康行政部门和辖区疾控机构报告，按规定将其转至定点医疗机构排查诊治，实行闭环管理。

3.卫生防疫要求

（1）保持家居通风，每天尽量开门窗通风，不能自然通风的用排气扇等机械通风。

（2）做好卫生间、浴室等共享区域的通风和消毒。

（3）自己准备食物、饭前便后、戴口罩前后，均应当洗手或手消毒。擦手时，最好使用一次性擦手纸。

（4）讲究咳嗽礼仪，咳嗽或打喷嚏时用纸巾遮盖口鼻或用手肘内侧遮挡口鼻，将用过的纸巾丢至垃圾桶，如接触呼吸道分泌物立即洗手或手消毒。

（5）不与家庭内其他成员共用生活用品，餐具使用后应当清洗和消毒。餐具首选煮沸消毒15分钟，也可用 250～500 mg/L 含氯消毒液溶液浸泡15分钟后再用清水洗净。

(6)台面、门把手、电话机、开关、热水壶、洗手盆、坐便器等日常可能接触使用的物品表面,用含有效氯 250～500 mg/L 的含氯消毒剂擦拭,后用清水洗净,每天至少 1 次。每天用 250～500 mg/L 的含氯消毒剂进行湿式拖地。

(7)居家医学观察者的毛巾、衣物、被罩等需清洗时,要单独放置,用 250～500 mg/L 的含氯消毒剂浸泡 30 分钟,或采用煮沸 15 分钟消毒后用清水漂洗干净。

(8)如家庭共用卫生间,居家医学观察者每次用完厕所应当消毒 1 次;若居家医学观察者使用单独卫生间,厕所可每天消毒 1 次。便池及周边可用 2000 mg/L 的含氯消毒液擦拭消毒,作用 30 分钟。厕所门把手、水龙头等手经常接触的部位,可用有效氯为 500 mg/L 的含氯消毒液或其他可用于表面消毒的消毒剂擦拭消毒,作用 30 分钟后清水擦净。

(9)用过的纸巾、口罩、一次性手套以及其他生活垃圾装入塑料袋,放置到专用垃圾桶,每天清理,清理前用含有效氯 500～1000 mg/L 的含氯消毒液或 75% 酒精喷洒消毒至完全湿润,然后扎紧塑料口袋,再和家里其他垃圾一起丢弃。

(10)被唾液、痰液等污染的物品随时消毒,消毒时用有效氯为 500～1000 mg/L 含氯消毒液、75% 酒精或其他可用于表面消毒的消毒剂擦拭消毒,作用 30 分钟后清水擦净。大量污染物,应当使用一次性吸水材料(干毛巾)完全覆盖后用足量的 5000～10000 mg/L 含氯消毒剂浇在吸水材料上消毒,作用 30 分钟以上,小心清除干净。再用 500～1000 mg/L 含氯消毒剂擦(拖)被污染表面及其周围 2 米。处理污染物应当戴手套与口罩,处理完毕后应沐浴、更换衣服。

4.心理援助与社会工作服务要求

告知居家医学观察者心理援助热线电话号码,提供心理支持、心理疏导等服务,缓解隔离人员的负面情绪,预防与减轻疫情所致的心理困顿,防范心理压力引发的极端事件。发现居家医学观察者出现精神卫生问题时,及时向对口精神卫生医疗机构转介。

5.工作人员或陪护人员要求

(1)社区医学观察管理人员应当向居家医学观察者及其共同居住的人员进行日常卫生与防护知识及隔离期间相关要求等培训。

(2)社区医学观察管理人员对居家医学观察人员情况进行摸底,如其为单独居住或孤寡老人等脆弱群体,应当对其提供生活上必要的帮助。

(3)社区医学观察管理人员或陪护人员与居家医学观察者接触时,处理其污染物及污染物体表面时,应当做好自我防护,穿戴一次性工作帽、医用外科口罩、工作服、一次性手套,与其保持 1 米以上距离。如转运患者或因其他工作需要与隔离者近距离接触时,应当佩戴 N95 口罩。

(4)与居家医学观察者任何直接接触,或离开其居住空间后,准备食物、饭前便后、戴手套前、脱手套后要进行双手清洁及消毒。

(5)每天对居家医学观察人员居住楼层走道、楼梯等场所进行 1 次消毒,至少清理 1 次垃圾,必要时及时清理。

(6)有基础疾病的人员和老年人不能作为儿童、孕产妇、半自理及无自理能力等人员的陪护人员。

（五）保障要求

（1）组织保障：居家医学观察者所在社区指定专人承担社区医学观察管理服务工作，明确职责，落实24小时值班制度，及时发现问题，及时解决问题。

（2）物资储备：社区应储备足够的防护物资（包括一次性医用外科口罩、N95医用防护口罩、医用手套、医用防护服、医用防护眼罩等）、消杀设施和消毒药品等。

附件7　社区（村）新冠肺炎疫情防控工作指南

一、工作要求

充分发挥党的组织领导作用，健全社区（村）疫情防控工作体系，以社区（村）民委员会及其公共卫生委员会为基础，落实社区网格化管理综合防控措施，做到宣教、排查、管控、督导、关爱"五个到位"，守牢疫情防控第一道防线。

二、工作任务

（一）低风险地区社区（村）

1. 健康教育

持续开展宣传教育和健康促进，通过发放一支体温计、一包口罩、一个表格、一支笔、一套宣传册"五个一"工具包等多种宣传形式，加强防控政策、防疫知识宣传，增强居民自我防护意识，引导养成勤洗手、常通风、戴口罩、"一米线"、使用公勺公筷等良好卫生习惯。大力宣传和倡导移风易俗，引导居（村）民不大办婚丧嫁娶，尽量少摆席、少串门、少走动，减少人群聚集。

2. 环境整治

深入开展爱国卫生运动，强化环境卫生整治，进一步规范垃圾清运处理和污水排放，消除卫生死角。扎实做好消毒消杀，加大公共厕所、垃圾桶站、健身器材等重点区域、重点部位消毒频次。

3. 人员排查

全面开展人员摸排管理，重点做好从事进口冷链产品相关工作人员、节假日期间返乡人员、来自中高风险地区人员以及入境人员、新冠肺炎出院患者等解除医学观察人员的信息登记和健康监测，督促落实个人防护措施。加大城乡结合部地区，特别是人口倒挂村人员排查力度，加强与公安等部门的配合，做实出租房屋和租房人员登记和管理。

4. 居家管理

做好居家医学观察人员健康监测，坚持人防和技防相结合，确保居家医学观察人员"足不出户"，并加强健康监测和宣教指导。

5. 重点场所和重点机构管理

督促指导社区（村）内的单位、经营场所落实主体责任，做好常态化防控，落实防疫措施。对社区（村）内的民宿、餐馆、超市以及养老驿站、幼儿园、学校、农贸（集贸）市场、宗教活动地等聚集性公共场所，坚持管理责任到人，严格落实扫码登记、佩戴口罩、通风消毒等防疫措施。建立环境动态监测机制，定期对社区（村）的农贸（集贸）市场、公共卫生间、养老院、企业车间、集体宿舍等重点场所、重点部位进行环境标本采集和检测。

6. 关爱服务

做好居家观察人员的管理服务，积极回应居家观察人员合理诉求，由街道（乡镇）为其提供基本生活保障。重点加强对失能或独居老人、留守老人和留守儿童、散居孤儿、困境

儿童、残疾人、孕产妇、特殊困难群体以及低收入家庭的关心、关爱,做好生活保障、情感抚慰和心理

7. 疏导工作

要将居家医学观察人员、治愈人员和集中隔离医学观察人员家属、医务人员家属纳入服务范围,帮助其解决生活困难。

8. 防疫准备

以社区(村)为单位做好口罩、体温计、消毒液等基础性防疫物资储备。同时立足冬春季防疫特点,备足棉服等防疫物资,鼓励村民家庭储备适量防疫物品。街道(乡镇)要指导社区(村),完善应急预案,组织开展经常性实战演练,提升应急处置能力。

(二) 中高风险地区社区(村)

在低风险地区措施基础上,进一步采取以下措施:

1. 疫情处置

对于发现确诊病例和无症状感染者的小区(村)立即按照要求落实最小单元的封闭管控,确保所有人员只进不出。做好病例、无症状感染者、密切接触者以及密接的密接的隔离控制和转运准备工作。配合专业机构开展流行病学调查、核酸检测、健康监测、环境采样检测以及终末消毒等工作。

2. 区域管控

根据当地政府确定的风险等级及管控范围,落实相关区域管控要求,暂时关闭辖区内经营性场所和棋牌室、活动室等非生活必需的文体休闲娱乐场所,并监督辖区内的单位、营业场所落实限流、停业或缩短、调整营业时间等管控措施。中高风险地区实施全封闭管控的社区(村),要加派力量,所有人员不进不出,车辆禁止出入;中高风险地区未实施全封闭管控但出现病例或无症状感染者的社区(村),仅保留一个出入口,实施查证、扫码、测温、登记等措施,非必要不外出,非本区域人员、车辆禁止进入;中高风险地区的其他社区,要加强小区出入管理,根据疫情防控需要合理设置出入口,必要时实施查证、扫码、测温、登记等措施,严防居民聚集性活动。

3. 环境消毒

加强室内环境和高频接触物体表面的预防性消毒,加大环境消毒频次,同时做好垃圾、粪便和污水的收集和无害化处理。

4. 心理疏导

及时对居民(村民)做好解释工作,稳定居民(村民)情绪,消除群众的忧虑和恐惧心理。

5. 生活保障

加强与社会力量、市场主体联动,落实生活物资供应、慢性病药品配送、应急车辆调配等涉及群众基本生活服务项目的应急措施。

三、组织保障

(一) 健全工作体系

实行县(区)干部包乡镇、乡镇(街道)干部包行政村(社区)、行政村(社区)包户的三级包保制度,建立街道(乡镇)干部、网格员、基层医务工作者、民警、志愿者"五包一"社区防控责任制,建立并完善与属地单位定期沟通会商机制,确保"四方责任"落到实处。发挥好

在职党员、老党员、志愿者、居民骨干、楼门院长、小巷管家等各类群防群控力量的作用，完善组织动员机制，强化社区（村）防控整体合力。

（二）加强专业指导

健全疾控机构和城乡社区联动工作机制，指导社区做好疫情发现、防控和应急处置，有效落实重点人员排查管理等措施，做到无缝衔接。社区（村）要配合疾控部门，做好居（村）民核酸采样检测的组织、服务、保障以及疫情处置、人员管控等工作。

（三）及时共享信息

明确部门、机构的职责和工作流程，及时与相关社区共享核酸检测阳性者信息、活动轨迹大数据信息、密切接触者和密接的密接以及入境人员的信息和管理状况等。

附件8 新冠肺炎疫情消毒技术指南

一、消毒原则

（一）范围和对象确定

根据流行病学调查结果，确定现场消毒的范围和对象。对病例或无症状感染者住院、转运期间可能污染的环境和物品，进行随时消毒。对病例和无症状感染者居住或活动过的场所，如居所、工作学习场所、诊疗场所、转运工具，及其他可能受到污染的场所，在其离开后（如住院、转院、出院、死亡），应进行终末消毒。病例和无症状感染者短暂经过的无明显污染物的场所，无须进行终末消毒。

（二）方法选择

（1）医疗机构消毒：应尽量选择一次性诊疗用品，非一次性诊疗用品应首选压力蒸汽灭菌，不耐热物品可选择化学消毒剂或低温灭菌设备进行消毒或灭菌。

（2）环境物体表面消毒：可选择含氯消毒剂、二氧化氯、过氧乙酸、过氧化氢、单过硫酸氢钾等消毒剂擦拭、喷洒或浸泡消毒。

（3）室内空气消毒：可选择过氧乙酸、二氧化氯、过氧化氢等消毒剂喷雾消毒。

（4）手消毒：建议使用速干手消毒剂进行擦拭消毒，也可选择碘伏、过氧化氢等消毒剂。

二、消毒措施

（一）随时消毒

对病例或无症状感染者住院、转运期间，患者排泄物、呕吐物、体液及其污染的环境和物品，及时进行随时消毒，消毒方法参见常见污染对象的消毒方法，所用消毒产品应符合国家卫生健康部门管理要求。有人的情况下，不建议喷洒消毒。患者隔离的场所可采取排风（包括自然通风和机械排风）措施，保持室内空气流通。每日通风2～3次，每次不少于30分钟。

有条件的医疗机构应将患者安置到负压隔离病房，疑似病例应进行单间隔离，确诊病例可多人安置于同一房间。非负压隔离病房应通风良好，可采取排风（包括自然通风和机械排风），也可采用循环风空气消毒机进行空气消毒。无人条件下还可用紫外线对空气进行消毒，用紫外线消毒时，可适当延长照射时间到1小时以上。医护人员和陪护人员在诊疗、护理工作结束后应洗手并消毒。

（二）终末消毒

应确保终末消毒后的场所及其中的各种物品不再有病原体的存在。

1.病家

在病例和无症状感染者住院或死亡后，应对其居所进行终末消毒，包括：室内空气，地面、墙壁等环境表面，桌、椅等家具表面，玩具，电器特别是冰箱及其冷冻食品，开关、门把手等高频接触部位，患者使用的餐(饮)具、衣服、被褥等生活用品等。

2.交通运输工具

病例和无症状感染者离开后，应对交通运输工具进行终末消毒，包括：舱室内壁、座椅、卧铺、桌面等物体表面，患者使用的餐(饮)具，所用寝(卧)具等纺织品，排泄物、呕吐物及其污染的物品和场所，卫生间等。

3.医疗机构

病区隔离病房，在病例和无症状感染者出院、转院或死亡后，应对患者衣服等生活用品、相关诊疗用品和桌、椅、床单进行终末消毒；病房清空无患者后，应对室内空气、地面、墙壁、卫生间等所有环境和物品进行终末消毒。

医疗机构发热门诊、感染科门诊等，应在每日工作结束后，按照终末消毒的要求进行处理。

病例和无症状感染者使用过的共用诊室，应对室内空气、墙壁、诊疗设备的表面等进行终末消毒后，非新冠患者方可使用。

4.农村

农村地区环境复杂，卫生状况较差，物品种类繁多，病例和无症状感染者离开后对其进行终末消毒前，应做好家畜、家禽处理，做好灭蝇灭鼠工作，针对当地实际情况，制定消毒方案。

终末消毒时，需重点关注病例和无症状感染者起居房间、厨房、浴室、厕所(尤其是旱厕)环境及使用物品，以及垃圾堆、污水沟等的消毒处理，注意低温环境下的终末消毒应遵照低温消毒技术的要求进行。

5.终末消毒程序

终末消毒程序按照《疫源地消毒总则》(GB 19193—2015)附录 A 执行。现场消毒人员在配制和使用化学消毒剂前，应确保所用消毒产品符合国家卫生健康部门管理要求，同时应做好个人防护。

三、常见污染对象的消毒方法

(一)室内空气

居住过的场所如家庭、医疗机构隔离病房等室内空气的终末消毒可参照《医院空气净化管理规范》(WS/T 368—2012)，在无人条件下可选择过氧乙酸、二氧化氯、过氧化氢等消毒剂，采用超低容量喷雾法进行消毒。

(二)污染物(患者血液、分泌物和呕吐物)

少量污染物可用一次性吸水材料(如纱布、抹布等)蘸取有效氯 5000～10000 mg/L 的含氯消毒液(或能达到高水平消毒的消毒湿巾/干巾)小心移除。

大量污染物应使用含吸水成分的消毒粉或漂白粉完全覆盖，或用一次性吸水材料完全覆盖后用足量的有效氯 5000～10000 mg/L 的含氯消毒液浇在吸水材料上，作用 30 分钟以上(或能达到高水平消毒的消毒干巾)，小心清除干净。清除过程中避免接触污染物，清理的污染物按医疗废物集中处置。

患者的分泌物、呕吐物等应有专门容器收集，用有效氯 20000 mg/L 的含氯消毒剂，按物、药比例 1：2 浸泡消毒 2 小时。

清除污染物后，应对污染的环境物体表面进行消毒。盛放污染物的容器可用有效氯 5000 mg/L 的含氯消毒剂溶液浸泡消毒 30 分钟，然后清洗干净。

（三）粪便和污水

具有独立化粪池时，在进入市政排水管网前需进行消毒处理，定期投加含氯消毒剂，池内投加含氯消毒剂（初次投加，有效氯 40 mg/L 以上），并确保消毒 1.5 小时后，总余氯量达 6.5～10 mg/L。消毒后污水应当符合《医疗机构水污染物排放标准》（GB 18466—2005）。

无独立化粪池时，使用专门容器收集排泄物，消毒处理后排放。用有效氯 20000 mg/L 的含氯消毒液，按粪、药比例 1：2 浸泡消毒 2 小时；若有大量稀释排泄物，应用含有效氯 70%～80% 漂白粉精干粉，按粪、药比例 20：1 加药后充分搅匀，消毒 2 小时。

农村旱厕消毒时，旱厕内泥土或木板等地面可采用有效氯 2000 mg/L 的含氯消毒剂溶液喷洒消毒，喷药量 200～300 mL/m²。粪坑内粪便可用漂白粉或生石灰覆盖，封闭 14 天以上。

（四）地面、墙壁

有肉眼可见污染物时，应先完全清除污染物再消毒。无肉眼可见污染物时，可用有效氯 1000 mg/L 的含氯消毒液或 500 mg/L 的二氧化氯消毒剂擦拭或喷洒消毒。地面消毒先由外向内喷洒一次，喷药量为 100～300 mL/m²，待室内消毒完毕后，再由内向外重复喷洒一次。消毒作用时间应不少于 30 分钟。

（五）物体表面

诊疗设施设备表面以及床围栏、床头柜、家具、门把手、家居用品等有肉眼可见污染物时，应先完全清除污染物再消毒。无肉眼可见污染物时，用有效氯 1000 mg/L 的含氯消毒液或 500 mg/L 的二氧化氯消毒剂进行喷洒、擦拭或浸泡消毒，作用 30 分钟后清水擦拭干净。

（六）衣服、被褥等纺织品

在收集时应避免产生气溶胶，建议均按医疗废物集中处理。无肉眼可见污染物时，若需重复使用，可用流通蒸汽或煮沸消毒 30 分钟；或先用有效氯 500 mg/L 的含氯消毒液浸泡 30 分钟，然后按常规清洗；或采用水溶性包装袋盛装后直接投入洗衣机中，同时进行洗涤消毒 30 分钟，并保持 500 mg/L 的有效氯含量；怕湿的衣物可选用环氧乙烷或干热方法进行消毒处理。

（七）手消毒

参与现场工作的所有人员均应加强手卫生措施，可选用速干手消毒剂，或直接用 75% 乙醇进行擦拭消毒；醇类过敏者，可选择季铵盐类等有效的非醇类手消毒剂；特殊条件下，也可使用 3% 过氧化氢消毒剂、0.5% 碘伏或 0.05% 含氯消毒剂等擦拭或浸泡双手，并适当延长消毒作用时间。有肉眼可见污染物时，应先使用洗手液在流动水下洗手，然后按上述方法消毒。

（八）皮肤、黏膜

皮肤被污染物污染时，应立即清除污染物，再用一次性吸水材料蘸取 0.5% 碘伏或过氧化氢消毒剂擦拭消毒 3 分钟以上,使用清水清洗干净;黏膜应用大量生理盐水冲洗或 0.05% 碘伏冲洗消毒。

(九)餐(饮)具

餐(饮)具清除食物残渣后,煮沸消毒 30 分钟,也可用有效氯 500 mg/L 的含氯消毒液浸泡 30 分钟后,再用清水洗净。

(十)冰箱及冷冻食品

冰箱外表面消毒参照"物体表面"消毒方法;内壁消毒采用低温消毒剂,或待冰箱内温度恢复常温后参照"物体表面"消毒方法。

当储存的冷冻食品疑似污染时,可将其恢复至常温,煮沸消毒 30 分钟。若明确污染或无法进行煮沸消毒,则按医疗废物处理。

(十一)交通运输和转运工具

应先进行污染情况评估:火车、汽车和轮船有可见污染物时,应先使用一次性吸水材料蘸取有效氯 5000~10000 mg/L 的含氯消毒液(或能达到高水平消毒的消毒湿巾/干巾)完全清除污染物,再用有效氯 1000 mg/L 的含氯消毒液或 500 mg/L 的二氧化氯消毒剂进行喷洒或擦拭消毒,作用 30 分钟后清水擦拭干净;对飞机机舱消毒时,消毒剂种类和剂量按中国民航的有关规定进行。织物、坐垫、枕头和床单等建议按医疗废物集中处理。

(十二)患者生活垃圾

患者生活垃圾按医疗废物处理。

(十三)医疗废物

医疗废物的处置应遵循《医疗废物管理条例》和《医疗卫生机构医疗废物管理办法》的要求,规范使用双层黄色医疗废物收集袋封装后按照常规处置流程进行处置。

(十四)尸体处理

患者死亡后,要尽量减少尸体移动和搬运,应由经培训的工作人员在严密防护下及时进行处理。用浸有消毒液的双层布单包裹尸体,装入双层尸体袋中,由民政部门派专用车辆直接送至指定地点尽快火化。

四、低温消毒

(1)现场所用低温消毒剂必须合法有效,在上市前应按《国家卫生健康委办公厅关于印发低温消毒剂卫生安全评价技术要求的通知》(国卫办监督函〔2020〕1062 号)的要求做好产品卫生安全评价并备案。

(2)使用时应严格遵循产品说明书,确保按照低温消毒剂的适用温度范围合理使用。

(3)与相关消毒设备配套使用时,应先对消毒设备进行调试,进行机械化喷洒消毒时,务必确保消毒剂足量全覆盖消毒对象表面,做好质量控制,确保达到消毒合格。

(4)消毒对象污染严重时,应先用低温消毒剂冲洗或浸泡后再做处理,严禁喷洒或擦拭消毒。

五、注意事项

(1)消毒工作实施单位应具备现场消毒能力,操作人员应经过消毒专业培训,掌握消毒和个人防护基本知识,熟悉消毒器械的使用和消毒剂的配制等。

(2)所有现场消毒均应进行过程评价,做好消毒记录并保存。必要时,进行消毒效果评价。

（3）现场消毒时，应做好个人防护，根据现场情况和相关标准要求，选择合法有效的个人防护装备。

附件9　新冠肺炎疫情心理健康服务技术指南

一、服务对象

新冠肺炎患者及家属、隔离人员及家属、病亡者家属、医务人员等一线工作人员、特殊困难老年人、困境儿童等。

二、心理干预措施

（一）保障环境宜居，倡导合理安排作息时间

各地疫情防控指挥部要协调各方面力量，尽量保障各类人员的基本生活需求，包括与外界联系的基本设施。向各类人群发放健康教育宣传资料，如健康作息知识等，鼓励各类人员主动适应疫情防控要求，合理安排作息时间，提高自身免疫力。

（二）发放疫情防控心理自助宣教材料

各地要发放《新型冠状病毒感染的肺炎公众心理自助与疏导指南》《一线人员减压系列训练》等科普宣教材料，引导各类人群学习心理健康知识与自我心理调节技巧。

（三）建立疫情防控心理服务资源库

各地卫生健康行政部门要梳理当地各类心理服务资源，包括精神卫生医疗机构、社会心理服务机构及社会组织等情况，精神科医师、心理治疗师、心理咨询师、社会工作者、心理健康教师等人员数量及服务能力，心理援助热线开设及运行情况等。根据当地疫情防控心理服务需求，对心理服务资源进行有效调配。

（四）组织开展心理健康评估

各级卫生健康行政部门要组织精神卫生医疗机构等专业机构对当地受疫情影响大的人群进行心理评估，对发现有心理健康问题的及时进行心理疏导，对问题较为严重的及时进行心理危机干预、向专科医疗机构转诊，并定期跟进随访。结合心理援助热线等心理服务资源的运行情况，及时掌握当地各类人群心理健康状况，有效配合疫情防控举措的制定和实施。

（五）提供线上线下心理服务

各地卫生健康行政部门要统筹安排当地疫情防控心理服务资源，为有需要的人群提供线上线下心理服务。充分利用传统媒体、新媒体等，为公众提供心理健康知识科普宣教，介绍线上线下心理服务资源，引导有需求的人员主动寻求帮助。通过公益心理援助热线为来电者提供心理疏导和心理危机干预。选派具备专业能力的心理服务人员充实到疫情防控、医疗救治等专业队伍中，及时对有需要的人员提供心理服务。

（六）为重点人群开展针对性心理服务

对于住院患者，帮助其树立康复的信心，可加强精神科联络会诊服务，预防、识别和处理精神病性症状尤其是自杀、冲动等情况发生。对于集中隔离人员，可通过微信群、广播、电视等形式及时提供心理健康科普宣教材料，介绍可利用的心理服务资源，引导其学习缓解压力方法，有需求时主动寻求帮助。对于社区隔离人员，在保障基本生活需求的同时，要注意保障慢性病患者的药物供应，对利益相对受损群体进行心理疏导。对于防疫一线人员，有关部门应合理安排其作息时间，保障睡眠、休息。在其一线工作或撤回、轮休时，要主动预防其长期应激导致的疲劳、职业倦怠及相关心理、身体障碍。可通过有心理服务

专业人员参与的微信群等,推送可利用的心理服务资源,对有需要的人员及时提供个别或团体形式的心理健康促进服务。如发现失眠、情绪低落、焦虑等人员,及时开展心理危机干预。

（七）规范药物治疗和转诊住院流程

各地卫生健康行政部门要储备精神疾病应急药品。对经评估有相应需要的个体,由精神科医师结合患者病情提供适量的精神类药物,就地处理。对需要急诊或住院治疗的个体,要保障畅通的转诊和住院流程,确保精神障碍患者及时得到专业规范救治。

（八）加强严重精神障碍患者管理服务

各地卫生健康行政部门要与其他部门密切合作,指导基层多部门工作人员结合社区（村）、街道（乡镇）层面疫情防控整体工作,加强对登记在册严重精神障碍患者的服务和规范管理,及时随访、发药,对病情不稳患者及时收治,减少、防止因病情波动而导致的肇事肇祸。

三、保障要求

（一）加强组织领导

各地卫生健康行政部门要将心理服务纳入疫情防控工作整体部署,在制定疫情防控相关方案预案时要包括社会心理服务内容,将心理危机干预专业人员纳入疫情防控队伍。积极协调财政等部门,对各类人员心理疏导等工作给予经费支持。

（二）建立工作协调机制

各地卫生健康行政部门要加强与教育、民政等部门协作,各部门设立联络员,建立联动工作机制。社会心理服务体系建设试点城市应当发挥社会心理服务网络作用,为各类人员提供服务。

（三）组建心理干预网络

各地卫生健康行政部门要梳理当地各类线上线下心理服务资源,建立健全疫情防控心理干预队伍。由地市级卫生健康行政部门牵头,建立完善在市级设立心理专班、县级综合医院或专科医院设立心理专员、社区卫生中心（乡镇卫生院）至少有一名心理专干的心理干预"三专"服务网络。资源薄弱地区卫生健康行政部门要与上级卫生健康行政部门加强沟通,由上级卫生健康行政部门选派专家通过定点援助的方式组建心理服务队伍并加强培训。

（四）组建专业工作团队

地市级以上卫生健康行政部门要组建由精神科医生、精神科护士、心理治疗师等组成的工作团队,对受疫情影响各类人群提供心理支持、心理疏导等。原则上每 200 名干预对象至少配备精神科医师、护士各 1 名、心理治疗师或社会工作者 2 名。

附件10　新冠病毒样本采集和检测技术指南

为指导各级疾控部门和其他相关机构规范开展新冠肺炎病例标本采集与实验室检测工作,保证检测质量,提高检测效率,特制定本指南。

一、标本采集

（一）采集对象

新冠肺炎病例、可疑感染人员和其他需要进行检测的人员,以及可能被污染的环境或物品等。

（二）采样人员基本要求

从事标本采集的技术人员应当经过生物安全、监测技术培训并合格，熟悉标本采集方法，熟练掌握标本采集操作流程。应严格按照操作流程进行采样，按要求做好标本信息记录，确保标本质量符合要求、标本及相关信息可追溯。

（三）标本采集基本要求

（1）住院病例的标本由所在医院的医护人员采集，密切接触者标本由当地指定的疾控机构、医疗机构负责采集。采集标本时，要根据不同采集对象设置不同的采样区域，发热患者前往发热门诊就诊、采样，未设置发热门诊的机构应设置发热患者专用采样区域，将发热患者与其他检测人群分区采样，避免交叉感染。

（2）无症状感染者、入境人员、密切接触者在隔离观察期间应采集鼻咽拭子进行核酸检测，解除隔离时应同时采集2份鼻咽拭子样本，分别使用不同核酸检测试剂检测，2次检测原则上由不同检测机构开展。

（3）根据临床及实验室检测工作的需要，可在住院、隔离期间多次采样，可同时采集呼吸道、血液、便等多种标本。采样人员应严格遵循采样规范采集标本，保障所采集标本质量符合要求，同时应详细记录受检者信息，可利用条形码扫描等信息化手段采集相关信息。

（4）人群筛查应根据核酸提取、检测所用试剂的要求确定采样管，可选择含病毒灭活剂（胍盐或表面活性剂等）的采样管。用于病毒分离的标本应放置于不含有病毒灭活剂的采样管。

（5）物品和环境监测应根据监测目的和防控需求，确定采样物品、位置与数量，采样时应严格遵循采样规范。

（四）采集标本种类

每个病例必须采集急性期呼吸道标本（包括上呼吸道标本或下呼吸道标本），重症病例优先采集下呼吸道标本；根据临床需要可留取便标本、全血标本、血清标本和尿标本。物品和环境标本根据监测需求采集。

标本种类如下：

（1）上呼吸道标本：包括鼻咽拭子、咽拭子等。

（2）下呼吸道标本：深咳痰液、肺泡灌洗液、支气管灌洗液、呼吸道吸取物等。

（3）便标本/肛拭子：留取粪便标本约10 g（花生大小），如果不便于留取便标本，可采集肛拭子。

（4）血液标本：抗凝血，采集量5 mL，建议使用含有EDTA抗凝剂的真空采血管采集血液。

（5）血清标本：尽量采集急性期、恢复期双份血清。第一份血清应当尽早（最好在发病后7天内）采集，第二份血清应当在发病后第3～4周采集。采集量5 mL，建议使用无抗凝剂的真空采血管。血清标本主要用于抗体的测定，不进行核酸检测。

（6）尿标本：留取中段晨尿，采集量2～3 mL。

（7）物体表面标本：包括进口冷链食品或进口货物的内外包装表面，以及运输储藏工具等可能被污染的部位进行涂抹采集的标本。

（8）污水标本：根据海运口岸大型进口冷冻物品加工处理场所排水系统分布情况，重点选取污水排水口、内部管网汇集处、污水流向的下游或与市政管网的连接处等2~3处点位进行采样。

（五）标本采集和处理

(1)鼻咽拭子：采样人员一手轻扶被采集人员的头部，一手执拭子，拭子贴鼻孔进入，沿下鼻道的底部向后缓缓深入，由于鼻道呈弧形，不可用力过猛，以免发生外伤出血。待拭子顶端到达鼻咽腔后壁时，轻轻旋转一周(如遇反射性咳嗽，应停留片刻)，然后缓缓取出拭子，将拭子头浸入含2~3 mL病毒保存液(也可使用等渗盐溶液、组织培养液或磷酸盐缓冲液)的管中，尾部弃去，旋紧管盖。

(2)咽拭子：被采集人员先用生理盐水漱口，采样人员将拭子放入无菌生理盐水中湿润(禁止将拭子放入病毒保存液中，避免抗生素引起过敏)，被采集人员头部微仰，嘴张大，并发"啊"音，露出两侧扁桃体，将拭子越过舌根，在被采集者两侧扁桃体稍微用力来回擦拭至少3次，然后再在咽后壁上下擦拭至少3次，将拭子头浸入含2~3 mL病毒保存液(也可使用等渗盐溶液、组织培养液或磷酸盐缓冲液)的管中，尾部弃去，旋紧管盖。咽拭子也可与鼻咽拭子放置于同一管中。

(3)鼻咽抽取物或呼吸道抽取物：用与负压泵相连的收集器从鼻咽部抽取黏液或从气管抽取呼吸道分泌物。将收集器头部插入鼻腔或气管，接通负压，旋转收集器头部并缓慢退出，收集抽取的黏液，并用3 mL采样液冲洗收集器1次(亦可用小儿导尿管接在50 mL注射器上来替代收集器)。

(4)深咳痰液：要求患者深咳后，将咳出的痰液收集于含3 mL采样液的采样管中。如果痰液未收集于采样液中，可在检测前，加入2~3 mL采样液，或加入痰液等体积的痰液消化液。痰液消化液储存液配方见表4-2。

表4-2 痰液消化液储存液配方

成分	质量/体积
二硫苏糖醇	0.1 g
氯化钠	0.78 g
氯化磷	0.02 g
磷酸氢二钠	0.112 g
磷酸二氢钾	0.02 g
水	7.5 mL
pH 值 7.4±0.2(25 ℃)	

使用时将储存液用去离子水稀释至50 mL，与痰液等体积混合使用，或者参照试剂说明进行使用，也可采用痰液等体积的含1 g/L蛋白酶K的磷酸盐缓冲液将痰液化。

(5)支气管灌洗液：将收集器头部从鼻孔或气管插口处插入气管(约30 cm深处)，注入5 mL生理盐水，接通负压，旋转收集器头部并缓慢退出，收集抽取的黏液，并用采样液冲洗收集器1次，也可用小儿导尿管接在50 mL注射器上来替代收集。

(6)肺泡灌洗液：局部麻醉后将纤维支气管镜通过口或鼻经过咽部插入右肺中叶或左

肺舌段的支气管,将其顶端嵌入支气管分支开口,经气管活检孔缓缓加入灭菌生理盐水,每次 30～50 mL,总量 100～250 mL,不应超过 300 mL。

(7)粪便标本:取 1 mL 标本处理液,挑取黄豆粒大小的便标本加至管中,轻轻吹吸3～5 次,室温静置 10 分钟,以 8000 rpm 离心 5 分钟,吸取上清液进行检测。粪便标本处理液可自行配制,配方见表 4-3。

表 4-3　粪便标本处理液配方

成分	质量/体积
Tris	1.211 g
氯化钠	8.5 g
无水氯化钙(或含结晶水的氯化钙)	1.1 g(1.47 g)
水	800 mL
用浓盐酸调节 pH 值为 7.5,以去离子水补充至 1000 mL	

也可使用 HANK'S 液或其他等渗盐溶液、组织培养液或磷酸盐缓冲液溶解便标本制备便悬液。如患者出现腹泻症状,则留取粪便标本 3～5 mL,轻轻吹打混匀后,以8000 rpm 离心 5 分钟,吸取上清液备用。

(8)肛拭子:用消毒棉拭子轻轻插入肛门 3～5 cm,再轻轻旋转拔出,立即放入含有3～5 mL 病毒保存液的 15 mL 外螺旋盖采样管中,弃去尾部,旋紧管盖。

(9)血液标本:建议使用含有 EDTA 抗凝剂的真空采血管采集血液标本 5 mL,根据所选用核酸提取试剂的类型确定以全血或血浆进行核酸提取。如需分离血浆,将全血1500～2000 rpm 离心 10 分钟,收集上清液于无菌螺口塑料管中。

(10)血清标本:用真空负压采血管采集血液标本 5 mL,室温静置 30 分钟,1500～2000 rpm 离心 10 分钟,收集血清于无菌螺口塑料管中。

(11)物体表面标本:参考《农贸(集贸)市场新型冠状病毒环境监测技术规范》(WS/T776—2021)推荐的方法,采样拭子充分浸润病毒保存液后在表面重复涂抹,将拭子放回采样管浸润,取出后再次涂抹采样,重复 3 次以上。对表面较大的物体进行多点分布式采样。

(12)污水标本:参考《农贸(集贸)市场新型冠状病毒环境监测技术规范》(WS/T776—2021)推荐的方法,采集污水的拭子样本时,用拭子浸入吸附污水,将拭子放回采样管浸润,取出后再次浸入污水,重复 3 次以上,对每个污水采样位置应进行多点分布式采样。采集污水的水体样本时,用聚乙烯塑料瓶收集 1～1.5 L 污水,大于 1.5 L 体积的污水采集,可以使用聚乙烯塑料桶或现场水样专用富集设备。污水水体样本采集前,先充分混合均匀后取样;如果污水难以充分混合,出现分层现象时,可按各层水量的比例分层取样。

(13)其他材料:依据设计需求规范采集。

(五)标本包装

标本采集后在生物安全二级实验室生物安全柜内分装。

（1）所有标本应当放在大小适合的带螺旋盖内有垫圈、耐冷冻的样本采集管里,拧紧。容器外注明样本编号、种类、姓名及采样日期。

（2）将密闭后的标本装入密封袋,每袋限一份标本。样本包装要求要符合《危险品航空安全运输技术细则》相应的标准。

（3）涉及外部标本运输的,应根据标本类型,按照 A 类或 B 类感染性物质进行三层包装。

（六）标本保存

用于病毒分离和核酸检测的标本应当尽快进行检测,可在 24 小时内检测的标本可置于 4 ℃保存;24 小时内无法检测的标本则应置于－70 ℃或以下保存(如无－70 ℃保存条件,则于－20 ℃冰箱暂存)。血清标本可在 4 ℃存放 3 天,－20 ℃以下可长期保存。应当设立专库或专柜单独保存标本。

（七）标本送检

标本采集后应当尽快送往实验室,标本采集后室温(25 ℃)放置不宜超过 4 小时。如果需要长途运输,建议采用干冰等制冷方式进行保藏。标本运送期间应当避免反复冻融。

1.上送标本

各省(自治区、直辖市)发现的本土疫情中的首发或早期病例、与早期病例有流行病学关联的关键病例、感染来源不明的本土病例、境外输入病例、入境物品及相关环境阳性标本等所有原始标本应平行采集至少 2 份,一份送各省级疾控机构进行检测,另一份上送中国疾控中心进行检测、复核,同时附样本送检单。各省分离到的新的代表性毒株,应及时送中国疾控中心复核、保藏。

2.标本及毒株运输

（1）国内运输

新冠病毒毒株或其他潜在感染性生物材料的运输包装分类属于 A 类,对应的联合国编号为 UN2814,包装符合国际民航组织文件《危险品航空安全运输技术细则》(Doc 9284-AN/905)的 PI620 分类包装要求;环境样本属于 B 类,对应的联合国编号为 UN3373,包装符合国际民航组织文件 Doc 9284《危险品航空安全运输技术细则》的 PI650 分类包装要求;通过其他交通工具运输的可参照以上标准包装。

新冠病毒毒株或其他潜在感染性材料运输应按照《可感染人类的高致病性病原微生物菌(毒)种或样本运输管理规定》(中华人民共和国卫生部令第 45 号)办理《准运证书》。

（2）国际运输

在国际间运输的新冠病毒标本或毒株,应当规范包装,按照《出入境特殊物品卫生检疫管理规定》办理相关手续,并满足相关国家和国际相关要求。

（3）标本和毒株的接收及管理

通过航空进行运送的标本抵达目的地机场后,由专业运输车辆运送至接收单位,通过陆路运输的标本由专业车辆进行运送,运送人员和接收人员应对标本进行双签收。

新冠病毒标本及毒株应由专人管理,准确记录标本及毒株的来源、种类、数量,编号登记,采取有效措施确保毒株和样本的安全,严防发生误用、恶意使用、被盗、被抢、丢失、泄露等事件。

二、新冠病毒的实验室检测

（一）检测人员要求

实验室检测技术人员应当具备实验室工作经历以及相关专业技术技能，接受过新冠病毒相关检验检测技能培训。检测机构应当按照所开展检测项目及标本量配备实验室检测人员，以保证及时、高效完成检测和结果报告。

（二）实验室检测

1.实时荧光 RT-PCR 方法检测新冠病毒核酸

（1）核酸检测实验室。

新冠核酸检测实验室按功能区布置位置的不同，可分为集中布置形式和分散布置形式。开展新冠病毒核酸检测的实验室应当设置以下区域：试剂储存和准备区、标本制备区、扩增和产物分析区。根据所采用仪器的实际情况，标本制备区、扩增和产物分析区可进行合并。集中布置形式的实验室设置应遵循"各区独立，单向流动（注意风向，压力梯度走向），因地制宜，方便工作"的原则。各区的功能如下：

1）试剂储存和准备区：用于分装、储存试剂、制备扩增反应混合液，以及储存和准备实验耗材。该区应配备冰箱或冰柜、离心机、试验台、涡旋振荡器、微量加样器等。为防止污染，该区宜保持正压状态。

2）标本制备区：标本转运桶的开启、标本灭活（必要时）、核酸提取及模板加入至扩增反应管等。该区应配备冰箱或冰柜、生物安全柜、离心机、试验台、微量加样器，可根据实际工作需要选配自动化核酸提取仪等。标本转运桶的开启、分装应在生物安全柜内完成。为防止污染，该区宜保持负压状态。为操作方便，标本的分装以及核酸提取也可以在独立的生物安全二级（BSL-2）实验室进行，提取的核酸可以转运至该区加至扩增反应液中。

3）核酸扩增和产物分析区：进行核酸扩增反应和产物分析。该区应配备实时荧光定量 PCR 仪。为防止扩增产物污染环境，该区宜保持负压状态，压力等于或低于标本制备区。

（2）新冠病毒核酸的荧光定量 RT-PCR 检测

实验室应当制定标准操作程序（SOP），并严格按照 SOP 进行操作。接到标本后，应当在生物安全柜内对标本进行清点核对，并依据 SOP 进行试剂准备、标本前处理、核酸提取、核酸扩增、结果分析及报告。实验室应当建立可疑标本复检的流程。

1）试剂准备：应当选择国家药品监督管理部门批准的试剂，建议选择磁珠法、膜吸附法等进行核酸提取，建议根据核酸提取试剂及扩增体系的要求选择配套的标本采样管，不建议免提取核酸直接进行核酸扩增反应。

2）标本处理：使用含胍盐等灭活型采样液的标本无须进行灭活处理，可直接进行核酸提取，而使用非灭活型采样液的标本，按照核酸提取试剂盒的说明，取适量标本加至核酸提取裂解液中充分混匀作用一定的时间则可以有效灭活病毒。不推荐采用 56 ℃孵育30 分钟的处理方式灭活病毒，该条件不能保障充分灭活病毒。

污水样本处理可参考《农贸（集贸）市场新型冠状病毒环境监测技术规范》（WS/T 776—2021）推荐的方法。

3）核酸提取：将灭活后的标本取出，在生物安全柜内打开标本采集管加样。或按照核酸提取试剂盒的说明，将标本与裂解液作用足够时间后继续核酸提取步骤，核酸提取完成后立即封盖。取适量核酸加至 PCR 扩增反应体系中。

4）核酸扩增：将扩增体系放入荧光定量 PCR 仪，按照试剂盒说明书设置扩增程序，启动扩增程序。扩增完成后反应管不可开盖，直接放于垃圾袋中，封好袋口，不可高压，按一般医疗废物转移出实验室处理。

本指南中的核酸检测方法主要针对新冠病毒基因组中开放读码框 1ab（open reading frame1ab，ORF1ab）和核壳蛋白（nucleocapsid protein，N）。

靶标一（ORF1ab）：

正向引物（F）：CCCTGTGGGTTTTACACTTAA

反向引物（R）：ACGATTGTGCATCAGCTGA

荧光探针（P）：5′-FAM-CCGTCTGCGGTATGTGGAAAGGTTATGG-BHQ1-3′

靶标二（N）：

正向引物（F）：GGGGAACTTCTCCTGCTAGAAT

反向引物（R）：CAGACATTTTGCTCTCAAGCTG

荧光探针（P）：5′-FAM-TTGCTGCTGCTTGACAGATT-TAMRA-3′

5）结果判断：

阴性：无 Ct 值、无 S 形扩增曲线。

阳性：Ct 值小于等于检出限，且有 S 形扩增曲线，可报告为阳性。

灰区：Ct 值位于灰区，建议重复实验，若重做 Ct 值仍处于灰区，但出现明显的 S 形扩增曲线，该样本判断为阳性，否则为阴性。

注：如使用商品化试剂盒，则以厂家提供的说明书为准。

6）病例确认：

实验室确认阳性病例需满足以下两个条件中的一个：

条件一：同一份标本中新冠病毒 2 个靶标（ORF1ab、N）实时荧光 RT-PCR 检测结果均为阳性。如果出现单个靶标阳性的检测结果，则需要重新采样，重新检测。

条件二：两种标本实时荧光 RT-PCR 同时出现单靶标阳性，或同种类型标本 2 次采样检测中均出现单个靶标阳性的检测结果，可判定为阳性。

环境与生物材料核酸检测阳性要排除疫苗接种物残留污染的影响。核酸检测结果假阴性的可能原因包括：样本质量差；样本采集时间过早或过晚；样本保存、运输和处理不当；其他原因如病毒变异、PCR 抑制等。

7）质控：由上级疾控部门对下级疾控实验室进行核酸检测质控考核，中国疾控中心每年至少开展一次对省级疾控机构实验室的质控考核，并同时提供全国新冠病毒实验室检测质控方案，省级针对地市级实验室的质控考核每年不少于 2 次。各检测机构应当加强核酸检测质量控制，选用扩增检测试剂盒指定的核酸提取试剂和扩增仪。

性能验证：临床标本检测前，实验室应对核酸提取试剂、提取仪、扩增试剂、扩增仪等组成的检测系统进行必要的性能验证，性能指标包括但不限于精密度（至少要有重复性）和最低检测限。建议选用高灵敏的试剂（检测限≤500 拷贝/mL）。

室内质控：实验室可按照《国家卫生健康委办公厅关于医疗机构开展新型冠状病毒核酸检测有关要求的通知》（国卫办医函〔2020〕53 号）要求规范开展室内质控。每批检测至少有 1 份弱阳性质控品（第三方质控品，通常为检出限的 1.5～3 倍）、3 份阴性质控品（生理盐水）。质控品随机放在临床标本中，参与从提取到扩增的全过程。大规模人群筛查时，一旦出现阳性结果，应对阳性标本采用另外一到两种更为灵敏的核酸检测试剂对原始标本进行复核检测，复核阳性方可报出。

物品和环境样本的采集检测，还需在采样前及采样过程中至少设一个现场空白样本及一个运输空白样本，以进行过程中的质量控制。

室间质评：实验室应常态化参加国家级或省级疾控机构组织的室间质评。对检测量大以及承担重点人群筛查等任务的实验室，可适当增加室间质评频率。不按要求参加室间质评的，或室间质评结果不合格的，应通报批评并上报国家卫健委，待室间质评通过后方可开展核酸检测。

2.病毒全基因组测序

（1）测序标本选取原则：结合流调信息和病例传播链关系，优先选择以下标本开展测序：本土疫情中的首发或早期病例、与早期病例有流行病学关联的关键病例、感染来源不明的本土病例、境外输入病例、入境物品及相关环境阳性标本、疫苗接种后核酸检测阳性者标本等。测序结果应与本地近一个月的输入病例和本土病例序列进行比对。

（2）测序要求：以省为单位确定开展新冠病毒全基因组测序的单位，包括省、市级疾控机构和科研机构。各省要建立本省输入、本土病例新冠病毒基因组数据库，应具备序列对比分析能力。建议首选膜吸附法（人工）提取核酸，以二代测序技术进行新冠全基因组测序。具备测序条件的省份要在接收标本24小时内开展测序工作，关键样本要求收到样本后一周内提供测序结果报告，并在获得测序结果后4小时内将基因序列原始数据（一般为fastq格式）和测序样本送检单报送中国疾控中心。不具备测序条件的省份要在病例报告后48小时内将病例标本送达中国疾控中心，中国疾控中心在获得序列信息后24小时内向送样单位反馈分析结果，并报国家卫生健康委。

（3）上送标本要求：如标本需上送至中国疾控中心进行测序，应同时平行采集2次，混入1管中，然后平均分装成2份，一份由各省（市）及时开展病毒全基因组测序，另一份应在24小时内启动送样程序，上送中国疾控中心。如果需要中国疾控中心进行病毒分离，应确保病毒采样液中不含有灭活剂成分。

3.血清抗体检测

血清抗体检测（胶体金、磁微粒化学发光、ELISA）用作新冠病毒核酸检测阴性病例的补充检测，在疑似病例诊断中与核酸检测协同使用。建议采集急性期（发病7天内）和恢复期（3～4周后）双份血清进行检测，也可根据临床需要确定采集时间。抗体检测阳性者应排除新冠疫苗接种因素的影响。

三、实验室活动生物安全要求

根据新冠病毒传播特性、致病性和临床资料等信息，该病毒按照第二类病原微生物进行管理，具体要求如下：

（1）实验活动规范：新冠病毒培养、动物感染实验应当在生物安全三级及以上实验室开展；未经培养的感染性材料的操作应当在生物安全二级及以上实验室进行，同时采用不低于生物安全三级实验室的个人防护；灭活材料的操作应当在生物安全二级及以上实验室进行；不涉及感染性材料的操作，可以在生物安全一级实验室进行。

（2）相关样本处置：各省级卫生健康行政部门要根据疫情防控需要和实验室生物安全

有关要求,及时研判提出新冠病毒实验室检测生物样本处置意见。对确需保存的,应当尽快指定具备保存条件的机构按照相对集中原则进行保存,或送至国家级菌(毒)种保藏中心保藏;对无须保存的,由相关机构按照生物安全有关要求及时处理。

(3)实验室废弃物处理及实验室污染的处理:参考《医疗机构新型冠状病毒核酸检测工作手册》(试行第二版)。

附件11　新冠肺炎境外输入疫情防控要点

为做好境外疫情输入"人防"和"物防"工作,加强入境人员及进口货物管理,有效防范疫情输入风险,各地应强化如下防控要点。

一、入境人员管理

(一)入境人员转运

(1)口岸所在地联防联控机制指定相关机构及时将海关部门检疫发现的确诊病例(染疫人)、疑似病例(染疫嫌疑人)、有发热等症状的人员及时转运至定点医疗机构,转运要求和工作流程参照《新型冠状病毒感染的肺炎病例转运工作方案(试行)》执行。

(2)将密切接触者和非"四类"人员转运至指定的集中隔离医学观察场所,转运过程中做好被转运人员和工作人员的个人防护。

(3)在入境人员转运中,各地应落实各环节责任人,规范操作流程、明确工作要求,确保闭环式交接转运和无缝对接,防止发生转运过程中脱管、失控等问题。

(二)入境人员管理

(1)入境"四类"人员管理。确诊病例、疑似病例应当在定点医疗机构进行隔离治疗。确诊病例经过治疗后符合出院标准的,出院后继续进行14天的隔离管理和健康状况监测,并于第2周和第4周到医院随访、复诊。疑似病例进行单人单间隔离治疗,连续2次新冠病毒核酸检测阴性(采样时间至少间隔24小时)且发病7天后新冠病毒特异性IgM抗体和IgG抗体仍为阴性可排除疑似病例诊断。有疫苗接种史者,血清学IgM和IgG不作为排除指标,在发病7天后增加一次新冠病毒核酸检测,仍为阴性可排除。有发热、干咳、乏力、咽痛、嗅(味)觉减退、腹泻等症状者,定点医疗机构要采集其标本进行实验室检测,结果为新冠病毒检测阳性者按照确诊病例处理,阴性者需进一步排查流感、疟疾、登革热等其他疾病,并进行相应治疗。密切接触者实施入境后14天隔离医学观察措施。

(2)入境非"四类"人员管理。对入境的非"四类"人员,如经医疗卫生机构判定为无症状感染者的,及时转运至定点医疗机构集中隔离,观察病程进展。对入境人员实施14天隔离医学观察措施。对完成远端核酸检测(有疫苗接种史者仅需核酸检测阴性)的入境人员,具备封闭转运管理条件、居家隔离条件(有独立房间和独立卫生间)并能进行社区精准管控的可在自愿基础上实施"7+7"隔离医学观察措施。所有入境人员在隔离医学期间的第1天、4天、7天和14天分别开展一次核酸检测,标本应采集鼻咽拭子,其中第14天核酸检测应同时采集2份鼻咽拭子样本,分别使用不同核酸检测试剂检测,2次检测原则上由不同检测机构开展。

解除隔离后开展7天居家健康监测,期间做好体温、症状等监测,减少流动,外出时做好个人防护,不参加聚集性活动,并在第2天和第7天各开展一次核酸检测。

如发现入境人员在第一入境地解除集中隔离时核酸检测阴性,到达目的地后核酸检测阳性时,第一入境省份疾控机构应及时组织对相关核酸检测试剂、标本采集质量和集中隔离点管理等情况进行调查,分析评估造成该现象的主要原因。

(三)入境人员信息沟通与共享

加强卫生健康、外交、海关、移民边检、交通运输、民航、铁路、公安、通信管理等部门工作沟通协调,共享入境人员相关信息。入境人员解除隔离前,第一入境地省级联防联控机制应及时将其信息推送至目的地省级联防联控机制,确保入境人员信息及时共享、人员及时管控、疫情及时处置。

二、入境物品及其直接接触人员管理

(一)进口冷链食品管理

(1)加强对进口冷链食品的抽样检测,对来自高风险国家和地区的冷链食品加大抽样检测力度。在进口冷链食品与境内人员首次接触前,实施预防性全面消毒处理,避免消毒对食品产生污染,避免重复消毒。具体工作按照《关于印发进口冷链食品预防性全面消毒工作方案的通知》(联防联控机制综发〔2020〕255号)要求执行。

(2)严格进口冷链食品境内生产、流通、销售全程防控和追溯管理。食品生产经营企业严格落实进货查验、食品安全自查、追溯管理、人员管理、索取核酸检测报告和消毒证明等食品安全主体责任,严格做好进口冷链食品内外包装、贮存场所、生产加工设备等清洁消毒。各地结合实际利用溯源码、信息追溯平台等手段,实现进口冷链食品全链条信息化追溯,具体工作按照《关于进一步做好冷链食品追溯管理工作的通知》(联防联控机制综发〔2020〕263号)要求执行。

(二)进口高风险非冷链集装箱货物管理

强化对来自高风险国家的进口非冷链集装箱内的货物外包装、集装箱内壁及门把手等高频接触部位的检测和预防性消毒工作。企业按照"谁的货物谁负责,谁作业谁组织消毒"的原则,负责对进口载物集装箱在掏箱卸货作业时、进口空集装箱在装运货物和清理维修作业时实施预防性消毒。加强部门协同配合,避免重复消毒和增加不必要作业环节。具体工作按照《关于印发进口高风险非冷链集装箱货物检测和预防性消毒工作方案的通知》(联防联控机制综发〔2020〕277号)《关于印发进口高风险非冷链集装箱和货物外包装表面预防性消毒与防护技术指南的通知》(联防联控机制综发〔2021〕15号)要求执行。

(三)口岸进口货物直接接触人员管理

(1)加强口岸进口货物直接接触人员所在单位主体责任意识,制定相关防控工作制度;配备必要防护物资,加强对工作服装、工具等物品和相关场所的规范消毒;强化相关人员登记管理,相对固定从业人员,督促落实相关防控要求,实行轮班制,必要时封闭管理。

(2)加强从业人员健康教育,提高个人防护意识,掌握相关防护技能,自觉落实相关防控要求。

(3)强化健康监测,所在单位每日专人负责体温、症状监测及信息登记。对口岸进口货物直接接触人员每周开展一次核酸检测,必要时增加核酸检测频次。对离岗前的临时工作人员应开展一次核酸检测,督促其做好离岗后14天的健康监测。

(四)阳性物品及接触人群处置

发现核酸检测阳性物品后,对相关物品临时封存、无害化处理,对工作区域进行消毒处理。对于检出新冠病毒核酸阳性的冷链食品,按照新冠肺炎疫情防控冷链食品分级分类处置有关要求进行处置。对阳性物品的来源地与同批次物品的流向地通报信息。根据传播风险评估结果,对接触人员采取健康监测和核酸检测,必要时采取隔离医学观察。

附件12　重点场所、重点机构、重点人群和特定人群新冠肺炎疫情防控技术指南

本指南规定了新冠肺炎疫情期间重点场所、重点机构、重点人群和特定人群的防控原则与要求,其他场所、机构和人群可参照执行。

一、术语和定义

(一)重点场所

新冠肺炎疫情期间,人员密集且流动性大、容易暴发聚集性疫情的场所,如车站、机场、码头、公共交通工具、健身娱乐场所、理发洗浴场所、农贸(集贸)市场、商场超市、影剧院、体育场馆、会议中心,图书馆、博物馆、美术馆等室内场馆,商品展销与售后服务场所,宗教活动场所等。

(二)重点机构

新冠肺炎疫情期间,容易暴发聚集性疫情的机构,包括医疗机构、儿童福利院、养老院、护理院、监管场所、学校、托幼机构、培训机构等。

(三)重点人群

新冠病毒暴露风险高、传播风险大、抵抗力较低的人群,包括医务人员,移民、海关、市场监管系统一线人员,警察、保安、环卫工人、保洁员,交通运输从业人员、快递外卖人员、公共场所服务人员、水电煤气等工作人员,老年人、慢性基础性疾病患者、孕妇、儿童、伤残人士等人群。

(四)特定人群

在新冠肺炎疫情期间,从事病例(确诊、疑似病例)和无症状感染者转运、尸体处理、环境清洁消毒、标本采集、实验室检测、流行病学调查、隔离病区及医学观察场所、卫生检疫、进口冷链货品生产搬运销售等工作的人群。

二、重点场所防控要求

(一)低风险地区

在采取人员健康监测、清洁消毒、通风换气、个人防护等防控措施前提下,适时开展疫苗预防接种,各类重点场所正常营业或开放。

(1)储备防疫物资,制定应急工作预案,设置应急处置区域,落实单位主体责任,加强人员培训,建立健康监测制度。

(2)车站、机场、码头、宗教场所、商品展销场所等对进入场所的人员进行体温检测。

(3)宾馆、商场和超市以及公共交通工具等公共场所卫生管理和卫生质量应符合《公共场所卫生管理规范》(GB 37487—2019)和《公共场所卫生指标及限值要求》(GB 37488—2019)的要求。公共交通工具还应符合《新冠肺炎疫情期间公共交通工具消毒与个人防护技术要求》(WS 695—2020)的要求。

(4)空调通风系统的卫生质量、运行管理、卫生学评价和清洗消毒应符合《公共场所集中空调通风系统卫生规范》(WS 394—2012)、《新冠肺炎疫情期间办公场所和公共场所空调通风系统运行管理》(WS 696—2020)、《公共场所集中空调通风系统卫生学评价规范》(WS/T 395—2012)和《公共场所集中空调通风系统清洗消毒规范》(WS/T 396—2012)的要求。

（5）增加电梯、公共卫生间等公用设备设施和门把手等高频接触物体表面的清洁消毒频次。

（6）保持公共区域和办公区域环境整洁，及时清理垃圾。

（7）注意个人卫生习惯，打喷嚏时用纸巾遮住口鼻或采用肘臂遮挡。

（8）工作人员应开展疫苗预防接种；做好个人防护，工作时保持工作服整齐干净，佩戴口罩。加强手卫生，保持手部清洁，或者佩戴手套。

（9）粘贴海报，播放宣传视频，通过微信公众号、微博等定向推送防控知识。

（10）车站、机场、码头、公共交通工具、健身娱乐场所、理发洗浴场所、农贸（集贸）市场、商场超市、影剧院、体育场馆、图书馆、博物馆、美术馆等室内场馆还应符合《新冠肺炎疫情期间重点场所和单位卫生防护指南》(WS/T 698—2020)附录 A 的要求。

（二）中风险地区

除上述防控措施外，还应采取以下措施：

（1）当发现新冠肺炎病例时，在当地疾控机构的指导下，对空调通风系统进行消毒和清洗处理，经卫生学评价合格后方可重新启用。

（2）加强人员健康监测，查验健康码。

（3）办公场所应严格控制进入人员数量，安排工作人员隔位、分散就坐，有条件的应采取居家办公、分散办公等措施。

（4）商场和超市、银行、农集贸市场等营业场所应缩短营业时间，限制人员数量，停止促销等人员聚集活动，启动应急处置措施。

（5）公共交通工具应采取控制乘客数量、分散就坐等措施。

（6）人员密集、空间又相对密闭的场所，如宗教活动场所、洗浴场所和商品展销场所等应关门歇业。

（三）高风险地区

各类重点场所应停止营业或开放。

三、重点机构防控要求

（一）低风险地区

在采取加强内部管控、清洁消毒、通风换气和个人防护等卫生防护措施前提下，各类重点机构保持正常运转。

（1）做好口罩、洗手液、消毒剂、非接触式温度计等防疫物资储备，制定应急工作预案，落实单位主体责任。

（2）对工作人员进行健康监测，出现发热、咳嗽等可疑症状的人员，须及时就医排查。

（3）医疗机构、养老院、护理院、监管场所、学校、托幼机构和儿童福利院等，对进入机构的工作人员和来访人员进行体温检测。

（4）加强办公室、食堂和卫生间通风换气，保持空气流通。空调通风系统的卫生质量、运行管理、卫生学评价和清洗消毒应符合《公共场所集中空调通风系统卫生规范》(WS 394—2012)、《新冠肺炎疫情期间办公场所和公共场所空调通风系统运行管理》(WS 696—2020)、《公共场所集中空调通风系统卫生学评价规范》(WS/T 395—2012)和《公共场所集中空调通风系统清洗消毒规范》(WS/T 396—2012)的要求。

（5）加强对食堂、宿舍、卫生间等重点部位的清洁和消毒。

（6）鼓励错峰用餐，减少堂食和交流；鼓励采用无纸化办公，降低接触传播风险；减少集体性聚集活动如运动会、联欢会和培训会等。

（7）在办公室、食堂和卫生间等场所应设置洗手设施，如无洗手设备，应配备速干手消毒剂。

（8）工作人员随身备用口罩，与其他人近距离接触时佩戴，打喷嚏时用纸巾遮住或肘臂遮挡口鼻，将使用过的纸巾放入有盖的垃圾桶内，打喷嚏和咳嗽后应用洗手液（或肥皂）彻底清洗双手。

（9）粘贴海报，播放宣传视频，通过微信公众号、微博等定向推送防控知识。

（10）企业、机关事业单位等还应符合《新冠肺炎疫情期间重点场所和单位卫生防护指南》（WS/T 698—2020）附录 B 的要求。

（二）中风险地区

除上述防控措施外，还应采取以下措施

（1）当发现新冠肺炎病例时，在当地疾控机构的指导下，对空调通风系统进行消毒和清洗处理，经卫生学评价合格后方可重新启用。

（2）加强人员健康监测，查验健康码。

（3）医疗机构应加强体温检测，严格预检分诊，控制就诊人数，住院区实行封闭管理。

（4）养老院、护理院、儿童福利院和监管场所应实行封闭管理、视频探访等措施，不举办聚集性活动。

（5）学校和托幼机构应采取封闭管理，加强各类聚集性活动管理，大型室内聚集性活动非必要不组织。

（6）建议培训机构由线下改为线上授课。

（7）建议企业、机关事业单位等采用无纸化办公，降低接触传播风险，不举办聚集性活动，采取错时上下班、弹性工作制或居家办公方式，不提供堂食等措施。

（三）高风险地区

除上述防控措施外，还应采取以下措施：

（1）医疗机构应停止择期手术，停止口腔、内镜常规检查等高风险操作。

（2）学校、托幼机构、培训机构停止线下授课。

（3）儿童福利院、养老院、护理院等应避免聚集互访，不提供堂食。

（4）监管场所严格控制人员流动。

四、重点人群防护措施

（一）低风险地区

（1）应做好健康监测，科学佩戴口罩，做好手卫生，保持生活规律和充足睡眠，注意咳嗽礼仪，加强对重点人群的健康防护指导。

（2）应做好自我健康监测，出现发热、咳嗽等可疑症状时，须及时就医。

（3）科学佩戴口罩，做好日常防护。

（4）加强集体宿舍、办公区域等通风换气和清洁消毒，物品保持干净整洁，及时清理垃圾。

（5）做好手卫生，尽量避免直接用手触摸公共区域的门把手、挂号机、取款机等物体表面，接触后及时洗手或用速干手消毒剂揉搓双手。

（6）个人生活用品单独使用，不可共用。

（7）保持正常生活规律，保证充足睡眠，清淡饮食，均衡营养。

（8）注意咳嗽礼仪，打喷嚏、咳嗽时用纸巾遮住口鼻或采用肘臂遮挡等。

（二）中风险地区

除上述防控措施外，还应做好以下措施：

（1）强化健康监测，严格佩戴口罩，加强手卫生，保持1米以上社交距离。

（2）避免参加聚会、聚餐、婚丧嫁娶等聚集性活动。

（3）减少前往人员密集尤其是通风不良的场所。

（三）高风险地区

除上述防控措施外，还应做好以下措施：

（1）暴露机会高的重点人群，要强化防护措施，佩戴医用外科口罩或无呼气阀符合KN95/N95及以上级别的防护口罩，并遵守当地防控规定。

（2）传播风险大的重点人群，要暂停在高风险地区开展工作。

（3）抵抗力较差、患有基础性疾病的人群应避免外出。

五、特定人群防护措施

特定人群应根据暴露风险加强个人防护、定期进行核酸检测和接种疫苗等措施。

（一）个人防护装备及使用

接触或可能接触新冠肺炎病例和无症状感染者、污染物（血液、体液、分泌物、呕吐物和排泄物等）及其污染的物品或环境表面的所有人员均应使用个人防护装备，具体包括：

（1）手套：进入污染区域或进行诊疗操作时，根据工作内容，佩戴一次性使用橡胶或丁腈手套，在接触不同患者或手套破损时及时消毒，更换手套并进行手卫生。

（2）医用防护口罩：进入污染区域或进行诊疗操作时，应佩戴医用防护口罩或动力送风过滤式呼吸器，每次佩戴前应做佩戴气密性检查，穿戴多个防护用品时，务必确保医用防护口罩最后摘除。

（3）防护面屏或护目镜：进入污染区域或进行诊疗操作，眼睛、眼结膜及面部有被血液、体液、分泌物、排泄物及气溶胶等污染的风险时，应佩戴防护面屏或护目镜，重复使用的护目镜每次使用后，及时进行消毒干燥，备用。

（4）防护服：进入污染区域或进行诊疗操作时，应更换个人衣物并穿工作服（外科刷手服或一次性衣物等），外加防护服。

（二）手卫生

参与现场工作的所有人员均应加强手卫生措施，可选用含醇速干手消毒剂或醇类复配速干手消毒剂，或直接用75％乙醇进行擦拭消毒；醇类过敏者，可选择季铵盐类等有效的非醇类手消毒剂；特殊条件下，也可使用3％过氧化氢消毒剂、0.5％碘伏或0.05％含氯消毒剂等擦拭或浸泡双手，并适当延长消毒作用时间。有肉眼可见污染物时应先使用洗手液在流动水下洗手，然后按上述方法消毒。

在日常工作中应严格采取手卫生措施，尤其是戴手套和穿个人防护装备前，对患者进行无菌操作前，有可能接触患者血液、体液及其污染物品或污染环境表面之后，脱去个人防护装备过程中，需特别注意执行手卫生措施。

（三）防护要求

（1）病例和无症状感染者转运人员：建议穿戴工作服、一次性工作帽、一次性手套、防护服、医用防护口罩或动力送风过滤式呼吸器、防护面屏或护目镜、工作鞋或胶靴、防水靴套等。

（2）尸体处理人员：建议穿戴工作服、一次性工作帽、一次性手套和长袖加厚橡胶手套、防护服、KN95/N95及以上级别的防护口罩或医用防护口罩或动力送风过滤式呼吸器、防护面屏、工作鞋或胶靴、防水靴套、防水围裙或防水隔离衣等。

（3）环境清洁消毒人员：建议穿戴工作服、一次性工作帽、一次性手套和长袖加厚橡胶手套、防护服、KN95/N95及以上级别的防护口罩或医用防护口罩或动力送风过滤式呼吸器、防护面屏、工作鞋或胶靴、防水靴套、防水围裙或防水隔离衣，使用动力送风过滤式呼吸器时，根据消毒剂种类选配尘毒组合的滤毒盒或滤毒罐，做好消毒剂等化学品的防护。

（4）标本采集人员：建议穿戴工作服、一次性工作帽、双层手套、防护服、KN95/N95及以上级别的防护口罩或医用防护口罩或动力送风过滤式呼吸器、防护面屏、工作鞋或胶靴、防水靴套。必要时，可加穿防水围裙或防水隔离衣。

（5）实验室工作人员：建议至少穿戴工作服、一次性工作帽、双层手套、防护服、KN95/N95及以上级别的防护口罩或医用防护口罩或动力送风过滤式呼吸器、防护面屏或护目镜、工作鞋或胶靴、防水靴套。必要时，可加穿防水围裙或防水隔离衣。

（6）流行病学调查人员：对密切接触者调查时，穿戴一次性工作帽、医用外科口罩、工作服、一次性手套，与被调查对象保持1米以上距离。对疑似、确诊病例和无症状感染者调查时，建议穿戴工作服、一次性工作帽、一次性手套、防护服、KN95/N95及以上级别的防护口罩或医用防护口罩、防护面屏或护目镜、工作鞋或胶靴、防水靴套等。

（7）隔离病区及医学观察场所工作人员：建议穿戴工作服、一次性工作帽、一次性手套、防护服、医用防护口罩或动力送风过滤式呼吸器、防护面屏或护目镜、工作鞋或胶靴、防水靴套等。

（8）卫生检疫人员：宜穿戴工作服、一次性工作帽、一次性手套、KN95/N95或相等防护级别的医用防护口罩。

（9）进口冷链货品生产、搬运、销售人员：应穿戴工作服、工作帽和手套，戴医用外科口罩以上防护级别的口罩。

（10）特定人员的装备选择还应符合《新冠肺炎疫情期间特定人群个人防护指南》（WS/T 697—2020）的要求。

（四）防护装备脱卸的注意事项。

（1）脱卸时尽量少接触污染面。

（2）脱下的防护眼罩、长筒胶鞋等非一次性使用的物品应直接放入盛有消毒液的容器内浸泡；其余一次性使用的物品应放入黄色医疗废物收集袋中作为医疗废物集中处置。

（3）脱卸防护装备的每一步均应进行手消毒，所有防护装备全部脱完后再次洗手、手消毒。

二、规模性疫情防控阶段案例

案例❶ 一起冷链运输人员引起的聚集性疫情的调查处置

2022年1月21日，E区疾控中心接到市疾控中心《关于A市某某区某物流公司确诊病例某某的密切接触者的协查函》，函中涉及E区4名密切接触者。1月22日18时，E区疾控中心反馈其中2名密切接触者新冠核酸检测阳性。1月22日23时，A市疾控中心复核检测结果为阳性。省、市、区流调队员组成联合调查组，开展现场流行病学调查。

1.病例发现经过

1月21日9时50分，疾控中心人员收到刘某某电话告知，自述A市疾控告知其可能存在中、高风险地区暴露，现向其社区所在疾控中心报备。后流调人员在进行流调时发现刘某某自述中、高风险地区尚未公布，同时提供其他同事（李某、李某某）可能存在A市中、高风险暴露史。流调人员随即对李某、李某某开展电话调查，其中李某曾前往A市某某区某某镇（被确定为中风险地区），遂立即将李某转至隔离点。刘某某、李某某自述未前往中高风险地区，故通知两人静止，等待进一步管控信息。

2022年1月21日，E区疾控中心接到市疾控中心《关于A市某某区某物流公司确诊病例某某的密切接触者的协查函》，函中涉及E区4名密切接触者（李某某、唐某某、刘某某、李某）。接函后E区疾控中心立即将李某和刘某某转至隔离点。唐某某1月21日23时左右返回甲市后，直接转至隔离点。

病例1：李某某于2022年1月23日诊断为确诊病例（轻型）。

病例2：唐某某于2022年1月23日诊断为确诊病例（普通型）。

2.患者基本情况

病例1：李某某，现住址为甲市E区某企业，新冠疫苗接种三针均为北京科兴疫苗，同住人员王某、李某某2。

病例2：唐某某，现住址为甲市B区某小区，新冠疫苗接种三针均为北京科兴疫苗。同住人员王某某、唐某，唐某某2。

2名病例均为甲省甲市E区某物流公司物流司机，该物流公司有6名司机（李某某、唐某某、刘某某、李某、马某某、周某某）频繁往返A市与甲市。马某某1月20日去A市，因为A市疫情管控未能进入。周某某1月18日去A市，但未和病例唐某接触（A市某物流公司装卸工兼财务人员，1月20日新冠核酸检测为阳性）。而其余4名司机均与A市新冠肺炎病例唐某有过短暂接触，唐某负责货物搬运并与司机进行清单交接与结账。

3.流行病学调查

（1）病例1李某某

1月18日在A市某园区卸货（期间一直在园区未外出，吃睡均在车上）。1月19日12:30离开A市某园区，沿高速返回甲市，途径乙省某服务区。1月19日20:37下高速，随后在某加油站加油（未接触其他人员，但加油站当晚值班人员已作为重点人员居家监测，杨某某、杨某某2）。因高峰限行停车于某小道（未下车），于20日0:00左右抵达E区某企业院内。

1月20日早晨曾与王某某（装货工）和彭某某（卸货工）聊天。7:20～7:40下车与王某某在企业附近早餐店吃早餐(自述王某某结账,未接触其他人员,仅自行盛了一碗早餐粥,排查出 5 名密接,均为早餐店工作人员);8:00 多在企业内部做核酸(该企业每周四常规进行核酸检测),结果阴性。货物随后由彭某某卸货。9:00 左右拖挂空车厢与货主王某(乘坐副驾驶)一同前往某处物流。9:48 进入物流园区,9:52 抵达物流园办公区,9:56 进入物流园装货区,期间曾上厕所,与 2 名保安(门口)、1 名预约登记室工作人员、1 名库管、1 名同时空暴露人员有过接触(该日物流园工作人员 22 人,均居家监测)。13:25~16:15 在某物流提货后,于 16:22 从西北门离开某物流返回所属企业,停在某号库。17:20 左右给会计李某送单子。后返回车上,期间 21:00 左右下车在公司门口夜市摊购买物品,交易人刁某某(已在 E 区隔离)。

1 月 21 日凌晨 4:00 左右把货车开到某某物流,一直在车上。8:00 左右接到 A 市打来的电话,告知其有确诊病例接触史,之后立即向公司领导汇报情况(梁某),领导与疾控报备,后将车停到 E 区某某村某某停车场,一直未下车,直至 22:07 与同事刘某某、马某某及其妻子张某某四人被转运至某某集中隔离酒店进行医学观察。

病例 1 李某某的传播链如图 4-2 所示。

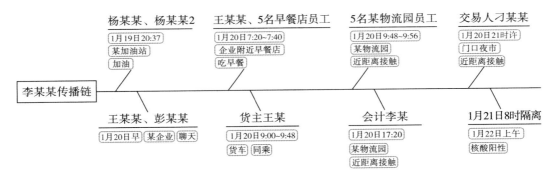

图 4-2 李某某的传播链

(2)病例 2 唐某某

1 月 16 日从甲市某冷鲜市场自驾前往 A 市,1 月 17 日抵达 A 市。

1 月 18 日车停靠 A 市某某区某某冷库某站台,早上起来后在车上吃饭,中午一直在车上,期间去了三次卫生间,下车时均戴口罩。中午在车上自己做饭、吃饭,12:30 左右离开某某冷库。17:00 左右在甲省某某市某服务区停车去卫生间,下车时戴口罩。大约19:30 在某某高速某某收费站下高速。19:49 到达某某加油站加油。19:50 左右有两位货车司机在其对面加油,距离两三米,2 人均佩戴口罩(加油站工作人员杨某某 3、杨某某 4二人已纳入观察;武某某系对面加油车辆车主,现正在追踪中)。加完油后,唐某某驾车离开,于 20:21 左右抵达某冷鲜市场。20:30 左右离开某冷鲜市场,从某某立交桥上车,乘坐某某路公交车回家(上车时间 20:36,地点某某立交桥,下车时间 21:42,地点某某小区,该站为终点)。21:54 左右到家,在外屋睡觉(楼栋已封闭,同住人员已集中隔离,初次核酸检测为阴性,同户人员某某未回甲市,没有接触)。

1 月 19 日早上 7:10 左右从家里出发,7:12 经过一红绿灯路口,未佩戴口罩,与一位未戴口罩行人近距离接触(已找到该人员信息,正在摸排管控中)。随后从某某小区某站点上车,站点所有候车人员一并登上某某路公交车(车牌号甲××××××,上车时间7:12,地点某某小区某区,下车时间8:47,地点某某立交桥)。后骑共享单车沿某某路辅路向东骑行约800米,8:40到达某路甲省某工程公司家属院某某早餐店购买烧饼。随后骑共享单车,8:47左右到达某某冷鲜市场,9:00左右给公司会计李某交账。10:00左右驾车离开某某冷鲜市场,期间都佩戴口罩。原计划前往A市,实际前往乙省某地(李某及王某某等相关人员已管控)。11:00左右在某某服务站打水,打完水离开服务区。13:00左右到某某市某某服务区,在车上吃饭,吃完饭离开。16:00左右到乙省某某市某某县服务区打水。17:30左右到乙省某某市某某2县某某市场。18:30和周某某、刘某某在某某市场餐厅二楼吃饭,19:00左右回车上休息。

1月20日车未动,9:30在某某市场内做核酸后一直停留车上,午餐和晚餐均在车上食用。期间曾下车上卫生间,全程佩戴口罩。

1月21日10:00在某某市场内做核酸,中午在车上吃饭,之后返回甲市。20:31主动和E区疾控报备,23:17到达某某村某某停车场,等待转运,同事徐某将货车开回某某物流公司。

1月22日凌晨被转运至某某集中隔离点医学观察。

病例2唐某某的传播链如图4-3所示

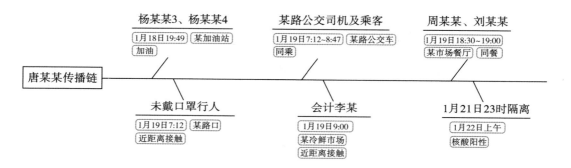

图4-3 唐某某的传播链

4.接触人员管控情况

病例1李某某:目前初步排查出密切接触者18人,分别是同事6人(2人在D区,4人E区),货主1人(在丙市管控),早餐店工作人员5人,某某物流5人,某某地摊摊主1人;次密切接触者12人,分别是密接王某某次密9人,彭某某的次密2人,密接马某某的次密1人;重点排查人员24人,其中2人为加油站工作人员,22人为专仓同日工作人员。

病例2(唐某某):涉及密接14人,已管控14人;密接李某家人的次密接13人,已管控11人;某某服务区、某某加油站等重点人员18人,已管控18人;另外,某某路公交车关联共有115人,确认身份89人,目前正进行医学观察。

5.实验室检测

病例1李某某:1月19日在A市核酸阴性;1月20日某某核酸检测点阴性;1月22日上午采样,18点初筛阳性;市疾控中心23时复核阳性。

病例2唐某某:1月20日在乙省某某市,1月21日外地某某检测点检测阴性。1月

22 日上午采样,18 点初筛阳性;市疾控中心 23 时复核阳性。

1 月 22 日 23 时市疾控中心、省疾控中心核酸检测复核均为阳性,经基因测序确定为新型冠状病毒德尔塔毒株。

密接中已经有核酸检测结果 9 名,均为阴性。某某冷鲜市场 1 月 22 日晚 96 名作业人员全部阴性,唐某某居住楼栋楼梯、门把手、家庭内部环境阴性,两名病例驾驶舱相关部位弱阳性。

6.结论与分析

综合分析目前情况,该 2 名病例前期核酸检测结果阴性,仅 22 日当日核酸检测阳性,除驾驶室内环境弱阳,其他环境阴性,表明该病例病毒排出主要集中在 22 日某某企业、某某物流、某某停车场及其周边活动区域中,其他社区风险相对较小。基因测序确认为德尔塔毒株,A 市确诊病例接触感染可能性大。

编者注

随着冷链食品、冷链运输人员及仓储、搬运人员阳性检出增多,冷链食品安全问题逐渐引起政府部门的重视。各地政府设立进口冷链食品集中监管专仓,在进口冷链食品流入市场之前进行核酸监测、消杀处理。后来随着疫情升级,又设立了进口非冷链高风险集中监管专仓,对非冷链进口货物进行集中监管。

经过三年疫情的实践,发现物传人的可能性较小,但在某些特殊情况下风险较高。有一起存在确切证据的冷链食品传人事件,是由于工人前往南美捕鱼后,将鱼冷冻带回国内。在集中对冷冻鱼类进行内脏清理操作时,由于病毒经冷冻后仍保留活性,且处于密闭空间,大量含病毒气溶胶在作业时被释放,导致同空间工人几乎全部感染。感染者后经基因测序为仅在南美流行的伽马毒株,明确了传染来源。此次事件由于冷链从业人员定期进行核酸检测,且从事冷链工作时闭环管理而及时发现,避免了向外扩散,说明冷链监管专仓对疫情防控起到了一定的作用。

案例❷ C 区某宾馆一起新冠聚集性疫情处置汇编

甲省某某医院于 2022 年 4 月 13 日在愿检尽检人员中发现 1 管"十混一"样本检测阳性,后进行单采单检,14 日 5:00 确定李某某核酸检测阳性。流调发现,该病例有 C 区某某宾馆旅居史,后续发现 11 例病例。同时己市、戊市各报告 1 例该链条相关病例。

1.基本情况

某某宾馆位于甲市 C 区某某街道某某路,为错层两楼(一楼、一楼半、二楼)。据老板自述一楼共有房间 11 间,二楼共有房间 10 间。宾馆内特别是一楼内空间狭窄,空气流通不畅。房间比较简陋,人均住宿面积约 3 m^2。该宾馆大部分房间不带卫生间,每层配备一个公共卫生间。即使老板起居室也未配备独立卫生间,卫生条件较差,门外路口有一公共厕所。宾馆外景及一楼房间平面设置分布情况如图 4-4 所示。

因该宾馆住宿零工在多个工地工作,后续该链条产生三条衍生链条,分别为 C 区某某超市链条,E 区某某街道某某工地链条及 D 区某某集团宿舍链条,其中 E 区隔离 D 区病例 1 名,该病例的密接人员 4 月 20 日报告发病,可能为二代病例。

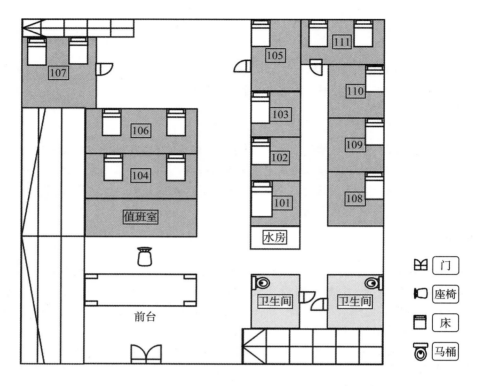

图 4-4　该宾馆 1 楼房间平面设置分布图

2.传播链及相关病例分析

（1）C 区某某宾馆旅居史链条

该链条共涉及 12 个病例，首发病例李某某 4 月 14 日确诊为无症状感染者，4 月 3 日与同住人员黄某某入住某某宾馆，后续前往 C 区某某服务中心寻找工作。4 月 8 日宾馆曾因出现 B 类密接李某某进行管理。4 月 9 日起宾馆内住宿人员多次前往某某社区卫生中心采集核酸。4 月 14 日 5:00 确定李某某核酸检测阳性。

之后对李某某密接人员开展核酸筛查，陆续判定 8 名人员核酸检测均为阳性。4 月 16 日，己市和戊市分别报告 1 例新冠肺炎无症状感染者，均与本链条有关。

（2）C 区某某工地链条

4 月 15 日张某明确诊为无症状感染者，对其流行病学调查发现，4 月 13 日，曾前往某某小区附近的某某超市改造项目工地做电镐工作。同日一起工作人员有 4 名，后均确诊为无症状感染者。4 月 15 日下午王某某等 3 人及 4 月 16 日上午何某某等 4 人曾前往该工地工作进而造成感染。

刘某等四人在该工地工作，但吃、住均在甲市某某集团某某 2 建设项目工地，进而造成某某 2 工地民工文某（4 月 19 日确诊为无症状感染者）和项某某（4 月 19 日确诊为无症状感染者）感染。截至 4 月 21 日 24 时，共报告相关病例 10 例。两个工地民工均已纳入隔离管控。

某某宾馆相关传播链如图 4-5 所示。

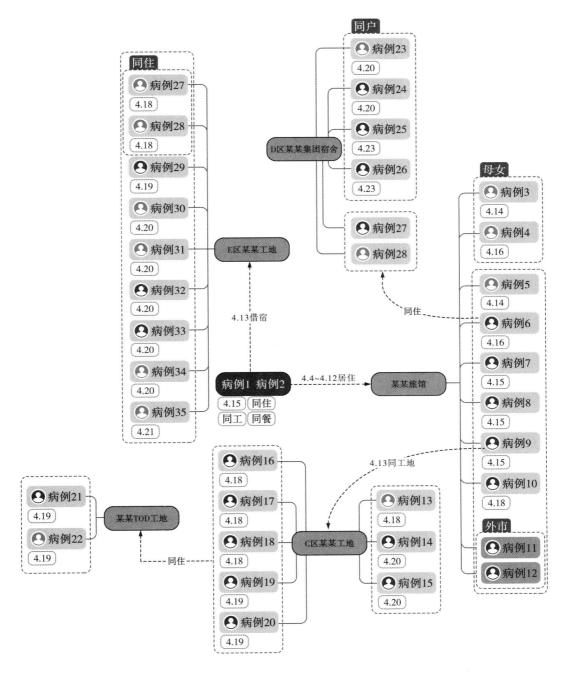

图 4-5　某某宾馆相关传播链

（3）E区某某工地链条

经流行学调查发现，4月13日23:30左右，张某某、高某某两人前往E区某某工地，约24:00翻墙进入工地，在工地住宿一宿，分别入住工地6排、5排宿舍。4月14日5:00左右曾到工地食堂购买早餐，6:20上班，在8号塔吊工作的片组工作，8:30，工作片组安全员巡检时，发现不属于本工地工作人员，及时遣返，但存在暴露风险。该工地已于4月15日封闭管理，4月18日对该管控区人员开展筛查时发现2例病例。截至4月21日24时，共报告8例病例。该工地人员均已纳入隔离管控。

（4）D区某某集团宿舍链条

该链条首发病例为杨某某曾4月5日至12日居住在C区某某旅馆。4月17日杨某某确诊为无症状感染者。对其密接人员进行排查时发现，其同单元的3楼住宿的李某及孙女杨某分别于4月20日和21日确诊，儿子、孙子4月23日确诊。该单元人员均已纳入隔离管控。

3.流调溯源分析

（1）基因测序结果

经省疾控中心基因测序比对分析，病例张某某与甲市C区病例李某某、刘某某基因组序列完全一致，与建筑工地传播链病例基因组序列高度同源。

经市疾控中心基因测序比对分析，C区病例高某某序列属于VOC/奥密克戎（omicron）变异株（BA.2进化分支），同前期工地首发病例吉某某等共享全部69个突变位点，并在此基础上增加2个核苷酸突变位点（C3045T，T5736C），基因组序列高度同源，属于同一条传播链。

（2）流调溯源结果

经流调及公安排查，可确定某某宾馆长期居住人员高某某（3月28日入住，4月14日核酸阳性），曾于4月4日在E区某某街道的某某3工地工作一天，在当天与之前确诊病例3名病例（4月5日核酸阳性）共同工作于同一工地的同一地点（约10小时），涉及人员所从事工作属同一工种，4人具有在工作中发生密切接触或物品接触的可能性。

4.宾馆人员排查及管控情况

经现场调查、电脑住宿信息提取、公安消费数据摸排等多种手段，初步公安推送确切信息人员66名，后经调查确定住宿人员64人，甲市管控43人，外市管控13人，外省管控5人，一名前期未找到人员已赋黄码并于4月22日晚找到。后续根据消费记录排查80人，其中甲市管控66人，外市11人，外省3人。

5.处置结论

结合流行病学调查及基因测序情况，可初步判定该起疫情始于E区某某工地疫情溢出人员高某某，目前仅找到一个传入点。若以高某某传入解释此处疫情，传播链的因果关系、时间序列不存在明显矛盾。

6.总结

（1）存在的问题

某某宾馆住宿人员多为外地零工人员，文化程度低，对手机应用不熟悉，频繁更换工作场所，对工地附近地形不清楚，流调过程中不配合，提供错误信息较多，手机微信或支付宝信息获取不顺畅，信息无法核实，导致整体流行病学调查进展慢，影响整体防控措施的实施。

某某宾馆登记信息不全且混乱,登记信息与实际住宿信息不符合。宾馆内环境差、暖瓶等公共物品多人混用,多人共住一间,对新冠疫情防控极为不利。

农民工和农民工宾馆经营人员整体卫生意识不强、个人卫生习惯差,且日常接触人员众多,活动范围复杂。

工地管理存在漏洞,人员流动频繁。工地人员防护意识不强,且流动性大,人员构成较复杂,存在疫情传播风险,应重点关注。

(2)工作经验

流调摸排管控同步进行,依靠街道、社区力量,优先落实管控措施。

做好三公联合流调,针对核酸检测阳性人员的活动轨迹,进一步排查密接、次密接等重点人员,确保应排尽排、应隔尽隔,不漏一人。

全面加强对工地的排查,重点排查短期工、临时工、包工头、材料提供商等。

加强对城市内的小商超、旅馆等的管理,落实相关防控措施,做好监测工作。

案例❸　D区某小区一起新冠聚集性疫情处置

1.疫情概况

自2022年3月29日以来,截至5月2日10时,D区累计报告34例新冠病毒感染病例,其中主要传播链位于某小区。该小区传播链自4月23日至5月1日共发现相关病例33例。

2.小区基本情况

某小区为D区村民安置区,共3栋住宅楼,828套公寓;其中,1号楼248套、2号楼200套、3号楼380套。物业公司暂时办公地点在3号楼的底层商铺。1号楼某某单元的4套住宅被业主出租给售卖装修建材、油烟机、地板等建材的商户。

2022年4月10日至15日开始实施村民安置房交房工作,共完成安置房交房704套。4月16日起,为业主办理装修登记。4月17日起,开放业主和装修相关人员进入小区。4月23日下午,接到区疫情防控指挥部通知,获知小区物业水电人员杨某某核检阳性后,办事处及社区第一时间对小区进行封控,小区禁止出入,小区内封控业主和装修人员共236人,并通过多种形式告知选房业主主动报告与物业维修人员接触情况,对排查出的密接人员实施静态管理,并于当晚报告区疫情防控指挥部后专车转运隔离点。

3.小区病例相关人员排查情况

疾控中心联合社区、公安通过电话流调某小区相关病例、704户业主(含160户装修业主)、社区封控、比对出入人员场所码、社区自主报备、电话摸排物业人员、维修人员和社区摸排、出入车辆数据比对等方式,共排查4月19日至23日间进入某小区的人员和某小区链条病例涉及人员。截至5月20日,纳入累计管理3080人,其中密接1285人,次密接1506人,均集中隔离。其中管控人员中,工人321人。

4.疫情分析

33例病例中,男性15例、女性18例;年龄最小2岁、最大91岁。按照初筛阳性病例报告时间,4月23日报告阳性病例1例、4月24日报告4例、4月25日报告7例、4月26日报告6例、4月27日报告12例、4月28日报告1例、4月30日1例、5月1日1例,具体如图 4-6 所示。

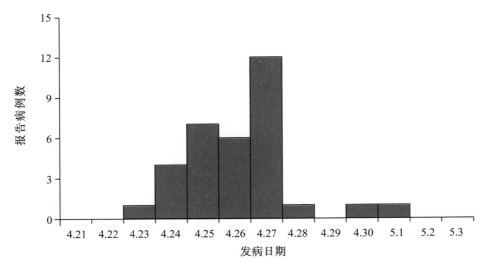

图 4-6　病例初筛阳性时间分布

33 例病例中，到过某小区现场的有 18 例，发生家庭聚集性传播 7 起。在隔离点中报告 20 例，社会面发现 12 例，封控区 1 例。

该传播链有几个关键病例。C 区报告病例陈某，公司职员，主要做油烟机业务推广，活动范围在 E 区、C 区、D 区等多个区县，4 月 19～21 日在该小区做推广，主要活动范围为 1 号楼，与某商户有接触，并在 3 号楼每楼层拍摄和扫描装修公司贴在业主门口的电话，并不入户，4 月 26 日核酸阳性。考虑其可能为该小区的传入病例。

首例阳性病例杨某某为小区物业水电维修人员，除 4 月 20 日、4 月 22 日请假外，其余时间一直在小区物业上班。4 月 23 日在社区筛查混检阳性。4 月 17 日小区交房后，每日工作为向住户供水。乘坐电梯到楼梯间送完水后，多数情况下会询问业主用水是否正常，也会入户处理问题，经常与装修工人、运输材料的工人同乘电梯。4 月 21 日入户一住户家送水，该住户也出现了发病的情况。

小区病例传播链如图 4-7 所示。

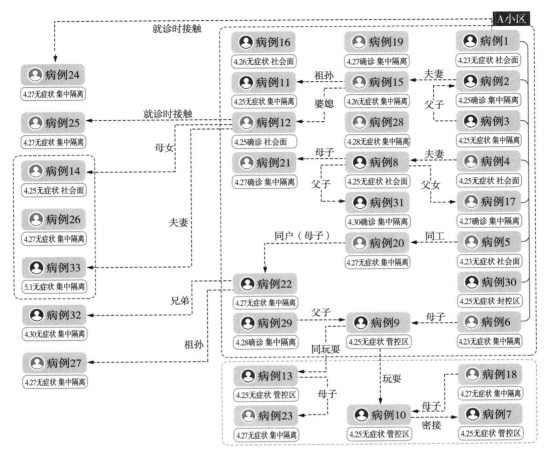

图 4-7　小区病例传播链

5.采取的措施

（1）及时封控小区

4 月 23 日下午,接到区疫情防控指挥部通知,获知小区物业水电人员杨某某核检阳性后,办事处及社区第一时间对某小区进行封控,并通过多种形式告知选房业主主动报告与物业维修人员接触情况,对排查出的密接人员实施静态管理,并于当晚报告区疫情防控指挥部后专车转运隔离点。

（2）全面排查小区涉及人员

一是街道办工作人员对小区业主进行排查。小区共有业主 753 户,其中 704 户拿到房屋钥匙。经排查,191 户业主自述 15 日以后未再去过某小区,244 户业主于 4 月 23 日集中隔离,310 户业主正在集中隔离或居家健康监测,8 户推送外区(市)管控。此次共摸排 2238 人,其中集中隔离 586 人,居家隔离 289 人,排除 1033 人,推送 330 人。

二是 4 月 19 日至 21 日通过扫描场所码进入小区的有 778 人,其中,145 人于 4 月 23 日集中隔离,321 人正在集中隔离或居家健康监测,312 人发给外区(市)管控。

三是经调取物业及周边道路监控视频识别车辆信息 294 条、确认 127 人,其中 D 区内

75人,正在集中隔离或居家健康监测,D区外52人,已发给外区(市)管控。

6.初步结论及分析

4月23日,经甲市疾控基因测序分析,该小区首例阳性杨某某属于VOC/奥密克戎变异株(BA.2.2进化分支),与B市病例一致。经与甲市现有病例比对,与F区李某某基因序列一致,较B市援建病例新增一个变异位点,属于同一传播链。而李某某与可疑感染源陈某均曾入住E区某酒店,陈某在19～21日多次到该小区推广业务。D区本起疫情截至目前发现的大部分病例,均与该小区有关,涉及小区内物业人员、业主及家人、装修工人、废品回收人员和业务员。

本起疫情可能是为感染者在4月17～23日期间多次往返于该小区导致的一起聚集性疫情。

此次聚集性疫情对我们主要有四点启示:

一是对于"乙类甲管"的传染病,防控要点在于"以快制快",只有在发现疫情后及时控制住潜在的感染人群,采取先控制再排查的形式,并在排查的过程中对新排查到的人员及时的纳入管控,才能使疫情得到迅速遏制。

二是装修从业者疫情传播风险相对较高。装修行业人员活动范围大、接触人员多且推销过程中往往彼此不认识,造成后续对接触人员的排查十分困难。不同于建筑工和零工,装修行业从业人员可以直接接触到新房业主,新房业主在其他社区居住,进而可能造成疫情扩散至其他社区。

三是新建社区访客登记制度不够健全,监控设备不完善,不利于开展流调溯源工作。此次涉及的小区为新建楼盘,流调过程中发现对溢出人员进行排查的难度很高。新建小区监控视频设备不够完善,对关键病例的接触情况没办法进行细致排查,导致疫情前期各条传播链很难关联。

四是此次疫情的家庭聚集性、社区聚集性高。新房业主感染后,会将疫情引入家庭;返回所住社区后,居民间的接触行为,也是造成疫情扩散的重要风险因素。

案例④ 某某产业园区一起新冠感染聚集性疫情分析

1.基本情况

该产业园区位于某某街道,园区占地面积约60000 m²,总建筑面积约14.3万 m²,于2020年12月交付使用。共有28栋楼,其中公寓楼2栋,其他为商业楼。1号公寓楼位于园区东北角,1～2楼为底商,3～21层为居住式公寓,每层23个房间,除住户及租户外,有6家宾馆及多家公司在此经营。

2.疫情概况

该起疫情指示病例为李某某。2022年4月22日21:00,甲市某某医院"二十混一"核酸检测发现1名无业人员李某某核酸检测初筛阳性,4月23日疾控中心复核结果阳性。流调发现,该病例现住址为甲市F区某某街道某某村某某超市西边平房,4月16～21日与男友王某某住在某某产业园区1号公寓楼某某酒店。该产业园后续共发现28例相关病例。

3.流行病学调查

29例相关病例中1号公寓楼居住、工作人员25例,3例为密切接触者续发,1例为产业园酒店用品洗消工(园区外工作)。25 例病例中某某酒店 5 例,某某 2 酒店 5 例(包括前期某某 3 酒店 1 例),三楼物业用房宿舍 5 例,公寓 4 例,某某 4 酒店 2 例,公寓楼保洁 3 例以及维修工 1 例。

指示病例初筛阳性采样时间为 4 月 22 日,发患者数在 4 月 26 日达到高峰,5 月 3 日检出最后一例病例,该病例赵某某为前期确诊病例李某某的母亲,4 月 28 日 0 时左右因儿子核酸检测阳性,一起转运至医院陪护,可能为陪护期间感染。

产业园疫情流行曲线如图 4-8 所示。

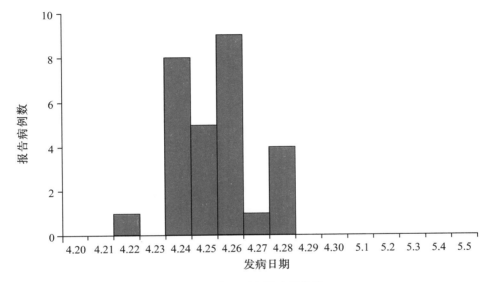

图 4-8　产业园疫情流行曲线

产业园 29 例病例中男性 12 例,女性 17 例;平均年龄 34.1 岁,分布范围为 2～64 岁,主要集中于 20～35 岁人群。

发现方式:隔离点和管控区发现 27 例,首发病例于 4 月 22 日社会面发现,另一例为 25 日发现病例宋某某,其为酒店用品洗消工,未去过某某产业园。

4.传播链相关病例分析

该链条共涉及 29 个病例,指示病例李某某(4 月 23 日确诊为轻型)4 月 11 日由甲市某某区某某村来到甲市市区,4 月 16～21 日曾在某某产业园 1 号公寓楼某某酒店居住。后续出现的相关病例大部分为产业园相关入住人员,主要包括同栋楼的某某酒店、某某 2 酒店、某某 3 酒店。此外,该链条还涉及某某小区、某某 2 小区、某某 3 小区,主要为产业园内入住人员的舍友、管理人员、物业人员等。

李某某(23 日)于 4 月 16 日入住某某酒店,直至 21 日一直住在该酒店,可能与前台邱某某(25 日)及陈某(27 日)均有过接触;其闺蜜亓某某 26 日确诊,15～23 日与李某某频繁接触,感染风险较高。陈某(27 日)为装修推销人员,其活动轨迹涉及甲市多个有疫情的新建小区,最早于 4 月 16 日入住 1 号公寓楼某某酒店,20～21 日均住在该酒店,可能与邱某某和李某某有过接触;其 17～20 日以及 22 日晚上均回过家,与其妻子李某有过接触,李某于 26 日确诊。邱某某(25 日)作为某某酒店前台工作人员,可能多次与李某某、陈某有过接触，20~21日感染风险较高；曹某某(25日)作为邱某某舍友，18~23日与其频繁接触，20~23日感染风险较高。宋某某(25日)为某某小区人员，主要从事收取产业园内酒店用品进行洗消，该小区仅宋某某发病，考虑可能为其洗消携带新冠病毒的酒店用品时感染。祖某某(28日)为某某工地工人，自4月10~23日一直住在某某酒店，其他人员于4月19~23日均在1号公寓楼居住或工作，存在同公寓楼新冠病毒感染人员同乘电梯、附近超市同购物、酒店用品清洁等共同暴露风险，感染风险较高。产业园病例传播链如图4-9所示。

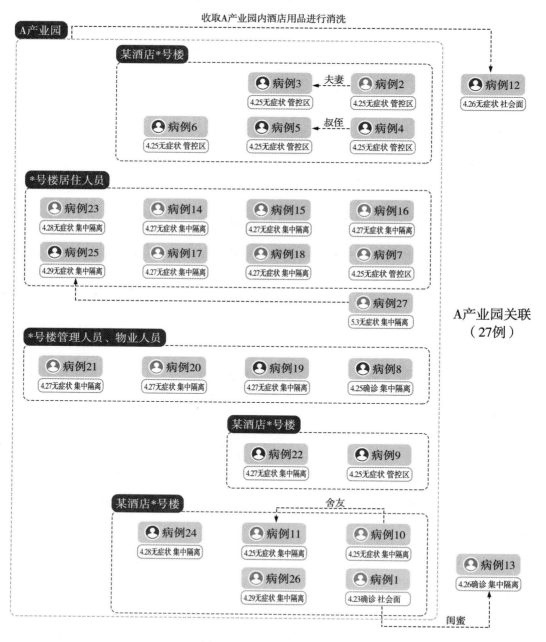

图 4-9　产业园病例传播链

5.流调溯源分析

(1)基因测序结果

4月25日,经省疾控中心基因测序比对分析,病例李某某基因组分型为奥密克戎变异株(BA.2.2)进化分支,与B市本土病例高度同源。经与本省新冠病例数据库比对,病例李某霞与甲市病例桑某、王某、李某、魏某(B市援建返甲省人员),任某、杨某(甲市本土病例)等病例基因组基础上增加一个突变位点G5953A,基因组序列高度同源。

(2)流调溯源结果。

结合流行病学调查信息,可初步判定某某产业园链条与B市援建返甲省人员有关。该起疫情可能是因为装修推销人员陈某4月20~21日入住产业园的某某酒店导致。

陈某于4月26日核酸检测阳性,27日复检阳性。经流调及公安排查,陈某从事建筑装饰等材料的推销工作,活动轨迹主要涉及甲市刚刚建成以及即将建成的小区,其涉及的多家小区均有疫情发生。其自述23日晚上有发烧症状,根据新冠病毒发病前4天的传染期推算,陈某可能19日之前已经感染新冠病毒。

6.人员排查及管控情况

4月23日,1号公寓楼立即封控管理,详细排查所有病例轨迹,追踪溢出密接、次密等风险人员进行集中隔离管控。对周边公寓楼实施临时管控,对管控区内所有人员每天采集核酸进行检测,连续采集3天。与感染者同时间(2小时内)就餐、购物、同乘电梯的暴露人员按密接管理,其共同居住人和同事按一般接触者管理。共排查密接809人,次密接653人。

7.存在的问题

病例李某某于4月11日由甲市某某区某某村来到甲市区,4月19日某某区疫情开始,经流调及公安排查,未发现李某某与原住址疫情相关,尚需进一步核实。

病例祖某某、杨某某、杨某三人均为某某工地工人,其中祖某某自4月10~23日一直住在某某酒店。上述三人是否与工地疫情有关未能确认。

该起疫情推测可能是因为装修推销人员陈某入住产业园的某某酒店导致,其活动轨迹涉及甲市多个有疫情的新建小区,但是陈某的具体感染来源未明确。

全民核酸检测期间,该园区未纳入社区的管辖范围,导致病例发现延迟,传播时间加长,溯源难度极大。

8.结论

结合流行病学调查及基因测序情况,可初步判定该起疫情始于陈某。若以陈某传入解释此处疫情,传播链的因果关系、时间序列不存在明显矛盾。同时也不能完全排除I区来济人员李某某以及工地工人祖某某、杨某某及杨某的可能性。

9.主要工作经验

(1)流调摸排管控同步进行,优先落实管控措施。

(2)根据风险程度,尽快调整管控范围。

(3)多部门联动,依靠街道、社区力量,以最快的反应速度和管控措施,防止疫情蔓延。

案例⑤ 2022年一起多源输入新型冠状病毒感染疫情处置

新型冠状病毒感染自2019年12月发现以来，已发展成为全球关注的重大公共卫生问题。2022年1月26日全球每日新增阳性检测一度突破四百万例。

我国W市疫情结束后，逐渐进入常态化动态清零防控阶段。2022年3月，B市、JL省新增大量聚集性本土病例。3月29日，甲市的B市返回人员检出一例新冠病毒阳性，其密切接触者中相继出现8例阳性。4月1日、3日，各新增1名和3名外省输入阳性人员，甲市逐渐进入外省多源输入，多条传播链并行的复杂疫情形势。

5月5日，甲市在未全面封控的前提下实现社会面清零。为总结此次疫情暴发期间防控方面的得失，分析病例特征、各条传播链的传播特点及关联，为以后的呼吸道传染病疫情防控提供理论研究基础。

1.资料获得及分析方法

甲省、甲市疾病预防控制中心及病例所在区（县）疾控中心、公安共同完成个案流调报告，检测的相关实验室反馈检测结果及定点医院反馈医疗救治信息。

（1）流行病学调查

流调队员通过电话对阳性检测人员进行流行病学调查。报告完成后由流调队队长初审，报告审核组复核，待所有风险场所、人员管控后结案。

（2）核酸检测

按照《新型冠状病毒感染防控方案（第八版）》中实时荧光RT-PCR方法对咽拭子样本进行新型冠状病毒核酸测定。

（3）统计分析及绘图

通过Excel进行数据整理和绘制时间分布图，通过统计绘图软件R语言（version 4.2.0）进行Fisher确切概率法、OR值计算及绘制传播链图，年龄分组参考世界卫生组织文献并按实际情况有所合并。

2.传播链分析

（1）病例特征及分型

3月29日至5月7日，甲市共报告本土病例523例（同时期报告65例来自"点对点"接返B市方舱援建务工人员，均闭环管理未计入），均为奥密克戎变异株。其中男性278例（53.2%），女性245例（46.8%），无症状感染者与确诊病例、轻型与普通型患者的性别差异均无统计学意义（$p=0.232$，$p=0.392$）。

以18～34岁组为参照组进行统计分析，≤9岁组出现症状的比例（35.0%）高于18～34岁组（14.7%），OR为3.10（95%CI：1.28～7.41），差异具有统计学意义（$p<0.01$）；≥60岁组普通型比例（10.7%）高于18～34岁组（1.4%），OR为8.74（95%CI：1.18～111.1），差异具有统计学意义（$p<0.05$）。详情如表4-4所示。

病例职业多为民工（98例，18.7%）、工人（81例，15.5%）与农民（64例，12.2%），干部职员（58例，11.1%）、家务及待业人员（57例，10.9%）、商业服务（47例，9.0%）与学生（46例，8.8%）所占比例也较高。

表 4-4　甲市 523 例本土新冠病例基本情况及分型(2022 年 3 月 29 日至 5 月 7 日)

分组	无症状感染者	确诊病例		合计	OR(95%CI)	p(Fisher test)	
		轻型	普通型			无—确诊	轻—普通
性别							
男	239(86.0%)	30(10.8%)	9(3.2%)	278(53.2%)	—	0.232	0.392
女	201(82.0%)	38(15.5%)	6(2.5%)	245(46.8%)	—		
年龄							
18～34	122(85.3%)	19(13.3%)	2(1.4%)	143(27.3%)	—		
≤9	26(65.0%)	14(35.0%)	0	40(7.7%)	3.10(1.28～7.41)	<0.01	0.506
					—		
10～17	25(75.8%)	7(21.2%)	1(3.0%)	33(6.3%)	1.85(0.64～4.99)	0.197	1.000
					1.34(0.02～29.8)		
35～59	223(88.8%)	22(8.8%)	6(2.4%)	251(48.0%)	0.73(0.38～1.41)	0.342	0.438
					2.54(0.39～28.7)		
≥60	44(78.6%)	6(10.7%)	6(10.7%)	56(10.7%)	1.58(0.65～3.70)	0.290	<0.05
					8.74(1.18～111.1)		

(2)主要传播链

本次疫情存在六条主传播链,主传播链 1(3 月 29 日至 4 月 2 日)为由 B 市返回人员输入后感染 10 名密切接触者,暴露方式多为同乘。主传播链 2(4 月 3～14 日)经基因测序与同期 JL 省疫情同源。多名 JL 省周边货车司机于 M 县某理发店理发,后理发人员及家人同日核酸检测阳性。由于理发店通风不畅,人流密集,近期理发人员成为续发病例,12 天内共感染 64 例。因对病例所在自然村实行封控及全县静态管理得到及时控制。主传播链 3(4 月 4 日至 5 月 3 日)由多名 JL 省周边务工人员(JL 省同源)传入,其在甲市各区域辗转务工,传播至多处建筑工地。因住宿环境拥挤,多人流动同住、同餐等传播范围广泛,涉及大部分市区。在 6 条主传播链中传播时间最长(30 天),波及范围最广,共感染93 例,具体如图 4-10 所示。

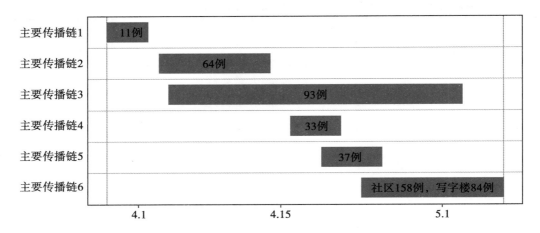

图 4-10　甲市 2022 年新冠本土疫情主要传播链

主传播链 4、5、6 未明确传染源，基因测序与 B 市疫情同源性较高。主传播链 4（4 月 16 日至 4 月 21 日）集中暴发于 F 区一处毗邻新冠患者定点救治医院的建筑工地，工地内同一食堂用餐，8～10 人同住一屋。工地实行半封闭管理，未发现明确暴露史，内部传播 33 例后，因全员集中隔离而结束。主传播链 5（4 月 19～25 日）为 I 区一户家庭（位于方舱医院附近，未发现明确暴露史），阳性检出前违反防疫规定举办订婚宴而造成传播，共感染 37 例，因 I 区相对市区独立且及时实行静态管理未扩散至外区。

主传播链 6（4 月 23 日至 5 月 7 日）为疫情后期主要传播途径，共感染 242 例 （46.3%），写字楼、居民小区等社区传播广泛。数条子传播链间存在时空交集但无明确暴露史，由装修材料推销人员、装饰材料售卖运输人员、装修工人串联。写字楼内存在多单位办公、酒店、影院、娱乐场所等多处公共场所，传播广泛难以溯源。前期多因同办公室、同住感染，后期因多个新入住小区的装修工作广泛传播。

（3）时间分布

本次疫情开始于 3 月 29 日 B 市返回人员，结束于 5 月 7 日。主传播链 2、3 及主传播链 4、5 开始时间接近，增长高峰期有所重叠。病例大量出现时间与新传播链出现相关联，滞后 1～5 天，具体如图 4-11 所示。多条主传播链重叠时病例数量迅速增加，每次接近动态清零时又有新的主传播链出现，提示存在社会面隐秘传播。

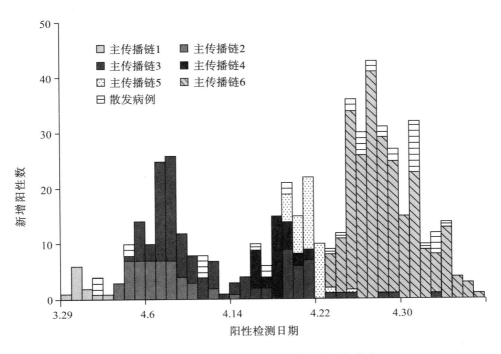

图 4-11　甲市 2022 年新冠本土疫情病例时间分布

（4）空间聚集性分析

本次疫情波及甲市大部分城区,空间分散性主要由主传播链 3 扩散导致,分散于市区各建筑工地。主传播链 2 集中暴发于北部毗邻丁市某某县(短期存在暴发疫情)的 M 县某某镇,主传播链 5 集中暴发于东南部 I 区某某镇,由于及时实行静态管理两链均外溢较少。主传播链 6 主要集中于 F 区两个综合性写字楼,及三个新交房、装修需求较大的居民小区,外溢较多,多通过社区传播及办公室、宾馆同工、同时空传播。

3.讨论

本次疫情自 3 月 29 日至 5 月 7 日,持续约 40 天。时值国内多地发生聚集性疫情:3 月 29 日我国本土新增病例及无症状感染者为 1565＋7090 例(JL 省 1150＋1032 例,B 市326＋5656 例,H 省 16＋24 例,L 省 5＋52 例,甲省 4＋23 例),造成甲市多源多次输入、多链传播、隐秘扩散的复杂疫情形势。

本次疫情无症状感染者比例(男 86.0%、女 82.0%)与同为奥密克戎变异株的 YN 省疫情(总 81.77%)接近。新传播链出现时,病例大量出现的滞后时间与 NB 市疫情研究中奥密克戎变异株潜伏期接近。9 岁及以下的儿童出现症状的比例高于成人,可能与其疫苗接种率低于成人有关;超过 60 岁的老年人出现肺部症状的比例高于 18～34 岁组,与其他对奥密克戎株的研究结果一致。既往感染通常只能提供 6 个月的抗体保护,接种疫苗是预防新冠感染及重症的最有效手段。英国一项研究显示,感染新冠治愈后接种加强针疫苗可保持一年以上对新冠病毒的免疫力,建议未接种疫苗者感染新冠治愈后补种一剂加强针。我国儿童及老人的接种率仍低于成人,在对疫苗可能出现的不良反应(特别是 mRNA疫苗)有足够预备的前提下,对这两类人群加强接种可降低人群易感性,减少疫情发生。

主传播链 1 首发病例乘坐公交车共约 5.5 小时，转乘两次，产生大量密接及次密接人员，进行查找并隔离消耗了大量流调队员、"三公"协作人员的精力和资源。建议加强公共交通工具防疫措施，注意防护及通风，必要时佩戴 N95 口罩，特别是疫情风险期。

主传播链 2 由不符合通风及防疫条件，但人流量极大的理发店引起扩散，主传播链 5 因疫情期间违反防疫规定举行大规模婚宴聚餐引起扩散。建议监督部门在疫情风险期切实确保防疫政策落实到位。两链均持续时间较短，与迅速实行全区（县）静态管理有关。疫情发生后结合实际情况尽快划定风险区有助于更快控制疫情。

主传播链 3 与主传播链 6，均因高流动人口频繁出入人员密集场所导致地理上分散的多处疫情暴发。主传播链 3 因务工人员辗转各建筑工地频繁流动打零工，且工地宿舍、务工人员宾馆内多人同住，造成疫情传播。主传播链 6 由于社区防疫监管水平参差不齐，对流动人群管理薄弱，装修工人、推销人员、废品收购人员等频繁进出新交房社区，造成多社区传播。建议疫情期间加大务工、流动服务人员的核酸检测密度，严格工地、社区防疫制度。

奥密克戎变异株作为当前唯一的关注毒株（variant of concern，VOC），变异位点远多于其他常见毒株，特别是刺突蛋白上具有 37 个突变（其他毒株的 3～5 倍），使其传播性、免疫逃逸远高于其他。本次疫情存在大范围社会面隐秘传播，存在多处无明确暴露史的家庭聚集性病例。在两次复燃后，三轮九次全员核酸检测并大量增加临时管控区后才得以遏制。模拟研究显示：首例阳性后每日核酸检测并采取防控措施可降低疫情规模约 55%，能极大减少经济负担并具有良好的经济性，隔离措施和提高个人防范意识可遏制新增感染人数。建议此后处置疫情时，相关部门应适时扩大核酸检测范围，及早采取适当限制人员流动的措施，并适度增加公共场所个人防护要求。

案例⑥ 2022 年 11 月至 2023 年 1 月甲市大规模聚集性新型冠状病毒感染疫情调查处置

新型冠状病毒疫情进入 2022 年 10 月份后，境外、外省市传入甲市的疫情基本转变为奥密克戎毒株，其中主要分支为 BA.5.2，占新冠感染患者的绝大多数。传播速度大大加快，隐匿程度更高，患者检测阳性时已成为聚集性疫情。

1.主要传播链

甲市此阶段先后出现过比较明显的传播链 11 条，之间存在一定的因果联系，但其中有些没有明显的传播关系，按时间先后顺序主要为：

（1）C～D 区某某食品批发仓库、物流疫情。

（2）A 区某某量贩式 KTV 聚集性疫情。

（3）某某大学附属中学聚集性疫情。

（4）某某大型综合性市场聚集性疫情。

（5）某某大型连锁超市聚集性疫情。

（6）某某大型肉类批发市场园区聚集性疫情。

（7）某某酒吧聚集性疫情。

（8）某某培训公司聚集性疫情。

（9）某某学院聚集性疫情。

（10）甲市某某公司中学。

（11）甲省某某大学。

2.调查处置

这波疫情首先在 C 区发现聚集性情况,甲市疾控主要流调队员首先进驻 C 区疫情防控指挥部,与 C 区流调队员及其他部门协同办公人员成立联合指挥部,进行某某食品物流情况的流调处置。后发现 D 区该食品物流中转仓库也存在一定传播风险,疾控中心自 C 区分流一部分人员前往 D 区,与当地处置人员协同办公。

后经流调发现,C 区聚集性疫情某阳性人员发烧期间曾前往 A 区某量贩式 KTV 进行娱乐活动。中心部分流调人员前往 A 区现场调查,发现因 KTV 近期有打折优惠活动,且附近商超、高校众多,当日人流量远超平日,存在极大的风险和不确定性。另外,该 KTV 为地下建筑,通风不畅,并采用中央空调,除大型包厢外其他房间均共用洗手间,进一步增大了疫情传播风险。该场所同时段工作人员及顾客数日内陆续出现 15 例阳性患者。

此后,某某大学附属中学、某某大型综合性市场、某某大型连锁超市和某某大型肉类批发市场园区在无明确传染源、传播链条的前提下,先后出现聚集性疫情,且地理上较为分散,相互联系较弱,较大可能为外源多次输入。

疾控中心抽调其他科所人员、非应急队员分派各区进行应急处置,并与当地组织流调队员配合调查。

上述疫情基本控制后,某某酒吧、某某培训公司、某某学院、甲市某某公司中学、甲省某某大学再次先后出现聚集性疫情,疑为省内多源输入。

此时,省指挥部组织省市区联合流调队,整合已有市区流调队,公安部门工作人员以及甲省疾控工作人员,集中于甲市某某酒店联合流调。工作方式由单纯的流行病学调查、密切接触者隔离,逐步转变为四方面的工作模式:

（1）指挥部整体分析,包括全市新发病例分析,各区县每日新增病例数量,区县各小区/村居新发病例数量排列。

（2）绘制传播链分析图,组织撰写较大规模的传播链专题报告。

（3）组织人员分析流调报告,分析疫情形势,预测聚集性情况;并根据分析结果通知、协调现场组现场调查。

（4）组织流调报告分析组,分析全市新发病例年龄、性别差异、集体单位（养老院、存在员工宿舍的大型公司）聚集性情况,汇总报告指挥部。

3.处置结果

此阶段尚能控制已有感染人员和传播链相关人员,但由于此时全国疫情均进入大规模暴发阶段,且甲市政策并无外来人员限制,导致大量外源输入聚集性疫情。每日新发病例逐渐增多,逐步进入第三阶段常态化防控。

第三节　常态化防控

新型冠状病毒在被发现后的三年间,在人群中不断变异,逐渐由低毒力、低致病（致死）性、高传播性的奥密克戎毒株占据主导优势。随着病毒致病力的改变,我国疫情防控政策也发生了大规模的变化，国务院联防联控机制先后发布了阶段性的"二十条""新十条"《新型冠状病毒感染防控方案(第十版)》等重要部署，逐步将新冠疫情防控推进至常态化防控阶段。

甲省、甲市也相应做出了政策性调整，降低了对一般人员的常规防控与预警的级别，仅对新型致病力增强变异株、重症或死亡病例防控和聚集性疫情制定了对应监测方案。

一、常态化防控推进政策

（一）国务院联防联控机制公布进一步优化疫情防控的二十条措施

新华社北京 11 月 11 日电 国务院联防联控机制综合组 11 日公布《关于进一步优化新冠肺炎疫情防控措施科学精准做好防控工作的通知》。通知指出，党中央对进一步优化防控工作的二十条措施做出重要部署、提出明确要求，各地各部门要不折不扣把各项优化措施落实到位。

（一）对密切接触者，将"7 天集中隔离＋3 天居家健康监测"管理措施调整为"5 天集中隔离＋3 天居家隔离"，期间赋码管理、不得外出。集中隔离医学观察的第 1、2、3、5 天各开展 1 次核酸检测，居家隔离医学观察第 1、3 天各开展 1 次核酸检测。

（二）及时准确判定密切接触者，不再判定密接的密接。

（三）将高风险区外溢人员"7 天集中隔离"调整为"7 天居家隔离"，期间赋码管理、不得外出。在居家隔离第 1、3、5、7 天各开展 1 次核酸检测。

（四）将风险区由"高、中、低"三类调整为"高、低"两类，最大限度减少管控人员。原则上将感染者居住地以及活动频繁且疫情传播风险较高的工作地和活动地等区域划定为高风险区，高风险区一般以单元、楼栋为单位划定，不得随意扩大；高风险区所在县(市、区、旗)的其他地区划定为低风险区。高风险区连续 5 天未发现新增感染者，降为低风险区。符合解封条件的高风险区要及时解封。

（五）对结束闭环作业的高风险岗位从业人员由"7 天集中隔离或 7 天居家隔离"调整为"5 天居家健康监测"，期间赋码管理，第 1、3、5 天各开展 1 次核酸检测，非必要不外出，确需外出的不前往人员密集公共场所、不乘坐公共交通工具。

（六）没有发生疫情的地区严格按照第九版防控方案确定的范围对风险岗位、重点人员开展核酸检测，不得扩大核酸检测范围。一般不按行政区域开展全员核酸检测，只在感染来源和传播链条不清、社区传播时间较长等疫情底数不清时开展。制定规范核酸检测的具体实施办法，重申和细化有关要求，纠正"一天两检""一天三检"等不科学做法。

（七）取消入境航班熔断机制，并将登机前 48 小时内 2 次核酸检测阴性证明调整为登机前 48 小时内 1 次核酸检测阴性证明。

（八）对于入境重要商务人员、体育团组等，"点对点"转运至免隔离闭环管理区("闭环泡泡")，开展商务、训练、比赛等活动，期间赋码管理，不可离开管理区。中方人员进入管理区前需完成新冠病毒疫苗加强免疫接种，完成工作后根据风险大小采取相应的隔离管理或健康监测措施。

（九）明确入境人员阳性判定标准为核酸检测 Ct 值＜35，对解除集中隔离时核酸检测 Ct 值 35～40 的人员进行风险评估，如为既往感染，居家隔离期间"三天两检"、赋码管理、不得外出。

（十）对入境人员,将"7天集中隔离＋3天居家健康监测"调整为"5天集中隔离＋3天居家隔离",期间赋码管理、不得外出。入境人员在第一入境点完成隔离后,目的地不得重复隔离。集中隔离医学观察的第1、2、3、5天各开展1次核酸检测,居家隔离医学观察第1、3天各开展1次核酸检测。

（十一）加强医疗资源建设。制定分级分类诊疗方案、不同临床严重程度感染者入院标准、各类医疗机构发生疫情和医务人员感染处置方案,做好医务人员全员培训。做好住院床位和重症床位准备,增加救治资源。

（十二）有序推进新冠病毒疫苗接种。制定加快推进疫苗接种的方案,加快提高疫苗加强免疫接种覆盖率,特别是老年人群加强免疫接种覆盖率。加快开展具有广谱保护作用的单价或多价疫苗研发,依法依规推进审批。

（十三）加快新冠肺炎治疗相关药物储备。做好供应储备,满足患者用药需求,尤其是重症高风险和老年患者治疗需求。重视发挥中医药的独特优势,做好有效中医药方药的储备。加强急救药品和医疗设备的储备。

（十四）强化重点机构、重点人群保护。摸清老年人、有基础性疾病患者、孕产妇、血液透析患者等群体底数,制定健康安全保障方案。优化对养老院、精神专科医院、福利院等脆弱人群集中场所的管理。

（十五）落实"四早"要求,减少疫情规模和处置时间。各地要进一步健全疫情多渠道监测预警和多点触发机制,面向跨省流动人员开展"落地检",发现感染者依法及时报告,第一时间做好流调和风险人员管控,严格做到早发现、早报告、早隔离、早治疗,避免战线扩大、时间延长,决不能等待观望、各行其是。

（十六）加大"一刀切"、层层加码问题整治力度。地方党委和政府要落实属地责任,严格执行国家统一的防控政策,严禁随意封校停课、停工停产、未经批准阻断交通、随意采取"静默"管理、随意封控、长时间不解封、随意停诊等各类层层加码行为,加大通报、公开曝光力度,对造成严重后果的依法依规严肃追责。发挥各级整治层层加码问题工作专班作用,高效做好举报线索收集转办,督促地方及时整改到位。卫生健康委、疾控局、教育部、交通运输部等各行业主管部门加强对行业系统的督促指导,加大典型案例曝光力度,切实起到震慑作用。

（十七）加强封控隔离人员服务保障。各地要建立生活物资保障工作专班,及时制定完善生活必需品市场供应、封闭小区配送、区域联保联供等预案,做好重要民生商品储备。全面摸排社区常住人口基础信息,掌握空巢独居老年人、困境儿童、孕产妇、基础病患者等重点人员情况,建立重点人员清单、疫情期间需求清单。优化封闭区域终端配送,明确生活物资供应专门力量,在小区内划出固定接收点,打通配送"最后一米"。指导社区与医疗机构、药房等建立直通热线,小区配备专车,做好服务衔接,严格落实首诊负责制和急危重症抢救制度,不得以任何理由推诿拒诊,保障居民治疗、用药等需求。做好封控隔离人员心理疏导,加大对老弱病残等特殊群体的关心帮助力度,解决好人民群众实际困难。

（十八）优化校园疫情防控措施。完善校地协同机制,联防联控加强校园疫情应急处置保障,优先安排校园转运隔离、核酸检测、流调溯源、环境消毒、生活物资保障等工作,提升学校疫情应急处置能力,支持学校以快制快处置疫情。各地各校要严格执行国家和教育部门防控措施，坚决落实科学精准防控要求，不得加码管控。教育部和各省级、地市级教育部门牵头成立工作专班，逐一排查校园随意封控、封控时间过长、长时间不开展线下教学、生活保障跟不上、师生员工家属管控要求不一致等突出问题并督促整改，整治防控不力和过度防疫问题。各级教育部门设立投诉平台和热线电话，及时受理、转办和回应，建立"接诉即办"机制，健全问题快速反应和解决反馈机制，及时推动解决师生急难愁盼问题。

（十九）落实企业和工业园区防控措施。各地联防联控机制要成立专班，摸清辖区包括民营企业在内的企业和工业园区底数，"一企一策""一园一策"制定疫情防控处置预案。落实企业和工业园区疫情防控主体责任，建立从企业、园区管理层到车间班组、一线职工的疫情防控全员责任体系，细化全环节、全流程疫情防控台账。严格返岗人员涉疫风险核查，确认健康后方可返岗。加强对关键岗位、关键工序员工的生活、防疫和轮岗备岗保障，完善第三方外包人员管理办法，严格社会面人员出入管理。发生疫情期间，要全力保障物流通畅，不得擅自要求事关产业链全局和涉及民生保供的重点企业停工停产，落实好"白名单"制度。

（二十）分类有序做好滞留人员疏解。发生疫情的地方要及时精准划定风险区域，对不在高风险区的外地人员，评估风险后允许其离开，避免发生滞留，返程途中做好防护。发生较多人员滞留的地方，要专门制定疏解方案，出发地与目的地加强信息沟通和协作配合，在有效防止疫情外溢的前提下稳妥安排，交通运输、民航、国铁等单位要积极给予交通运力保障。目的地要增强大局意识，不得拒绝接受滞留人员返回，并按照要求落实好返回人员防控措施，既要避免疫情外溢，也不得加码管控。

（二）参见《关于进一步优化落实新冠肺炎疫情防控措施的通知》（联防联控机制综发〔2022〕113号）

各省、自治区、直辖市及新疆生产建设兵团应对新型冠状病毒肺炎疫情联防联控机制（领导小组、指挥部），国务院应对新型冠状病毒肺炎疫情联防联控机制各成员单位：

近期，各地各部门深入贯彻落实党中央、国务院决策部署，坚持第九版防控方案，落实二十条优化措施，持续整治层层加码问题，取得积极成效。根据当前疫情形势和病毒变异情况，为更加科学精准防控，切实解决防控工作中存在的突出问题，现就进一步优化落实疫情防控措施有关事项通知如下：

一是科学精准划分风险区域。按楼栋、单元、楼层、住户划定高风险区，不得随意扩大到小区、社区和街道（乡镇）等区域。不得采取各种形式的临时封控。

二是进一步优化核酸检测。不按行政区域开展全员核酸检测，进一步缩小核酸检测范围、减少频次。根据防疫工作需要，可开展抗原检测。对高风险岗位从业人员和高风险区人员按照有关规定进行核酸检测，其他人员愿检尽检。除养老院、福利院、医疗机构、托幼机构、中小学等特殊场所外，不要求提供核酸检测阴性证明，不查验健康码。重要机关、大型企业及一些特定场所可由属地自行确定防控措施。不再对跨地区流动人员查验核酸检测阴性证明和健康码，不再开展落地检。

三是优化调整隔离方式。感染者要科学分类收治，具备居家隔离条件的无症状感染者和轻型病例一般采取居家隔离，也可自愿选择集中隔离收治。居家隔离期间加强健康监测,隔离第 6、7 天连续 2 次核酸检测 Ct 值≥35 解除隔离,病情加重的及时转定点医院治疗。具备居家隔离条件的密切接触者采取 5 天居家隔离,也可自愿选择集中隔离,第 5 天核酸检测阴性后解除隔离。

四是落实高风险区"快封快解"。连续 5 天没有新增感染者的高风险区,要及时解封。

五是保障群众基本购药需求。各地药店要正常运营,不得随意关停。不得限制群众线上线下购买退热、止咳、抗病毒、治感冒等非处方药物。

六是加快推进老年人新冠病毒疫苗接种。各地要坚持应接尽接原则,聚焦提高 60~79 岁人群接种率、加快提升 80 岁及以上人群接种率,做出专项安排。通过设立老年人绿色通道、临时接种点、流动接种车等措施,优化接种服务。要逐级开展接种禁忌判定的培训,指导医务人员科学判定接种禁忌。细化科普宣传,发动全社会力量参与动员老年人接种,各地可采取激励措施,调动老年人接种疫苗的积极性。

七是加强重点人群健康情况摸底及分类管理。发挥基层医疗卫生机构"网底"和家庭医生健康"守门人"的作用,摸清辖区内患有心脑血管疾病、慢阻肺、糖尿病、慢性肾病、肿瘤、免疫功能缺陷等疾病的老年人及其新冠病毒疫苗接种情况,推进实施分级分类管理。

八是保障社会正常运转和基本医疗服务。非高风险区不得限制人员流动,不得停工、停产、停业。将医务人员、公安、交通物流、商超、保供、水电气暖等保障基本医疗服务和社会正常运转人员纳入"白名单"管理,相关人员做好个人防护、疫苗接种和健康监测,保障正常医疗服务和基本生活物资、水电气暖等供给,尽力维护正常生产工作秩序,及时解决群众提出的急难愁盼问题,切实满足疫情处置期间群众基本生活需求。

九是强化涉疫安全保障。严禁以各种方式封堵消防通道、单元门、小区门,确保群众看病就医、紧急避险等外出渠道通畅。推动建立社区与专门医疗机构的对接机制,为独居老人、未成年人、孕产妇、残疾人、慢性病患者等提供就医便利。强化对封控人员、患者和一线工作人员等的关心关爱和心理疏导。

十是进一步优化学校疫情防控工作。各地各校要坚决落实科学精准防控要求,没有疫情的学校要开展正常的线下教学活动,校园内超市、食堂、体育场馆、图书馆等要正常开放。有疫情的学校要精准划定风险区域,风险区域外仍要保证正常的教学、生活等秩序。

各地各有关部门要进一步提高政治站位,把思想和行动统一到党中央决策部署上来,坚持第九版防控方案、落实二十条优化措施、执行本通知要求,坚决纠正简单化、"一刀切"、层层加码等做法,反对和克服形式主义、官僚主义,抓严抓实抓细各项防控措施,最大程度保护人民生命安全和身体健康,最大限度减少疫情对经济社会发展的影响。

(三)参见《新型冠状病毒感染防控方案(第十版)》(联防联控机制综发〔2023〕5 号)

为指导各地做好对新型冠状病毒感染(COVID-19)实施"乙类乙管"后的疫情防控工作,依据《中华人民共和国传染病防治法》,制定本方案。

一、指导原则

以习近平新时代中国特色社会主义思想为指导,坚持"预防为主、防治结合、依法科学、分级分类"的原则,坚持常态化防控和疫情流行期间应急处置相结合,压实"四方责任",提高监测预警灵敏性,强化重点人群保护,实现"保健康、防重症"的工作目标,最大程度保护人民生命安全和身体健康,最大限度减少疫情对经济社会发展的影响。

二、病原学和流行病学特征

新型冠状病毒（SARS-CoV-2，以下简称新冠病毒）属于β属冠状病毒，对紫外线和热敏感，乙醚、75％乙醇、含氯消毒剂、过氧乙酸和氯仿等脂溶剂均可有效灭活病毒。人群普遍易感。传染源主要是新型冠状病毒感染者；主要传播途径为经呼吸道飞沫和密切接触传播，在相对封闭的环境中经气溶胶传播，接触被病毒污染的物品后也可能造成感染。目前，奥密克戎变异株已成为国内外流行优势毒株，其潜伏期缩短，多为2～4天，传播能力更强，传播速度更快，致病力减弱，具有更强的免疫逃逸能力，现有疫苗对预防该变异株所致的重症和死亡仍有效。

三、疫苗接种

（一）坚持知情、同意、自愿原则，鼓励3岁以上适龄无接种禁忌人群应接尽接。倡导公众特别是老年人积极主动全程接种疫苗和加强免疫接种。

（二）对于符合条件的18岁以上目标人群进行1剂次同源或序贯加强免疫接种，不可同时接受同源加强免疫和序贯加强免疫接种。

（三）对于感染高风险人群、60岁以上老年人群、具有较严重基础疾病人群和免疫力低下人群，在完成第一剂次加强免疫接种满6个月后，可进行第二剂次加强免疫接种。提高60岁及以上老年人群等重症高风险人群的全程接种率和加强免疫接种率。

（四）根据疫苗研发进展和临床试验结果，进一步完善疫苗接种策略。

四、个人防护与宣传教育

（一）强调"每个人都是自己健康的第一责任人"，倡导公众遵守防疫基本行为准则，坚持勤洗手、戴口罩、常通风、公筷制、保持社交距离、咳嗽礼仪、清洁消毒等良好卫生习惯和合理膳食、适量运动等健康生活方式，自觉提高健康素养和自我防护能力；疫情严重期间减少聚集，患有基础疾病的老年人及孕妇、3岁以下婴幼儿等尽量减少前往人员密集场所。

（二）充分发挥广播、电视、报纸、宣传品和网站、微博、微信、客户端等互联网平台的作用，全方位、多渠道开展新型冠状病毒感染防控知识宣传教育。

（三）深入开展爱国卫生运动，突出农村、城乡结合部等重点地区和薄弱环节，创新方式方法，持续推进城乡环境整治，不断完善公共卫生设施。充分发挥村（居）民委员会公共卫生委员会作用，发动群众广泛参与，推动爱国卫生运动进社区、进村镇、进家庭、进学校、进企业、进机关，推动将健康融入所有政策。

五、监测预警

（一）常态监测

（1）病毒变异监测。选取代表性城市哨点医院门急诊病例、重症和死亡病例及代表性口岸（包括陆路、航空和港口口岸）入境人员的新冠病毒核酸检测阳性样本，开展新冠病毒全基因组测序工作，将序列及时报送中国疾控中心病毒病所。实时掌握病毒株变异趋势，及时捕获新变异株，分析变异对病毒特性、免疫逃逸能力等的影响。

（2）个案报告。各级各类医疗机构依法依规及时报告新型冠状病毒感染病例，落实相关信息报告管理要求，一旦诊断新型冠状病毒确诊病例和无症状感染者后应在24小时内通过中国疾病预防控制信息系统进行网络直报。对发现的重型、危重型、死亡病例和其他特殊病例，疾控机构要及时开展流行病学调查，并按要求上传相关流调报告。

（3）哨点医院监测。基于国家级流感监测网络，对554家国家级流感监测哨点医院的门急诊流感样病例（ILI）和住院严重急性呼吸道感染病例（SARI）开展新冠病毒监测。

（4）不明原因肺炎监测。全国各级各类医疗机构按照《全国不明原因肺炎病例监测、排查和管理方案》要求，做好不明原因肺炎病例的发现和报告工作。

（5）城市污水监测。各地可选择有条件的城市开展污水中新冠病毒监测工作，动态评估新型冠状病毒感染疫情流行强度、变化趋势及病毒变异情况。

（二）应急监测

应急监测是指常态监测基础上，在疫情流行期开展的监测措施。

（1）核酸和抗原检测监测。各地要利用属地新冠病毒核酸检测信息系统和居民自行测定抗原信息收集渠道（平台），每日收集和逐级报告人群核酸检测和居民自行抗原检测数及阳性数，动态分析人群感染和发病情况。

（2）医疗机构发热门诊（诊室）监测。各地要每日统计各级各类医疗机构发热门诊（诊室）的就诊人数、核酸和抗原检测数及阳性数，逐级报告。动态分析发热门诊（诊室）就诊人数和感染率变化情况。

（3）重点机构监测。各地对辖区内养老机构、社会福利机构开展疫情监测，对场所内被照护人员和工作人员开展健康监测、定期抗原检测或者核酸检测，动态分析养老机构、社会福利机构人员感染变化趋势。

（4）学生监测。各地可结合实际开展中学、小学在校学生每日发热、干咳等新型冠状病毒感染症状监测，根据需要进行抗原或核酸检测，动态分析中小学生感染变化趋势。

（5）社区人群哨点监测。各地可结合实际，制定社区人群新型冠状病毒感染哨点监测方案，了解居民相关临床症状发生情况及就医行为，动态掌握人群新增感染和累计感染水平。

（三）监测信息分析与通报

疾病预防控制机构动态分析感染者，特别是重型、危重型和死亡病例变化趋势，发现感染异常升高、感染者呈聚集性分布或出现重型、危重型及死亡病例时，要及时核实并向同级卫生健康行政部门及上级疾病预防控制机构报告，并定期向下级疾病预防控制机构和医疗机构通报疫情分析信息。根据防控需要，及时向社会发布预警信息。

（四）疫情信息发布

按照疫情发展态势和防控需要，适时发布疫情信息。根据工作需要召开新闻发布会，组织相关领域专家，通过接受媒体采访等形式解疑释惑，普及防护知识，及时回应热点问题。

六、检测策略

（一）社区居民根据需要"愿检尽检"，不再开展全员核酸筛查。

（二）对医疗机构收治的有发热等新冠病毒感染相关症状的患者开展抗原或核酸检测。

（三）疫情流行期间，对养老机构、社会福利机构等脆弱人群集中场所的工作人员和被照护人员定期开展抗原或核酸检测。外来人员进入脆弱人群聚集场所等，查验48小时内核酸检测阴性证明并现场开展抗原检测。

（四）对社区65岁及以上老年人、长期血液透析患者、严重糖尿病患者等重症高风险的社区居民、3岁及以下婴幼儿，出现发热等症状后及时指导开展抗原检测，或前往社区设置的便民核酸检测点进行核酸检测。

（五）在社区保留足够的便民核酸检测点，保证居民"愿检尽检"需求。保障零售药店、药品网络销售电商等抗原检测试剂充足供应。

七、传染源管理

（一）新型冠状病毒感染者不再实行隔离措施，实施分级分类收治；不再判定密切接触者，不再划定高低风险区。

（二）未合并严重基础疾病的无症状感染者、轻型病例可采取居家自我照护，其他病例应及时到医疗机构就诊。

（三）感染者居家期间，尽可能待在通风较好、相对独立的房间，减少与同住人员近距离接触。感染者非必要不外出，避免前往人群密集的公共场所，不参加聚集性活动；如需外出，应全程佩戴N95或KN95口罩。

（四）感染者要做好居室台面、门把手、电灯开关等接触频繁部位及浴室、卫生间等共用区域的清洁和消毒；自觉收集、消毒、包装、封存和投放生活垃圾。社区应针对感染者产生的生活垃圾，采取科学收运管理。

八、重点环节防控

（一）重点人群。摸清辖区65岁及以上老年人合并基础疾病及其新冠病毒疫苗接种情况，根据患者基础疾病情况、新冠病毒疫苗接种情况、感染后风险程度等进行分级，发挥基层医疗卫生机构"网底"作用，提供疫苗接种、健康教育、健康咨询、用药指导、协助转诊等分类分级健康服务。社区（村）协助做好重点人群健康服务工作，居（村）民委员会配合基层医疗卫生机构围绕老年人及其他高风险人群，提供药品、抗原检测、联系上级医院等工作。

（二）重点机构和行业。养老机构、社会福利机构等脆弱人群集中场所采取内部分区管理措施，疫情严重期间，由当地党委政府或联防联控机制（领导小组、指挥部）经科学评估适时采取封闭管理并报上级主管部门，防范疫情引入和扩散风险，及时发现、救治和管理感染者。医疗机构应加强医务人员和就诊患者个人防护指导，强化场所内日常消毒和通风。学校、大型企业等人员聚集的重点机构，应做好人员健康监测，发生疫情后及时采取减少人际接触措施。疫情严重期间，重点党政机关和重点行业原则上要求工作人员"两点一线"，建立人员轮转机制。

（三）大型场所。对客运场站、市场商超、展销场所、会议中心、体育场馆、文化场馆等人员密集、空间密闭的大型场所，要增强员工自我防护意识，开展自我健康监测，做好工作环境清洁消毒和通风换气。疫情严重期间，可采取延缓大型活动举办、缩短营业时间、减少人群聚集和降低人员流动等措施。

（四）重点地区。农村地区医疗卫生基础相对薄弱，是疫情防控的重点地区。农村基层党组织加强对疫情防控工作的指导，发挥好村党组织战斗堡垒作用和其他各类组织资源优势。加大对农村地区应对疫情各类资源的支持保障力度。深入推进农村地区爱国卫生运动，结合健康乡村建设开展形式新颖、农村居民喜闻乐见的科普宣传活动，科学理性认识新冠病毒危害，提高自我防护能力。

九、流行期间紧急防控措施

在常态化情况下,一般不需要采取紧急防控措施。在疫情流行期间,结合病毒变异情况、疫情流行强度、医疗资源负荷和社会运转情况综合评估,可根据人群感染率和医疗资源紧张程度,适时依法采取临时性的防控措施,减少人员聚集,降低人员流动,减轻感染者短时期剧增对社会运行和医疗资源等的冲击,有效统筹疫情防控和经济社会发展。可以选择性采取下列措施:

(一)暂缓非必要的大型活动(会展、赛事、演出、大型会议等);

(二)暂停大型娱乐场所营业活动;

(三)博物馆、艺术馆等室内公共场所采取限流措施;

(四)严格管理养老机构、社会福利机构、精神病院等脆弱人群集中场所;

(五)企事业单位、工厂等实行错时上下班,弹性工作制或采取居家办公措施;

(六)幼儿园、中小学和高等教育机构采取临时性线上教学;

(七)其他紧急防控措施。

十、组织保障

(一)强化组织领导。地方各级党委和政府要守土有责,守土尽责,压实主体责任,增强紧迫性和责任感,主要负责同志亲自抓,结合实际细化本地实施方案,明确责任分工,加强力量统筹,周密组织实施,按照国家有关要求抓紧抓实抓细各项工作。

(二)强化培训指导。各地要对疫苗接种、宣传引导、疫情监测、重点环节防控等工作开展部署培训和政策解读,明确工作目标,细化工作要求,推动工作落实。各行业主管部门及时调整相关政策,加强督促指导,确保相关要求落实到位。

(三)强化督导检查。各级联防联控机制要结合当地疫情形势和防控工作需要,定期组织开展重点机构、重点场所、重点人群防控工作督导检查,及时发现问题和薄弱环节并督促整改,确保疫情防控各项政策措施落地落实。

二、常态化疫情监测和防控措施

新冠疫情防控进入常态化防控阶段后,国家政策进行了较大规模的调整,甲省、甲市也相应做出防控政策上的调整,对传染病(新冠)建立多点触发预警机制,对新冠感染重症和死亡病例、学校、社区人群三类重点人员进行新冠监测。

(一)多点触发传染病预警信息

结合甲省、甲市实际情况,建立传染病智慧化预警多点触发机制,创新疫情风险防范,强化多渠道监测预警。

1.总体设计思路

(1)统筹规划,夯实基础:统筹信息化建设的顶层设计、整体规划、系统设计,加强基础资源信息数据的采集整理,确保多渠道监测信息内容的全、真、活、用,实现传染病多点触发预警,为防控决策提供依据。

(2)分级建设,资源整合:省级统筹指导规划设计,对各地系统平台建设进行标准化管理,实现全省资源整合。各地、各部门在统一规划框架下,分工协作,构建标准统一、全面覆盖的传染病多点触发预警平台。

（3）因地制宜，充分利旧：探索"集中式"与"分布式"相结合的信息化建设模式。各地、各部门充分梳理现有信息化资源，充分利用原有系统开展建设，做好资源整合和数据共享。

2.平台主要功能模块

（1）医疗机构症状监测模块

通过对医疗机构诊疗数据（症状信息、监测指标、特异性症状和特异性指标等）的实时抓取和监测筛查，实现多指标的异常捕捉和多点位的个案预警。

建立智能驱动的传染病自动提醒上报机制，院内接诊医生和公共卫生（疾病控制）科审定后自动上传至上级管理系统，由省级监测预警系统通过交换中心实时同步上传至中国疾病预防控制信息系统。实现各级数据逐级对接，形成省、市、县三级症状监测预警体系，对关键综合征异常增多进行逐级预警提示，提升公共卫生风险评估和预警能力。传染病多点触发监测预警系统对各级各类医疗机构覆盖率需达 90％ 以上。

（2）学校师生员工健康监测模块

实现各级各类学校（含托幼机构）基础信息全景图构建，涵盖学校、班级、教职员工、学生等相关基础数据管理；全面掌握全体出勤师生员工健康状况，实现缺课缺勤信息追踪标准化管理，建立全面健康监测数据库，对多点触发监测提供信息基础支撑，需实现传染病多点触发监测预警系统对各级各类学校（含托幼机构）全覆盖。

（3）养老机构从业人员与服务对象健康监测模块

面向养老机构搭建基础资源库和构建老年人机构内管理全景图，涵盖机构、工作人员、入住老人等相关基础数据管理；全面掌握全省养老机构内人员的日常健康状况，特别是有发热、腹泻等传染病症状的人员情况，并同老年人健康档案进行融合管理，对多点触发监测提供信息基础支撑。传染病多点触发监测预警系统对养老机构覆盖率需达 90％以上。

（4）药店购药登记报告模块

面向药店搭建退烧、止咳、抗病毒、抗生素、止泻药等购药信息登记上报机制，依托省公共卫生快速填报平台（以下简称平台），实现购药人员登记信息向平台推送；平台进行核酸检测数据比对，为多点触发监测提供信息基础支撑。同时，开通本地药品登记填报系统的市，积极与平台进行数据对接，确保药品登记上报数据全面、及时、准确。使用购药信息监测模块的药店覆盖率需达 90％以上。

（5）智能预警分析模块

融合传染病病例及症状、药店、学校、养老等机构数据信息资源，依托传染病异常病例筛查模型、症状预警模型，拓展面向多点数据融合的预警模型，面向所有病例进行实时动态监测，构建多点多渠道的预警机制，利用融合汇聚的信息实现对突发性、聚集性等传染病预警信号的分级分类管理。传染病症状监测预警漏报率需低于 10％。

3.保障措施

各地、各部门要提高思想认识，加强组织领导，按照方案要求明确责任分工，逐项制定推进方案，确定任务目标，加大落实力度，确保方案要求落实落地。卫生健康、教育、民政、药品督管等部门根据本部门职能制定本系统模块的建设方案并指导做好行业内的推广使用。卫生健康委牵头负责平台的规划建设和业务应用指导。疾病预防控制中心负责制定各功能模块的数据标准。大数据部门根据项目审批相关要求做好项目审核及绩效评估工作。财政部门按规定予以保障。

（二）新冠感染重症和死亡病例调查

疫情防控政策调整后，不再对每例新冠病毒感染者个案进行流行病学调查，调整为对重症和死亡病例进行个案流行病学调查和信息报告。

1.调查对象

医疗机构诊断报告的所有新冠病毒感染重型、危重型和死亡病例（均包括新冠和非新冠病例）。同时，选取尽可能覆盖所有时间段的部分病例开展回顾性调查。

2.调查内容

调查内容包括病例的基本信息，发病、就诊、入院情况，新冠病毒感染监测情况，既往病史和既往感染情况，住院后治疗情况，临床结局和出院病例随访等信息。

3.调查时限

确诊病例的临床严重程度订正为重型或者危重型后，必须在 72 小时内完成基本信息，发病、就诊、入院情况，新冠病毒感染监测情况以及既往病史和既往感染情况的调查。病例出现临床结局（出院或者死亡）后 72 小时内，必须要完成住院后治疗情况，并发症和临床结局的调查。病例出院后 14 天，完成出院病例随访等信息的调查。

4.调查机构职责分工

疾控主管部门负责组织、协调和实施本地重型、危重型和死亡病例的调查工作。病例报告所在地的县区级疾控中心负责完成基本信息，发病、就诊、入院情况，新冠病毒感染监测情况，既往病史和既往感染情况，以及出院病例随访等部门内容的调查。收治报告病例的医疗机构配合完成住院后治疗情况，并发症和临床结局等部分内容的调查。

（三）学校新型冠状病毒感染防控工作

为科学指导学校进一步优化管理措施，保健康、防重症，有效恢复正常教育教学秩序，结合高等学校、中小学校和托幼机构实际，教育部办公厅、国家卫生健康委办公厅、国家疾病预防控制局综合司联合发布了《关于印发高等学校、中小学校和托幼机构新型冠状病毒感染防控技术方案（第七版）的通知》（教体艺厅函〔2023〕7 号），将学校新型冠状病毒感染防控工作分为高等学校、中小学校和幼托机构三部分分类管理。

1.《高等学校新型冠状病毒感染防控技术方案（第七版）》

为落实《关于对新型冠状病毒感染实施"乙类乙管"的总体方案》《新型冠状病毒感染防控方案（第十版）》和《学校新型冠状病毒感染防控工作方案》以及有关政策要求，科学指导高等学校进一步优化管理措施，保健康、防重症，有效恢复正常教育教学秩序，结合高等学校实际，制定本技术方案。

一、开学前

1.履行主体责任。保持学校疫情防控领导指挥体系和管理机制高效运行。高校党委书记和校长是学校疫情防控工作第一责任人，全面负责学校疫情防控的组织领导和责任落实。分管校领导和相关校领导是学校疫情防控工作重要责任人，分工负责。多校址办学的学校，各校区分别明确疫情防控责任人和工作职责，形成联动协调工作机制，确保疫情防控和教育教学工作有序推进。

2.做好开学准备。全面摸清师生员工疫苗接种、新型冠状病毒感染情况、患有基础疾病和有特殊医疗需要的师生以及 60 岁以上老年教职员工底数,建档立卡,跟进服务。根据疫情形势变化和校区、师生分布情况,科学制定新学期开学和疫情防控工作方案,细化开学返校重点环节疫情防控要求,加强校园安全管理和风险隐患排查,完善应急处置预案,强化保障机制。

3.调整优化检测方案。高校不再开展全员核酸筛查。非疫情流行时,高校可根据需要对校内医务、餐饮、宿管、快递、安保、保洁等工作人员开展抗原或核酸检测。各地教育行政部门和高校可根据实际明确师生抗原或核酸检测要求,会同有关部门提供技术保障。

4.建设高校健康驿站。高校在属地卫生健康、疾控、教育等部门指导支持下,落实《普通高等学校健康驿站建设管理指引(试行)》,建立健全健康驿站管理专班(领导小组),根据实际要求设置综合组、信息组、医疗组、保供组、宣教组、转运组、心理组等机构,科学统筹和合理动员校内外资源,按照在校师生人数和防疫需要科学配置床位数,配备足量医护和服务保障人员、防护物资、医疗药品和器材,按需为校内轻型病例提供照护、临时健康监测或适当对症治疗。建好管好用好在站学生健康观察、日常巡察、发热接诊、分检预警电子台账,细化学生入站、出站临床病情识别和及时转运就医等关键环节,强化在站服务管理,提高健康驿站建设质量,确保健康驿站安全有序规范运行。

5.畅通救治绿色通道。完善学校与定点医院对接机制,探索建立医联体,安排医院医护人员驻校共同工作,健全校内转院病例救治绿色通道,按照分级分类收治原则,细化校内感染者分级诊疗办法,做好重型、危重型病例转诊救治工作。协同医院开展多场景转诊救治应急转运演练,提高转运效率,确保快速精准转运,流畅对接。

6.加强物资动态储备。动态储备新型冠状病毒感染对症治疗药物,建立稳定保供渠道,保证在疫情流行期间和应急情况下足量供应。储备充足的抗原检测试剂和口罩、消毒用品、防护服、脉搏血氧仪、制氧机、安全测温设备等常用防疫物资,保有 2 周以上储备量,健全信息台账,安排专人有效开展防疫物资入库、出库、补库、调配管理,确保存放安全,科学规范使用。

7.提供便捷服务。结合师生需要,开设发热门诊(诊疗点),落实值守制度,面向师生员工公布热线电话,鼓励提供师生员工在线医疗咨询服务。在疫情流行期间,可利用学生活动中心、体育馆等大型场所增设发热诊疗点,提供快速便捷医疗服务。

8.开展健康自测。开学返校前一周,师生员工每日开展健康监测,出现发热、干咳、咽痛等症状应进行抗原或核酸检测,如检测结果确认感染病毒,须如实报告学校,延迟返校。学校做好"一对一"跟踪服务,及时研判返校时间。学校将返校途中的防护要求告知所有师生员工。返校途中注意个人卫生,做好手卫生和个人防护。返校途中身体出现疑似症状,应主动报告学校,及时就近就医。

9.加强监督检查。各地教育行政部门会同卫生健康、疾控等部门加强对高校开学疫情防控准备工作的督导检查,重点检查健康驿站专班组成、组织管理、基础条件、人员配备、物资储备、发热门诊设置、信息台账管理、机制运行等情况。

二、开学后

1.区分场景、人群和疫情情况科学佩戴口罩。开学后,师生在校期间不强制要求佩戴口罩,可根据个人健康状况和意愿选择是否佩戴口罩。校内医务、餐饮、宿管、快递、安保、保洁等工作人员上岗时应佩戴医用外科口罩。师生员工出现发热、干咳、咽痛等新冠病毒感染相关症状时，应尽快开展抗原或核酸检测，就医排查，若为阳性，应暂时居家或在高校健康驿站对症治疗，直至康复，不得带病工作或学习；若为阴性，在校期间应当佩戴医用外科口罩，直至症状消失。师生员工离开学校后，按照当地社会面疫情防控相关要求科学佩戴口罩。如当地出现疫情流行，恢复师生员工校内佩戴口罩的防控措施。

2.科学安排教育教学活动。非疫情流行时，学校开展正常线下教学活动，不允许封校管理。疫情流行期间，可实施分区管理，及时采取减少人际接触、实施线上教学、调整教学安排等疏散人员措施。科研、实习、考试等相关教学活动以及毕业生就业工作，根据疫情适时做出合理调整安排。

3.加强公共场所管理。落实校园公共区域日常卫生管理制度和消毒制度。保持公共生活区域等场所日常通风换气和清洁消毒，根据师生需要摆放公用消毒用品，师生员工进出时可自行做好卫生消毒。改善学校食堂、图书馆、体育馆、公共浴室、卫生间等公共场所通风条件。

4.加强食品和饮用水安全管理。强化学校食品安全管理，开学前重点检查学校食堂食品原材料的安全性、饮水设备设施清洁消毒等，核查食堂员工健康体检证明有效期、确保符合要求，就餐场所合理分配空间，师生适当错峰就餐。严格执行食品进货查验记录制度，原料从正规渠道采购，保证来源可追溯。做好就餐区域桌椅、地面、餐（饮）具和炊具的清洁消毒，及时收集和处理厨余垃圾。加强学校食品和饮用水安全管理，及时更换已经损坏或陈旧的设备。饮水设备设施应取得行业检验、监测合格证书，确保饮用水安全。食堂工作人员应当戴工作帽、穿工作服，并保持清洁，定期洗涤、消毒。

5.加强疫苗接种。鼓励符合条件的18岁以上师生员工进行1剂次同源或序贯加强免疫接种，不可同时接受同源加强免疫和序贯加强免疫接种。鼓励感染高风险、具有较严重基础疾病和免疫力低下师生以及60岁以上老年教职员工，在完成第一剂次加强免疫接种满6个月后，进行第二剂次加强免疫接种。

6.加强老年教职员工健康保障。及时了解老年教职员工健康状况和就医需求，建立网格化管理机制，用好校内外医疗、护理和服务资源，为老年教职员工提供更好的医疗和健康保健服务。有条件的高校可为老年教职员工发放血氧仪、防疫物资等，指导老年教职员工通过居家监测血氧水平等方式，提升预防重症和早期识别重症能力。

7.加强师生员工日常健康管理。日常生活中坚持勤洗手、常通风、咳嗽礼仪、清洁消毒等良好卫生习惯，保持文明健康绿色环保生活方式。开展师生发热、干咳、咽痛等新型冠状病毒感染症状监测，根据需要进行抗原或核酸检测。充分发挥校园网、微信公众号、学校APP等线上资源以及公告栏、校园广播等线下资源作用，全方位、多渠道开展新冠病毒感染防控知识宣传教育，引导师生树立"每个人都是自己健康的第一责任人"理念，提升师生员工健康素养、防病意识和自我防护能力。

8.加强思想引导和心理疏导。密切关注师生思想动态，以"开学第一课"为重点，深入开展系列教育引导活动，激发学生青春责任与担当。强化关心关爱，加强师生互动，推动完善常态化"接诉即办"工作机制。领导干部和教师下沉到"一站式"学生社区，参与学生活动，做好答疑解惑。落实《疫情形势下学生突出心理问题防治工作实施方案》，针对不同表现形式的心理问题，为学生提供针对性强、常态化、多形式的心理健康指导和援助，做好学生心理健康教育和心理疏导，及时化解学生恐慌、焦虑等负面情绪。关心关注心理问题突出的学生，及时引导其去医院就诊。强化严重精神心理重症和心理危机的识别与干预，及时防范化解重大风险。

9.加强康复期健康指导。学校组织指导校医、健康教育教师、心理健康教师、辅导员、班主任、学生干部等骨干群体，通过主题班会、宣传栏、公众号等不同形式，从营养饮食、规律作息、适度运动、日常个人防护等方面，加强感染师生员工康复期的健康指导，引导师生做好康复期健康管理。不组织或要求康复期的师生员工参加剧烈运动。

10.深入开展校园爱国卫生运动。总结运用教育系统疫情防控成效和经验，大力弘扬新时代伟大抗疫精神，培育和践行社会主义核心价值观。结合教育工作实际，丰富新时代校园爱国卫生运动的内容和形式，改善校园环境，提高健康素养，推动校园爱国卫生运动从环境卫生治理向师生健康管理转变。

三、疫情流行期间紧急防控措施

健全学校应对疫情紧急防控工作机制，因时因势完善应急防控预案，健全应急保障机制。

在常态化防控情况下，一般不需要采取紧急防控措施。学校发现新冠病毒感染病例，综合研判疫情发展态势采取科学精准防控措施，不得简单化采取封校、全员核酸检测等"一刀切"做法。在疫情流行期间，综合评估病毒变异情况、疫情流行强度、医疗资源负荷和社会运转情况，可根据师生感染情况和医疗资源紧张程度，适时依法采取暂缓非必要的大型聚集性活动、校内公共场所限流、线上教学等临时性紧急防控措施，及时减少人员聚集和流动，减轻感染者短时期剧增对校园教育教学秩序的冲击。

2.《中小学校新型冠状病毒感染防控技术方案（第七版）》

为落实《关于对新型冠状病毒感染实施"乙类乙管"的总体方案》《新型冠状病毒感染防控方案（第十版）》和《学校新型冠状病毒感染防控工作方案》以及有关政策要求，科学指导中小学校进一步优化管理措施，加强学校、社区、家庭协同联动，保健康、防重症，有效恢复正常教育教学秩序，结合中小学校实际，制定本技术方案。

一、开学前

1.提前筹划开学准备。各级教育行政部门和学校依据当地党委和政府部署确定开学时间，科学制定开学工作方案、疫情防控方案和应急预案。开学返校前一周，师生员工出现发热、干咳、咽痛等症状应进行抗原或核酸检测，如检测结果确认感染病毒，须如实报告学校，延迟返校。全面摸清师生员工疫苗接种、新型冠状病毒感染情况、患有基础疾病和有特殊医疗需要的师生以及60岁以上老年教职工底数，建档立卡，跟进服务。

2.建立就医绿色通道。按照《中华人民共和国传染病防治法》和疫情发展趋势，落实新型冠状病毒感染等传染病防控各项措施，完善教育、卫生健康、疾控等部门和学校、医疗卫生机构协作机制，发挥学校卫生室（保健室）作用，协同校内外力量，建立就医转诊绿色通道。

3.引导坚持卫生习惯。学校将上学和放学途中的防护要求告知所有师生员工。学生途中注意个人卫生，做好手卫生和个人防护。学校通过多种形式向师生员工、学生家长开展健康教育，宣传传染病防控知识，引导树牢并自觉践行"健康第一"理念，当好自身健康第一责任人，引导日常生活中坚持勤洗手、常通风、咳嗽礼仪、清洁消毒等良好卫生习惯，规律生活作息,倡导充足睡眠、合理膳食、均衡营养、适量运动。

4.动态储备防疫物资。具备医疗机构执业许可资质的学校,动态适量储备新型冠状病毒感染对症治疗药物,建立稳定保供渠道,保证遇疫情流行高峰和应急情况足量供应。储备充足的抗原检测试剂和口罩、消毒用品、洗手液、一次性乳胶手套、脉搏血氧仪、制氧机、安全测温设备等常用防疫物资,安排专人管理,确保存放安全,科学规范使用。做好消毒剂使用培训。设置师生员工健康观察室,位置相对独立,为有发热等症状的师生员工提供临时留观场所。

5.保持环境卫生清洁。开学前,彻底清洁校园卫生,提前做好教室、实验室、食堂、宿舍、体育运动场所、图书馆、卫生室(保健室)、卫生间等重点场所的彻底清洁和通风换气,对空调通风系统和公共区域物体表面进行清洁和预防性消毒。卫生间应配备足够的洗消用品,保证水龙头等供水设施正常使用。

6.着力保障食品安全。强化学校食品安全管理,就餐场所合理分配空间,师生适当错峰就餐。严格执行食品进货查验记录制度,原料从正规渠道采购,保证来源可追溯。做好就餐区域桌椅、地面、餐(饮)具和炊具的清洁消毒,及时收集和处理厨余垃圾。开学前重点检查学校食堂食品原材料的安全性、饮水设备设施清洁消毒等,核查食堂员工健康体检证明有效期、确保符合要求。加强学校食品和饮用水安全管理,及时更换已经损坏或陈旧的设备。饮水设备设施应取得行业检验、监测合格证书,确保饮用水安全。

7.强化校医队伍建设。加强卫生室(保健室)建设,配齐校医等专业卫生技术人员,强化专业培训,提高疫情防控能力。对没有配备校医的学校,卫生健康部门要指派行政区域内基层医疗卫生机构加强指导、做好服务保障。

8.督促整改突出问题。各地教育行政部门会同卫生健康、疾控等部门加强对开学准备和校园疫情防控工作的督导检查,认真检查行政区域内学校卫生室(保健室)建设、专业人员配备、医疗设施设备和药品配备、晨午检制度、传染病疫情报告制度、因病缺勤缺课追踪登记制度、健康监测、师生员工新型冠状病毒感染摸排、心理健康工作、健康教育和传染病防控知识宣讲培训、感染师生康复期健康指导、重点区域清洁消毒等情况,及时督促整改检查发现的问题。

二、开学后

1.区分场景、人群和疫情情况科学佩戴口罩。开学后,师生在校期间不强制要求佩戴口罩,可根据个人健康状况和意愿选择是否佩戴口罩。学校校医、保安、保洁、校车司机和食堂工作人员等上岗时应佩戴医用外科口罩。师生员工出现发热、干咳、咽痛等新冠病毒感染相关症状时,应尽快进行抗原或核酸检测,就医排查,不得带病工作或学习;若为阴性,在校期间应当佩戴医用外科口罩,直至症状消失。如学校发现新冠病毒感染者,该感染者所在班级学生、与该感染者密切接触的师生员工应连续5天佩戴口罩,做好健康监测;提倡其他班级学生、老师佩戴口罩。师生员工离开学校后,按照当地社会面疫情防控相关要求科学佩戴口罩。如当地出现疫情流行,恢复师生员工校内佩戴口罩的防控措施。

2.加强健康管理。加强师生员工健康管理,日常生活中坚持勤洗手、常通风、咳嗽礼仪、清洁消毒等良好卫生习惯,保持文明健康绿色环保生活方式。开展师生发热、干咳、咽痛等新型冠状病毒感染症状监测,根据需要进行抗原或核酸检测。严格落实晨午检制度、因病缺勤缺课追踪与登记制度、传染病疫情报告制度等,建立学生健康信息电子台账,提高疾病监测预警信息化水平，做到传染病疫情早预防、早发现、早报告、早处置。做好流感、诺如病毒感染性腹泻、水痘、流行性腮腺炎等校园常见传染病的监测、处置工作。对因病缺勤缺课的师生员工，密切追踪诊断结果和病情进展。严格执行复课证明查验制度，加强台账管理。

3.巡检重点区域。学校落实人员开展专项巡查，重点对门卫室、教室、实验室、办公室、食堂、宿舍、体育运动场所、图书馆、卫生室（保健室）、卫生间等重点区域、重点岗位开展巡查并做好记录。落实专人做好卫生清洁和消毒消杀工作，定期通风换气。校园垃圾"日产日清"，分类投放，做好垃圾盛装容器的清洁消毒和清运登记。寄宿制学校要加强宿舍清洁消毒和通风换气。

4.保持手卫生。在体育运动场所、食堂、宿舍、卫生间等场所配备足够的洗手设施并确保运行正常。引导师生员工注意个人卫生，教会学生正确的洗手方法，做好手卫生。根据师生需要摆放公用消毒用品，鼓励师生员工养成卫生消毒的习惯。

5.加强疫苗接种。坚持知情、同意、自愿原则，鼓励适龄无接种禁忌师生员工接种新冠病毒疫苗。鼓励符合条件的18岁以上教职员工进行1剂次同源或序贯加强免疫接种，不可同时接受同源加强免疫和序贯加强免疫接种。

6.保障食品安全。加强对食材的采购、存储、加工等环节的安全管理和疫情防控管理，食品等原料从正规渠道采购，保证来源可追溯。做好食堂地面、桌椅和餐（饮）具、炊具清洁消毒以及餐余垃圾无害化处理。采用校外供餐的学校，严格落实《教育部办公厅关于加强学校校外供餐管理工作的通知》要求。食堂工作人员应当戴工作帽、穿工作服，并保持清洁，定期洗涤、消毒。

7.强化师生健康教育。学校按要求配齐配足专兼职健康教育教师，开设健康教育课程，将新型冠状病毒感染和校园常见传染病防控知识与技能等纳入健康教育内容，帮助师生员工掌握传染病防控基本知识和技能。通过校园网、健康专栏等多种形式开展健康教育，引导师生员工树牢并自觉践行"健康第一"理念，做自身健康第一责任人。加强康复期健康指导，引导师生员工做好康复期健康管理。不组织或要求康复期的师生员工参加剧烈运动，科学安排体育课和体育考试。

8.提供心理健康服务。密切关注师生员工思想动态，加强价值引导，激发学生青春责任与担当。学校应配备专兼职心理健康教育教师，面向师生员工提供心理健康教育和心理疏导。健全心理干预机制，制定心理干预方案，强化危机识别与干预意识，及时防范化解重大风险。及时疏导师生员工情绪及异常行为，提供针对性强、常态化、多形式的心理健康指导和援助，及时化解恐慌、焦虑等负面情绪。

9.加强学生近视防控。加强视力健康教育，引导学生合理安排作息，确保睡眠充足，平衡营养膳食，保持正确读写姿势，自觉爱眼护眼。深入落实"双减"，切实减轻学业负担。培养运动习惯，强化户外活动和体育锻炼，着力保障每天校内、校外各1小时体育活动时间。指导学生科学规范使用电子产品，严格管理使用电子产品开展教学时长。落实视力健康监测，建立视力健康档案。

10.开展校园爱国卫生运动。总结运用教育系统疫情防控成效和经验，大力弘扬新时代伟大抗疫精神，培育和践行社会主义核心价值观。结合教育工作实际，丰富新时代校园爱国卫生运动的内容和形式，改善校园环境，提高健康素养，推动校园爱国卫生运动从环境卫生治理向师生健康管理转变。

三、疫情流行期间紧急防控措施

在常态化防控情况下,一般不需要采取紧急防控措施。疫情流行期间,在当地疫情联防联控机制(领导小组、指挥部)指导下,综合评估病毒变异情况、疫情流行强度、医疗资源负荷和社会运转情况,可根据师生感染情况和医疗资源紧张程度,适时依法采取临时性防控措施,可以班级或年级为单位停止线下教学,实施临时性线上教学。疫情解除后,及时恢复线下教学。

学校出现感染者后,第一时间向所在县(区)级教育行政部门、疾控机构报告。在教育、卫生健康和疾控等部门的指导下,做好师生员工健康监测,及时对环境和物体表面进行清洁消毒并通风换气,做好校园内垃圾、粪便、污水的收集和无害化处理。感染的师生员工居家期间,尽可能待在通风较好、相对独立的房间,减少与同住人员近距离接触,非必要不外出。

3.《托幼机构新型冠状病毒感染防控技术方案(第七版)》

为落实《关于对新型冠状病毒感染实施"乙类乙管"的总体方案》《新型冠状病毒感染防控方案(第十版)》和《学校新型冠状病毒感染防控工作方案》,科学指导托幼机构进一步优化管理措施,加强托幼机构、社区、家庭协同联动,保健康、防重症,有效恢复正常保育秩序,结合托幼机构实际,制定本技术方案。

一、开园前

(一)托幼机构的准备

1.做好开园准备。在各级教育行政、卫生健康、疾控部门的指导下,托幼机构根据疫情形势和属地疫情防控相关政策要求,明确工作职责,细化防控措施,开园前须完善疫情防控各项准备工作,科学制定开园工作方案和疫情防控工作方案,强化应急处置预案及相应保障机制。对全体教职员工开展防控知识与技能培训,及时告知家长入园疫情防控要求,各方协同做好开园准备。

2.履行四方责任。严格落实属地、部门、单位、家庭的责任。教育部门落实行业管理责任,加强日常指导、培训、督导和检查,及时协调解决托幼机构疫情防控困难和问题。教育部门会同疾控部门按照职责指导托幼机构做好疫情防控,会同卫生健康部门指导做好卫生技术人员培训、建立园内感染转至相关医院救治绿色通道。托幼机构负责人是本单位疫情防控第一责任人,全面负责疫情防控组织领导和责任落实。

3.加强部门联动。托幼机构加强与疾控机构、就近定点医疗机构、妇幼保健机构、社区卫生服务机构等沟通协作,健全多部门协同工作机制,确保开园前疫情防控和常规工作有序推进。

4.充实防疫物资。根据托幼机构实际,加强保健室建设,合理规划和设置健康观察室,位置相对独立,为有发热等症状的教职员工和幼儿提供临时留观。做好儿童和成人口罩、抗原检测试剂、洗手液、消毒剂、非接触式温度计、脉搏血氧仪等防疫物资储备,专人管理,规范正确使用,定期检查,确保物品在有效期内且存放安全。配备足够数量的盥洗设施和洗消用品。畅通安全可靠的应急物资保供渠道,确保应急状态下物资供给充足。

5.落实环境消毒。开园前,对园内重点场所、公共用具和空调通风系统进行彻底清洁消毒,做好垃圾清理,对门把手、扶梯扶手等高频接触物体表面进行预防性消毒,落实活动室、睡眠室、盥洗室、洗手间等生活、保育室内场所及公共场所通风换气制度。

6.保障食品和饮水安全。落实市场监管总局等四部门印发的《关于做好2023年春季学校食品安全工作的通知》，强化食品安全管理。开园前，对托幼机构食堂及饮用水设备设施进行彻底检查和清洁消毒，所有饮用水设备设施均应取得行业监测、检测合格证书，及时检查、监测、消毒设备，确保饮用水安全。核查食堂员工健康体检证明有效期、确保符合要求。

（二）教职员工、家长和幼儿的准备

1.报备健康状况。按照属地疫情防控要求，所有教职员工和幼儿，配合做好开园前健康监测。

2.加强疫苗接种。坚持知情、同意、自愿原则，鼓励3岁以上适龄无接种禁忌人群接种新冠病毒疫苗。鼓励符合条件的18岁以上教职员工进行1剂次同源或序贯加强免疫接种，不可同时接受同源加强免疫和序贯加强免疫接种。

3.主动减少聚集。开园前，家长做好幼儿看护和防疫物资的准备，遇疫情流行，教职员工和幼儿家庭应减少聚集性活动，前往公共场所应遵守防控要求。

（三）开园前的监督检查

各地教育行政部门会同卫生健康、疾控等部门加强对开园准备和园内疫情防控工作的督导检查，认真检查行政区域内托幼机构保健室建设、专业人员配备、医疗设施设备和药品配备、晨午检制度、传染病疫情报告制度、因病缺勤追踪登记制度、健康监测、新型冠状病毒感染摸排、心理健康工作、健康教育和传染病防控知识宣讲培训、感染师生康复期健康指导、重点区域清洁消毒等情况，及时督促整改检查发现的问题。

二、开园后

（一）托幼机构管理要求

1.区分场景、人群和疫情情况科学佩戴口罩。开园后，幼儿在园期间不佩戴口罩。教职员工在园期间不强制要求佩戴口罩，可根据个人健康状况和意愿选择是否佩戴口罩。托幼机构园医、保安、保洁和食堂工作人员等上岗时应佩戴医用外科口罩。教职员工和幼儿出现发热、干咳、咽痛等新冠病毒感染相关症状时，应尽快进行抗原或核酸检测，就医排查，若为阳性，应暂时居家对症治疗，直至康复，不得带病工作或入园；若为阴性，在园期间应当佩戴医用外科口罩，直至症状消失。如托幼机构发现新冠病毒感染者，该感染者所在班级幼儿、与该感染者密切接触的教职员工和幼儿应连续5天佩戴口罩，做好健康监测；提倡其他班级幼儿、老师佩戴口罩。教职员工和幼儿离园后，按照当地社会面疫情防控相关要求科学佩戴口罩。如当地出现疫情流行，恢复教职员工园内佩戴口罩的防控措施。

2.做好健康监测。结合实际开展教职员工和幼儿发热、干咳、咽痛等新型冠状病毒感染症状监测，根据需要进行抗原或核酸检测。严格落实晨午检制度、传染病疫情报告制度、因病缺勤追踪登记制度等。出现发热等症状的幼儿，进行抗原或核酸检测，立即指导家长安全接回。

3.加强场所管理。落实环境卫生和清洁消毒制度，专人负责园内全面清洁消毒工作。加强活动室、睡眠室、盥洗室、食堂、办公室、保健室、卫生间等室内重点场所及公共活动区的清洁和消毒，做好园内每日预防性通风消毒工作。确保在食堂、卫生间和保健室等场所配备足够的洗手设施和洗涤用品。加强垃圾分类收集、及时清运，做好垃圾盛装容器的清洁消毒和登记工作。

4.确保膳食营养卫生。加强饮食饮水卫生管理,严格执行食品进货查验记录制度,严格规范食材进货渠道,保证来源可追溯。检查食品原材料有无过期变质,发现有问题的食品原料要立即清理,按要求进行销毁。依据幼儿生长发育特点,合理安排膳食,每日提供充足的新鲜果蔬和奶制品,适量的鱼、禽、蛋、瘦肉,保证食物种类多样。

5.强化健康教育。加强对感染康复期的健康指导,引导做好康复期的健康管理。加强宣传引导和政策解读,通过多种形式面向教职员工、家长和幼儿开展新型冠状病毒感染、诺如病毒感染性腹泻、肺结核、流感、麻疹、水痘、流行性腮腺炎、手足口病和细菌性痢疾等传染病预防知识的宣传教育。教会幼儿正确的洗手方法和咳嗽、打喷嚏的遮挡方法,培养幼儿养成勤洗手、讲卫生、讲礼仪的良好习惯。

6.关注情绪变化。关注幼儿作息饮食规律及情绪行为变化。鼓励配备专业幼儿心理健康教育教师,通过绘本阅读、游戏等活动让幼儿了解新型冠状病毒感染预防相关知识。

7.深入开展爱国卫生运动。结合保育工作实际,大力弘扬新时代伟大抗疫精神,丰富托幼机构爱国卫生运动的内容和形式,改善环境,提高教职员工健康素养,推动爱国卫生运动从环境卫生治理向健康管理转变。

(二)教职员工、家长和幼儿管理要求

1.加强个人防护。工作期间,保安、保洁和食堂工作人员等应采用正确方法洗手,加强手卫生。食堂工作人员应当戴一次性手套,穿工作服、戴工作帽并保持清洁、定期洗涤与消毒。幼儿离园,家长做好幼儿看护,遇疫情流行,减少聚集,3岁以下婴幼儿等尽量减少前往人员密集场所,做好个人防护。

2.加强近视防控。根据幼儿年龄特点,安排内容和形式适宜的体格锻炼,3岁以上幼儿每日至少2小时户外活动。引导幼儿养成科学用眼习惯,严格控制视屏时间。平衡营养膳食,合理安排作息,确保充足睡眠时间,提高免疫力。

三、疫情流行期间紧急防控措施

在常态化情况下,一般不需要采取紧急防控措施。疫情流行期间,由当地疫情联防联控机制(领导小组、指挥部)综合评估病毒变异情况、疫情流行强度、医疗资源负荷和社会运转情况,可根据教职员工、幼儿感染情况和医疗资源紧张程度,适时依法采取暂缓开园等临时性紧急防控措施。疫情解除后,及时恢复保育秩序。

感染的教职员工和幼儿居家期间,尽可能待在通风较好、相对独立的房间,减少与同住人员近距离接触,非必要不外出。

四、社区人群新冠病毒感染监测工作

为动态掌握疫情人群感染水平,及时了解疫情变化态势,为疫情应对提供技术支撑,在全市范围内开展社区人群新冠感染哨点监测。

(一)监测目的

通过开展社区人群新冠感染哨点监测,动态掌握全市人群新冠新增感染和累计感染水平,了解居民新冠感染相关临床症状发生情况和就医行为,为及时分析疫情变化态势,估计医疗救治资源需求等提供科学依据。

(二)监测方法

在社区人群中设置相对稳定的监测哨点,开展相关监测工作。

（三）监测对象和抽样方法

监测对象为现住居民,采用多阶段分层整群抽样方式,抽取城市社区人群 2000 户(总数不低于 5000 人),快递人员 200 人,两家养老院工作人员、两家医疗结构医务医护人员(三级综合医院和儿童医院各一家);另抽取一个县开展农村社区人群监测,在该县抽取社区人群 1000 户,其中城关镇 500 户(不少于 1250 人),村(屯)500 户(不少于 1250 人)。

哨点(队)列人群建立后,需保持稳定,不宜随意变动。

（四）调查内容及方式

每家庭(户)成员每周配合完成两次调查,调查内容为是否有新冠感染相关症状、核酸(抗原)检测结果、就医行为等,每周二、周五进行调查。

每周二调查上周五 0 时至本周一 24 时期间情况,每周五调查本周二 0 时至本周四 24 时期间情况。

每家庭(户)成员每周进行 2 次核酸或抗原检测,每次调查前完成一次。

（五）组织管理和信息上报

卫生健康委、疾控主管部门监测预警专班负责组织实施,各级疾控中心负责技术支持和信息收集、统计分析,各监测哨点所在居委会(村委会)负责具体实施和信息报送。

三、常态化防控阶段案例

新冠疫情进入常态化防控以后,甲市疫情处置重点调整为基因测序及新变异株监测。对于入境人员、养老机构、学校、社区人群、生活污水的新冠核酸监测中,如 Ct 值＜30 的标本均需要进行基因测序,如发现新变异株需尽快进行应急处置。

案例❶ 甲市一例境外输入新冠病毒变异株感染者流行病学调查

2023 年 3 月 10 日,市疾控中心对 K 区疾控中心送检的一例境外输入阳性感染者标本进行全基因组测序,结果显示其感染毒株为奥密克戎(XBB.1.5)变异株。按照《新冠病毒新型变异株流行病学调查方案》相关规定,市、区两级疾控中心立即开展流调和处置工作,并及时向市卫健委报告相关情况。

3 月 13 日,收到 A 市疾病预防控制中心来函,A 市海关对其样本进行测序,结果同为奥密克戎(XBB.1.5)变异株。

3 月 16、17 日,感染者两次采样,新冠核酸检测结果均为阴性,在甲市接触的核心密接及共同居住人员健康监测 7 天,核酸检测结果均为阴性且未出现新冠感染相关症状。现将该事件处置情况总结报告如下:

1.病例基本情况

病例信息:男,31 岁,俄罗斯人,工作单位为国外一家电子工业公司,现住址为中国某某集团某某有限公司(以下简称"公司")。3 月 6 日,乘坐某某次航班从莫斯科出发,于 3 月 7 日抵达 A 市某某机场,转乘某某次列车(A 市南至 B 市某某站),于 16:00 抵达甲市某站,转乘公司车辆到达 A 区某某酒店,17:00 入住某某房间;3 月 8 日 8:00 退房后,乘坐网约车(车牌号甲××××××)抵达公司,因其入境核酸检测阳性,抵达公司后直接安排入住厂区内部招待所。

该人员 3 月 8 日有发热症状(体温 37.8 ℃),无基础性疾病及手术史,入境期间无随行人员，自述此前未感染过新冠，未接种过新冠疫苗。3月9日起，该人员无新冠病毒感染相关症状。

3月17日，该人员连续两次核酸检测（间隔24小时）结果均为阴性，解除隔离管控，继续进行自我健康监测。

2.病例核酸检测和基因测序情况

该人员3月6日登机前48小时核酸检测结果为阴性；3月7日，入境A市时海关检测阳性；3月8日，核酸检测结果为阳性（Ct值：ORF/N 21.2/21.39，伯杰）；3月10日，基因测序显示序列为XBB.1.5，同日重新采集标本进行核酸检测，结果阳性（Ct值：ORF/N 29.80/30.30，伯杰）。

3月13日，收到A市疾病预防控制中心来函，A市海关对其入境时样本（3月7日）进行核酸检测，结果阳性（Ct值：初测ORF/N 33.9/32.20，伯杰；复测ORF/N 33.7/32.00，伯杰）；测序结果同为奥密克戎XBB.1.5变异株。

3月13、14、15日，对该人员再次进行核酸检测，结果阳性（13日Ct值：ORF/N36.82/36.19，伯杰）、（14日Ct值：ORF/N 33.39/34.41，伯杰）、（15日CT值：ORF/N 34.33/34.73）。3月13日病例血清抗体IgG 56.926，IgM 0.128，显示该病例进入恢复期。3月16、17日，该人员两次（间隔24小时）核酸检测结果阴性。

3.调查处置情况

(1)开展接触人员流行病学调查和实验室检测

1)排查核心密接7人，均按要求进行7天核酸检测与健康监测，其中公司陪同人员3人、E区网约车司机1人、A区患者所住酒店保洁人员（在D区居住）1人、K区公司招待所服务员2人。

2)排查到感染者3月7日乘坐列车同车厢甲市下车乘客共15名，告知其进行自我健康监测，5天内检测一次核酸；3月14日回访，未发现症状异常或核酸阳性人员。

3)按照扩围加密的要求，对密接及共同居住人员开展每日核酸检测至脱离接触满7天。

病例涉及的7位密接，脱离接触7日内，6人核酸检测结果为均阴性；1人于3月12日（脱离接触满5天）持24小时内核酸阴性证明离开甲市去广州，3月13～15日在广州核酸检测结果均为阴性；7人健康监测均未发现新冠感染相关症状。

密接同住人员15人，连续监测7日，均未发现异常。

4)患者居住地生活污水检测结果，8～13日污水处理站进水口阳性、出水口阴性，14～17日污水处理站进水口和出水口均为阴性。

(3)进行接触环境和污水消毒

该市疾控、K区疾控、A区疾控专业技术人员到现场督导病例管控、污水、垃圾的消毒处置，对规范消毒处置做出具体指导。对患者所住酒店和公司内部招待所、污水处理设施、化粪池进行规范消毒。

(4)做好信息通报

按要求将变异株监测和流调信息通报至市卫生健康委、省疾控中心和A市疾控中心。

4.后续处置指导建议

(1)对感染者隔离管控，两次核酸检测阴性(间隔24小时)方可解除管控措施，解除管控后，仍需落实健康监测、不去人员密接场所。

(2)对感染者进行必要的物资保障，保障人员选择对新冠病毒有良好免疫人员，与感染者接触时做好二级防护，保障人员近期不与外界人员接触并做好健康检测。

(3)关闭感染者居住房间排风通风设施，如排风扇、中央空调等。

(4)感染者居住房间上下通水房间不居住人员。

(5)对感染者所产生的生活垃圾、污水进行规范消毒处理：

1)室内物表：做好居室台面、门把手、电灯开关等接触频繁部位及浴室、卫生间等共用区域的清洁和消毒；使用常规家用清洁产品并按说明使用，注意清洁剂和消毒剂的安全存放。

有肉眼可见污染物时，应先完全清除污染物再消毒；无肉眼可见污染物时，对桌面、地面等先清洁，然后用500 mg/L的含氯消毒剂擦拭消毒，作用30分钟后清水擦拭干净，每天不少于2次。

2)餐具消毒：餐具使用后应当清洗和消毒。餐具清洁后，煮沸15～30分钟或用250～500 mg/L的含氯消毒剂浸泡30分钟，消毒结束后用清水将餐具冲洗干净。

3)卫生间：卫生间马桶及周边可用含有效氯200 mg/L含氯消毒液擦拭消毒，作用30分钟。卫生间门把手、水龙头等手经常接触的部位，可用含有效氯为500 mg/L含氯消毒液或其他可用于表面消毒的消毒剂擦拭消毒，作用30分钟后清水擦净。

4)衣服、床单等纺织品：清洗时用含有效氯250～500 mg/L含氯消毒剂浸泡30分钟，或采用煮沸15分钟消毒后用清水漂洗干净。

5)污染物消毒：对患者血液、分泌物和呕吐物等应当使用含吸水成分的消毒粉或漂白粉完全覆盖，或用一次性吸水材料(干毛巾)完全覆盖后用足量含有效氯5000～10000 mg/L的含氯消毒剂浇在吸水材料上消毒，作用30分钟以上；再用含有效氯500～1000 mg/L含氯消毒剂擦(拖)被污染表面及其周围2 m²。处理污染物应当戴手套与口罩，处理完毕后应洗浴、更换衣服。

患者的分泌物、呕吐物等应有专门容器收集，用有效氯20000 mg/L的含氯消毒剂，按物、药比例1∶2浸泡消毒2小时。

清除污染物后，应对污染的环境物体表面进行消毒。盛放污染物的容器可用有效氯5000 mg/L的含氯消毒剂溶液浸泡消毒30分钟，然后清洗干净。

6)生活垃圾：阳性人员用过的纸巾、口罩、一次性手套以及其他生活垃圾要单独放入黄色垃圾袋，用含有效氯500～1000 mg/L含氯消毒液或75%酒精喷洒消毒至完全湿润，然后扎紧塑料口袋，与其他生活垃圾一并处理。

7)粪便：具有独立化粪池时，在进入市政排水管网前需进行消毒处理，定期投加含氯消毒剂，池内投加含氯消毒剂(初次投加，有效氯约40 mg/L)，确保消毒作用1.5小时后，总余氯量达6.5～10 mg/L。消毒后污水应当符合《医疗机构水污染物排放标准》(GB 18466—2005)。

无独立化粪池时，使用专门容器收集排泄物，消毒处理后排放。用有效氯20000 mg/L的含氯消毒剂，按粪、药比例1∶2浸泡消毒2小时；若有大量稀释排泄物，应用含有效氯70%～80%漂白粉精干粉,按粪、药比例20∶1加药后充分搅匀,消毒2小时。

农村旱厕消毒时,旱厕内泥土或木板等地面可采用有效氯2000 mg/L的含氯消毒剂溶液喷洒消毒,喷药量200～300 mL/m²。粪坑内粪便可用漂白粉或生石灰覆盖,封闭14天以上。

8)污水:对于未经二级处理的污水应进行预消毒,消毒剂宜采用二氧化氯;污水预消毒有效氯投加量应≥50 mg/L,消毒接触时间应≥2小时;当采用次氯酸钠消毒时,接触池出口应以游离氯计的余氯量≥6.5 mg/L。

对于二级处理后的污水消毒,消毒剂可采用二氧化氯、次氯酸钠等;二级处理后消毒有效氯投加量≥25 mg/L,消毒接触时间应≥2.0 h;接触池出口总余氯量为6.5～10.0 mg/L。

9)手卫生:加强手卫生措施,可选用速干手消毒剂,或直接用75%乙醇进行擦拭消毒;醇类过敏者,可选择季铵盐类等有效的非醇类手消毒剂;有肉眼可见污染物时,应先使用洗手液在流动水下洗手,再按照上述方法消毒。

10)定期通风:保持家居通风,每天不少于3次开窗通风,每次不少于30分钟。

5.风险研判及总结

(1)研判分析。综合流调和实验室检测情况,研判认为,这是一起境外输入变异株感染疫情,监测10天后未发生续发病例,后续引发持续传播的风险较低。主要基于以下五个方面考虑:一是核心密接脱离风险7日内核酸检测均为阴性,表明传染力有限;二是该感染者在抵达后我省后就接到阳性报告,接触人员较少,且感染者本人及接触人员均纳入了监测;三是感染者驻地污水在规范消毒指导后,检测结果已由初期阳性转为阴性,提示未引起关联区域出现疫情;四是甲市大部分人群在第一轮感染中形成的免疫力仍有一定保护作用;五是病例本人隔离管控9日后,核酸检测为阴性,已符合解除管控的条件。

(2)提高重视,加强领导,是做好各项防控工作的保障。甲市是航空口岸城市、省会城市,国内、国际人员交流较多,后续仍可能会发现输入性新冠新型变异株感染的情况,应继续按照国家《新冠病毒新型变异株流行病学调查方案》的要求,高度重视,提高了对新型变异株的监测和检测灵敏度。

(3)加强监测,信息互通,是做好及时处置控制的关键。加强对入境人员、口岸工作人员、外来人员的健康监测,及时获取相关风险人员核酸检测和健康监测信息,第一时间做出快速反应,并及时将信息报告了市卫健委、省疾控中心。

(4)加强培训,提高预警、处置能力,是疫情有效处置的基础。做好区县和基层疫情防控人员的培训,提高监测预警的灵敏性,提高新型变异株监测和相关流行病学调查能力。做好了常态化形势下消毒用品、防护物资应急物品储备。

案例❷　甲市一例本土奥密克戎 XBB 变异株感染者的流行病学调查

新冠病毒感染实施乙类乙管以来,为提高变异株监测工作覆盖范围,甲市疾控中心将普通本土病例纳入变异株常规监测。3月8日,B区人民医院采集1例新冠病毒感染者标本,3月17日市疾控完成基因测序,结果显示为奥密克戎XBB变异株。按照国家《新冠病毒新型变异株流行病学调查方案》的要求,市、区两级疾控中心立即开展相关流调处置工作。基本情况如下:

1.病例基本情况

该变异株感染人员王某,女,18岁,甲省某某大学附属中学某某校区(E区)某班学生,家庭地址:B区某某街道某某小区。

健康状况:3月7日出现嗓子不适,3月8日出现发热症状,体温38.8℃,至B区某某医院核酸采样点采样,目前仅有腹部不适症状,无其他不适,其父母述此前王某未感染过新冠肺炎。

新冠疫苗接种情况:第1针2021年8月,某某生物;第2针2021年8月,某某生物。

核心密接(家庭成员):

(1)母亲,单位为B区某某社区卫生服务中心,家庭地址为B区某某街道某某小区,新冠感染史为自诉2022年12月中旬感染,新冠疫苗接种情况为3针。

(2)父亲,单位为某某建筑公司(某某项目部),家庭地址为B区某某街道某某小区,新冠感染史为自诉2022年12月下旬感染,新冠疫苗接种情况为3针。

(3)弟弟王某2,某某学校某某班学生,现住址为B区某某街道某某2小区,未有新冠感染史,新冠疫苗接种情况为2针(3月8日之后住校,3月8日之前与父母同住B区某某街道某某小区,3月6日起至今未与患者接触)。

(4)奶奶,离退人员,家庭地址为B区某某街道某某2小区,新冠感染史为2022年12月感染,新冠疫苗接种情况为3针(3月1日至今未接触患者,目前与王某2同住)。

2.病例检测情况

患者3月8日B区某某医院核酸检测结果阳性(Ct值:ORF/N 29.87/27.79,圣湘);3月16日,B区某某医院核酸检测结果为阳性(Ct值:ORF/N 37.86/37.06,圣湘);3月17日,甲市疾控中心完成3月8日采集的标本基因测序,显示序列为XBB。3月18日甲省疾控确认该毒株是最早的XBB基因型(早期株)。3月17、18日B区疾控中心对其采集标本进行核酸检测,结果均为阴性。

3月17日,采集恢复期血标本,进行抗体水平检测。

3.病例流行病学调查情况

(1)3月1~4日:周一至周五一直在学校上课,4日(周六)下午18:00左右乘坐校车返回家中,之后无外出。

(2)3月5日(周日):在家中学习上网课,下午15:00左右从家中乘坐校车返校,住校。

(3)3月6~7日:均在校学习生活。

(4)3月8~17日:3月8日,因出现发热症状,在学校医务室就诊,后通知其父母接回家中。中午12:00左右,其父亲自驾从学校接回,从学校直接到B区某某医院核酸采样点做核酸(期间未就诊),后返回家中,随后一直居家。3月16日到B区某某医院核酸采样点做核酸(期间未就诊),其他无外出。

4.密切接触者调查情况

患者父亲、母亲、奶奶均于2022年12月感染过新冠,其弟弟未感染过新冠,3月17、18日4人核酸检测均为阴性。

E区疾控对患者同班级学生和教职工进行调查,发现同班级1名学生(陈某某)3月6日出现新冠感染相关症状(目前核酸检测已阴性),同班级3月份无其他感染者,暂未发现两名病例与近期有国外旅居史的人员有接触。

同班同学陈某某,E区某某小区,3月4日上午放假,3月5日13:00左右到附近篮球场打球,与球友不熟悉,14:00回家,3月5日晚返校。自述3月6日早上出现发热(38.5℃)、头晕、咽痛等症状,上午9:00请假回家,后在家自测抗原阳性,服用布洛芬、连花清瘟颗粒、清开灵、柴胡颗粒等药物。3月9日(某医院)、3月10日(社区)两次核酸检测阴性,3月10日晚20时返校。目前已痊愈,同宿舍近期无其他阳性人员。

陈某某母亲侯某某在某某路某某茶庄上班,不接触冷链人员,近期未出甲市,自述在2022年11月份出现感冒症状,但核酸一直阴性。陈某某父亲在K区某某镇某某村进行自家房屋装修,3月份以来未回家,于2022年12月5日感染。

陈某某姐姐,工作单位为I区某某学校小学部,某某班语文教师,现住址为I区某某街道某某小区(独自居住)。其自年后上班至3月6日一直在I区居住,自述3月4日晚上出现发热症状,体温38.3℃,3月5日体温正常,嗓子不适;3月6日在I区家中自测抗原阳性,6日11时许返回E区与家人同住。3月10日、11日自测抗原阴性,返回I区居住、工作。其所工作的花园学校近期无新冠感染的师生。3月18日至甲市某某医院进行核酸检测,核酸检测结果阴性。新冠疫苗接种情况:3针。

患者学校所在校区共三个年级,在校教职工173人,无外教,在校学生2306人,返校2212人;开学期间统计161名教职工已感染,1878名学生已感染,开学后师生感染情况未知。

涉及发病班级共8名任课老师,47名学生,其中4名学生走读;无其他班级学生同该班级学生宿舍混住。截至目前8名教师、45名学生已感染新冠病毒,3月份之前4名学生未感染,目前仍有2名学生未感染。该班级近期于3月4日下午放假,3月5日晚开学。

5.相关人员采样及检测情况

患者家人密接4人,3月17日B区疾控中心进行咽拭子采样,检测新冠核酸结果阴性。

患者同学陈某某3月6日,自测抗原阳性;3月9日、10日两次核酸检测阴性。

患者同班级师生3月17日、18日,E区、A区、F区、B区等疾控中心主动采集全部师生标本进行两次核酸检测,结果均阴性。

陈某某姐姐3月6日自测抗原阳性,3月10日、11日自测抗原阴性,3月18日至甲市某某医院进行核酸检测,结果阴性。

陈某某姐姐同班级56名学生及同办公室人员17人,3月18日,近一周内抗原阳性的7名教师到医疗机构进行新冠核酸检测,结果均为阴性。

3月17日采集患者学校所在社区污水处理厂污水,新冠核酸结果为阳性(Ct/O31.79/N32.22)。3月18日采集校内污水口污水,核酸检测结果为阳性。3月17日,采集B区患者居住社区污水标本,核酸检测结果为阴性。

6.初步感染来源判断

患者近期无外地旅居史,无入境人员接触史,活动范围为学校及其家中,在家期间无外出,家中无感染人员,所在班级有1名新冠阳性人员(陈某某3月6日出现相关症状),且3月5日两人在同教室上晚自习,有接触史,故不能排除学校关联性感染。

7.后续工作

（1）密切关注，科学评估。继续做好感染者和其核心密接健康监测，感染者实施居家自我健康管理（每天开展核酸检测），并根据检测结果，评估其传播风险。

（2）采集感染者居住社区污水、学校污水、水质净化厂污水，每天一次，连续开展5天采样检测（根据检测结果确定后续监测计划），对核酸检测 Ct 值≤32 的污水样本，进行病毒基因组测序及序列比对分析。

8.风险研判

王某共同居住、学习人员核酸检测均为阴性，同班级未出现续发病例，且该校超过85%人员已感染过新冠，具有交叉免疫保护。综合流调和实验室检测情况判断，引发规模性疫情传播的可能性很小。

四、疫情防控处置经验总结

回首 2020 年那个最艰难的寒冬，以及三年来与病毒较量的经验教训，疾控人员坚定了必胜的信念。这三年的时光，基层疾控工作人员冲锋陷阵、日夜值守、"白衣作甲"、向险而行，在病毒最凶猛的阶段，在抗疫第一线与病毒赛跑、与病魔较量，奔波忙碌，默默守护和保障老百姓的生活。疾控人员始终坚持人民至上、生命至上，赢得了"生命保卫战"的胜利，将重症和死亡人数尽最大可能降至最低；应对风险和挑战的能力稳步提升，用最小代价实现了最大防控效果，为等待新冠病毒致病力、毒性持续下降赢得了时间，最大程度保护了人民生命安全和身体健康，最大限度减少了疫情对经济社会发展的影响。

从阿尔法、贝塔、伽马、德尔塔，再到奥密克戎，我国拥有了有效的诊疗技术和药物，医疗救治、病原检测、流行病学调查等能力持续提升，全人群疫苗完全接种率也超过 90%，群众的健康意识和健康素养明显提升。

为应对以后可能出现的新疫情，保护好在波澜壮阔的抗疫实践中获得的宝贵工作经验，现将三年间精准处理疫情防控的工作机制总结为以下几个方面：

（一）机制再造，全链发力打造信息化高效能流调溯源体系

三年抗疫，流调溯源贯穿始终，是疫情防控的关键环节、核心重点。疾控不断强化机制建设、队伍建设、能力建设，以非常之举应对非常之难，以"严真细实快"的作风和冲锋在前、昼夜奋战的姿态，走过了一段极不平凡的历程，在大战大考中交出了合格答卷。

流调溯源，在快、在精、在对全局的把控，必须突出流调的核心地位，建立以流调为中心的指挥机制。一是突出扁平化指挥，下好省市县三级联合流调溯源"一盘棋"。先后成立省市联合流调溯源指挥中心、省市区一体化流调溯源组，省市疾控、公安驻点办公，统筹协调全市流调溯源工作，制定流调溯源流程图和重点区域划定工作流程图，确定运行机制，建立限时销号制度，对一线溯源工作提出"快准全透"的工作指引，对摸排任务实行清单管理，逐项销号落实。二是突出部门协同，出好疾控、公安联合流调"组合拳"。将疾控人员和公安人员按 2∶1 比例合成编组标准落实到最小流调工作单元，要求每支流调队都要有公安人员，每份报告都要联合署名，实施"合成作战、扁平指挥"模式，以高度融合的协作机制推动流程再造和体系重构，畅通数据交换、研判渠道，真正实现找得更全、摸得更快、排得更准，形成高效的流调溯源工作格局。三是突出专业支援，打好统一调度分区协

作"整体战"。组建省市区联合流调队,规模最大时有流调队员近千名,按区域进行整建制接管,实现指挥调度统一、流调模式统一、信息汇聚统一。

"追阳超前一步"。建立覆盖全市所有检测机构的阳性结果报告体系,从阳性结果报告从工作群文字报告、到小程序录入,再到核酸检测"追阳"信息系统填报,敏锐捕捉核酸检测阳性疫情触发信号,实现指挥调度层面第一时间知悉阳性信息、追踪复检、流调溯源。优化"追阳"系统模型算法应用,实现"追阳"数据自动生成、身份自动落位、采样自动上传、检测自动显示;拓展人工智能语音系统追阳应用,对混采阳性人员落实点对点短信通知加智能语音外呼全覆盖,最短时间控制活动,实现"追阳"零延迟、管控零疏漏。同时,疾控、公安联手,对于阳性病例开展"即刻流调",对于核心密接实施"前置流调",实现任务零等待、信息零延迟、沟通零障碍,将发现混检异常标本到完成追踪复检时间压缩至 6 小时以内。

摸排"快人一步"。全市专业流调队、基层流调队全员备战,以快制快,确保流调队1 小时到达现场、2 小时内完成核心信息调查、24 小时基本查清传播链。专题应用实现重点人员管理和专题模型优化批量落地技术,实现大批量、快速度、高质量身份研判,涉疫人员身份研判核查速度由原来的半小时缩短至 2 分钟。

溯源"领先一步"。疾控现场流行病学班团队和公安网警、技侦团队牵手,依托涉疫全量数据"一站式"查询系统、新型冠状病毒感染的肺炎病例密切接触者医学观察平台,深挖"时空伴随"人员,确保应排尽排、应查尽查。坚持技术引领,建立省、市疾控全基因组测序标本"双采双送双测"机制,24 小时完成初步测序、48 小时完成全基因组测序,做到传播链溯源"一锤定音"。

风险区域划定"紧跟一步"。在前端快排、快控的同时,接续严管最后一环,通过风险区划定,"以慢制快",在有效阻断社会面传播的同时,为前端防控争取了时间。

风险人员报备"先进一步"。针对疫情风险点轨迹重合人员向社区报备措施执行时,存在的标准不统一、人员易遗漏、基层压力大等问题,市疾控中心牵头建立市疫情处置风险人员报备工作专席,设立 9 条通信线路,对风险人员报备进行归口管理、统一调度,实现风险人员报备 365 天 24 小时不间断服务,确保风险信息不遗漏。

(二)健全病原检测机制,发挥探头作用

不断健全"全面"组织发动、"全域"资源布局、"全线"数据应用、"全程"技术指导、"全力"追检排查的"五全"工作机制,充分发挥病原检测"探头"作用,筑起了牢固的疫情防控核酸检测坚实防线。

健全"全线"数据应用机制。聚焦摸清人口底数、改善群众体验、风险人员追踪、重点人群管理、未检人员追查五个方面,用核酸检测大数据助力疫情防控精准化。在区域核酸检测工作中,全域全员核酸检测信息系统运行始终保持稳定,未出现崩溃、宕机等现象。创新应用核酸检测摸底速查工具,通过各社区(村)、网格和各重点行业管理部门所属单位上传管理的人员底册,及时与省、市核酸检测系统采样和检测结果情况进行比对,帮助基层工作人员及时精准排查未按规定参加核酸检测人员,基层网格人员排查效率大幅提升,有效落实了"四方"责任。动态更新核酸检测采样点地图,方便群众"一键直达"。开发核酸码小工具,消除"一老一小"数字鸿沟。开发甲市核酸检测采送检报智能分析预警系统,对全市核酸检测采送检报各环节全流程时效进行分析预警,进一步提升核酸检测质效。为发挥好核酸检测"探头"作用,提高检测敏感性,市核酸检测系统将封控、管控、建筑工地、打零工和流动商贩、师生员工、快递外卖小哥、"四站一场"(火车站、机场)入济返济等"应检尽检"重点人群纳入市核酸检测系统分类管理,定期开展核酸检测筛查跟踪分析,加强干预。

健全"全程"技术指导机制。成立国内第一家市级核酸检测医疗质量控制中心,制定多项核酸检测技术规范,抽调公共卫生、院感防控、检验质控等方面的专家组成督导组,深入核酸检测采样点和检测机构,对采样点设置、采样规范、实验室质控和数据上报等各环节工作进行督导。

健全"全力"追检排查机制。市级成立核酸检测组追检专班,每轮核酸检测后,组织开展人口摸排、企业底数核查、人员"入格进楼"等各项工作,及时通知有关区县排查核实核酸检测未出结果人员情况,督促区县举一反三、自查整改,避免不检、漏检。发挥政法、公安、卫健、大数据等部门行业优势,强化市、区县、街镇、村居四级联动,实现检测数据接收、核对、反馈及人员补检全过程闭环管理,并利用大数据等技术手段,提升"追检"效果;制定《"双敲五扫"专项行动工作方案》,在全市范围深入开展"双敲五扫"专项行动。

(三)加强组织领导,上下同心赢挑战

坚持党的领导是根本。疫情防控核酸检测工作时间紧、任务重、密度大,各级各单位能够圆满完成各项检测任务,根本上是因为能够始终站在拥护"两个确立"、做到"两个维护"的政治高度,坚决执行中央和省委、市委疫情防控方针政策,充分发挥基层党组织战斗堡垒作用和党员先锋模范作用,让党旗高高飘扬在抗疫一线。加强群众动员是基础。广大市民群众主动克服个人困难,严格按照社区(村)安排,积极配合单向流动、排队"1米线"、采样"3米线"、采后即走等具体要求,按时接受核酸检测,夯实了核酸检测群众基础。

形成"三专"工作机制,保持思想高度重视。自应检尽检政策实施以来,由市指挥部统筹调度,各区县、各部门围绕职责分工,形成市、区县、部门"三专"工作机制。各区县分管区县长、各部门分管同志坚持每天调度,对每个周期检测率达不到100%的行业、单位进行重点关注、重点督促;各工作专班每天分析报表,查找问题短板,逐一分析原因、限期整改。在此机制推动下,"应检尽检"检测率不断取得突破,实现连续8个周期持续上升,最终达到100%。

建立"条块结合"工作模式,保持工作高效运转。区县负责整体统筹、辖区资源调配、管理技术支撑和整体督促指导等工作,部门落实行业监管、人员范围界定、督促检测等任务,双方建立顺畅的联系机制,"条""块"结合工作机制运行顺畅。同时,构建疫情防控内外双循环融合防控体系,形成"指挥部、卫健委、行业主管部门"外部协作大循环和"卫健委、重大办、疾控中心"内部协同小循环,全力为"应检尽检"工作保驾护航。

出台政策支持,保持流程不断优化。明确每一小类重点人群的责任部门和范围界定(细化到岗位或工种);出台《全市重点人群核酸检测工作规范》,对重点人群核酸检测工作责任分工、考核标准、台账标准、管理体系、系统使用指南等做出详细解读,极大增加了工作可行性和管理细化程度;每周期发布通报,对上一周期存在的问题进行分析,并提出下一步工作要求,促进宝贵经验不断积淀、短板问题不断缩小、工作能力螺旋式上升。

（四）采取核心措施，尽职尽责抓落实

纳入绩效考核，充分调动工作积极性。为调动各区县工作积极性，将"应检尽检"检测率纳入市对区县、部门年度高质量发展综合绩效考核重要参考。这一做法大大激发了各区县工作热情，也保证了"应检尽检"工作机制长效运行。

点对点督导，难点堵点逐个击破。为实现"应检尽检"100％达标，市卫健委成立工作专班，对省部级医院进行"点对点"督导，并积极联系省卫健委协调督促，最终实现检测率100％。该成功经验同样应用于交通、冷链等行业的省部级单位。除此之外，民营企业也因企业多、分布广、管理松散等问题，检测率一直较低。在市委书记专门批示、市指挥部跟进调度和市民营经济局的不断努力下，各区县民营经济部门均成立专门工作组，在人社局提供的 116 万民营企业缴纳社保数据的基础上，进行逐一摸排、核实、去重，最终将民营企业重点人员数据全部录入重点人群管理平台。

抓住关键节点，充分强化反馈机制。"应检尽检"的关键点包括人员基础库维护、每日督促管理、检测和系统填报三个重要环节，其中人员基础库维护因人员流动频繁，非常容易出现疏漏。为保证"零失误"，在每周期最后两天，市、区县、部门三级专班提前统计调度，督促各单位提前做好人员状态调整，发现问题及时上报，形成了良好的"分析、整改、反馈"的闭环管理机制。另外，市专班多次收集区县管理员意见，以"排除万难"的决心和毅力，对区县提出的重点、难点问题针对性解决，做到"有问必答、有求必应"。例如，甲省冷链系统与"应检尽检"系统初期对接不顺畅，导致某些区县实际检测 100％，系统统计未达100％，通过与省平台技术人员、市冷链专班、区县冷链系统管理员多次商讨整改，最终实现两系统完美对接。

借助信息化手段，实时掌握检测情况。为每日动态掌握检测情况，充分借助信息化手段，导出原始检测数据实时分析，最大程度反映真实检测进度，克服了周期不一致、系统更新慢等问题。重点人群体量由十万级增加至百万级，数据统计需求更加多元化，省平台难以灵活适应，经请示省级主管部门后，我市自主开发市重点人群统一管理平台，与全员核酸检测数据库打通，实现检测状态实时更新，并在全省首创"按检测频次间隔时间倒推"的考核评估机制，实现按周期自动统计考核，构建"比对、提醒、追检、反馈"的闭环管理模式和"行业管区县、区县管行业"的双重管理架构。

开展全覆盖式培训，充分提升管理员操作技能。每次新方案出台或管理系统有重大更新时，市级层面均面向区县和行业管理员开展培训，发布明白纸，各区县、行业也纷纷开展线上线下培训，培训范围覆盖各级各类系统管理员，对年龄较大、接受能力较差的管理员，进行"手把手"教学，并建立管理员交流群，实时解答管理员遇到的各种问题。在多轮培训下，所有管理员均熟练掌握系统填报和微信小程序管理技能，为"应检尽检"工作打牢基础。

（五）树立优秀典型，集思广益解难题

全市多次召开"应检尽检"专题调度会，对部分区县行业的典型做法经验进行推广交流。针对流动性大、检测任务重的行业，各区县因地制宜，涌现出很多优秀典型案例。例如，K 区积极协调第三方检测机构提供上门检测服务，为快递员检测提供了极大的方便。同时加强疫情防控科普宣传工作，利用多种手段，提高快递从业人员主动参与核酸检测的意识。H区按照"应摸尽摸、应排尽排、应报尽报"的工作要求,建立起"摸排到户、检查到人、不漏一线(索)"的工作体系,全面摸清"六类人员"详细信息,做到"不漏一户、不漏一人"。同时,积极引导从业单位对"应检尽检"人员实行"固定化",最大程度实行专人操作。I区严格执行防疫标准,采取"四不两直"方式,结合业务检查,随机抽查企业,看企业是否落实疫情防控措施彻底;随时到采样点、各企业暗访核酸检测组织情况,多途径保障核酸检测"应检尽检"。同时,加强对临时用工人员的防疫管控,要求必须持有健康绿码和进行核酸检测,确保"不安全不生产,不检测不上岗"

"筚路蓝缕,以启山林",经过上下共同奋斗,全市"应检尽检"检测率始终保持高位,在严防"四个源头"、擦亮"三个探头"中发挥了关键性作用,彰显了我市防疫工作者在疫情面前不畏艰难、严谨认真的工作态度,用实际行动践行了"人民至上、生命至上"的价值理念。

（六）全域覆盖一键到底,构建高效精准闭环的"追阳"工作体系

建立覆盖全市所有检测机构的阳性结果报告体系,阳性结果报告从工作群文字报告到小程序录入,再到核酸检测追阳信息系统填报,实现阳性结果全面汇聚、分类梳理、及时推送,达到混阳人员人数清、人头清、后续追阳结果清、阳性病例库清,为我市追阳工作提供了坚实的支撑。

1.强化顶层推进,搭建"横向协同、纵向到底"的组织架构

"追阳"工作是疫情防控的首要环节和重中之重。第一时间成立追阳工作组,全面搭建追阳"横向协同、纵向到底、联动融合"的组织架构。成立综合组、指挥组、数据组、研判组、对接组等五个工作组,同时各区县均成立由党委副书记任组长的追阳专班,构建起上下一体、纵管到底的组织体系。市疫情指挥部各相关工作组等安排专人与专班对接,市县两级公安机关、疾控部门、卫健等部门抽调精锐力量合署办公、联合作战,有力保证了信息交互通畅、指令传达顺畅、工作运转流畅。

2.健全工作机制,做优"扁平高效、一键到底"指挥体系

迅速建立"扁平高效、一键到底"指挥体系,力求以变应变、以快制快。一是建立落位扁平指挥机制,建立"市专班—区专班—追阳小分队"协作机制,实现扁平化指挥,确保了追阳指令第一时间落地核查。二是建立信息直连直通机制,与卫健部门实时对接,及时获取阳性病例信息,将有确切身份信息的混管数据第一时间推送至"12345热线",由"12345热线"落地确认身份、告知静默、等候采样,对无确切身份信息的混管数据采取公安技术手段,第一时间落查人员身份,推送疾控部门开展工作。三是建立就近就快处置机制,接到任务后,立即通过对讲机下发指令至距离阳性人员最近小分队,做到"及时响应、就近处置",有效大幅压缩处置时间。

3.强化闭环管理,规范"落推采转、一体推进"处置流程

通过工作流程的优化规范、"追阳"力量的责任落实和闭环跟踪,打造"落推采转、一体推进"的工作闭环,确保传播隐患清零、涉疫风险见底。一是优化工作流程。制定《混管追阳处置工作流程》,对数据接收、分析研判、指令下达、落地核查、跟踪反馈等各环节职责任务、完成时限进行规范,实现"工作实时对接、数据实时通报、指令实时响应、处置实时反馈"。二是定人定岗定责,突破层级化传达指令的常规模式,建立工作联系群,对需要基层立即落实的重要事项、立即管控的重点人员、必须执行的工作指令,直接下发至"追阳"小

分队,明确负责人员、完成时限,确保各环节工作有人管、有人干。三是闭环跟踪管理,高效运行"接收、研判、推送、落实、核采、转运、管控"闭环管理机制,"追阳"后持续跟踪单管核酸检测结果,确定阳性感染病例信息,落实隔离转运和社区管控等措施,形成完整的工作闭环,确保各环节连接紧密、环环相扣。

4.突出科技赋能,优化"资源融合、智慧战疫"强大支撑

发挥大数据、智能化优势,研发推广"核酸检测追阳系统",上线便民程序,数据自动入库。对全市阳性人员涉及的单管和混管信息的统一实时建库,同步推送市、区、基层追阳人员。创新研发"净泉阳光行动"微信小程序,为流动人员疫情防控筑牢防线。实现追阳数据自动生成、身份自动落位、采样自动上传、检测自动显示。拓展人工智能语音系统追阳应用,对混采阳性人员落实点对点短信通知和智能语音外呼全覆盖,最短时间控制活动,实现"追阳"零延迟、管控零疏漏。

参考文献

[1]李兰娟,王宇明.感染病学[M].2版.北京:人民卫生出版社,2015.

[2]曹若明,刘仲,张济,等.一起淡玫红鹅膏菌中毒事件处置报告[J].山东大学学报(医学版),2011,49(12):160-162＋164.

[3]乔玉.毒蘑菇中毒机制及检测方法研究进展[J].生物物理学,2022,10(2):15-21.

[4]徐红跃,姚群梅,钟加菊,等.含鹅膏肽类毒素蘑菇中毒药物治疗研究进展[J].当代医学,2022,28(22):184-187.

[5]严慧,杜猛,乔正,等.29例磷化氢中毒者体内总磷化氢分布以及磷化氢中毒特征分析[J].法医学杂志,2022,38(2):254-257.

[6]石钰,姜红.磷化氢中毒在案件侦破中的启示[J].四川化工,2020,23(6):49-52.

[7]于志刚,刘仲,孙湛,等.一起砷化氢中毒事故的调查[J].中华劳动卫生职业病杂志,2012,30(11):828.

[8]周林,李战,张秀敏,等.济南市家庭燃煤取暖致一氧化碳中毒影响因素分析[J].中国公共卫生管理,2015,31(5):736-738.